Alkoholismus – Mißbrauch und Abhängigkeit

Entstehung – Folgen – Therapie

Wilhelm Feuerlein, Heinrich Küfner und Michael Soyka
unter Mitarbeit von Volker Dittmann und Reinhard Haller

5., überarbeitete und erweiterte Auflage
12 Abbildungen, 35 Tabellen

1998
Georg Thieme Verlag Stuttgart · New York

Die Deutsche Bibliothek – CIP-Einheitsaufnahme

Feuerlein, Wilhelm: Alkoholismus – Mißbrauch und Abhängigkeit : Entstehung – Folgen – Therapie ; 35 Tabellen / Wilhelm Feuerlein ; Heinrich Küfner und Michael Soyka. Unter Mitarb. von Volker Dittmann und Reinhard Haller. – 5., überarb. und erw. Aufl. – Stuttgart ; New York : Thieme, 1998

Umschlaggrafik: Martina Berge, Erbach-Ernsbach

1. Auflage 1975	1. spanische Auflage 1982
2. Auflage 1979	1. japanische Auflage 1986
3. Auflage 1984	
4. Auflage 1989	

Wichtiger Hinweis:

Wie jede Wissenschaft ist die Medizin ständigen Entwicklungen unterworfen. Forschung und klinische Erfahrung erweitern unsere Erkenntnisse, insbesondere was Behandlung und medikamentöse Therapie anbelangt. Soweit in diesem Werk eine Dosierung oder eine Applikation erwähnt wird, darf der Leser zwar darauf vertrauen, daß Autoren, Herausgeber und Verlag große Sorgfalt darauf verwandt haben, daß diese Angabe **dem Wissensstand bei Fertigstellung des Werkes** entspricht.

Für Angaben über Dosierungsanweisungen und Applikationsformen kann vom Verlag jedoch keine Gewähr übernommen werden. **Jeder Benutzer ist angehalten,** durch sorgfältige Prüfung des Beipackzettels der verwendeten Präparate und gegebenenfalls nach Konsultation eines Spezialisten festzustellen, ob die dort gegebene Empfehlung für Dosierungen oder die Beachtung von Kontraindikationen gegenüber der Angabe in diesem Buch abweicht. Eine solche Prüfung ist besonders wichtig bei selten verwendeten Präparaten oder solchen, die neu auf den Markt gebracht worden sind. **Jede Dosierung oder Applikation erfolgt auf eigene Gefahr des Benutzers.** Autoren und Verlag appellieren an jeden Benutzer, ihm etwa auffallende Ungenauigkeiten dem Verlag mitzuteilen.

© 1975, 1998 Georg Thieme Verlag, Rüdigerstraße 14, D-70469 Stuttgart
Printed in Germany
Satz und Druck: Druckhaus Götz GmbH, Ludwigsburg
Gesetzt auf CCS Textline (Linotronic 630)

ISBN 3-13-520905-9   1 2 3 4 5 6

Anschriften

Dittmann, V., Prof. Dr. med., Ordinarius für Rechtsmedizin und Forensische Psychiatrie, Psychiatrische Universitätsklinik, Wilhelm-Klein-Str. 27, CH-4025 Basel

Feuerlein, W., Prof. Dr. med., Heinrich-Laube-Weg 10, D-81925 München

Haller, R., Univ.-Doz. Dr. med., Suchtbehandlungszentrum, Maria Ebene 17, A-6820 Frastanz

Küfner, H., Dr. phil., Dipl.-Psych., Institut für Therapieforschung, Parzivalstr. 25, D-80804 München

Soyka, M., Priv.-Doz. Dr. med., Psychiatrische Klinik der Universität, Nußbaumstr. 7, D-80336 München

Vorwort zur 5. Auflage

Die erste Auflage dieses Buches erschien vor 23 Jahren. Inzwischen sind weitere Auflagen herausgekommen, 1989 die vierte. Sie hat bei den Lesern offenbar eine besonders gute Aufnahme gefunden, weswegen sie unverändert nachgedruckt werden mußte. In den 8 Jahren, die seit der letzten Überarbeitung vergangen sind, hat sich der Wissensstand, wie in vielen anderen Bereichen, auch auf dem Gebiet des Alkoholismus ganz erheblich vermehrt. Schon wegen der Fülle des neu hinzugekommenen Stoffes und mancher neuer Themen war eine deutliche Erweiterung notwendig. Trotzdem kann diese Auflage noch weniger als die früheren einen Anspruch auf eine umfassende handbuchartige Darstellung erheben. Unter diesen Umständen erschien es dem früheren Autor (Wilhelm Feuerlein) nicht mehr möglich, die Aufgabe allein zu bewältigen, ein Lehrbuch zu schreiben, das einen Überblick über das Wissen auf diesem speziellen Gebiet bietet, zumal da es ja eine ganze Reihe von unterschiedlichen Fachdisziplinen berührt. Deswegen war es notwendig, ein multidisziplinäres Autorenteam zu etablieren. Daraus ergab sich vor allem die Aufgabe, die Beiträge der einzelnen Autoren aufeinander abzustimmen. Wir versuchten die damit verbundenen Probleme dadurch zu meistern, daß die Kapitel schwerpunktmäßig zwar von jeweils einem Autor vorbereitet wurden, dann aber mit den beiden anderen Autoren intensiv diskutiert wurden. Unser Ziel ist dabei gewesen, daß sich jeder der Autoren mit dem gesamten Text voll identifizieren kann.

Die Kapitel über Rechtsfragen wurden von deutscher Seite durch M. Soyka (München), von österreichischer Seite durch R. Haller (Feldkirch) und von Schweizer Seite durch V. Dittmann (Basel) bearbeitet. Wir danken ihnen für ihre Beiträge.

Dem Verlag Georg Thieme, vertreten durch seinen Lektor, Herrn Dr. med. T. Scherb, sind wir zu großem Dank verpflichtet, daß wir Verständnis für die genannten Probleme fanden und daß die Auflage so großzügig gestaltet werden konnte.

Unser Dank gilt nicht zuletzt Frau Beate Wöhe (IFT) für ihr Engagement und die hervorragende technische Gestaltung des Manuskripts. Sie hat ganz wesentlich dazu beigetragen, daß es fristgerecht fertiggestellt werden konnte.

München, im Herbst 1997

Wilhelm Feuerlein
Heinrich Küfner
Michael Soyka

Inhaltsverzeichnis

1 Begriffsbestimmungen, geschichtlicher Rückblick, Krankheitskonzept

1.1 Alkoholgebrauch, Alkoholmißbrauch, Alkoholabhängigkeit

Alkohol* (worunter im folgenden immer Ethylalkohol-Ethanol verstanden wird), weist eine Reihe von **Eigenschaften** (s. auch 2.2) auf, die sich sonst kaum in einer einzigen Substanz vereint finden:
Alkohol ist (abgesehen von seiner technischen Anwendung)

1. ein *Nahrungsmittel* mit hohem Energiegehalt,
2. ein *Genußmittel*, das Getränken Wohlgeschmack verleiht,
3. eine *psychoaktive Substanz* mit der Fähigkeit, das Bewußtsein zu verändern. In dieser Eigenschaft kann sie für verschiedene Zwecke verwendet werden:
   - als *Rauschmittel*,
   - als Mittel für *sakrale Zwecke*,
   - als Mittel zur *Förderung sozialer Kontakte*.
   Als psychoaktive Substanz kann Alkohol auch Schaden stiften:
   - *soziale Probleme* verursachen,
   - zum *Suchtmittel* werden.
4. Alkohol ist ferner ein *Pharmakon* mit der Wirkung
   - als *Heilmittel* (früher vielfach und auch heute noch in begrenztem Umfang eingesetzt),
   - als *Gift* (wegen seiner Nebenwirkungen bei akutem wie bei chronischem Gebrauch).

Der Terminus (chronischer) **„Alkoholismus"** wurde 1852 von dem schwedischen Arzt Huss (zur Bezeichnung körperlicher Folgeschäden von übermäßigem Alkoholkonsum) geprägt. Dank seiner Anschaulichkeit und „Handlichkeit" hat er sich weltweit eingebürgert. Er stellt aber einen etwas verschwommenen Begriff dar. In der Umgangssprache bezeichnet man damit ein Konstrukt, das verschiedene Phänomene umfaßt, die zu trennen sind: **Alkoholmißbrauch** (bzw. „schädlichen Gebrauch") einerseits und **Alkoholabhängigkeit** andererseits. Dieser bi-

---

* Das Wort „Alkohol" stammt aus dem Arabischen und bedeutet: „feines Pulver, Augenschminke"

axiale Ansatz hat sich seit seiner Konzeption 1977 sehr bewährt und dementsprechend weitgehend durchgesetzt (s. 1.4). Alkoholabhängigkeit ist als Synonym des alten Begriffs der „Trunksucht" zu erachten, auf den aber heute verzichtet werden sollte, obwohl er in der Rechtsprechung noch in den letzten Jahrzehnten angewandt wurde (z.B. Bundessozialgericht 1968). Im allgemeinen Sprachgebrauch wird der Begriff Alkoholismus aber weithin für die beiden Störungen Alkoholmißbrauch und Alkoholabhängigkeit verwendet. Dementsprechend wurde der Titel der 1. Auflage dieses Buches „Alkoholismus – Mißbrauch und Abhängigkeit" auch für die 5. Auflage beibehalten.

1.2 Zur Geschichte des Gebrauchs und Mißbrauchs von Alkohol

Herstellung und Auswahl alkoholischer Getränke: Seit prähistorischen Zeiten haben die Menschen der verschiedenen Kulturkreise der Alten und Neuen Welt alkoholische Getränke hergestellt, meist aus Fruchtsäften, Getreideprodukten oder, seltener, aus Honig oder Milchzubereitungen. Sie machten sich dafür die natürlichen hefebedingten Gärungsvorgänge zunutze, die wohl zufällig entdeckt wurden. Das Resultat sind wein- und bierartige Getränke, Met oder Kumys (hergestellt aus Stutenmilch). Sie können wegen der toxischen Wirkung auf die Hefezellen höchstens 15 – 18% Alkohol enthalten. Erst um die Wende des ersten nachchristlichen Jahrtausends gelang es im Abendland, aus diesen Getränken durch Destillation solche mit höherem Alkoholgehalt zu erzeugen. Diese Destillate haben weite Verbreitung gefunden. Sie wurden als „Geist des Weins" oder „Lebenswasser" („aqua vitae") hochgepriesen. Neuerdings wird vermutet, daß man in China schon etwa 1000 Jahre früher höherprozentige alkoholische Getränke hergestellt hat (Wiederhage u. Mitarb. 1995). Bier und Wein waren im Altertum und im Mittelalter die üblichen Getränke zum Löschen des Durstes und auch zum Stillen des Hungers. Wasser, das meist, zumindest in den Städten, von schlechter Qualität war, wurde nur von ganz armen Leuten getrunken. Daneben schätzte man an den alkoholischen Getränken ihre psychoaktive Wirkung, vor allem den **Rausch.**

Der Rausch gehört wie u.a. Traum, Trance, Meditation, Hypnose und Ekstase zu den veränderten Bewußtseinszuständen. Er stellt eine „Bewußtseinserweiterung" dar, die oft lustvoll, manchmal aber auch als bedrohlich erlebt wird. In sakraler Hinsicht galt der Rausch als eine Art „Vehikel" des Übergangs in eine heilige Welt, d.h. in die zeitlos-göttliche Ordnung.

Die **psychosoziale Funktion** alkoholischer Getränke als Vermittler von Kontakten und als Spender von Freude kam besonders beim gemeinschaftlichen Trinken zum Tragen. Die Teilnahme an den zahlreichen Trinkgelagen war in alten Zeiten Recht (und Pflicht) eines freien Bürgers. Sie nahmen einen breiten gesellschaftlichen Raum ein und hatten mehr oder minder differenzierte und strenge Regeln. Bei vielen Völkern, vor allem der nichtindustrialisierten Welt außerhalb Europas, war (und ist z. T. noch bis heute) die Herstellung und der Verkauf alkoholischer Getränke hauptsächlich eine Angelegenheit der Frauen. Dementsprechend stehen sie hier hinsichtlich des Alkoholkonsums den Männern nicht nach (Heath 1991).

Maßnahmen gegen die negativen Folgen: Negative Folgen des Alkoholkonsums sind schon seit Jahrtausenden in westlichen wie östlichen Kulturen bekannt. Schon in der Antike warnten u. a. Platon, Cicero, Cato, Seneca, in den biblischen Schriften der Prophet Jeremia und der Apostel Paulus vor den Gefahren übermäßigen Genusses berauschender Getränke. Man wußte auch, daß es bestimmte Menschen gab, die nicht mit dem Trinken aufhören konnten, die sozusagen dem „Trunk verfallen" waren. Sie traf ein moralisches Urteil. Man versuchte auf verschiedene Weise den Wein- und später auch den Schnapskonsum einzudämmen, allerdings ohne nachhaltigen Erfolg. So empfahl man z. B. Selbstkontrolle und Änderung der Trinksitten. Schließlich wurden auch wiederholt strenge, ja prohibitive Maßnahmen verfügt, in China schon im 8. Jahrhundert v. Chr. Viel mehr Erfolg hatten allerdings die großen von Asien ausgehenden Religionen, vor allem der Islam, der Buddhismus und der Hinduismus mit ihrem Verbot des Genusses berauschender Getränke. Diese religiösen Vorschriften haben entscheidende Verhaltensänderungen unter der Anhängerschaft zur Folge gehabt, was heute noch in Ethnien zu beobachten ist, die von ihnen geprägt sind.

Die **Einstellung der Mediziner** gegenüber den alkoholischen Getränken war jahrtausendelang durch Ambivalenz zwischen ihren vermuteten heilsamen Wirkungen (z. B. als Betäubungs- und Schmerzmittel, aber auch als „Blutreinigungsmittel" und als Mittel gegen „Phlegma") und ihren negativen Folgen geprägt. Schon frühzeitig wurde eine Reihe von alkoholbedingten Schäden wie „Fallsucht", „Wassersucht", Zittern usw. beschrieben, was aus heutiger Sicht auf scharfe Beobachtung und folgerichtige Ursachenzuweisung hindeutet. Aber erst seit der Aufklärung beschäftigte man sich eingehender mit den Ursachen häufiger „Unmäßigkeit". 1780 schrieb der schottische Arzt Trotter, daß die „Begierde nach häufiger Trunkenheit eine durch die chemische Natur der alkoholischen Getränke hervorgerufene Krankheit" sei. Er wurde damit zum Vater des Krankheitskonzepts des Alkoholismus (s. 1.5). Daraus folgte konsequenterweise die Ablehnung von „Zuspruch und Sittenpredigten gegenüber demjenigen Säufer, dem einmal das Trinken zum physischen Bedürfnis geworden ist" (Rösch 1839, zit. nach Spode 1993). Dieser müsse als Kranker gelten. Gegen diese revolutionären Ansichten gab es natürlich viele Einwände. So hielten puritanisch geprägte Theologen daran fest, daß jeder Trinker ein Sünder sei.

Alkoholgegnerische Zusammenschlüsse: Anfang des 19. Jahrhunderts kam es, von den USA und England ausgehend, auch in Deutschland zur Gründung von „Mäßigkeitsvereinen" mit Millionen von Mitgliedern, die sich schriftlich verpflichteten, keine Spirituosen zu trinken. Schnapskonsum galt ihnen als Laster, während der Konsum des „Volksgetränks" Bier nicht kritisiert, sondern eher empfohlen wurde. Diese „Bewegung" brach aber um die Mitte des 19. Jahrhunderts zusammen. In der zweiten Hälfte des 19. Jahrhunderts entstanden „alkoholgegnerische Verbände" (das „Blaue Kreuz", der „Kreuzbund", der „Guttemplerorden", s. 8.8.3). In diesen Jahrzehnten wurden auch zahlreiche „Trinkerheilstätten" gegründet, die von einem „Hausvater" (meist einem Geistlichen) geleitet wurden. Die Behandlung bestand hier vor allem in „plötzlichem Entzug des Alkohols, guter Pflege, reichlicher Beschäftigung im Freien und religiöser Einwirkung". Diesem Konzept stimmten auch die meisten Psychiater des ausgehenden 19. und beginnenden 20. Jahrhunderts zu, von denen sich relativ viele eingehend mit dem Alkoholismusproblem befaßten (z. B. E. Kraepelin in Deutschland, A. Forel und E. Bleuler in der Schweiz).

1.3   Allgemeine Definitionen von Mißbrauch, Abhängigkeit und Sucht

Unter **Mißbrauch** versteht man ganz allgemein den Gebrauch einer Sache in einer Weise, die in qualitativer und/oder quantitativer Hinsicht vom üblichen Gebrauch bzw. vom ursprünglich dafür gesetzten Zweck abweicht. Bei Medikamenten (oder Rauschmitteln) wird der Gebrauch ohne medizinische Indikation als Mißbrauch bezeichnet. Beim Alkohol bestehen, wohl wegen seiner o. g. Multifunktionalität, besondere Verhältnisse. Unter Alkoholmißbrauch versteht man zunächst ganz allgemein einen Konsum, der zu körperlichen, psychischen und sozialen Schäden führt.

Als (stoffgebundene) **Abhängigkeit** bezeichnet man ein Syndrom, das Symptome der physiologischen, der kognitiven und der Verhaltensebene umfaßt. Das Abhängigkeitssyndrom ist bei allen Substanzen ähnlich, die ein nennenswertes Abhängigkeitspotential aufweisen (s. 4.2.1). Man hat seit langem zwischen körperlicher und psychischer Abhängigkeit unterschieden. *Körperliche Abhängigkeit* ist durch das Auftreten von zwei Phänomenen gekennzeichnet:

- Entzugssyndrom: Symptome, die nach längerem Gebrauch und deren nachfolgendem Absetzen auftreten (s. 4.2),
- Toleranz: Erfordernis einer Dosissteigerung nach längerem Konsum, um die gleiche Wirkung wie am Anfang zu erzielen.

Das Auftreten von Symptomen der körperlichen Abhängigkeit ist nicht hinreichend für die Diagnose einer Abhängigkeit (vgl. auch Caroll u. Mitarb. 1994). Es gibt eine Reihe von Substanzen mit Abhängigkeitspotential, bei denen Zeichen einer körperlichen Abhängigkeit (Entzugssyndrom) völlig oder weitgehend fehlen (z.B. bei Halluzinogenen und Cannabinoiden). Entscheidend ist vielmehr die *psychische Abhängigkeit*. Sie ist schwerer zu charakterisieren. Nach der älteren Definition der WHO (1965) versteht man darunter das „unwiderstehliche Verlangen nach einer weiteren oder dauernden Einnahme der Substanz, um „Lust zu erzeugen oder Mißbehagen zu vermeiden", also das, was man in den letzten Jahren als „craving" bezeichnet. Daneben ist die mangelnde Kontrollfähigkeit ein wesentlicher Aspekt der psychischen Abhängigkeit.

Der Terminus **Sucht** ist ähnlich verschwommen (aber auch ähnlich handlich und deswegen weit verbreitet) wie der des Alkoholismus. Etymologisch leitet sich das Wort Sucht von „siech" (= krank) ab. Es hat eine Doppelbedeutung:

1. Krankheit (z.B. Gelbsucht, Wassersucht),
2. (im allgemeinen Sprachgebrauch) Laster (z.B. Habsucht, Eifersucht u.ä.).

Eine wichtige Voraussetzung für die *Entstehung* einer Sucht ist die Gewöhnung (habituation), sowohl in pharmokologischer wie in psychologischer Sicht. Bei der Gewöhnung handelt es sich ganz allgemein um eine spezifische Reaktionsminderung nach fortgesetzter Reizwiederholung. Dabei tritt keine Generalisierung auf. In der „gewohnten Reizsituation" verlieren z.B. angeborenermaßen wirksame Schlüsselreize ihre auslösende Wirkung, behalten sie aber in allen anderen Situationen. Von der Gewöhnung ist die Bildung von Gewohnheiten (habits) zu unterscheiden. Darunter werden relativ automatisierte Reaktionsabläufe verstanden, die nach der Terminologie der Lerntheorie entweder als eingeschliffene Antwort auf einen diskriminitativen Stimulus oder als ein operantes Verhalten mit hoher Auftretenswahrscheinlichkeit aufzufassen sind. Gewohnheiten entstehen durch Konditionierung einer spezifischen Reaktionsweise, die die Wahrscheinlichkeit des Auftretens anderer möglicher Verhaltensweisen verringert. Ob eine Reaktion in einer konkreten Situation eintritt, hängt zusätzlich von der jeweiligen Bedürfnisspannung ab. Die Gewohnheitsbindung kann für die Entstehung eines Mißbrauchs bedeutsam sein.

Aus *psychiatrischer* Sicht versteht man unter *Sucht* ein bestimmtes Verhaltens- und Erlebnismuster, das mit einem „unabweisbaren Verlangen nach einem bestimmten Gefühls-, Erlebens- und Bewußtseinszustand" umschrieben werden kann (Gross 1992, zit. nach Poppelreuter 1996). Es stellt eine „potentiell in jedem Menschen keimende Fähigkeit" dar, die „aber keinesfalls als naturgegebenes, schicksalhaftes Krankheitsgeschehen" aufgefaßt werden kann. Sucht ist nicht auf den Umgang mit bestimmten Stoffen beschränkt, die ein mehr oder minder ausgeprägtes (und experimentell definierbares) „Suchtpotential" (s. u.) aufweisen. Vielmehr kann „jede Form menschlichen Verhaltens süchtig entarten" (Gebsattel 1958). Das schließt die sog. (nicht stoffgebundenen) Tätigkeitssüchte (z. B. Magersucht, Glücksspiel, sexuelle Perversionen) mit ein. Freilich birgt diese Erweiterung des Suchtbegriffs auch die Gefahr in sich, daß dadurch dessen pathologischer Charakter verwässert wird. Da der Begriff „Sucht" also schwer zu definieren ist, hat die Weltgesundheitsorganisation (WHO) 1964 vorgeschlagen, auf ihn im Zusammenhang mit der Einnahme chemischer Substanzen (Drogen) völlig zu verzichten und ihn durch den Begriff der Abhängigkeit zu ersetzen. Trotz seiner Unschärfe wird der Terminus Sucht in den letzten Jahren verschiedentlich (auch im wissenschaftlichen Bereich) wieder häufiger verwendet, vor allem im Zusammenhang mit den nichtstoffgebundenen Süchten. In den weltweit verbreiteten Klassifikationsschemata (International Classification of Diseases [ICD] [Dilling u. Mitarb. 1993] und Diagnostisches und Statistisches Manual [DSM] der American Psychiatric Association [Sass u. Mitarb. 1996]) wird er nicht benutzt.

Stoffe mit Abhängigkeitspotential: In der derzeit gültigen Version der ICD (ICD-10) werden 10 Stoffgruppen mit „Abhängigkeitspotential" unterschieden. Sie können zu Störungen führen, die für Abhängigkeit charakteristisch sind. Es sind dies folgende Stoffgruppen:

- Alkohol,
- Opioide (z. B. Heroin),
- Cannabinoide (z. B. Haschisch),
- Sedativa oder Hypnotika (z. B. Benzodiazepine),
- Cocain,
- andere Stimulantien einschließlich Coffein (z. B. Amphetamine),
- Halluzinogene (z. B. LSD),
- Tabak,
- flüchtige Lösungsmittel (sog. Schnüffelstoffe),
- multipler Substanzgebrauch und sonstige psychotrope Substanzen.

In dem DSM-IV (1996) werden noch zusätzlich Coffein und Phencyclidin erwähnt; vom Tabak wird Nicotin (als die Substanz mit dem eigentlichen Suchtpotential) aufgeführt.

1.4 Spezielle Definitionen von Alkoholismus bzw. Mißbrauch und Abhängigkeit von Alkohol

1.4.1 Alkoholismus

In den **älteren Definitionen** des Alkoholismus (z. B. der WHO von 1952) wird auf die Folgen des exzessiven Trinkens auf körperlichem, geistigem, sozialem und wirtschaftlichem Gebiet abgehoben. Diese Definitionen haben in den folgenden Jahren erhebliche Kritik erfahren. 1977 wurde von einer **Expertenkommission der WHO** (Edwards u. Mitarb.) vorgeschlagen, zwischen alkoholbezogenen Folgeschäden und Alkoholabhängigkeit zu unterscheiden. Diese Differenzierung zwischen Mißbrauch und Abhängigkeit hat sich (auch für die anderen Stoffe mit Abhängigkeitspotential) als fruchtbar erwiesen und Eingang in die o. g. Klassifikationsschemata gefunden.

1992 wurde in den USA von den beiden führenden **Fachinstanzen** (National Council on Alcoholism and Drug Dependence, American Society of Addictive Medicine) folgende *zusammenfassende Definition des Alkoholismus* formuliert. Sie lautet (in freier Übersetzung): Alkoholismus ist eine primäre, chronische Krankheit, deren Entstehung und Manifestation durch genetische, psychosoziale und umfeldbedingte Faktoren beeinflußt wird. Sie schreitet häufig fort und kann tödlich enden. Alkolismus wird durch eine Reihe von dauernd oder zeitweilig auftretenden Kennzeichen charakterisiert: durch die Verschlechterung des Kontrollvermögens beim Trinken und durch die vermehrte gedankliche Beschäftigung mit Alkohol, der trotz besseren Wissens um seine schädlichen Folgen getrunken und dessen Konsum häufig verleugnet wird.

1.4.2 Mißbrauch (bzw. schädlicher Gebrauch) von Alkohol

Zunächst soll darauf hingewiesen werden, daß der in den letzten Jahrzehnten vor allem in der angloamerikanischen Literatur häufig verwendete Begriff „problem drinking" (Trinken in einem Ausmaß, daß es zu Problemen auf körperlichem, psychischen oder/und sozialem Gebiet kommt) weder in der DSM-IV noch in der ICD 10 benutzt wird. In der **DSM-IV** wird für die Diagnose des *Mißbrauchs* psychotroper Substanzen (hier des Alkohols) das Vorhandensein von mindestens einem der folgenden Kriterien innerhalb desselben 12-Monats-Zeitraums verlangt:

- wiederholter Alkoholkonsum, der zu einem Versagen bei der Erfüllung wichtiger Verpflichtungen bei der Arbeit, in der Schule oder zu Hause führt (z. B. wiederholtes Fernbleiben von der Arbeit und schlechte Arbeitsleistungen in Zusammenhang mit dem Alkoholgebrauch, Schulschwänzen, Einstellen des Schulbesuchs, Vernachlässigung von Kindern und Haushalt);
- wiederholter Alkoholkonsum in Situationen, in denen es aufgrund des Konsums zu einer körperlichen Gefährdung kommen kann (z. B. Alkohol am Steuer oder das Bedienen von Maschinen unter Alkoholeinfluß);
- wiederkehrende rechtliche Probleme in Zusammenhang mit dem Alkoholkonsum (Verhaftungen aufgrund ungebührlichen Betragens in Zusammenhang mit dem Alkoholkonsum);
- fortgesetzter Alkoholkonsum trotz ständiger oder sich wiederholender sozialer oder zwischenmenschlicher Probleme, die durch die Auswirkungen des Alkohols verursacht oder verstärkt werden (z. B. Streit mit dem Ehegatten über Folgen der Intoxikation, körperliche Auseinandersetzungen, Kindsmißbrauch).

Wenn diese Probleme zusammen mit Alkoholtoleranz, Entzug oder zwanghaftem Verhalten, das in Zusammenhang mit Alkoholkonsum steht, auftreten, sollte eher die Diagnose Alkoholabhängigkeit als die eines Alkoholmißbrauchs in Erwägung gezogen werden. Die Symptome haben niemals die Kriterien für Alkoholabhängigkeit erfüllt.

In der *ICD-10* wurde der frühere, auch in der ICD-9 verwendete Begriff des Alkoholmißbrauchs (definiert durch „Schaden der Gesundheit oder der sozialen Anpassung") aufgegeben und durch den Begriff des **„schädlichen Gebrauchs"** ersetzt. Dieser wird definiert durch ein „Konsummuster psychotroper Substanzen, das zu einer Gesundheitsschädigung führt. Diese kann eine körperliche Störung oder eine psychische Störung, z. B. eine depressive Episode nach massivem Alkoholkonsum, sein.

1.4.3   Abhängigkeit von Alkohol

Nach der **ICD-10** handelt es sich beim Abhängigkeitssyndrom um „eine Gruppe körperlicher, Verhaltens- und kognitiver Phänomene, bei denen der Konsum einer Substanz oder einer Substanzklasse für die betreffende Person Vorrang hat gegenüber anderen Verhaltensweisen, die von ihr früher höher bewertet wurden. Ein entscheidendes Charakteristikum ist der oft starke, gelegentlich übermächtige Wunsch, Substanzen oder Medikamente (ärztlich verordnet oder nicht), Alkohol oder Tabak zu konsumieren." Es heißt weiter: „Der innere Zwang, Substanzen zu konsumieren, wird meist dann bewußt, wenn versucht wird, den Konsum zu beenden oder zu kontrollieren."

Im einzelnen werden (nach der Version von 1992) 6 Kriterien aufgeführt:

- starker Wunsch oder eine Art Zwang, psychotrope Substanzen zu konsumieren;
- verminderte Kontrollfähigkeit bezüglich des Beginns, der Beendigung und der Menge des Konsums;
- körperliches Entzugssyndrom bei Beendigung oder Reduktion des Konsums, nachgewiesen durch substanzspezifische Entzugssyndrome oder durch die Aufnahme der gleichen oder einer nahe verwandten Substanz, um Entzugssyndrome zu mildern oder zu vermeiden (s. 4.2.1);
- Nachweis einer Toleranz: um die ursprünglich durch niedrigere Dosen erreichte Wirkung der Substanz hervorzurufen, Erforderlichkeit von zunehmend höheren Dosen (eindeutige Beispiele hierfür sind Tagesdosen von Alkoholikern oder Opioidabhängigen, die bei Konsumenten ohne Toleranzentwicklung zu einer schweren Beeinträchtigung oder sogar zum Tode führen würden);
- fortschreitende Vernachlässigung anderer Vergnügen oder Interessen zugunsten des Substanzkonsums; erhöhter Zeitaufwand, um die Substanz zu beschaffen, zu konsumieren oder sich von den Folgen zu erholen;
- anhaltender Alkoholkonsum trotz Nachweises eindeutiger schädlicher Folgen, wie z.B. Leberschädigung durch exzessives Trinken, depressive Verstimmungen infolge starken Substanzkonsums oder drogenbedingte Verschlechterung kognitiver Funktionen. Es sollte dabei festgestellt werden, daß der Konsument sich tatsächlich über Art und Ausmaß der schädlichen Folgen im klaren war oder daß zumindest davon auszugehen ist.

Die Diagnose sollte nur gestellt werden, wenn irgendwann während des letzten Jahres 3 oder mehr der genannten Kriterien vorhanden waren. Einzelheiten über die Anwendung der genannten Klassifikationsschemata können hier nicht gegeben werden. Näheres für die ICD-10: Schulte-Markwort u. Freyberger 1994.

Die Übereinstimmungsreliabilität der Termini für „Störungen durch psychotrope Substanzen" (F 1) ist für Abhängigkeit höher als für Mißbrauch ($\varkappa$-Werte 0,70 vs. 0,30) (Tab. 1.**1**).

Nach der **DSM-IV** gilt Abhängigkeit als ein unangepaßtes Muster von Alkoholgebrauch, das in klinisch bedeutsamer Weise zu Beeinträchtigungen oder Leiden führt, wobei sich mindestens 3 der folgenden 7 Kriterien manifestieren, die zu irgendeiner Zeit in demselben 12-Monats-Zeitraum auftreten:

1. Toleranzentwicklung: Verlangen nach ausgeprägter Dosissteigerung, um einen Intoxikationszustand oder erwünschten Effekt herbeizuführen, oder deutlich verminderte Wirkung bei fortgesetzter Einnahme;
2. Entzugssymptome, die etwa 12 Stunden nach der Reduktion bei langanhaltendem, starkem Alkoholkonsum entstehen und sich durch eines der folgenden Kriterien äußern:
   - charakteristisches Entzugssyndrom (s. 4.2.1),
   - Einnahme derselben (oder einer sehr ähnlichen) Substanz, um Entzugssymptome zu lindern oder zu vermeiden;
3. häufige Einnahme von Alkohol in größeren Mengen oder länger als beabsichtigt;
4. anhaltender Wunsch oder erfolglose Versuche, den Alkoholgebrauch zu verringern oder zu kontrollieren;
5. viel Zeitaufwand für Aktivitäten, um die Substanz zu beschaffen, sie zu sich zu nehmen oder sich von ihren Wirkungen zu erholen;
6. Aufgabe oder Einschränkung wichtiger sozialer, beruflicher oder Freizeitaktivitäten aufgrund des Alkoholmißbrauchs;
7. fortgesetzter Alkoholmißbrauch trotz Kenntnis eines anhaltenden oder wiederkehrenden Problems, das wahrscheinlich durch den Alkoholmißbrauch verursacht oder verstärkt wurde.

Tabelle 1.**1**   Klassifikation von $\varkappa$-Werten (aus Landis, J. R., G. G. Koch: Biometrics 33 [1977] 159)

Wert	Übereinstimmung
0,00 – 0,20	minimal
0,21 – 0,40	gering
0,41 – 0,60	mittelgradig
0,61 – 0,80	gut
0,81 – 1,00	ausgezeichnet

Die Klassifikationen mit dem multiaxialen System der DSM-IV beziehen sich auf die Achse I. Persönlichkeitsstörungen, körperliche Erkrankungen, psychosoziale und Umgebungsfaktoren sowie Aussagen über das globale Funktionsniveau können auf den Achsen II – V kodiert werden. Nach neueren Untersuchungen über die *Konstruktvalidität* der Kriterien des DSM-IV (Feingold u. Rounsaville 1995) unterscheiden sich diese eindimensional und (faktoriell) von den Kriterien der Alkoholfolgeschäden, sind jedoch auf andere Drogen mit Abhängigkeitspotential übertragbar (Opioide, Cannabinoide, Cocain, Sedativa und Stimulantien).

Die DSM-III-R hatte noch unter Mißbrauch sozusagen ein Prodromalstadium der Abhängigkeit verstanden, bei der die Kriterien der Abhängigkeit noch nicht erfüllt waren, d. h. also, daß die Abhängigkeit den Mißbrauch voraussetzte und mit einschloß. In der letzten Ausgabe der beiden Klassifikationsschemata (ICD-10 und DSM-IV) werden *Mißbrauch und Abhängigkeit* jedoch als *getrennte Phänomene* betrachtet und entsprechend klassifiziert. Allerdings hat sich bei den erwähnten Studien gezeigt, daß die Kriterien von Mißbrauch und Abhängigkeit intern konsistent sind (gemessen mit dem Addiction Severity Index (ASI) (s. 7.2.4).

Wie aus Tab. 1.2 hervorgeht, findet man beim **Vergleich beider Klassifikationsschemata** bei der Diagnose des *Mißbrauchs* bzw.

Tabelle 1.**2**   Vergleich der Items von DSM IV und ICD 10

DSM-IV	ICD-10
Schädlicher Gebrauch bzw. Mißbrauch	
– Vernachlässigung von Pflichten (1) – Alkohol trotz körperlicher Risiken (2) – Alkohol trotz Probleme mit Polizei (3) – Alkohol trotz psychosozialer Probleme (4)	Schädigung der psychischen oder physischen Gesundheit
Abhängigkeit	
– Toleranz (1) – Entzugssyndrom (2) – Kontrollminderung (3) – zwanghaftes Trinken (4) – hoher Zeitaufwand für Alkoholbeschaffung (5) – Vernachlässigung anderer Aktivitäten (6) – Konsum trotz Wissen um negative Folgen (7)	– Toleranz (4) – Entzugssyndrom (3) – Kontrollminderung (2) – zwanghaftes Trinken (1) – hoher Zeitaufwand für Alkoholbeschaffung (5) – Vernachlässigung anderer Aktivitäten (5) – Konsum trotz Wissen um negative Folgen (6)

schädlichen Gebrauchs von Alkohol beträchtliche Unterschiede (trotzdem werden beide Begriffe weithin als synonym verwendet, vor allem in
Gegenüberstellung zum Begriff der Abhängigkeit). Zwar sind die negativen körperlichen und psychischen Folgen des Alkoholkonsums in beiden Schemata als Kriterien für Alkoholmißbrauch aufgeführt. Negative
soziale Konsequenzen finden sich aber in der ICD-10 als Kriterium des
schädlichen Gebrauchs überhaupt nicht; in der DSM-IV jedoch stellen
sie den Inhalt aller 4 Kriterien für Alkoholmißbrauch dar. Außerdem
werden in der ICD-10 im Gegensatz zur DSM-IV keine Zeit- und Häufig-
keitskriterien genannt. Bei der Diagnose der *Abhängigkeit* findet man
mehr Übereinstimmungen: Alle wesentlichen Symptome sind in beiden
Schemata aufgeführt. Beim *Vergleich der Validität und Reliabilität* beider
Schemata ergeben sich aus Studien, bei denen die endgültigen Fassun-
gen der DSM-IV (mit 7 Items für das Abhängigkeitssyndrom) und der
ICD-10 (mit 6 Items für das Abhängigkeitssyndrom) verwendet wurden,
jedoch Unterschiede: So wurde Alkoholabhängigkeit mit der DSM-IV
bei 3,9 %, mit der ICD-10 bei 5,5 % der gleichen Populationen gefunden.
Der $\varkappa$-Wert betrug dementsprechend nur 0,67 (Caetano u. Tam 1995).

1.5   Zum Krankheitskonzept des Alkoholismus

Etablierung des Krankheitskonzepts: Das auf Trotter u. a. zu-
rückgehende Krankheitskonzept des Alkoholismus (s. 1.2) wurde in der
Mitte des 20. Jahrhunderts von Jellinek wieder aufgegriffen. Es hat sich
inzwischen weitgehend durchgesetzt. 1968 wurde es zur Grundlage
einer Entscheidung des Bundessozialgerichts der Bundesrepublik
Deutschland, wodurch nicht nur Alkoholfolgekrankheiten, sondern Alkoholismus als solcher als Krankheit anerkannt wurden. Desgleichen
definiert die American Society of Addictive Medicine (ASAM) den Alkoholismus als Krankheit (1990). Das Krankheitskonzept war allerdings
von Anfang an *umstritten.* Die Diskussion hält über Jahrzehnte an und
wird auf verschiedenen Ebenen geführt.

Zunächst soll erwähnt werden, daß möglicherweise im Englischen ein semantisches Problem besteht: Das von Jellinek verwendete
Wort „disease" bedeutet „körperliche Krankheit" (im Gegensatz zu „illness") (Gross 1988). Das deutsche Wort: „Krankheit" hat nicht diese ausgesprochen somatische Bedeutung.

Einwände gegen das Krankheitskonzept: *Inhaltliche Einwände* kamen in den letzten Jahrzehnten von verschiedenen Seiten. Die Epidemiologen lassen nur eine Operationalisierung anhand von quantitativen und qualitativen Charakteristika des Alkoholkonsums gelten, wobei
sie fließende Übergänge zwischen „sozialem Trinken", „starkem Trin-

ken" und „pathologischem Trinken" annehmen. Soziologen (z. B. Mäkelä u. Mitarb. 1981, Heather u. Robertson 1983) postulieren einen „sozialkognitiven Ansatz". Ausgangspunkt sind Ergebnisse von statistischen Untersuchungen, u. a. in Australien (Drew 1968), nach denen die meisten alkoholabhängigen Personen gegen Ende des 4. Lebensjahrzehnts keine behandlungsbedürftigen Probleme mehr haben, was nicht durch die Todesrate oder durch Behandlungserfolge erklärt werden konnte. Des weiteren wurde auf die ungünstigen Auswirkungen der „Krankenrolle" hingewiesen, die den Alkoholiker aus seinem normativen Rollenverpflichtungen entlasse und seiner Verantwortlichkeit enthebe. Dies führe zu einer passiven Haltung, in der Heilung allein von der Aktivität des Therapeuten erwartet werde (Robinson 1972). Behavioristisch orientierte Psychologen stützten ihre Kritik am Krankheitsmodell vorwiegend auf laborexperimentelle Arbeiten, bei denen das Trinkverhalten von alkoholabhängigen und nichtabhängigen Personen verglichen wurde. Sie sahen im Trinkverhalten von Alkoholikern ein erlerntes Fehlverhalten, das wieder „verlernt" werden könne. Es wurde inzwischen zu einem Modell abhängigen Verhaltens verallgemeinert (Marlatt 1985, Übersicht z. B. bei Petry 1993). Fingarette (1988) griff den von den Epidemiologen verwendeten deskriptiven Begriff des „heavy drinking" wieder auf, das er als eine „zentrale Aktivität" des (individuellen) Lebensstils verstand. In die gleiche Richtung weist die Kritik der „Antipsychiater" (z. B. Szasz 1972), die Alkoholismus als „schlechte Angewohnheit" auffassen. Auch die Pharmakologen haben früher, allerdings aus ganz anderer Sicht, das Krankheitsmodell und insbesondere die psychische Abhängigkeit in Frage gestellt. Die Kontroverse wurde in den letzten Jahren wieder belebt (z. B. Heather 1992, Jurd 1992, Levy 1992, Maltzman 1994), ohne daß wesentliche neue Argumente vorgebracht wurden. Lindström (1992) gibt eine sehr ausführliche Zusammenfassung dieses Problems, wobei er neben dem Krankheitsmodell noch 5 weitere Modelle beschreibt: das moralische Modell, das Lernmodell, das soziale Modell, das symptomatische Modell und schließlich eine „biopsychosoziale Perspektive", die in der Psychiatrie und besonders in Studien über psychosomatische Krankheiten mehr und mehr akzeptiert werde (s. u.).

Argumente für das Krankheitskonzept: Diesen Einwänden gegenüber lassen sich zahlreiche weitere Argumente anführen, die auffallenderweise kaum berücksichtigt worden sind. Die wichtigsten sind folgende:

1. Bei der Diskussion des Krankheitskonzepts des Alkoholismus sollte man von der Definition des Krankheitsbegriffs ausgehen, was sehr selten getan wird, auch nicht von Lindström. Die Definition des Krankheitsbegriffs erfolgt unter verschiedenen,

pragmatischen wie theoretischen Aspekten (Übersicht bei Häfner 1984):
- dem naturwissenschaftlich-biologischen Aspekt (Pathomorphologie und Pathophysiologie),
- dem entwicklungspsychologischen bzw. psychodynamischen Aspekt (z.B. „erlerntes Fehlverhalten", „süchtige Fehlhaltung"),
- dem sozialpsychologischen Aspekt (z.B. Rollenveränderung)
- und dem juristisch-sozialrechtlichen Aspekt (z.B. Behandlungsbedürftigkeit).

Sie entsprechen verschiedenen Krankheitsmodellen, die von der „Syndromebene" über den „pathologischen Funktionszusammenhang" bis zur ätiologischen Zusammenhangsebene fortschreiten. Eine umfassende Krankheitsdefinition muß diese verschiedenen Aspekte und Modelle berücksichtigen, wie dies u.a. der englische Medizintheoretiker Engel (1977) mit seinem *biopsychosozialen Krankheitsmodell* getan hat. Die Medizin lediglich als einen Zweig der exakten Naturwissenschaften zu begreifen bedeutet, bei aller Hochachtung vor ihnen, die Medizin in ein Prokrustes-Bett zu zwingen, wobei es zu einem reduktionistischen bzw. exklusionistischen Vorgehen kommt. So würden z.B. Verhaltensstörungen wie Eßstörungen oder Störungen des Erlebens wie Depressionen auf die physikochemische Ebene (z.B. Störungen der Neurotransmitter), also auf den Bereich der „biologischen Psychiatrie", reduziert werden müssen. Die Relevanz von psychologischen und sozialen Einflußvariablen (z.B. Frustration, Streß) wäre somit in Frage gestellt oder sogar ausgeschlossen. Bei einem solchen Vorgehen würden also „Verhaltensstörungen", was immer man darunter verstehen mag, ohne Nachweis von zugrundeliegenden entsprechend relevanten biochemischen Korrelaten (z.B. Schizophrenie) nicht mehr dem Bereich der Medizin, sondern den „Humanwissenschaften" zugeordnet werden. Das entspräche aber letztlich weder den Ansprüchen an eine allgemeine Theorie der Krankheit noch den Erfordernissen der praktischen Medizin, die ja inzwischen viele therapeutische Methoden für diese Störungen kennt.

2. Die Implikationen dieses umfassenden Krankheitsmodells werden von seinen Kritikern nicht, zumindest nicht genügend berücksichtigt. Sie orientieren sich vielmehr immer wieder mehr oder minder ausschließlich am naturwissenschaftlich-

biologischen Modell. Selbst wenn man aber nur davon ausgeht, weisen die neueren Ergebnisse dieser Forschungsrichtungen darauf hin, daß für die Entstehung des Alkoholismus biologische Faktoren eine zunehmende Bedeutung erlangen. Dies gilt vor allem für die Bereiche der Genetik und der Molekularbiologie. Auch die neuesten Ergebnisse der Tiermodellforschung weisen in diese Richtung (s. 2.3.4).

3. Gegen die Auffassung, der Alkoholismus sei keine eigenständige Krankheit, sondern vielmehr Folge einer zugrundeliegenden andersartigen (psychischen) Störung, spricht die Tatsache, daß es bisher nicht gelungen ist, eine solche Störung eindeutig zu identifizieren, auch nicht als einheitliche Persönlichkeitsstörung (s. 2.3.5).

4. Die Krankenrolle, etwa im Sinne von Parsons (1951), bringt dem Alkoholiker zwar eine Entlastung seiner Verantwortung und eine Dispensierung von einigen seiner normativen Rollenverpflichtungen. Zugleich impliziert die Krankenrolle aber auch die Verpflichtung, kompetente Hilfe zu suchen, sie zu akzeptieren und bei erforderlichen Gegenmaßnahmen gegen den Alkoholismus zu kooperieren, also aktiv an der Heilung mitzuwirken.

5. Das Krankheitsmodell ist wertneutral, während andere Modelle des Alkoholismus (z. B. als „schlechte Angewohnheit") zwangsläufig wertbezogen sind. Die Wertneutralität hilft aber die Tabuisierung des Alkoholismus aufzuheben und den therapeutischen Zugang zu erleichtern.

6. Die o. g. Entscheidung des Bundessozialgerichts von 1968 hat sich in administrativer wie in sozialer Hinsicht zumindest überwiegend positiv ausgewirkt. Dadurch wurde z. B. die Kostenübernahme der Alkoholismustherapie durch Krankenversicherungen bzw. Rentenversicherungen ermöglicht, was den Aufbau eines entsprechenden Therapienetzes (s. 8.7.1) in Deutschland wesentlich gefördert hat.

2 Bedingungsgefüge des Alkoholismus

2.1 Allgemeines

Zur Entstehung der Abhängigkeit von psychotropen Substanzen, speziell des Alkoholismus, wurden verschiedene Modelle entwikkelt, die sich je nach Schulrichtung in somatisch-medizinische, psychologische und soziologische einteilen lassen. Man kann sie in einem multikonditionalen Bedingungsgefüge zusammenfassen, das wahrscheinlich der Komplexität der Realität am besten gerecht wird. Im allgemeinen werden 3 große Faktorengruppen angegeben, die in jeweils unterschiedlichem Ausmaß wirksam werden können (Feuerlein 1969, Kielholz u. Ladewig 1972):

- die spezifische Wirkung der *Substanzen,* die sich vor allem in ihrem Mißbrauchs- bzw. Abhängigkeitspotential manifestiert,
- die spezifischen Eigenschaften des konsumierenden *Individuums* mit seinen physiologischen und psychischen Faktoren, die durch genetische wie durch lebensgeschichtliche Einflüsse (nature and nurture) bestimmt sind,
- die Besonderheiten des (sozialen) *Umfeldes,* die von den allgemeinen soziokulturellen und sozioökonomischen Einflüssen bis zu Besonderheiten des familiären Kleinraumes reichen.

Dieses Bedingungsgefüge läßt sich in einem Dreiecksmodell graphisch darstellen (Abb. 2.1).

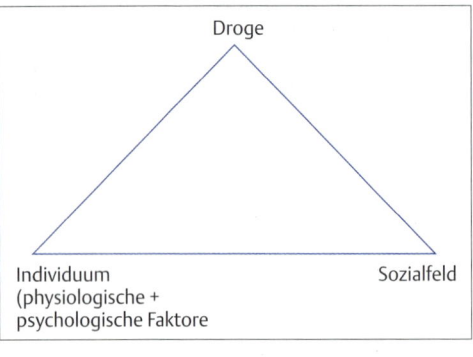

Droge

Individuum
(physiologische +
psychologische Faktore

Sozialfeld

Abb. 2.1 Modell für die Entstehung der Drogenabhängigkeit.

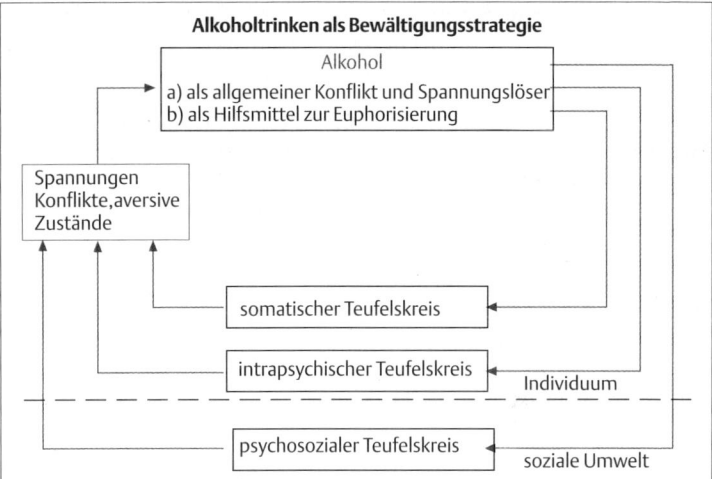

Abb. 2.**2** Teufelskreis der Alkoholabhängigkeit (aus Küfner, H.: Wien. Z. Sucht-forsch. 4 [1981] 3).

Das Modell hat dynamischen Charakter, d. h., es will zum Ausdruck bringen, daß sich die verschiedenen Faktorengruppen in unterschiedlicher Weise, auch im Sinne eines Regelkreises, gegenseitig beeinflussen bzw. verstärken können, so daß ein „Teufelskreis" entstehen kann (Abb. 2.**2**).

2.2 Droge Alkohol

2.2.1 Drogen mit hohem „Mißbrauchs- bzw. Abhängigkeitspotential"

Faktoren des Mißbrauchspotentials: Das Mißbrauchspotential einer Droge wird durch folgende Faktoren bestimmt (Way u. Herz 1975):

– Deren unmittelbare psychotrope Wirkung: Entwicklung von psychischer Abhängigkeit, Beeinflussung von Stimmung, Wahrnehmung, Antrieb (s. 1.2), dazu kommt die Fähigkeit, zustandsabhängiges Lernen (state-dependent learning) zu ermöglichen (s. 2.2.6.7).

– Entwicklung von physischer Abhängigkeit (Entzugserscheinungen, Toleranz): Physische Abhängigkeit und Toleranz sind häufig miteinander verknüpft, aber nicht identisch.

Die Entwicklung von **Alkoholtoleranz** und das Auftreten von **Entzugssymptomen** ist ein komplexes Phänomen, bei dem verschiedene neuronale und hormonelle Systeme beteiligt sind. Die wichtigsten involvierten Neurotransmitter sind Catecholamine, Serotonin, Acetylcholin, Glutamat, Dopamin sowie GABA (s. 2.2.6.3).

Toleranzsteigerung liegt dann vor, wenn eine erhöhte Drogenmenge erforderlich ist, um den gleichen spezifischen (früheren) Wirkungsgrad zu erreichen, oder wenn die entsprechende gleiche Drogenmenge einen geringeren Effekt bewirkt. Toleranzsteigerung beruht auf einer Reihe verschiedener physiologischer Mechanismen, die hier nur kursorisch angesprochen werden können:

– Dispositionelle Toleranz: Sie entsteht zum Beispiel durch Änderung der Drogenabsorption, der Verbreitung im Körper, der Ausscheidung, vor allen Dingen durch Verlängerung der Metabolisierung. Metabolische Toleranz durch erhöhten stündlichen Alkoholabbau (2.2.4.2) (sog. Beta-60-Werte) oder andere Stoffwechselveränderungen führt zu einer Verlängerung der Trunkenheitssymptomatik bei definierter Alkoholdosis. Durch Induktion der alkoholmetabolisierenden Enzyme kann es zu einem beschleunigten Alkoholabbau kommen. Eine solche Beschleunigung des Alkoholmetabolismus wird bei ständiger hoher Alkoholzufuhr angenommen. Neurochemische Aspekte der Toleranz betreffen eine veränderte Neurotransmitterfreisetzung (z.B. Catecholamine und Indolamine), Veränderung der Rezeptorzusammensetzung und Empfindlichkeit sowie sekundäre Änderungen, z.B. der Permeabilität von Ca^{2+}-Ionen-Kanälen. Vor allem Veränderungen an den neuronalen Membranen werden heute für wichtig angesehen (Übersicht bei Crow u. Batt 1989).
– Funktionelle Toleranz: Man versteht hierunter eine Änderung der Eigenschaften bzw. Funktionen des Zielgewebes. Die zelluläre Toleranz wurde in erster Linie bei Opioiden untersucht, für die spezifische Rezeptoren gefunden werden konnten. Es bestehen verschiedene Parallelen zwischen der Toleranz gegenüber Alkohol (und anderen Sedativa) einerseits und Opioiden andererseits (Kalant 1977). Die Beziehungen zwischen zellulärer Toleranz und den klinischen Phänomenen wie der Entwicklung von z.B. Entzugserscheinungen werden bislang nicht ausreichend verstanden. Unter molekularbiologischen

Aspekten unterscheidet man zwischen „decremental adaptation", die nur das Auftreten klinischer Toleranz, und „oppositional adaptation", die auch das Auftreten von Entzugserscheinungen erklären könnte (Littleton 1989).

Nach dem Modell von Siggins (1979) besteht eine homöostatische Modulation des noradrenergen cAMP-Systems. Im Regelfall führt Noradrenalin zu einer Hemmung und Acetylcholin zu einer Erregung der Pyramidenzellen. Noradrenalin kann epileptische Aktivitäten unterdrücken, Acetylcholin vermehren oder „triggern". In diesem System würde Alkohol eine vermehrte Freisetzung von Noradrenalin bewirken. Bei chronischer Einwirkung würde das Noradrenalin-cAMP-System aktiviert und mit einer Spareinstellung reagieren. Bei abruptem Absetzen des Alkohols wäre das reduzierte Noradrenalin-cAMP-System nicht in der Lage, das aktivierte exzitatorische acetylcholinerge System „im Zaum zu halten", mit dem Ergebnis, daß Krämpfe auftreten.

Auch Dopamin und Serotonin spielen eine wichtige Rolle, insbesondere aber auch das am weitesten verbreitete hemmende Transmittersystem, das GABAerge System, das vor allem für das Auftreten von Entzugssymptomen und Krampfanfällen von Bedeutung ist. Akuter Alkoholkonsum verstärkt die GABAerge Neurotransmission. Bei chronischer Wirkung sinkt dagegen die Zahl von GABA-Rezeptoren, vor allem zum Beginn des Alkoholentzugssyndroms. Eine vermehrte Funktion des inhibitorisch wirksamen GABAergen Systems führt zu einem vermehrten Chloridionenfluß und damit zu einer Verminderung der Fähigkeit auftreffender Stimuli, die neuronale Membran zu depolarisieren. Damit verbunden ist eine Hemmung der Natrium- und Calciumkanäle. Eine entsprechende Adaptation, die die neuronale Erregbarkeit wiederherstellt, führt dagegen zu einer vermehrten Aktivität bzw. Zahl der Ionenkanäle, insbesondere der Calciumkanäle.

Tierversuche haben gezeigt, daß neben diesen biochemischen Phänomenen auch Lerneffekte eine Rolle spielen.

Die Toleranz steigert sich in ersten Phasen des Alkoholismus. Ihre maximale Zunahme beträgt beim Alkohol 60 – 100 % (d. h. Rückkehr der Alkoholkonzentration zum Nullwert) bei Personen mit Toleranz im Vergleich zu normalen Versuchspersonen. Die Toleranz nimmt in späteren Phasen des Alkoholismus wieder ab („Toleranzbruch", „Toleranzminderung"), so daß schon nach geringeren Alkoholmengen Intoxikationserscheinungen auftreten. Dies dürfte zum Teil auf die Herabsetzung der Induzierbarkeit des MEOS-Enzyms zurückzuführen sein (s. 2.2.4.2).

2.2.2   Exkurs: alkoholische Getränke

(Bonte 1987, Gilg 1995)

Die meisten alkoholischen Getränke enthalten neben Alkohol eine Reihe von typischen Begleitstoffen, die dem jeweiligen Getränk die spezifische Geschmacks- bzw. Duftqualität verleihen. Dazu gehören neben Methanol sog. „Fuselöle" (z. B. Propanol und Isobutanol), ferner Carbonyl, aber auch Indolverbindungen, Amine, Fluor und Schwefelsäure. Außerdem sind Lactone, Amine und Acetylverbindungen enthalten (s. 2.2.2.4).

Alkoholische Getränke unterscheiden sich dabei in ihrem Alkoholgehalt und den enthaltenen Begleitstoffen erheblich (Tab. 2.**1**).

2.2.2.1   Biere

Inhaltsstoffe und Herstellung: Das deutsche Reinheitsgebot von 1516 stellt das älteste schriftliche Gesetz auf diesem Gebiet dar. Danach darf Bier nur aus Malz (meistens Gerstenmalz), Hopfen, Hefe und Wasser hergestellt werden. In anderen Ländern sind allerdings andere Inhaltsstoffe erlaubt. Der Alkohol des Bieres entsteht durch Gärung „der aus Malz gewonnenen Würze" unter Zusatz von Hefe. Bei der Untergärung (Lagerbier) wird die Würze gekocht; beim obergärigen Bier (Weißbier, „Kölsch", Altbier, englische Biere) wird die Würze meistens nicht gekocht. Sie enthält Milchsäure, die dem Bier den charakteristischen Geschmack verleiht. Bier enthält neben verschiedenen anderen Inhaltsstoffen auch geringe Mengen an Vitaminen der B-Gruppe, außerdem Phosphorsäure und eine Reihe von anorganischen Säuren.

Alkohol- und Energiegehalt: Die üblichen untergärigen Voll- oder Exportbiere enthalten zwischen 4,5 und 5,7 Vol.-% Alkohol (36 – 45 g/l), im Mittel etwa 40 g/l (Schütz 1994). In den letzten Jahren sind vermehrt Leicht- oder Diätbiere (alkoholreduzierte Biere) mit geringerem Alkoholgehalt auf den Markt gekommen. Sogenanntes alkoholfreies Bier darf nach deutschem Recht maximal 0,5 Vol.-% (4 g/l) Alkohol enthalten. Bier ist ein großer Kalorienträger: Der Energiegehalt pro 100 ml beträgt zwischen etwa 197 kJ (47 Kilokalorien) für Exportbier bis 439 kJ (105 Kilokalorien) für Doppelbock dunkel.

2.2.2.2   Weine

Normaler Wein: Wein ist das durch alkoholische Gärung aus dem Saft von frischen Weintrauben hergestellte Getränk. Die Duftstoffe (Aroma, „Bukett") bestehen überwiegend aus höheren Alkoholen und deren Estern, Furfurol u. a. (s. 2.2.2.4).

Tabelle 2.**1**   Charakteristische Ethanolgehalte in alkoholischen Getränken in Vol.-% und g/l; typische und durchschnittliche Werte mit Spannbreiten nach Literaturangaben (weitere Listen siehe Schrifttum) (aus Gilg in Soyka, M.: Die Alkoholkrankheit. Chapman & Hall, Weinheim 1995)

Bier				
Vollbier (untergärig)	5 %	(4,5 bis 5,7)	40 g/l	(36 bis 45)
Pils	5 %	(4,3 – 5,7)	40 g/l	(34 – 45)
Bockbier (Weizenbock)	7/8 %	(6 – 11,7)	55/64 g/l	(47 – 93)
Weizenbier (hell, dunkel)	5 %	(4,6 – 6,3)	40 g/l	(36 – 50)
Altbier (obergärig)	5 %	(4,5 – 5,4)	40 g/l	(35 – 43)
Diätbier	5 %	(4,5 – 6,5)	40 g/l	(36 – 51)
alkoholreduziertes Bier	3 %	(2,7 – 3,2)	25 g/l	(21 – 25)
alkoholarmes Bier	1,5 %	(0,9 – 1,5)	12 g/l	(7 – 12)
alkoholfreies Bier	max. 0,5 %		4 g/l	
Wein				
Weißwein	11 %	(7,6 – 15)	90 g/l	(60 – 120)
Rotwein	12,5 %	(9,5 – 14,5)	100 g/l	(75 – 115)
Roséwein	11 %	(10 – 11,9)	90 g/l	(90 – 94)
Weinähnliche Getränke				
Apfelwein/Cidre/Most	5 %	(3,2 – 5,6)	40 g/l	(25 – 44)
Obstwein	11 %	(8 – 14,5)	90 g/l	(63 – 115)
Portwein	20 %		160 g/l	
Sherry	17 – 19,5 %		134 – 145 g/l	
deutscher Sekt	11 %	(9,5 – 11,5)	90 g/l	(75 – 90)
Champagner	12,5 %	(8,9 – 12,8)	100 g/l	(70 – 100)
Spirituosen				
Weinbrand	36 %		285 g/l	
deutscher Weinbrand	38 %		300 g/l	
Cognac/Armagnac	40 %		320 g/l	
Whisk(e)y	40 %	(43)	320 g/l	(340)
Kornbranntwein (Doppelk.)	38 %		300 g/l	
Wodka	40 %	(45/55/75)	320 g/l	(355/435/590)
Obstbranntwein	40 %	(42/45)	320 g/l	(330/355)
Rum	37,5/40/54/73 %		296/320/430/580 g/l	
Liköre	25 – 45 %	(56)	200 – 355 g/l	(440)

Tafelwein wie Qualitäts- und Prädikatswein sind ohne Zusatz von Alkohol, d.h., der Alkohol stammt lediglich aus der Gärung. Der durchschnittliche Alkoholgehalt trägt etwa 10,5 – 11,8 Vol.-%, der Energiegehalt 293 kJ (70 Kilokalorien) pro 100 ml.

Rotwein enthält mehr Säureester, Kalium und Tannin, weniger Zucker (0,2%), Acetaldehyd, Schwefeldioxid und Natrium, außerdem relativ hohe Mengen an Eisen (bis 6 mg/l), hohe Mengen von Methanol (bis 125 – 200 mg/l) und Histamin (s. 2.2.2.4, 4.3.1.7).

Weißwein hat durchschnittlich einen etwas niedrigeren Alkoholgehalt als Rotwein, enthält mehr Zucker (0,3%), Acetaldehyd, Natrium, Schwefeldioxid, dagegen weniger Ester und Kalium.

Schaumwein (Sekt): Herstellung aus Wein, der mit Zucker, Likör oder Weinbrand versetzt und nochmals vergoren wird. Die dabei entstehende Kohlensäure bleibt in der Lösung unter Druck. Der Name „Champagner" ist einem französischen Schaumwein bestimmter Provenienz vorbehalten. Der Alkoholgehalt beträgt etwa 9,4 – 12,4 Vol.-% (7,5 – 10,0 g%), der Energiegehalt pro 100 ml 335 – 460 kJ (80 – 110 Kilokalorien), der Zuckergehalt 2,5% (trockener Sekt), bei anderen Sektarten mehr.

Andere weinähnliche Getränke: *Arzneien,* die durch Mischung von Weinen und Branntwein mit Arzneimitteln und Gewürzen hergestellt werden, z.B. Wermut, Pepsin, Condurango. Wermutwein kommt in zwei Formen in den Handel: italienischer Typ mit 12 – 19% Zucker, französischer Typ mit 4% Zucker, Alkoholgehalt 15 – 18%. Mit Wermutwein sind andere appetitanregende Weine verwandt (z.B. Campari, Byrrh, Dubonett).

Fruchtweine: Damit sind Getränke gemeint, die nicht durch Gärung aus Trauben, sondern durch Gärung aus Fruchtsäften anderer Früchte hergestellt werden. Dazu gehören zum Beispiel: *Apfelwein, Cidre oder Most:* Sie enthalten 30 – 40 g Alkohol pro Liter, Obstweine dagegen 63 – 115 g/l (Portwein und Sherry können zwischen 135 und 160 g pro Liter Alkohol enthalten).

Sonstige: *Met:* hergestellt aus vergorenem Honig: Alkoholgehalt 10 Vol.-% (8 g%), Zuckergehalt 5 – 10%.

Sake (japanischer Reiswein): gelblich-blasses Getränk, hergestellt durch Fermentation eines Zuckers, der aus Kohlenhydraten von Reis stammt. Alkoholgehalt 12 – 16 Vol.-% (9,6 – 12,8 g%).

Dessert- und Cocktail-Weine: Weine mit einem Zusatz von Alkohol bis zu einem Gesamtalkoholgehalt von 20 Vol.-% (16 g%). Die Zubereitung der einzelnen Spezialitäten ist zum Teil sehr kompliziert. Alle enthalten in mehr oder minder großem Umfang Zucker (2,5 – 11 Vol.-%).

Liköre: alkoholische Getränke, hergestellt aus Alkoholauszügen von Kräutern oder Früchten (z. B. Orangen) bzw. Fruchtsäften oder Emulsionen von Farbstoffen sowie Eiern oder Schokolade. Liköre enthalten 20 – 50 % Zucker. Alkoholgehalt: Emulsionsliköre 20 – 25 Vol.-% (16 – 20 g%), Fruchtsaftliköre 33 Vol.-% (24 g%), Kräuterliköre 30 – 38 Vol.-% (24 – 30 g%). Der Energiegehalt pro 100 ml beträgt für Eierlikör (20 Vol.-%) 1398 kJ (334 Kilokalorien), Fruchtsaftlikör (30 Vol.-%) 1406 kJ (336 Kilokalorien), Kräuterlikör (33 Vol.-%), 1548 kJ (370 Kilokalorien).

2.2.2.3 Spirituosen (destillierte Alkoholika)

Herstellung, Arten und Inhaltsstoffe: Alkoholische Getränke, die durch Destillation alkoholischer Flüssigkeiten gewonnen werden, die ihrerseits aus Früchten, Wurzeln, Zuckerrohr usw. hergestellt werden. Die Destillation wurde bereits Mitte des 11. Jahrhunderts erstmals beschrieben. In China soll man sogar schon 1000 Jahre früher die Destillation gekannt haben. In den Destillaten befindet sich eine meist große Anzahl von Begleitstoffen (Fuselöle, Acetaldehyd, Formaldehyd, Methylalkohol, Nitrosamine) (Übersicht bei Gilg 1995), die durch einen speziellen Destillationsprozeß weitgehend wieder entfernt werden (s. 2.2.2.4). Für Spirituosen bestehen enggefaßte gesetzliche Richtlinien, die Begriffsbestimmung, Bezeichnung und Grundsubstratherstellung, Mindest- bzw. Maximalgehalt von Begleitstoffen etc. regeln. Es erscheint jährlich ein Spirituosenjahrbuch der Versuchs- und Lehranstalt für Spirituosenfabrikation und Fermentationstechnologie, das diesbezüglich eine ausgezeichnete Übersicht bietet.

Man unterscheidet verschiedene Arten von Branntweinen, u. a.:

– Edelbranntweine: aus Wein oder Maischen destilliert, die durch den Rohstoff oder das Gärverfahren dem Destillat besondere Geruchs- und Geschmackseigenschaften verleihen (z. B. Kirschwasser);
– Branntweine besonderer Art: hergestellt aus Destillaten vergorener oder unvergorener Rohstoffe mit Sprit, teilweise aus vergorener Maische (z. B. Wacholder, Genever, Kirschgeist).

Die Bezeichnung „Geist" betrifft Getränke, bei denen keine Gärung erfolgt ist. Vielmehr werden Früchte (oder deren Aromaträger) mit Alkohol übergossen und darin liegengelassen (extrahiert). Der Fachausdruck hierfür ist „abgezogen".

Branntweine im einzelnen: *Weinbrand:* Destillat aus Wein. Die Bezeichnungen „Cognac" und „Armagnac" sind Branntweinen aus bestimmten Regionen Frankreichs vorbehalten. Alkoholgehalt 40–50 Vol.-% (32–40 g%), Energiegehalt 1189 kJ (248 Kilokalorien) je 0,1 l bei 40 Vol.-% Alkoholgehalt. Getränke mit der Bezeichnung Weinbrand dürfen lediglich 36 Vol.-% (deutscher Weinbrand: 38 Vol.-%) enthalten.

Obstbranntwein (z. B. Kirschwasser, Zwetschenwasser, Sliwowitz etc.): Alkoholgehalt 32–36 g%, 1139 kJ (320 Kilokalorien), hier 0,1 l. Sliwowitz und vergleichbare Spirituosen enthalten relativ große Mengen Methylalkohol (bis zu 4‰).

Whisky (gälisch = „Lebenswasser"): Destillat aus einer bierähnlichen Zuckerlösung, die aus der Stärke von verschiedenen Getreidearten gewonnen wird: Scotch aus Gerstenmalz („malt") oder ungemälzten Getreiden („grain"), Alkoholgehalt 50 Vol.-% (40 g%); Energiegehalt 1486 kJ (355 Kilokalorien) je 0,1 l. Irish Whiskey wird aus Mais, geschälter und ungeschälter Gerste hergestellt, Bourbon aus Mais mit Roggen- und Gerstenmalz.

Kornschnäpse: Destillat aus Getreide, Mindestalkoholgehalt 32 Vol.-%.

Gin: Das Ausgangsdestillat aus Gerste ist ohne Geschmack. Geschmacksstoffe, die aus Wacholderbeeren und anderen Beeren stammen, werden erst später hinzugefügt. Alkoholgehalt: 35–50 Vol.-% (28–40 g%), Energiegehalt 1042–1485 kJ (240–355 Kilokalorien) je 0,1 l.

Wodka (russisch = „Wässerchen"): Destillat aus Stärke verschiedener Herkunft (Kartoffeln, früher auch Getreide). Alkoholgehalt 40–47 Vol.-% (32–40 g%), Energiegehalt 1188–1485 kJ (284–355 Kilokalorien) je 0,1 l.

Rum: Destillat aus Melasse, dem Abfallsaft, der bei der Zuckerproduktion entsteht. Alkoholgehalt 40–80 Vol.-% (32–64 g%), Energiegehalt 1188–2376 kJ (284–568 Kilokalorien) je 0,1 l.

2.2.2.4 Begleitstoffe (Bonte 1987, Gilg 1995)

Einige Gruppen alkoholischer Getränke, in erster Linie Wein und Spirituosen, enthalten zahlreiche Begleitstoffe, die entweder schon in den Ausgangsprodukten enthalten sind (z. B. Fluor) oder bei der Gärung neben Alkohol entstehen und auch bei der Destillation in das Destillat übergehen. Außerdem können bei unsachgemäßer Kellerbehandlung Stoffe entstehen, die möglicherweise für die Bekömmlichkeit des Weines von Bedeutung sind.

Zu den wichtigsten Begleitstoffen gehören Methanol, 1-Butanol und 2-Butanol, Aceton und Isopropanol, Ethyl- und Methylacetat, Isobutanol, 1-Propanol, Acetaldehyd u. a., die in verschiedenen alkoholischen Getränken in sehr unterschiedlicher Konzentration enthalten sind und durch spezifische hochempfindliche Methoden wie z. B. die Gaschromatographie, zum Teil gekoppelt mit Massenspektroskopie, auch in kleinsten Mengen noch nachgewiesen werden können (Ausnahme: Acetaldehyd. Hier ergeben sich große analytische Probleme). Ihre Bestimmung hat vor allem für forensische Fragestellungen Bedeutung. Toxische Wirkung hat vor allem Methanol, das bei unsachgemäßer Destillation von Spirituosen in sehr hoher Konzentration vor allem in Dritte-Welt-Ländern immer wieder zu Vergiftungen mit Todesfällen oder Erblindungen führt. In geringeren Dosen führt Methanol zu Symptomen wie: Vasodilatation in der oberen Körperhälfte, Benommenheit, Schwindel, Doppeltsehen – Symptome, wie sie sich auch bei der Alkoholintoxikation finden lassen. Wahrscheinlich werden einige toxische Wirkungen alkoholischer Getränke (Alkoholkater!) durch Begleitstoffe mitverursacht.

2.2.3 Grundbegriffe der Chemie und Pharmakologie des Alkohols

Alkohol, chemische Bezeichnung: Ethylalkohol (Ethanol) (C_2H_5OH), ist eine farblose brennend schmeckende Flüssigkeit, spezifisches Gewicht 0,79 (1 Vol.-% = 0,8 g), Siedepunkt 78,3 °C. Alkohol ist sowohl in Fetten als auch in Wasser löslich. Er entsteht, allerdings in sehr kleinen Mengen, auch „endogen" im Körper. Die physiologische Ethanolkonzentration im Blut liegt unter 0,75 mg/l. Neuere Untersuchungen zeigen, daß weniger von einer intestinalen Bildung als vielmehr von einer überwiegenden Synthese aus Acetaldehyd auszugehen ist. Aus dem Carbohydrat- und Aminosäurestoffwechsel stammender Acetaldehyd wird dabei mittels Alkoholdehydrogenase bzw. des ADH/NADH-Systems zu Alkohol reduziert.

Alkohol wird gewöhnlich durch Gärung von Zuckerarten, die durch Hefe in Alkohol und Kohlensäure gespalten werden, gebildet. Trinkalkohol darf nur durch Hefevergärungen von Pflanzenteilen, Melasse, Stärke oder Zucker gewonnen werden. Alkohol ist ein Energieträger: 1 g enthält 29,6 kJ (entspricht 7,07 kcal) (s. 2.2.4.2).

2.2.4   Pharmakokinetik des Alkohols

2.2.4.1   Resorption und Verteilung

Resorption: Strenggenommen wird Alkohol nicht resorbiert, sondern er diffundiert entlang einem Konzentrationsgefälle ins Gewebe. Am schnellsten wird Alkohol aus der Schleimhaut des Dünndarms, langsamer dagegen aus der Magenschleimhaut resorbiert. Aufgrund seiner Hydrophilie erfolgt die Resorption bzw. Absorption nahezu ausschließlich in wasserhaltigem Gewebe und Flüssigkeiten. Alles, was die Entleerung des Magens verzögert, verlangsamt auch die Resorption des per os zugeführten Alkohols. Geringe Mengen Alkohol können schon nach 10 Minuten resorbiert sein. Resorptionsverzögerungen ergeben sich unter anderem durch starkes Rauchen oder bestimmte scharfe Gewürze (Hemmung der Magenmotilität, Pylorospasmus). Ebenso dämpft Atropin die Alkoholresorption, während Doryl sie vermehrt (Forster u. Joachim 1975). Die Resorption ist abhängig vom Konzentrationsgradienten, von der Kontaktzeit und vor allem der Durchblutung des Magens sowie Begleitstoffen alkoholischer Getränke. Konzentrierte Alkoholika werden rascher resorbiert als weniger konzentrierte. Allerdings wird die Muskulatur der Magenwand durch Flüssigkeit mit einer Alkoholkonzentration von über 5 % in ihrer Funktion eingeschränkt und damit auch die Entleerung des Magens verlangsamt. Der resorptionsverzögernde Effekt zeigt sich am deutlichsten, wenn erst 60 Minuten nach Nahrungsaufnahme getrunken wird.

Höhere Dosen Alkohol verursachen durch einen Pylorospasmus eine Verzögerung der Magenentleerung. Auch der CO_2-Gehalt von Getränken (insbesondere Sekt und Weizenbier) spielt eine Rolle (Forth u. Mitarb. 1991), ebenso der Füllungszustand des Magens. Bei verzögerter Alkoholresorption kann ein Teil des Alkohols der Resorption vollständig entgehen (sog. Resorptionsdefizit, s. u.).

Verteilung: Alkohol passiert rasch die Blut-Hirn-Schranke. Eine hohe Alkoholbelastung in kurzer Zeit, insbesondere mit höherprozentigen Alkoholika, führt erfahrungsgemäß zu einer stärkeren Beeinträchtigung psychophysischer Funktionen als eine langsame Zuführung. Auf einen steilen Anstieg der Blutalkoholkonzentration (BAK) reagiert das ZNS besonders empfindlich, da aufgrund der Hämodynamik bei einer höheren Durchblutungsrate im Gehirn auch eine im Vergleich noch höhere BAK zu erwarten ist (Übersicht bei Gilg 1995). Außerdem ermöglicht der hohe Wassergehalt des ZNS eine rasche Verteilung mit höheren Gewebsspiegeln.

Alkohol wird nach der Resorption durch den Blutstrom und Diffusion im Gewebe verteilt. Die Alkoholverteilung folgt den Regeln des Fließgleichgewichts (Näheres s. Mallach u. Mitarb. 1987). Mit guter Vaskularisation aller Gewebe kommt es zu einer raschen Verteilung (Diffusion) im gesamten Körperwasser, was zu einem raschen Abfall der BAK führt („Diffusionssturz"). Die Verteilung des Alkohols in den einzelnen Geweben ist unterschiedlich hoch. Sie hängt unter anderem vom Wassergehalt ab (besonders hoch im ZNS!) sowie von der Hämodynamik und der Durchblutung.

Als **Resorptionsdefizit** bezeichnet man die Menge oral aufgenommenen Ethanols, die nicht systemisch verteilt wird. Das Resorptionsdefizit hängt nicht nur von den oben genannten Fakten ab, sondern vielleicht auch von einer Veresterung von Alkohol mit Aminosäuren. Das Resorptionsdefizit ergibt sich im wesentlichen aus der Widmark-Formel (Abb. 11.**1**, 11.4.1) und ist experimentell nicht bewiesen (Heifer u. Wehner 1988). Diskutiert werden vor allem ein hepatischer und neuerdings gastrischer First pass effect (Lim u. Mitarb. 1993, Levitt 1994). Das Resorptionsdefizit liegt in der Regel im Bereich zwischen 10 und 30%. In der Rechtsprechung wird es mit mindestens 10% und höchstens 30% angenommen.

Alkoholkonzentration: Alkohol diffundiert rasch entlang dem Konzentrationsgefälle zwischen Magen-Darm-Lumen und Blutgefäßen. Die Hauptresorption erfolgt zu 20% im Magen und zu 80% im Dünndarm. 30–60 Minuten nach der oralen Aufnahme ist die höchste Konzentration des Alkohols im Blut erreicht. Die Verteilung erfolgt relativ rasch und weitgehend gleichmäßig über den ganzen Körper. Alkohol passiert auch die Plazenta und geht in die Milch stillender Frauen.

Nach etwa 60–90 Minuten ist die Resorption von Alkohol im gesamten Körper abgeschlossen. Von diesem Zeitpunkt an entspricht die Alkoholkonzentration des Blutes weitgehend der des Gewebes.

Sie ist abhängig:
- von der Alkoholmenge,
- von der Resorptionsgeschwindigkeit,
- vom Körpergewicht bzw. von der Menge des Körperwassers,
- von der Geschwindigkeit der Alkoholelimination.

Der Alkoholgehalt des Gehirns entspricht im wesentlichen dem Blutalkoholspiegel, wobei Ethanol dort besonders in der Anflutungsphase rasch resorbiert und verteilt wird (s. o.). Anstieg und Abfall der Alkoholkonzentration im Liquor hinken der des Blutes zeitlich dagegen etwas nach. In der Hirnrinde ist die Alkoholkonzentration am größ-

ten. Die Alkoholkonzentration in der Leber ist dagegen besonders niedrig. Man bezieht dies auf den hohen Gehalt der Leber an Alkoholdehydrogenase (ADH) (s. 2.2.4.2). Die Alkoholkonzentration im Harn steht in
keinem konstanten Verhältnis zum Blutalkoholspiegel. In der Resorptionsphase ist sie niedriger als im Blut. In der Eliminationsphase ist der
Urinalkohol höher als der Blutalkoholspiegel. Hier spielen zusätzliche
Faktoren (z.B. Diurese, Zeitpunkt der letzten Miktion) eine Rolle. Ein si-
cherer Rückschluß von der Urinalkoholkonzentration auf die jeweilige
Phase des Blutalkoholspiegels ist nicht möglich. Dagegen steht der Alkoholgehalt der Ausatemluft in enger Relation zum Blutalkoholspiegel (s.
11.4.4).

2.2.4.2 Stoffwechsel

Prinzip: Alkohol wird im Körper durch Oxidation abgebaut.
Dafür stehen vier Stoffwechselwege zur Verfügung:

- über die Alkoholdehydrogenase (ADH),
- über das mikrosomale ethanoloxidierende System (MEOS),
- über die Katalase (physiologisch kaum bedeutsam),
- über die Bindung an Glucuronsäure.

Der oxidative Abbau vollzieht sich in drei Schritten (Abb. 2.**3**):

- Oxidation zu Acetaldehyd (vorwiegend in der Leber),
- Oxidation von Acetaldehyd zu Acetat bzw. Acetyl-CoA mit Hilfe der Acetaldehyddehydrogenase (ALDH), von der mehrere
  genetisch determinierte Varianten bekannt sind,
- Oxidation des Acetyl-CoA im Tricarbonsäurecyklus zu Kohlensäure bzw. Wasser.

Es wird bei der Reaktion Wasserstoff vom Ethanolmolekül auf
NAD^+ übertragen. Das gebildete NADH wird in den Mitochondrien oxi-
diert, wobei durch oxidative Phosphorylierung Energie (als ATP) gewonnen wird (s. 2.2.3). Höhere NAD-Konzentrationen stimulieren die Alkoholoxidation.
      Die Alkoholelimination über Atmung, Schweiß und Urin be-
trägt höchstens 2 – 5 % der aufgenommenen Menge. Der Hauptteil des
absorbierten, im Körper verteilten Alkohols wird zu mindestens 95 % en-
zymatisch zu den Endprodukten CO_2 und H_2O metabolisiert. Die Alkoholelimination beginnt sofort nach der Alkoholzufuhr, wobei Alkohol
aus Bier rascher abgegeben wird als Alkohol, der aus destillierten Getränken stammt.

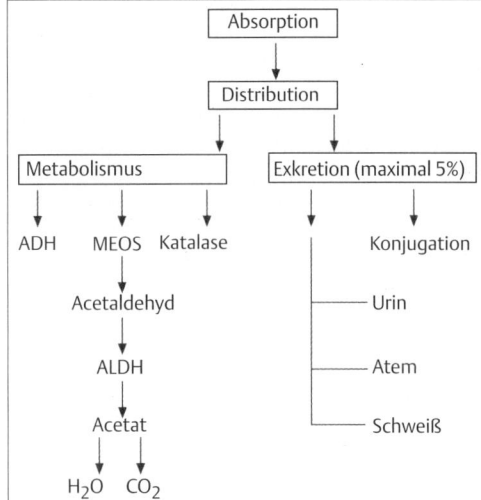

Eliminationsrate: Der durchschnittliche Stundenabfallwert des Alkohols (als Beta-60-Wert bezeichnet) beträgt für Männer im Mittel etwa 0,15‰, für Frauen etwas weniger, d. h., es werden bei durchschnittlichem Körpergewicht pro Stunde etwa 6–9 g Alkohol abgebaut. Bei Alkoholikern wurden dagegen erhöhte Beta-60-Werte bis 0,35‰ gefunden.

Die Elimination des Alkohols erfolgt weitgehend konzentrationsunabhängig, wobei es sich um eine quasirektilineare Elimination handelt. Die Eliminationsrate ist teilweise genetisch bedingt, wobei offenbar nur geringe individuelle Schwankungen, dagegen größere interindividuelle und rassische Unterschiede bestehen. Ostasiaten und Mongolen vertragen schlechter Alkohol als Angehörige anderer Rassen wie z. B. Kaukasier (s. 2.3.2.4). Im Hungerzustand ist die Elimination des Alkohols verzögert, unter Insulinwirkung gering gesteigert. Veränderungen der Alkoholkinetik durch Erbrechen sind aufgrund der veränderten Magen-Darm-Motilität diskutierbar, haben aber keine große Relevanz (Mallach u. Mitarb. 1987). Nicht völlig klar ist, inwieweit es bei ausgeprägten Leberstörungen zu einer Verzögerung des Alkoholabbaus kommt. Dies scheint zumindest bei Patienten mit schwerer Leberzirrhose teilweise der Fall zu sein. Durch Muskelarbeit oder Fieber wird der Alkoholabbau ebensowenig erhöht wie durch Schlaf oder Bewußtlosigkeit. Dagegen kann durch starke Unterkühlung der Abbau reduziert werden. Die Alkoholelimination kann pharmakologisch de facto nicht beschleunigt werden. Durch die Gabe von Fructose in extrem hohen Dosierungen kann die Alkoholelimination etwas gesteigert werden (Crow u. Batt 1989), wobei die erforderlichen Dosen allerdings klinisch praktisch nicht zu erreichen und mit erheblichen Nebenwirkungen befrachtet sind. Unter dem Begriff SIAM (Swift increase in alcohol metabolism) (Gilg 1995) wurde in den letzten Jahren vor allem im angloamerikanischen Sprachraum eine Zunahme der Alkoholmetabolismusrate innerhalb von 2–4 Stunden nach Ethanolgabe zusammengefaßt. SIAM ist ein passageres Phänomen, das durch Hormone (Adrenalin, Noradrenalin, Cortisol, Glucagon, Insulin) und die begleitende Bildung von ADP mit Steigerung des Elektronenflusses ausgelöst wird. Streßreaktionen mit starker Adrenalinausschüttung könnten so für hohe, unübliche Beta-60-Werte verantwortlich sein. Die **ADH** ist kein einheitliches Enzym, sondern besteht vielmehr aus einer größeren Zahl von Isoenzymen und einem atypischen Enzym. Bislang sind mehr als 20 humane dimere Leber-ADH-Isoenzyme mit zwei Zinkatomen pro Subunit identifiziert worden. Die Isoenzyme sind genetisch determiniert. Die ADH erreicht erst beim 5jährigen Menschen den Wert des Erwachsenen. Es wird angenommen, daß nicht die ADH-Aktivität, sondern die Verfügbarkeit von NAD^+, d. h. die Rückoxidationsrate von NADH zu NAD^+, der geschwindigkeitsbestimmende Schritt der Reaktion ist. Die ADH kommt nicht nur in der Leber, sondern auch in anderen Organen wie Magen, Herz, Lunge und Niere vor. Die ADH kann durch verschiedene Substanzen gehemmt werden, darunter Chlorpromazin und 4-Methylpyrazol. Zur Genetik des ADH-Polymorphismus s. Agarwal u. Goedde (1990, 1992).

Der Ethanolabbau durch die Katalase spielt keine wesentliche Rolle und trägt höchstens 1–2 % zur Gesamtelimination von Alkohol bei. Dagegen hat das **MEOS-System** in den letzten Jahren zunehmend Beachtung gefunden. Es stellt die summarische Kapazität mikrosomaler Systeme zur Oxidation von Alkohol dar und ist das einzige alkoholabbauende Enzymsystem, das eine adaptive Aktivitätssteigerung zeigt und somit induzierbar ist (Übersicht bei Gilg 1995). Die bei Leberbiopsien gefundene Erhöhung der MEOS-Aktivität mit Hypertrophie des endoplasmatischen Retikulums bei chronischer Alkoholbelastung wird als wichtiger Faktor für die Entwicklung einer metabolischen Toleranz angesehen. MEOS benötigt zur Oxidation NADPH, wobei die Leber Reduktionsäquivalente von NADH und NADPH durch eine Reihe von nukleotidgekoppelten Reaktionen übertragen kann. Eine Aktivitätserhöhung des MEOS bietet so einen alternativen Weg zur Reduktion von NADH, was zusätzlich den Reaktionsfluß von ADH fördert. Eine Zunahme der MEOS-Aktivität ist auch mit einer Zunahme des mikrosomalen Cytochroms P-450 verbunden.

Bei durchschnittlichem Alkoholkonsum und niedrigen Blutalkoholkonzentrationen ist unter normalen Bedingungen vor allem die ADH für die Elimination des Alkohols verantwortlich, während es bei chronischer Alkoholbelastung und höherer BAK sowie bei der Zufuhr von Fremdstoffen zu einem vermehrten Alkoholabbau durch das MEOS-System kommt.

Metaboliten: Acetaldehyd ist der primäre Metabolit des Ethanols. Es ist aus technischen Gründen im Blut kaum nachweisbar, zumal Acetaldehyd durch die Acetaldehyddehydrogenase (ALDH) sehr rasch metabolisiert wird. Es gibt mehrere Isoenzyme mit unterschiedlicher Wirksamkeit. Die Unterschiede der Isoenzyme der ALDH werden zur Erklärung der unterschiedlichen Verträglichkeit des Alkohols bei verschiedenen Rassen herangezogen (s. 2.3.2.4).

Acetaldehyd ist toxisch wirksam und wird für eine Reihe von alkoholbedingten Schädigungen verantwortlich gemacht, die nach Einnahme von Alkohol auftreten können („chronisches Acetaldehydsyndrom").

Acetaldehyd spielt eine wesentliche Rolle im Stoffwechsel. Er kann mit den Catecholaminen Noradrenalin und Dopamin zu morphinähnlichen Substanzen (Tetrahydroisochinoline [TIQ], Salsolinol und Tetrahydropapaverolin [THP]) bzw. mit Indolaminen (Serotonin, Tryptamin) zu β-Carbolinen (BK) reagieren bzw. kondensiert werden (durch Hemmung der Acetaldehyddehydrogenase). Die Biosynthese wurde bei Säugetieren nachgewiesen. An die Möglichkeit der Synthese morphinähnlicher Substanzen wie TIQ oder β-Carbolinen knüpfen sich zum Teil sehr weitreichende neurobiologische Hypothesen, die diesen Stoffwechselweg für die Entwicklung einer Sucht mitverantwortlich machen. β-Carboline und TIQs wurden beim Menschen nachgewiesen, wobei die Befunde allerdings widersprüchlich sind. So wurde bei Patienten mit einfachem Alkoholentzugssyndrom ein Abfall der TIQs bei Abstinenz nachgewiesen, bei Patienten mit Alkoholpsychosen dagegen ein Anstieg (Rommelspacher u. Mitarb. 1991). Wahrscheinlich hängt die Konzentration der im Gehirn aufgefundenen TIQs von der jeweiligen Blutalkoholkonzentration und der Alkoholanamnese ab. Erst vor wenigen Jahren wurde auch bekannt, daß Rauchen zu erheblichen Konzentrationsanstiegen von TIQs führt, was die bisherigen Ergebnisse zur Rolle von β-Carbolinen beim Menschen fragwürdig erscheinen läßt.

2.2.5 Pharmakologisch-toxische Wirkung des Alkohols im allgemeinen

Es gibt kaum ein Organsystem, das nicht durch Alkoholmißbrauch direkt oder indirekt geschädigt werden kann. Die pharmakologisch-toxische Wirkung des Alkohols kommt vor allem über folgende Wege zustande:

1. durch die direkte toxische Einwirkung auf Zellen und ihre Übertragungssysteme,
2. durch lokale Gewebsschädigungen,
3. durch Veränderungen des Stoffwechsels (Energiezufuhr, Eiweiß-, Vitamin- und Mineralstoffwechsel),
4. durch die Bildung von Metaboliten:
   - Acetaldehyd,
   - NADH-NAD-Verhältnis (Lipogenese, Glukoneogenese),
   - Enzyminduktion,
5. durch physiologische Wirkungen:
   - Durchblutungsstörungen,
   - ZNS-„Depression".

Oft ist es schwierig, die direkten und indirekten Wirkungen zu unterscheiden. Außerdem sind in der Regel die Wirkungen bei akuter und chronischer Alkoholbelastung unterschiedlich, und es bestehen erhebliche Unterschiede, z. B. je nach Tierspezies und Tierstamm.

2.2.6   Wirkung auf das zentrale Nervensystem (ZNS)

2.2.6.1   Allgemeines

Alkohol beeinflußt das ZNS in vielerlei Hinsicht: auf morphologischem, biochemischem, pharmakologischem und elektrophysiologischem Gebiet. Noch breiter ist das Spektrum der Alkoholwirkung auf physiologisch-psychologische Funktionen, die sich als Störungen der Aufnahme, Übertragung und Verarbeitung von Informationen auffassen lassen. Offensichtlich gibt es erhebliche intra- und interindividuelle Unterschiede, und auch einzelne Hirnstrukturen werden zum Teil durch Alkohol sehr unterschiedlich beeinflußt. Alkohol beeinflußt weniger die Hirnrinde als vielmehr die tieferen Hirnabschnitte, insbesondere das retikuläre aktivierende System (RAS), wodurch dessen integrierender Einfluß auf die Hirnrinde sowie den Thalamus und Hypothalamus beeinträchtigt wird. Alkohol wirkt antinozizeptiv (Erhöhung der Schmerzschwelle) und narkotisch, hat hier jedoch eine geringe therapeutische Breite. Im Tierversuch führt Alkohol auch zu einer vermehrten Durchlässigkeit der Blut-Hirn-Schranke.

2.2.6.2 Morphologie

Ständiger übermäßiger Alkoholkonsum führt vor allem zu Schädigungen

- des periventrikulären Graus (Struktur um den dritten Ventrikel, den Aquädukt und den Boden des vierten Ventrikels),
- bestimmter Abschnitte der Großhirnrinde, vor allem des frontalen Kortex, wo es zu einer erheblichen Verminderung der Neuronen kommt,
- der Neurone des Kleinhirns (Purkinje- und Körnerzellen) sowie des Hippocampus,
- der weißen Substanz (als Ausdruck einer sekundären Degeneration der Axone).

Die Schädigungen gehen einher mit Erweiterungen der intra- und extraventrikulären Liquorräume, die sich neuropathologisch (Harper u. Mitarb. 1987), aber auch neuroradiologisch durch kranielle Computertomographie (CCT) oder Kernspintomographie (NMR = nuclear magnetic resonance) nachweisen lassen. Die in den bildgebenden Verfahren faßbare Hirnatrophie ist bei Alkoholabstinenz zumindest teilweise rückbildungsfähig. Ihre Genese ist umstritten: Nach neueren neuroradiologischen Untersuchungen (Mann u. Mitarb. 1993) ist dieses Phänomen nicht auf eine Veränderung des Gehalts an freiem Wasser im Gehirn zurückzuführen. Die neurotoxische Wirkung von Alkohol ist seit langem bekannt. Ob es bei Alkoholabstinenz auch zu echten Regenerationsvorgängen im ZNS kommt, ist dagegen umstritten. Nach neueren Untersuchungen (Jensen u. Pakkenberg 1993) führt Alkohol vor allem zu einem Schwund der weißen Hirnsubstanz, nicht dagegen zu Zelluntergängen im Neokortex. Da, solange die Nervenzellkörper erhalten sind, die Axone unter Abstinenzbedingungen sich wieder regenerieren können, könnte dies die teilweise Reversibilität der Hirnatrophie erklären. Ähnlich wie bei der Anorexia nervosa oder bei steroidbehandelten Patienten könnte im übrigen auch eine Hyperkortisolämie mit zu den hirnatrophischen Veränderungen beitragen.

2.2.6.3 Biochemie

Alkohol beeinflußt biochemische Prozesse in verschiedenen Bereichen. Er bindet im ZNS an keinen spezifischen Rezeptor, sondern beeinflußt zahlreiche Neurotransmittersysteme, Rezeptorproteine sowie Zellmembranen. Alkohol greift insbesondere an einem „makromolekularen Komplex" (bestehend aus Polypeptiden) an, der den GABA$_A$-Rezeptor, den Chloridionenkanal und den Benzodiazepinrezeptor umfaßt (Littleton 1989).

Die einzelnen Veränderungen sind so komplex, daß sie hier nur stichwortartig angesprochen werden können.

Neuronale Membranen: Ähnlich wie verschiedene Anästhetika beeinflußt Alkohol die Struktur, Funktion und Membranfluidität von Membranproteinen, die Funktion von Rezeptoren und Ionenkanälen und führt unter anderem zu einem Anstieg der Cholesterin-Phospholipid-Ratio. Neben der Veränderung der Lipidzusammensetzung wird heute vor allem die Bedeutung neuronaler Membranproteine für die Alkoholwirkung diskutiert. Alkohol führt z.B. zu einer Reduktion des spannungsabhängigen Ca^{2+}-Einstroms sowie des Na^+-Einstroms in Zellen und zu einer konzentrationsabhängigen Reduktion der Aktivität der membrangebundenen Na^+- und K^+-Ionen und der ATPase. Außerdem werden intrazelluläre Second-messenger-Systeme (z.B. Adenylatcyclase, Cyclo-AMP = cAMP) beeinflußt. Insbesondere die hypnotische Wirkung von Alkohol wurde auf die Beeinflussung der neuronalen Membranen zurückgeführt. Durch die Modulation der Neurotransmitterfreisetzung und Rezeptorfunktionen beeinflußt Alkohol insbesondere die neuronale Erregbarkeit (Übersicht bei Ollat u. Mitarb. 1988).

Neurotransmitter: Studien über die Wirkung von Alkohol auf Neurotransmitter zeigen zwei immer wiederkehrende Phänomene:

- Biphasische (d.h. stimulierende und hemmende) Wirkung des Alkohols: Da Alkohol elektrophysiologisch nur hemmend wirkt, muß man annehmen, daß der stimulierende Effekt, der biochemisch nachgewiesen werden kann, auf indirektem Weg (durch Modulation anderer Neurotransmitter) zustande kommt.
- Es gibt genetisch determinierte Unterschiede in der Ansprechbarkeit von Neurotransmittersystemen auf Alkohol.

Alkohol kann den Metabolismus und die Funktion nahezu aller Neurotransmitter beeinflussen (s. auch 4.).

Dopaminsystem: Die Veränderungen im Dopaminsystem sind besonders komplex: Zum einen gibt es im ZNS mehrere dopaminerge Neuronensysteme, die von Alkohol in unterschiedlicher Weise beeinflußt werden, zum anderen ist die Wirkung auf das Dopaminsystem von der Dosis abhängig. Alkohol führt zu einer gesteigerten Dopaminsynthese, verstärkter Freisetzung von Dopamin, einem beschleunigten Dopaminumsatz und einer erhöhten Konzentration von Dopaminmetaboliten im Liquor. In niedriger Dosis stimuliert Alkohol im Tierversuch das dopaminerge System; in hoher Dosis kommt es dagegen zu einer

Hemmung der Dopaminfreisetzung bei gleichzeitiger Stimulation der Dopaminsynthese. Bei chronischer Alkoholbelastung kommt es zu einer verminderten Funktion des dopaminergen Systems mit einer reduzierten Dopaminsynthese und -freisetzung. Der Dopamin-Turnover bleibt aber hoch (Übersicht bei Ollat u. Mitarb. 1988). Diese dopaminerge Hypofunktion führt zu einer Hypersensitivität der Dopaminrezeptoren, die sich insbesondere im Alkoholentzug bemerkbar macht: Hier kommt es zu einer gesteigerten Dopaminfreisetzung bei gleichzeitig bestehender Überempfindlichkeit der Dopaminrezeptoren, was das Auftreten von Halluzinationen und Wahnsymptomen im Alkoholentzug erklären könnte.

Dopamin gilt als „Emotionstransmitter" und scheint insbesondere für lustbetonte Gefühls- und Triebregungen von Bedeutung zu sein. Es wird angenommen, daß zahlreiche Rauschdrogen ihre psychotropen Effekte über eine Beeinflussung von Dopaminrezeptoren insbesondere im mesolimbischen Dopaminsystem entfalten (Harris u. Aston-Jones 1994, Schulteis u. Koob 1994). Eine wichtige Relaisstation ist hier der Nucleus accumbens, wo auch eine enge Wechselwirkung zwischen Dopamin und endogenen Opioiden besteht. Die bei Wegfall der Alkoholstimulation anzunehmende Hypofunktion des mesolimbischen Dopaminsystems könnte für eine Reihe von Symptomen, wie z.B. Alkoholverlangen (sog. Craving), bei Abstinenz verantwortlich sein.

Catecholamine: Geringe Mengen von Alkohol stimulieren die Synthese und den Umsatz von Noradrenalin im ZNS; bei chronischer Alkoholbelastung kommt es aber zu einer noradrenergen Hypofunktion. Im Alkoholentzug kommt es dagegen zu einer plötzlichen noradrenergen Hyperaktivität.

Im Tierversuch ist bei akuter Anwendung von Alkohol die Wirkung dosisabhängig: Bei niedrigen Dosen bewirkt Alkohol eine Vermehrung des Umsatzes (Turnover) von Noradrenalin in verschiedenen Abschnitten des Gehirns, bei hohen Dosen eine Verminderung. Beim Menschen konnte durch Messung der Stoffwechselmetaboliten der Catecholamine bei akuten Alkoholintoxikationen eine Erhöhung der Noradrenalinausschüttung und eine Vermehrung des Noradrenalinumsatzes gefunden werden. Ähnliche Veränderungen fanden sich auch beim cholinergen und GABAergen Transmittersystem.

GABA: Alkohol verstärkt die Wirkung des inhibitorisch wirkenden Neurotransmitters γ-Aminohydroxybuttersäure (GABA). Eine Aktivierung des $GABA_A$-Rezeptors führt zu einer Zunahme der Membranleitfähigkeit des nachgeschalteten Chloroidionenkanals. Bei Medikamenten wie z.B. Benzodiazepinen, die ihre Wirkung durch Aktivierung des GABA-Benzodiazepin-Rezeptorkomplexes entfalten, besteht daher eine weitgehende Kreuztoleranz mit Alkohol. Im Alkoholentzug kommt es dagegen zu einer verminderten Aktivität des GABAergen Systems.

Serotonin: Zahlreiche Befunde belegen darüber hinaus eine Dysfunktion im serotonergen System, zumindest bei einer Subgruppe von Alkoholabhängigen. Dafür sprechen eine Reihe von Befunden (Tab. 2.**2**), wie zum Beispiel eine geringere Konzentration von Serotoninmetaboliten (5-Hydroxyindolessigsäure im Liquor von Alkoholabhängigen), die z.T. auch bei sog. High-risk-Kindern (Kinder alkoholkranker Eltern) nachweisbar waren. Da Alkohol selber zu einer Ausschüttung von Serotonin im ZNS führt, wurde die Hypothese gebildet, daß Alkoholiker trinken würden, um ihr „endogenes" Serotonindefizit auszugleichen. Interessanterweise kann auch durch die Gabe von Serotonin-(5-Hydroxytryptamin-)Agonisten Craving (Alkoholverlangen) bei Alkoholabhängigen induziert werden (Übersicht bei Soyka 1995 b).

Glutamat: In den letzten Jahren ist sowohl im Bereich der Grundlagenforschung als auch klinisch das Glutamatsystem bei Alkoholabhängigen verstärkt fokussiert worden (Übersicht bei Tsai u. Mitarb. 1995, Zieglgänsberger u. Mitarb. 1996). Glutamat ist die im zentralen Nervensystem am weitesten verbreitete, erregend wirkende Aminosäure und beeinflußt als Neurotransmitter eine Reihe verschiedener glutamaterger Rezeptoren, wobei vor allem der N-Methyl-D-Aspartat-(NMDA-)Rezeptorsubtyp durch Alkohol beeinflußt wird. Akuter Alkoholkonsum antagonisiert den Rezeptor, für dessen Funktion Magnesiumionen wichtig sind. Funktionell nachgeschaltet sind spannungsab-

Tabelle 2.**2**   Hinweise für Störungen im serotonergen System bei Alkoholikern (aus Soyka, M.: Die Alkoholkrankheit. Chapman & Hall, Weinheim 1995)

- Abstinente Alkoholabhängige wiesen in Liquor und Urin einen niedrigeren Gehalt des Serotoninmetaboliten 5-Hydroxyindolessigsäure (5-HIAA) auf.
- Es scheint eine Korrelation zwischen dem Schweregrad der Alkoholabhängigkeit und dem 5-HIAA-Spiegel im Liquor zu bestehen.
- Es scheint außerdem eine inverse Korrelation zwischen der 5-HIAA-Konzentration im Liquor und der Rückfallhäufigkeit zu bestehen.
- Post-mortem-Studien haben bei Alkoholikern einen niedrigeren Gehalt von 5-Hydroxytryptamin und 5-HIAA im Hippokampus und Hypothalamus im Vergleich mit gesunden Kontrollpersonen gezeigt.
- Eine niedrige 5-HT-Aktivität wurde bei nicht trinkenden Kindern alkoholkranker Eltern gefunden, was als Teil einer genetischen Prädisposition für Alkoholismus aufgefaßt wurde.

hängige Calciumkanäle, die für die neuronale Erregbarkeit von Bedeutung sind. Bei chronischer Alkoholbelastung kommt es zu einer adaptiven Erhöhung der Empfindlichkeit und Höherregulierung der NMDA-Rezeptoren, während es im Alkoholentzug zu einer verstärkten Aktivität dieser erregenden Neurone kommt. Eine Überfunktion glutamaterger Neurone wird auch mit Zelluntergängen (sogenannter exzitotoxischer Zelltod) in Verbindung gebracht. Eine Dysfunktion im Glutamatsystem wird mit zahlreichen alkoholbedingten neuropsychiatrischen Folgeschäden, wie zum Beispiel dem Wernicke-Korsakow-Syndrom oder der Alkoholdemenz, assoziiert (Übersicht bei Tsai u. Mitarb. 1995).

Aus den einzelnen biochemischen Befunden wurden in den letzten Jahren eine ganze Reihe möglicher pharmakotherapeutischer Interventionen abgeleitet, die in Abschnitt 8.3 dargestellt werden.

Rezeptor-Effektor-Kopplung: Alkohol beeinflußt auch die Übertragung der Neurotransmitter durch Botenstoffe (Secondmessenger) wie cAMP und cGMP. Die Wirkungen des Alkohols auf den sehr komplizierten Übertragungsvorgang sind nicht völlig klar. Es zeigte sich aber, daß Alkohol auch in diesem Bereich (durch Beeinflussung der neuronalen Feedback-Vorgänge) insbesondere auf die Bindung der Neurotransmitter einwirken kann. Es scheint auch Unterschiede zwischen der akuten und der chronischen Einwirkung von Alkohol zu geben. Bei akuter Einwirkung sinken die Spiegel der Botenstoffe im Gehirn ab; bei chronischer Einwirkung kommt es zu einem Anstieg von cAMP, aber zu einem Abfall von cGMP.

Intrazellulärer Calciumstoffwechsel: Calcium ist ein wichtiger intrazellulärer Botenstoff, dessen Anstieg zu einer Aktivierung verschiedener Stoffwechselvorgänge und einer verstärkten Neurotransmittersynthese und Freisetzung führt. Alkohol beeinflußt die Ca^{2+}-Homöostase in verschiedener Hinsicht. Zum einen wird der Einstrom von Calcium in die Neurone inhibiert. Dadurch dürfte die neuronale Erregbarkeit vermindert werden. Zum anderen führt Alkohol zu einem Anstieg der Calciumkonzentration in Gehirnzellen, wahrscheinlich durch Freisetzung aus intrazellulären Kompartimenten. Von den drei bekannten Calciumkanälen wird vor allem der spannungsabhängige Calciumkanal vom L-Typ durch Alkohol beeinflußt. Alkohol blockiert vor allem die Calciumaufnahme in Zellen. Die vermehrte Freisetzung verschiedener Neurotransmitter dürfte auf eine Inhibierung des Ca^{2+}-Stroms zurückzuführen sein. Chronische Alkoholbelastung führt auch hier zu adaptiven Veränderungen und einer Höherregulierung spannungsabhängiger Calciumkanäle, was als kompensatorische Reaktion auf die alkoholinduzierte Inhibierung der spannungsabhängigen Calciumkanäle zurückzuführen sein dürfte. Eine Veränderung der Funktion spannungsabhängiger Calciumkanäle scheint eine Bedeutung für die Symptomatik bei Alkoholintoxikation zu haben, aber auch für das Alkoholentzugssyndrom. Die Höherregulierung der Ca^{2+}-Kanäle dürfte vor allem als Korrelat einer Alkoholtoleranz und der Entwicklung einer physischen Alkoholabhängigkeit aufgefaßt werden (Littleton 1990).

Endogene Opioide: Seit langem ist bekannt, daß es eine gewisse Kreuztoleranz zwischen Alkohol und Opioiden gibt. Durch die Gabe von Morphinen kann das Alkoholentzugssyndrom unterdrückt werden. Tierversuche zeigen, daß die Alkoholaufnahme invers mit Metenkephalinspiegeln im Gehirn korreliert und durch Gabe von Opioidrezeptorantagonisten alkoholbedingte Effekte, wie z.B. eine Hypothermie, antagonisiert werden können. Es existieren drei verschiedene Opioidrezeptorsubtypen ($\varkappa$-, δ- und μ-Rezeptor). Alkohol inhibiert die Bindung von Opioiden an den δ-Opioidrezeptor, während niedrige Dosen von Alkohol die Dichte der μ-Rezeptoren in einigen Hirnregionen erhöhen. Chronische Alkoholbelastung führt dagegen zu einer Erhöhung der Affinität der Opioidrezeptoren und der Dichte der Bindungsstellen für verschiedene Opioidrezeptorliganden.

Im Liquor von Alkoholikern wurden in der früheren Entzugsphase erniedrigte Endorphinkonzentrationen gefunden. Es zeigte sich außerdem, daß Morphin die Synthese und Freisetzung von Dopamin stimuliert.

Die Beeinflussung von Opioidrezeptoren durch Alkohol ist aus methodischen Gründen schwierig zu beurteilen. Diskutiert wird (Topel 1990):

- eine Konformationsänderung an Opioidliganden durch Alkohol,
- eine Unterbrechung der Opioidrezeptorsignale,
- eine Änderung der Rezeptordichte und Rezeptoraffinität.

Genetisch bedingte Veränderungen im Opioid-Endorphin-System wurden auch als Teil einer möglichen biologischen Prädisposition für Alkoholismus diskutiert, und Blum (1983) stellte aufgrund tierexperimenteller Untersuchungen eine entsprechende Genotyptheorie des Alkoholismus auf. Eine Dysfunktion im Opioid-Endorphin-System nach chronischer Alkoholbelastung könnte auch für verschiedene psychophysische Symptome wie dysphorische Verstimmungen oder Alkoholverlangen bei Alkoholabstinenz verantwortlich sein.

Neben diesen direkten Effekten von Alkohol auf bestimmte Neurotransmittersysteme bestehen indirekte Wirkungen auf das Nervensystem über alkoholbedingte Funktionsstörungen anderer Systeme (z.B. Durchblutungsstörung infolge Schädigung am Gefäßsystem, toxische Schädigungen bei alkoholbedingter Lebererkrankung).

2.2.6.4   Neurophysiologie

Alkohol blockiert die Nervenleitung, allerdings nur in einer Dosis die weit über der liegt, die für die Wirkung auf das ZNS benötigt wird (5 – 10‰).

Alkohol bewirkt eine Polarisierung der peripheren Nerven wie auch des gesamten Skelettmuskels.

Elektroenzephalogramm: Auch hier zeigt sich ein biphasischer Effekt von Alkohol: Bei niedrigen Dosen kommt es zu einer Frequenzerhöhung im EEG, bei hohen Dosen dagegen zu einer Frequenzverminderung. Alkohol kann auf kortikale Strukturen also sowohl aktivierend wie desaktivierend wirken. Bei niedrigen Blutalkoholkonzentrationen von etwa 0,3 bis 0,5‰ kommt es üblicherweise zu einer vermehrten Synchronisation, d. h. einer Zunahme der Menge der α- und ϑ-Aktivität sowie der Höhe der Amplituden bei allerdings großer interindividueller Varianz der Befunde. Hohe Dosen führen zu einer Zunahme der δ-Aktivität, die mit der Abnahme der Vigilanz korreliert. Bei schweren Alkoholintoxikationen findet man „Bursts" von langsamer Aktivität. Engel (1985) spekulierte, daß Alkohol in niedrigen Dosen über dopaminerge Mechanismen auf kortikale Strukturen vor allem stimulierend, in hohen Dosen dagegen über GABAerge Strukturen eher inhibitorisch wirkt.

Bei chronischer Alkoholbelastung kommt es im Rahmen einer Gegenregulation nach anfänglicher Abnahme der Grundfrequenz zu einer Normalisierung der α-Tätigkeit. Im Alkoholentzug findet man eine Reduktion der α-Tätigkeit, eine Zunahme der Rapid-eye-movement-(REM-)Phasen und der Spitzenpotentiale. Im Tierversuch zeigte sich im Alkoholentzug eine Senkung der Krampfschwelle, die bis zu einer Woche anhalten kann. Thalamus und Formatio reticularis sind im Alkoholentzug Hauptlokalisationen der epileptischen Entladungen.

Polygraphische Schlafuntersuchungen zeigten, daß Alkohol bei gesunden Menschen eine Suppression des REM-Schlafes und eine Zunahme des Tiefschlafes bewirkt. Im Rahmen des Alkoholentzugssyndroms können ausgeprägte Veränderungen der Schlafrhythmik mit deutlicher Fragmentierung des Schlafes, Tiefschlafreduktion mit häufigem Wechsel der Schlafstadien und vermehrten Aufwachreaktionen, evtl. auch ein sog. REM-Rebound auftreten. Besonders ausgeprägt sind diese Veränderungen im Alkoholdelir. Auch bei länger abstinenten Alkoholabhängigen können bei polygraphischen Untersuchungen noch Veränderungen des Schlafs gefunden werden (Ziegler u. Mitarb. 1992).

Evozierte Potentiale: In den letzten Jahren wurden zahlreiche Untersuchungen mit evozierten Potentialen (Übersicht in Begleiter u.

Porjesz 1990, Haan 1986) durchgeführt, die belegen, daß zahlreiche Hirnstrukturen und Hirnfunktionen (von den sensorischen Endorganen bis zu den höheren integrativen Systemen wie Hirnrinde, aber auch subkortikale Areale, vor allem Hirnstamm und Hippokampus) gegenüber der akuten wie der chronischen Alkoholeinwirkung sehr empfindlich sind. Sowohl die akustisch wie die visuell evozierten Potentiale können bei Alkoholabhängigen deutlich verlängert sein. Die Werte der akustisch evozierten Potentiale kurzer Latenz weisen darauf hin, daß bei Alkoholikern auch ohne manifeste klinische Zeichen einer Hirnschädigung Funktionsstörungen in der Medulla aufgezeigt werden können. Die Häufigkeit des Vorkommens verlangsamter Impulsleitung nimmt mit steigendem Lebensalter, mit der Zahl neurologischer Komplikationen und dem Ausmaß der im CCT oder NMR nachgewiesenen Hirnatrophie zu. Die „endogenen" ERP (ereigniskorrelierte evozierte Potentiale) langer Latenz sind bei Alkoholikern ebenfalls verändert. Die Abweichungen bei den Potentialen N100, N200 (negative Maxima) und insbesondere P300 (positives Maximum) stehen in gewisser Übereinstimmung mit einer Verschlechterung der Hirnfunktionen, die mit der Auswahl von relevanten Informationen und der Verarbeitung von Perzeptionen und Signalen zusammenhängen.

Insbesondere Veränderungen der ereigniskorrelierten Potentiale (P300) wurden in den letzten Jahren vermehrt auch als mögliche Trait-Marker bei Alkoholabhängigkeit diskutiert, und eine Reihe von genetischen Untersuchungen deuten in diese Richtung. Die Forschergruppe um Begleiter u. Mitarb. (Porjesz u. Begleiter 1990) fand wiederholt auch bei abstinenten Alkoholikern eine signifikant reduzierte P300-Komponente im Vergleich zu Nichtalkoholikern. Eine ähnlich reduzierte P300-Komponente ließ sich auch bei jungen Männern, die ein hohes Risiko (sog. „High-risk-Individuen") für diese Erkrankung haben, nachweisen, so daß eine Verringerung der P300-Amplitude bei Risikopersonen als Trait- oder Vulnerabilitätsmarker diskutiert wird. Unbestritten sind diese Befunde allerdings nicht (Polich u. Bloom 1988).

Neuere neurophysiologische Untersuchungstechniken wie etwa die Dipolquellenanalyse, die Aussagen über bestimmte Neurotransmittersysteme wie z.B. Serotonin ermöglicht, können zusätzlich dazu beitragen, Stoffwechselveränderungen bei Alkoholabhängigen besser eingrenzen zu können (Hegerl u. Mitarb. 1994).

2.2.6.5   Sensorische Funktionen

Alkohol hat eine stärkere Wirkung auf das **Unterscheidungsvermögen** bei optischen und akustischen Reizen verschiedener Stärke. Die alkoholbedingten Veränderungen des Sehvermögens einschließlich des Farbsehens gleichen dem Adaptationsprozeß in Dunkelheit oder

Dämmerlicht, wobei die Dämmerungsschärfe bei Alkoholisierten um ca. 30% schlechter ist. Dies wird vor allem auf eine Störung des Vitamin-A-Stoffwechsels, evtl. auch auf einen Zinkmangel zurückgeführt (s. 2.2.7.5).

Das Tiefenschärfensehen ist erschwert, ebenso die Fusionsfähigkeit (Forster u. Joachim 1975). Die okulomotorischen Leistungen des einäugigen Sehens und der binokularen Koordination werden schon durch geringe Alkoholdosen erheblich beeinträchtigt. Das Hörvermögen verschlechtert sich, vor allem für sprachliche Informationen. Unter Alkoholeinfluß kommt es bei Lagerung des Kopfes auf die Seite zu einem sog. **Lagennystagmus** (PAN = positional alcohol nystagmus). Er beginnt schon bei relativ niedrigen Blutalkoholkonzentrationen (0,4‰). Der Nystagmus tritt nur bei intakter Vestibularfunktion auf. Man nimmt an, daß dieser Lagennystagmus durch die schwächende Wirkung des Alkohols auf die okulumotorischen Kontrollinstanzen zustande kommt. Ähnliche Nystagmuswirkungen werden auch bei anderen Toxinen, wie Barbituraten, beobachtet. Die Schmerzempfindlichkeit und die Empfindlichkeit gegenüber Gerüchen können ebenfalls schon durch geringe Mengen Alkohol deutlich herabgesetzt sein.

Ermüdung und Aufmerksamkeit: Bei einem Blutalkoholspiegel von etwa 0,8‰ lassen sich Ermüdungserscheinungen nachweisen, die einer durchwachten Nacht entsprechen. Die Ermüdungserscheinungen sind bei gleichen Alkoholmengen nachts wesentlich stärker (Forster u. Joachim 1975). Auch das Steh- und Gehvermögen wird durch Alkohol deutlich verschlechtert (Wallgren u. Barry 1970).

2.2.6.6 Intellektuelle Leistungen

Verbale und nonverbale intellektuelle Fähigkeiten werden durch Alkohol erheblich verschlechtert, wie sich durch Untersuchungen mit standardisierten Tests ergibt. Die Reaktionsgeschwindigkeit verändert sich besonders stark bei einer Blutalkoholkonzentration über 1‰. Leichtere Ausfälle sind schon bei 0,3 – 0,5‰ psychometrisch feststellbar. Auch die Geschwindigkeit des Sprachflusses und die Assoziationsfähigkeit bei Reizworten sind verlangsamt. Bei Rechenaufgaben verschlechtert sich mehr die Genauigkeit als die Geschwindigkeit der Leistungen. Dagegen können kleinere und mittlere Alkoholdosen die Leistungen bei der Lösung von schwierigen und ungewöhnlichen Problemaufgaben steigern. Man nimmt an, daß dies mit der gesteigerten Bereitschaft zusammenhängt, neue Lösungsmethoden zu versuchen. Dazu kommt die Verminderung der Entmutigung durch mißlungene Lösungsversuche. Andere Untersucher fanden jedoch eine Verschlechterung des logischen Denkens bereits bei kleinsten Dosen Alkohol, so daß sich hier keine konsistenten Befunde ergaben. Besonders deutlich treten verschlechterte Leistungen in Erscheinung, wenn diese unter Streßbedingungen gefordert werden. Unter Alkoholeinfluß kommt es auch zu einer falschen, optimistischen Einschätzung der eigenen Leistungsfähigkeit. Dies betrifft insbesondere auch die Fahrtüchtigkeit. Besonders häufig finden sich bei Alkoholikern neuropsychologische Defizite in folgenden Bereichen: Erkennen neuen Materials, Gedächtnis, Abstraktionsvermögen und Problemlösungsfähigkeit, räumliche Wahrnehmung, perzeptuelle und motorische Geschwindigkeit, Tempo der Informationsverarbeitung und deren Effizienz (Parsons 1987, 1993). Einige Befunde deuten dabei auf eine im Vergleich höhere Vulnerabilität von Frauen für die toxischen Effekte von Alkohol hin (Übersicht in Soyka 1995a).

2.2.6.7   Gedächtnis und Lernen

Hohe Dosen von Alkohol erzeugen einen dosisabhängigen Effekt auf die Registrierung (Speicherung) von Gedächtnisinhalten. Obwohl das unmittelbare Behalten intakt ist, werden zahlreiche Ereignisse innerhalb der ersten 20–30 Minuten vergessen.

Alkohol beeinträchtigt am stärksten und selektiv das **Kurzzeitgedächtnis.** Wenn das Kurzzeitgedächtnis defekt ist, kommt es zu sog. Blackouts (= alkoholische Palimpseste, Filmriß) (s. 4.2.1). Man versteht darunter den Verlust des Gedächtnisses für bestimmte Zeitabschnitte unter Alkoholeinwirkung. Zu Recht wurden diese Störungen als Frühzeichen des Alkoholismus aufgefaßt (Jellinek 1952). Inzwischen wurden in experimentellen Untersuchungen Blackouts reproduziert. Es ergaben sich zwei Typen von Blackouts: Zustände mit totalem reversiblen Gedächtnisverlust und fragmentarische Blackouts. Manche Ereignisse, die während des Trinkens auftreten, werden noch vollständig oder teilweise erinnert, wenn der Betroffene darauf aufmerksam gemacht wird (Goodwin 1971, Ryback 1970). Auf molekularbiologischer Ebene wurden vor allem Veränderungen am glutamatergen NMDA-Rezeptor für die alkoholbedingte Beeinflussung von Lernvorgängen und Gedächtnisfunktionen als wichtig angesehen (Charness 1992).

In den letzten Jahren haben besondere Formen der Gedächtnisstörungen unter Drogeneinfluß das Interesse der Forschung gefunden. Es handelt sich um das **zustandsabhängige, dissoziierte Lernen** (state-dependent learning). Man versteht darunter das Phänomen, daß Gedächtnisinhalte, die unter Drogeneinwirkung erlernt werden, später nur unter erneuter Drogeneinwirkung reproduziert werden können, oder umgekehrt, daß Gedächtnisinhalte ohne Drogeneinwirkung eingeprägt werden, die später unter Drogen nicht mehr reproduziert werden können. Diese Art des Lernens ist in forensischer und in pharmakologischer Hinsicht interessant, denn es scheint ein Zusammenhang zwischen der Höhe des Mißbrauchspotentials einer Droge und ihrem Potential zur Erzeugung zustandsabhängigen Lernens zu bestehen. Das zustandsabhängige Lernen ist beim Übergang vom alkoholisierten zum nichtalkoholisierten Zustand leichter zu erzeugen, obwohl komplette Dissoziationen in beiden Richtungen möglich erscheinen. Je höher die Alkoholdosis, desto stärker die Dissoziation. Diese ist abhängig von dem angebotenen Lernmaterial (Buchstaben, Worte oder Bilder bzw. geometrische Figuren). Besonders stark ist das dissoziierte Lernen bei ansteigender Blutalkoholkonzentration. Bei lang anhaltendem Blutalkoholspiegel findet keine Speicherung im Langzeitgedächtnis mehr statt (Kissin u. Begleiter 1971, 1972).

2.2.6.8 Emotionalität und Kreativität

Bei projektiven Tests (Rorschach-Test, thematischer Apperzeptionstest) werden unter Alkoholeinfluß mehr impulsive, oberflächliche und ungeordnete Antworten gegeben, bemerkenswerterweise oft ohne Zeichen von Euphorie, die sich allerdings in den Selbstschilderungen und in den Verhaltensbeobachtungen feststellen läßt. Etwas andere Ergebnisse zeigen experimentelle Untersuchungen von Kissin u. Begleiter (1972). Dabei wurde Alkohol in verschiedenen Formen appliziert (per os, allein oder in einer Gruppe oder parenteral). Bei allen Alkoholanwendungen kam es im Vergleich zu einer Probandengruppe, die intravenös Plazebo erhalten hatte, zu einer signifikanten Stimmungsveränderung, die allerdings bei den Trinkern in der sozialen Gruppe das stärkste Ausmaß erreichte. Diese Stimmungsänderungen begannen schon bei einem Blutalkoholspiegel von 0,5‰. Die Probanden wurden depressiv, gereizt, müde, dagegen weniger ängstlich und weniger freundlich. Bei Trinkversuchen in Gruppen zeigten sich ein Ansteigen von Anspielungen auf physische Aggressionen, Sex, eine Steigerung von scharf kontrastierenden Ideen und ein Abnehmen der Aggressionshemmung (Kalin u. Mitarb. 1965). Auch in anderen Untersuchungen wurde eine Verstärkung der Aggressivität unter Alkoholeinfluß gefunden. Die Hypothese der extravertierenden Wirkung des Alkohols wurde bestätigt (Grünberger 1977). Alkohol steigert auch die Neigung zu riskanten Entscheidungen. In Tierexperimenten zeigte sich, daß Alkohol die Vermeidungsreaktionen vermindert und die Furcht vor unbekannten Situationen herabsetzt. Alkohol hat außerdem eine sedative Wirkung, die sich auch durch Erhöhung der Schmerzschwelle und der Schwelle für laute Geräusche nachweisen läßt (Wallgren u. Barry 1970).

2.2.6.9 „Suchtgedächtnis"

Neuere verhaltensexperimentelle und neurobiologische Untersuchungen legen die Existenz eines „Suchtgedächtnisses" nahe (Böning 1994). Die diesbezüglichen Befunde, die u. a. auf tierexperimentellen Arbeiten (Selbstreizversuche in bestimmten Hirnarealen) basieren, gehen davon aus, daß etwa im limbischen System bestimmte suchtrelevante Gedächtnisinhalte gespeichert werden. Das limbische System hat eine große Bedeutung für die Wirkung von Rauschdrogen und ist verhaltensbiologisch eng mit Funktionen wie Emotionalität, Triebregungen, Sexualität, Lust- und Unlustempfinden und Nahrungsaufnahme assoziiert. Tabakoff (1983) ging davon aus, daß Rauschdrogen ihre euphorisierende Wirkung über dieselben Bahnen wie das „natürliche" Belohnungssystem entfalten. Neben positiv verstärkenden Vorgängen („Verstärkungslernen") ist auch von einem negativ verstärkenden „Vermeidungslernen" (z. B. Angst vor Entzug) auszugehen. Durch Langzeitstimulation des z. b. dopaminerg-endorphinerg vermittelten Belohnungssystems könnte es zu einer neurochemisch und molekularbiologisch begründbaren Anpassung im ZNS kommen, die ihrerseits zu einer Aufrechterhaltung des Alkoholkonsums beitragen könnte.

2.2.7 Wirkung auf innere Organe

2.2.7.1 Atmung, Herz und Kreislaufsystem

Geringe Mengen Alkohol können die **Atmung** anregen; höhere Blutalkoholspiegel verursachen eine Atemdepression (Übersicht in Strasser u. Mitarb. 1995). Bei hohen Blutalkoholspiegeln (über 4‰) kommt es zur Atemlähmung.

Herz und Kreislauf: Bereits kleine Dosen Alkohol wirken kardiodepressiv, d. h., sie führen zu einer Abnahme der Kontraktilität des Herzens und zu einer Reduktion des Minutenvolumens (negativ inotrope Wirkung). Beim vorgeschädigten Herzen scheint diese Wirkung besonders ausgeprägt zu sein. Sie geht nicht nur auf Alkohol, sondern auch auf Acetaldehyd zurück. Die Herzfrequenz nimmt meist zu, was mit der Ausschüttung von Noradrenalin unter Alkoholeinwirkung zusammenhängen dürfte. Im einzelnen kommt es zu einer Verminderung der Synthese kontraktiler myokardialer Proteine, ferner zu einer Reduktion der Bindung von Calcium an sarkoplasmatisches Retikulum und Mitochondrien. Der Calciumtransport an den Zellmembranen ist vermindert, ebenso der Energiestoffwechsel in der Zelle. Elektrophysiologisch kommt es zu einer Verzögerung der korrigierten Sinusknotenerholungszeit und zu einer Verzögerung der Leistungszeit im His-Bündel. Dies kann zu verschiedenen Arten von Herzrhythmusstörungen führen (Extrasystolen, Vorhofflimmern, Tachykardien).

Alkohol in höheren Dosen (70–100 ml tgl.) führt zu einer (vorwiegend systolischen) Blutdrucksteigerung von 5–10 mm Hg. Die Ursachen für die Blutdrucksteigerung sind wahrscheinlich multifaktoriell (Aktivitätssteigerung des Sympathikus und des Nebennierenrindensystems, Steigerung der Sekretion von antidiuretischem Hormon, Störungen des Elektrolytstoffwechsels). Alkohol in mäßigen bis geringen Dosen verursacht eine leichte Vasodilatation, insbesondere an den Akren, ebenfalls infolge einer zentralen vasomotorischen Depression. Sehr umstritten ist, inwieweit Alkohol auch zu einer Verbesserung der Blutzirkulation in den Herzkranzgefäßen führt (Gronbaeck u. Mitarb. 1995). Im EKG fand sich bei Patienten mit koronarer Herzerkrankung unter Alkohol eine signifikante Zunahme der ST-Senkung und eine Abnahme der Belastungsdauer. Subjektiv kann es unter Alkohol zu einem Nachlassen der pektanginösen Beschwerden kommen. Dies hängt wahrscheinlich mit der alkoholbedingten Erhöhung der Schmerzschwelle zusammen. Alkohol in mäßigen Dosen führt nicht zu einer Verbesserung der Hirndurchblutung. Allerdings hat die schwere Alkoholintoxikation im Gehirn eine vermehrte Blutfülle bei gleichzeitiger Verminderung der Sauerstoffaufnahme zur Folge.

Sicher ist, daß starker Alkoholkonsum kardiotoxisch wirkt. Ebenfalls gesichert ist das gehäufte Auftreten sowohl von ischämischen als auch hämorrhagischen zerebrovasculären Prozessen bei exzessivem Alkoholkonsum (Gorelick 1989).

2.2.7.2 Muskulatur

Die Muskelkraft wird durch hohe Dosen von Alkohol herabgesetzt. Allerdings bestehen widersprüchliche Angaben in der Literatur über die Frage, ob bereits kleine Dosen Alkohol (weniger als 0,5 g/kg) die Muskelleistung verbessern oder verschlechtern.

2.2.7.3 Gastrointestinales System

Alkohol regt die Sekretion von Speichel, Magensaft und Pankreassekret an, und zwar auf psychischem wie auch auf reflektorischem Weg (via Erregung der sensorischen Rezeptororgane der Mundhöhle und der Magenschleimhaut sowie durch direkte Freisetzung von Histamin und von Gastrin). Außerdem führt Alkohol zu einer Veränderung des Blutflusses im Gastrointestinaltrakt und der gastrointestinalen Motilität, wahrscheinlich auch zu einer verstärkten Hyperazidität des Magens (Seitz u. Mitarb. 1995). Alkohol führt außerdem zu einer Stimulation der Partialzellen des Pankreas. Konzentrierte Alkoholika reizen die Schleimhaut und bewirken eine kongestive Hyperämie bzw. eine Entzündung. Nach tierexperimentellen Untersuchungen wird nach Alkoholgabe die Mukosabarriere durchbrochen. H^+-Ionen diffundieren in die Schleimhaut und führen zu entzündlichen Veränderungen, während Na^+- und K^+-Ionen in das Magenlumen ausströmen. Die Füllung des Magens mit Speisen vermindert die Reizung infolge Verdünnung des Alkohols. Alkohol führt des weiteren zu einer Schädigung der Resorptionsfähigkeit der Schleimhaut des oberen und in geringerem Ausmaß auch des unteren Dünndarms, ferner zu einer Steigerung des Tonus des Sphincter ampullae (Oddi). Hochprozentiger Alkohol führt bei Gesunden zu Episoden von gastroösophagealem Reflux (wegen Störungen der Ösophagussphinkterfunktion). Im oberen Dünndarm und Duodenum finden sich nach Alkoholkonsum hohe Alkoholkonzentrationen (bis zu 4 g/ 100 ml) (Fairclough u. Clark 1980). Der Einfluß des Alkohols auf die Magenentleerung ist unterschiedlich; bei hoher Konzentration ist sie verzögert. Die Darmperistaltik wird durch Alkohol verstärkt. Die Galleausschüttung wird durch akuten Alkoholkonsum vermindert, bei chronischer Alkoholbelastung dagegen verstärkt.

2.2.7.4   Nierensystem

Alkohol hat einen diuretischen Effekt infolge von Verminderung der tubulären Rückresorption. Dieser diuretische Effekt ist Folge einer Reizung des hypothalamisch-hypophysären Systems, wodurch es zu einer Hemmung der Vasopressinausschüttung im Hypophysenhinterlappen kommt. Bei konstantem Alkoholspiegel verschwindet der diuretische Effekt. Nach den Ergebnissen von Tierversuchen stehen alkoholbedingte Nierenschädigungen im Zusammenhang mit Leberstörungen. Es kommt zu einer Reduktion der Nierenfunktion. Autoptisch erweist sich das Gewicht der Organe als erhöht (infolge Zunahme von Eiweiß, Fett und Wasser). Mikroskopisch findet sich ein interstitielles Ödem (van Thiel u. Mitarb. 1977).

2.2.7.5   Stoffwechsel (Suter 1995)

Vorbemerkung: Die alkoholbedingten Stoffwechselstörungen hängen vermutlich von der Menge des konsumierten Alkohols und der Konsumdauer ab. Die Störungen lassen sich teilweise auf eine gesteigerte Produktion von NADH zurückführen (s. 2.2.4.3). Im Verlauf der Alkoholoxidation verschiebt sich das Redoxpotential der Leber auf die reduzierte Seite hin, was durch einen erhöhten NADH-NAD-Quotienten verursacht wird. Dies hat zahlreiche metabolische Störungen zur Folge.

Kohlenhydratstoffwechsel: Nach Einmalgabe von Alkohol kommt es im allgemeinen zu einem biphasischen Verlauf der Blutzuckerkurve: Der initialen Hyperglykämie folgt eine hypoglykämische Phase, die aber auch direkt im Anschluß an die Aufnahme auftreten kann, wenn die Glykogenreserven durch längeres Fasten, Mangelernährung oder wiederholte Alkoholgaben erschöpft sind. Die Hyperglykämie wird auch bei Hyperthyreose beobachtet. Durch Alkohol kommt es im Rahmen der ADH-Reaktion zu einer Abnahme der Spiegel von Pyruvat (wahrscheinlich auch von Oxalacetat), aber zu einer Zunahme von Lactat und Malat. Dies hängt mit der Hemmung der hepatischen Glukoneogenese zusammen. Diese kann in Verbindung mit einer Verminderung der hepatischen Glykogenreserven bei reduzierter Kaliumzufuhr zu einer Hypoglykämie führen. Überwiegt andererseits die alkoholbedingte Stimulation der Catecholaminfreisetzung bei genügend hohen Glykogenreserven, kann durchaus eine Hyperglykämie resultieren. Insulin ist an der Entstehung der alkoholbedingten Hypoglykämie nicht beteiligt.

Proteinstoffwechsel: In vivo führt akute Alkoholgabe zu einer veränderten Syntheserate von Leberproteinen. Bei ständigem starken Alkoholkonsum liegen über die Synthese von Proteinen diskrepante Ergebnisse vor. Über den Eiweißabbau ist bekannt, daß es zu einer Zunahme von α-Aminobuttersäure und von verzweigtkettigen Aminosäuren kommt. Ständiger starker Alkoholkonsum führt zu einer ausgeprägten Proteinanreicherung (vor allem Alanin und Transferrin) der Leber, wahrscheinlich durch Erhöhung von Proteinen in Membranen und im Zellplasma.

Fettstoffwechsel: Alkohol beeinflußt den Lipidstoffwechsel in vielerlei Hinsicht. Der Anstieg des NADH-NAD-Quotienten im Rahmen der ADH-Reaktion geht mit einer Konzentration des α-Glycerophosphats (infolge Aktivitätserhöhung der mikrosomalen Enzyme) einher, was die Akkumulation von Triglyceriden in der Leber begünstigt. Gleichzeitig wird die Lipogenese beschleunigt; Alkohol ersetzt die Fettsäuren als normalen Brennstoff in den Mitochondrien. Die Aktivität des Zitronensäurezyklus ist herabgesetzt. Die Herabsetzung der Fettsäureoxidation durch Alkohol führt zu einer Fetteinlagerung in der Leber, wobei Nahrungsfett bevorzugt wird, falls vorhanden; andernfalls werden endogene synthetische Fettsäuren abgelagert. Bei der MEOS-Reaktion kommt es in der Leber zu einer Steigerung der Fettsynthese und Ausschüttung von Lipoproteinen in das Blut. Ständiger starker Alkoholkonsum führt auch zu persistierenden Veränderungen der Mitochondrien und somit zu funktionellen Störungen im Sinne einer verringerten Kapazität der Fettsäurenoxidation.

In der Initialphase der hepatischen Lipideinlagerung nach Alkoholgenuß findet sich eine gesteigerte Abgabe von Lipoprotein in das Blut. Bei dieser Hyperlipoproteinämie ist die VLDL-Fraktion erhöht, aber im geringeren Umfang auch die HDL-Fraktion.

Vitaminstoffwechsel (Suter 1995): *Vitamin A:* Chronischer Alkoholabusus führt über die MEOS-Reaktion zu einer Verminderung des Transportproteins für Vitamin A, wobei toxische Vitamin-A-Metaboliten entstehen können. Das Ergebnis ist der Mangel an Vitamin A und gleichzeitig die Gefahr einer zusätzlichen Leberschädigung durch evtl. in großen Mengen zugeführtes Vitamin A. Der Mangel an Vitamin A als pathogenetischer Faktor für die Störungen des Nachtsehens bei Alkoholikern ist belegt (s. 2.2.6.5).

Vitamin B_1: Die Aufnahme von Thiamin ist bei Alkoholikern ungenügend, ebenso dessen Umwandlung in das aktive Coenzym und die Speicherung in der Leber (bei Fettleber). Für die Entwicklung des Korsakow-Syndroms spielen neben einem alkoholinduzierten Vitaminmangel auch genetisch bedingte Variationen der Transketolase eine Rolle (Nixon 1984, Blass u. Gibson 1975). Im übrigen wird der Thiaminstoffwechsel durch veränderte Proteinbindung sowie intrazelluläre Magnesiumkonzentration beeinflußt.

Vitamin B_2 und *Vitamin B_6:* Auch hier findet sich bei Alkoholikern häufig eine Verminderung.

Vitamin B_{12}: Es ist für viele Stoffwechselfunktionen ein wichtiges Coenzym. Alkohol führt zu einer Resorptionsstörung von Vitamin B_{12} und somit indirekt zur Störung des erythropoetischen Systems (s. 4.3.1.6).

Vitamin C: Alkoholiker weisen häufiger niedrigere Vitamin-C-Spiegel im Plasma und auch eine geringere Vitamin-C-Ausscheidung im Urin auf. Hauptursache eines Vitamin-C-Mangels dürfte aber eine mangelnde Zufuhr sein. Ein Vitamin-C-Defizit kann über eine Verminderung antioxidativer Prozesse das Auftreten alkoholbedingter Organschädigungen begünstigen. Fraglich ist, ob Vitamin C den Alkoholabbau zu beeinflussen vermag.

Vitamin D: Dieses spielt für den Calciumstoffwechsel und zahlreiche andere Stoffwechselvorgänge eine zentrale Rolle. Alkohol beeinflußt den Vitamin-D-Stoffwechsel durch Störungen der Bioverfügbarkeit (Malabsorption) und in der Leber und in der Niere. Umgekehrt kann ein Vitamin-D-Mangel auch das Auftreten von Leberschädigungen begünstigen.

Vitamin E: Auch hier sind Defizite häufig. Über freie Radikale wird so das Auftreten von Hepatopathien begünstigt.

Mineralstoffwechsel: Alkohol führt zu einer starken Steigerung der Ausscheidung von Mg sowie Na und Ca im Urin, während der Gehalt an P und K vermindert ist. Alkohol fördert die intestinale Eisenabsorption. Besonders bei eisenreicher Diät (bestimmte Alkoholika, besonders Rotwein, enthalten relativ viel Eisen!) kommt es zu einer Eisenüberladung des Organismus. Dies gilt besonders für Patienten mit Leberzirrhose. Bei Patienten mit diätetischer Eisenüberladung ohne Leberzirrhose wird Eisen lediglich in den Retikuloendothel- und Leberparenchymzellen gespeichert, bei Leberzirrhose auch im Pankreas, in den Nebennieren, der Schilddrüse, der Hypophyse und dem Myokard. Dies wird auf ein Versagen eines Schutzmechanismus bei Leberzirrhose zurückgeführt. Außerdem kommt es bei Leberzirrhotikern zu einer Störung des Zinkstoffwechsels. Zink ist an einer Vielzahl biologischer Reaktionen beteiligt und unter anderem Bestandteil der ADH. Wann es zu einer Erniedrigung des Zinkgehalts im Serum bei gleichzeitiger Hyperzinkurie kommt, ist unbekannt. Eine akute Alkoholaufnahme führt zu keiner Veränderung des Zinkstoffwechsels. Im Gegensatz dazu konnte bei chronischem Alkoholabusus eine vermehrte Zinkausscheidung im Urin (über 700 mg pro 24 Stunden) (bei niedrigem Serumzinkspiegel) festgestellt werden, die sich meist bei zweiwöchiger Abstinenz normalisierte. Eine mögliche klinische Auswirkung des Zinkmangels (wie auch des Vitamin-A-Mangels) könnte die Nachtblindheit sein. Andere klinische Korrelate sind Geschmacksstörungen, Hypogonadismus und Infertilität.

2.2.7.6 Endokrinium

Die sehr differenzierten Auswirkungen von Alkohol auf das Endokrinium können hier nur kursorisch referiert werden.

Hypophysenhinterlappen: Die diuretische Wirkung des Alkohols wird durch eine kurzfristige Hemmung des Vasopressins bedingt. Der genaue Mechanismus ist noch unbekannt.

Thyreoidaler Regelkreis: Alkohol steigert die thyreoidale Jod-125-Aufnahme der Schilddrüse.

Adrenaler Regelkreis: Bei Nichtalkoholikern führen nur toxische Alkoholmengen zu einer ACTH-vermittelten, wahrscheinlich streßbedingten Steigerung des Plasmaspiegels von Corticoiden sowie von Aldosteron. Akute Alkoholzufuhr stimuliert das sympathische Nervensystem und das Nebennierenmark und führt zu einer Erhöhung der Blut-

spiegel von Adrenalin und Noradrenalin. Bei chronischem Alkoholmißbrauch kommt es zu einer Steigerung der Nebennierenaktivität. Die
Funktionen des Hypothalamus und der Hypophyse werden aber nicht
beeinträchtigt (Hasselbalch u. Mitarb. 1982).

Gonadaler Regelkreis: Bei chronischem Alkoholabusus
kommt es zu einer Hemmung der Testosteronbiosynthese in den Leydig-Zellen des Hodens sowie der Spermiogenese. Dafür kommen verschiedene Ursachen in Betracht:

- Durch den erhöhten NADH-NAD-Quotienten (Alkohol wird
  auch durch die in den Leydig-Zellen vorhandene ADH oxi-
  diert) wird die oxidative Synthese des Testosterons gehemmt.
- Produzierter Acetaldehyd schädigt die Mitochondrien am Ort
  der Testosteronsynthese.
- Leberzirrhosen führen zu Hodenatrophie, Gynäkomastie, Libidomangel und Impotenz.

Alkohol führt zu einer leichten Steigerung der Östrogenaus-
schüttung:

- Die LH- und FSH-Ausscheidung wird durch Alkohol gehemmt.
- Alkohol führt zu einem Vitamin-A-Mangel und interferiert
  mit dessen Stoffwechsel.
- Außerdem enthalten manche alkoholischen Getränke phytoöstrogene Substanzen.

Auch bei Frauen führt chronischer Alkoholabusus zu einer Beeinflussung des gonadalen Regelkreises. Schon moderater Alkoholkonsum führt dabei zu erhöhten Östradiolwerten.

2.2.8   Mutagene und teratogene Wirkungen

Mutagene Wirkung: Die Lymphozytenchromosomen von Alkoholikern weisen im Vergleich zu denen von Nichtalkoholikern eine Erhöhung der Austauschraten von Aberrationen und Schwesterchromati-
den auf. Die Veränderungen korrelieren positiv mit der Dauer des Alkoholabusus und dem Rauchen, nicht dagegen mit Lebensalter und Geschlecht. Als Ursachen für diese Veränderungen werden unter anderem
der Acetaldehyd und evtl. toxische Begleitstoffe alkoholischer Getränke
angesehen. In Versuchen an Ratten und Mäusen zeigte sich, daß chronische Alkoholvergiftung der männlichen Tiere deren Nachkommenschaft
schädigt. Es findet sich im Durchschnitt eine niedrigere Körpergröße

und eine höhere Sterblichkeitsrate. Bei den Vatertieren ließen sich vermehrte dominante Letalmutationen in der Spermiogenese nachweisen (Übersicht in Obe 1984).

Über die **teratogene Wirkung** von Alkohol dürfte es aufgrund der zahlreichen klinischen Erfahrungen keinen Zweifel geben (s. 4.3.5). Wiederholt wurde in Tierversuchen eine entsprechende Störung nachgewiesen (Übersicht in Majewski 1984). Hier zeigten sich ähnliche Befunde, wie sie aus der Klinik der Alkoholembryopathie bekannt sind: Verminderung des Geburtsgewichtes, Mikrozephalie, Organfehlbildungen (besonders des Herzens, des Gehirns, der Augen und des Skeletts; auch Chromosomenschäden wurden gefunden) (Obe 1984).

2.2.9 Karzinogene Wirkung

Pathogenese: Alkohol wirkt in vielfältiger Weise als Kokarzinogen (Abb. 2.**3**, S. 29). Er führt

- durch Induktion des MEOS zu einer Induktion mikrosomaler Prokarzinogene (mutagene Metaboliten, Hepatotoxine),
- zu einer Beeinflussung des DNA-Stoffwechsels (Schädigungen des DNA-Repair-Systems) (Alkohol und Acetaldehyd hemmen die zelluläre RNA-Synthese, was besonders zu einer Verminderung der zellulären Proteine führt [wichtige Immunabwehr]),
- zu einer Assoziation mit dem Hepatitis-B-Virus, das karzinogen wirkt,
- zu lokalen Gewebsschädigungen, die kompensatorisch zu Hyperregenerationen führen, aus denen sich Karzinome entwickeln können,
- oft zu Mangelernährung mit Defiziten im Vitamin-A- und -E-Stoffwechsel. Diese beiden Vitamine wirken antikarzinogen. Auch Defizite im Mineralstoffwechsel wurden festgestellt, besonders im Zinkstoffwechsel. Metallionen werden aber als Kofaktoren für das Repair-System der DNA benötigt.

Außerdem haben viele Begleitstoffe alkoholischer Getränke eine karzinogene Wirkung. Besondere Bedeutung dürften hier Fuselöle, Nitrosamine, polyzyklische aromatische Wasserstoffe, Tannine etc. haben.

In **Tierversuchen** wurde der karzinogene Effekt des Alkohols wiederholt nachgewiesen. Es zeigte sich z. B., daß die Kombination von Alkohol mit dem Karzinogen Vinylchlorid gegenüber der einfachen Gabe von Vinylchlorid bei der Ratte zu einem mehr als doppelt so häufigen Auftreten von Angiosarkomen führte, und auch Leberkarzinome waren

häufiger. Aber auch Alkohol alleine führte zu einer Steigerung der Karzinomrate im Vergleich zu unbehandelten Versuchstieren (Obe 1984).

Eine gehäufte **Karzinomrate** ist bei Alkoholikern für Mundbe-
reich, Ösophagus, Larynx, Leber, Mamma und Rektum gesichert. Für den
Magen ist sie eher unwahrscheinlich, für das Pankreas fraglich (Teyssen
u. Singer 1996).

2.2.10   Alkohol und andere psychoaktive Substanzen

2.2.10.1   Gemeinsamkeiten

Die Wirkung des Alkohols ähnelt den allgemeinen (Inhala-
tions-) Anästhetika und Hypnotika, besonders aber den Drogen der Bar-
bituratreihe und den Benzodiazepinen. Anästhetika und Hypnotika beeinflussen die Membranen. Barbiturate wirken oft selektiv im Hirnstamm, besonders auf das retikuläre System und die inhibitorischen
Neurotransmittersysteme. Die allgemeinen Anästhetika haben eine größere therapeutische Breite zwischen Anästhesie und Atemstillstand als
der Alkohol.

Differenzierte Tierversuche zeigten, daß Pentobarbital Alkohol am nächsten steht, weiterhin Phenobarbital, Ethylcarbamat, Mepro-
bamat und Chloralhydrat. Opioide, insbesondere aber Neuroleptika weisen dagegen einige Differenzen gegenüber Alkohol auf. Alle diese Substanzen zeigen die gleichen Mechanismen, die bei Bildung von Aktions-
potentialen bedeutsam sind. Narkotisierende Analgetika (Opioide und
deren Ersatzstoffe) sowie Neuroleptika unterscheiden sich auch in ihrem chemischen Wirkmechanismus wesentlich vom Alkohol. Bemerkenswert ist, daß z. B. durch Chlorpromazin bei Ratten prompt Selbstreizversuche unterdrückt werden (s. 2.3.5), während Alkohol dies nicht
bewirken kann (Wallgren u. Barry 1970). Die Frage, ob alle Rauschdrogen
einschließlich Alkohol ihre psychoaktive Wirkung über dieselben Hirnstrukturen („common pathways") und vor allem Transmittersysteme
entfalten, kann heute noch nicht abschließend beantwortet werden. Alkohol wie auch Psychostimulantien, indirekt wahrscheinlich auch
Opioide führen über eine Stimulation des Dopaminsystems zu positiv-
verstärkenden Reaktionen. Für Tranquilizer, wie z. B. Benzodiazepine,
aber auch Halluzinogene vom Typ des LSD ist dies nicht wahrscheinlich.

2.2.10.2   Kombinierte Wirkung

Die Erfassung der kombinierten Wirkung von Alkohol und anderen Drogen, insbesondere von Medikamenten, hat nicht nur erhebli-
ches theoretisches Interesse und ist für die Grundlagenforschung inter-

essant, sondern spielt auch wegen des weitverbreiteten Gebrauchs von Alkohol und Arzneimitteln eine große praktische Rolle. Drei **Typen der kombinierten Wirkung** werden beobachtet:

- synergistische (additiv oder supraadditiv) oder qualitativ veränderte Wirkung,
- antagonistische Wirkung,
- neutrale Wirkung.

Der **Mechanismus** der verzögerten Wirkung ist bisher nur zum Teil geklärt. Eine weitgehende Kreuztoleranz besteht mit Benzodiazepinen und Barbituraten (s.o.), was mit ähnlichen Angriffspunkten am GABA-Benzodiazepin-Rezeptor-Komplex zu erklären ist. Während der Alkoholstoffwechsel durch die Medikamente praktisch nicht nachweisbar verändert wird, wird der Medikamentenstoffwechsel in vielen Fällen durch Alkohol beeinflußt, etwa durch Hemmung der Demethylierung oder Hydroxylierung.

Alkohol kann durch eine Reihe von Interaktionen und Mechanismen die Aufnahme und Metabolisierung von Pharmaka beeinflussen. Dazu zählen

- beschleunigte Metabolisierung durch Enzyminduktion in der Leber,
- verzögerter Abbau durch Schädigung der hepatischen Funktion,
- pharmakokinetische Interaktionen: Veränderungen der Bioverfügbarkeit, Absorption, Verteilung, Verstoffwechslung in der Leber und Plasmaproteinbindung,
- pharmakodynamische Interaktionen: Veränderungen von Rezeptordichte, Bindungsaffinität und dadurch hervorgerufene zelluläre Reaktionen.

Ob die arzneimittelabbauenden **Enzyme** gehemmt oder durch Enzyminduktion aktiviert werden, hängt auch davon ab, ob Alkohol vorübergehend oder ständig zugeführt wird. Bei akuter Zufuhr werden die Enzyme kompetitiv oder durch Anlagerung von Alkohol an das Cytochrom P-450 des endoplasmatischen Retikulums gehemmt. Dabei unterbleibt der normalerweise über die Enzyme erfolgende Abbau des Alkohols zu Acetaldehyd. Durch Enzymhemmung verringert sich auch die Eliminationsgeschwindigkeit von Arzneimitteln, die durch solche Enzyme abgebaut werden. Nach Langzeitzufuhr von größeren Mengen Alkohol nimmt die Aktivität der mikrosomalen Enzyme infolge Enzyminduktion zu. Arzneimittel, deren Elimination aus dem Organismus im wesentlichen durch Biotransformation erfolgt, werden dadurch schneller inaktiviert.

Eine Übersicht über wichtige Wechselwirkungen zwischen Alkohol und Arzneimitteln zeigt Tab. 2.**3** (aus Soyka 1997).

Alkoholiker mit erhöhter **Toleranz** weisen oft eine verminderte Empfindlichkeit gegenüber Narkotika auf, was jedoch nicht für die Atemdepression gilt. Tierversuche zeigten eine höhere Toleranz gegenüber allgemeinen Anästhetika und Sedativa bei alkoholtoleranten Tieren und umgekehrt („Kreuztoleranz*").

Bei Versuchen am Menschen zeigte sich eine teilweise Kreuztoleranz zwischen Barbituraten und Alkohol.** Die reduzierte Empfindlichkeit gegenüber Narkotika wird auf eine Enzyminduktion zurückgeführt. Bei Leberzirrhose ist die Toleranz gegenüber Benzodiazepinen und Barbituraten herabgesetzt, d. h., es kommt zu einer additiven Wirkung, weil sich Alkohol ebenfalls an die GABA-Rezeptoren bindet. Besonders gefährlich ist die verminderte Toleranz gegenüber Paracetamol bei chronischen Alkoholikern. Schon 2–4 g können zu schweren Leberschädigungen führen.

2.2.10.3 Alkohol und Drogen mit alkoholsensibilisierender Wirkung

Zahlreiche Medikamente können bei gleichzeitigem Konsum von Alkohol Unverträglichkeitsreaktionen hervorrufen: z. B. MAO-Hemmer, Antibiotika, Metronidazol, Tolbutamid u. a. Therapeutisch wird in Deutschland ausschließlich Disulfiram (Antabus) genutzt. Bei gleichzeitiger Einnahme von Alkohol kommt es zum Auftreten der **Disulfiram-Alkohol-Reaktion:** Vasodilatationen in Gesicht und im Nacken (sog. Flush), Tachy- und Dyspnoe, Schwindel, Hyperventilation, Tachykardie, Nausea und Erbrechen, Kopfschmerzen, Angst, Schweißausbrüche, Brustschmerzen und allgemeine Schwäche. In schweren Fällen kann es zu epileptischen Anfällen, Kreislaufversagen und Schock bis hin zu Atemdepression, Bradykardie, Bewußtseinsstörungen und Exitus kommen. Bis zu einem gewissen Grade ist die Alkohol-Disulfiram-Reaktion dosisabhängig; sie tritt aber aus nicht geklärten Gründen bei einzelnen Personen nicht oder nur in sehr abgeschwächter Form auf (s. 8.3.8).

Der Wirkmechanismus dieser Form ist noch nicht geklärt (Übersicht bei Soyka 1995 b). In erster Linie führt Disulfiram zu einer Hemmung der Acetaldehyddehydrogenase, so daß der Abbau des Alkohols zu Acetaldehyd blockiert ist. Die erhöhten Acetaldehydspiegel kön-

---

*   Langzeitanwendung einer Droge kann zu einer verminderten Empfindlichkeit gegenüber einer anderen Droge führen, die sich in einem Anstieg des Gewebespiegels dieser Droge zeigt, der für den Eintritt einer bestimmten Wirkung benötigt wird.

** Spezifischer Fall der Kreuztoleranz: Entziehungserscheinungen der einen Drogen können durch bestimmte andere vermindert oder verhindert werden.

Tabelle 2.**3**   Wichtige Interaktionen von Alkohol mit Pharmaka (aus Soyka, M., H. J. Möller: Alkoholismus als psychische Störung. Springer, Berlin 1997)

Amphetamin und Metamphetamin	fragliche Verringerung der sedierenden Effekte von Alkohol
Analgetika	durch Acetylsalicylsäure/andere Salicylate geringe Erhöhung der Blutalkoholkonzentration, Gefahr von Magenblutungen; bei morphin- bzw. codeinhaltigen Analgetika Verstärkung der sedierenden und atemdepressiven Wirkung; bei Paracetamol evtl. erhöhte Toxizität
Anticholinergika	verstärkte Beeinträchtigung der Aufmerksamkeit bei gleichzeitiger Einnahme von Alkohol und Atropin
Antidiabetika	nach akuter Alkoholaufnahme Verstärkung der hypoglykämischen Wirkung, Verminderung der Wirkung oraler Antidiabetika
Antiepileptika	Verstärkung der sedierenden Wirkung, evtl. Verminderung der antikonvulsiven Wirkung
Antihistaminika	verstärkte Sedierung und Beeinträchtigung der psychomotorischen Leistungsfähigkeit, vor allem bei sedierenden Antihistaminika (Promethazin, Diphenhydramin u. a.)
Barbiturate	verstärkte Sedierung, Koordinationsstörungen, Beeinträchtigung der psychomotorischen Leistungsfähigkeit, Hang-over, Gefahr von Intoxikationen
Benzodiazepine und andere Hypnotika/ Sedativa	verstärkte Sedierung, Beeinträchtigung der psychomotorischen Leistungsfähigkeit, Hang-over, Gefahr von Intoxikationen, gelegentlich paradoxe Wirkung von Benzodiazepinen
Bromocriptin	evtl. Alkoholunverträglichkeit
Calciumantagonisten	möglicherweise Erhöhung der BAK durch Verapamil und Steigerung der Bioverfügbarkeit von Nifedipin
Cannabis	Veränderung der Bioverfügbarkeit von Alkohol, Verminderung und Verzögerung der Spitze der BAK
Cephalosporine	bei einigen Cephalosporinen möglicherweise disulfiramähnliche Reaktionen
Chloralhydrat	Verstärkung, evtl. sogar Potenzierung der sedierenden Effekte, gelegentliches Auftreten von disulfiramähnlichen Interaktionen
Griseofulvin	fragliche Verstärkung der Alkoholintoxikation, Alkoholunverträglichkeit

Tabelle 2.3   (Fortsetzung)

H$_2$-Blocker	fragliche Erhöhung der BAK durch Cimetidin, Ranitidin und Nizatidin; keine gesicherte Interaktion, Beeinflussung der Magenfunktion durch Alkohol
Indometazin, Phenylbutazon	Beeinträchtigung der psychomotorischen Leistungsfähigkeit
Isoniazid	Verminderung der antibakteriellen Wirkung; Beeinträchtigung speziell der Fahrtüchtigkeit, nicht der psychomotorischen Leistungsfähigkeit insgesamt; evtl. Verstärkung einer isoniazidinduzierten Hepatitis durch Alkohol
Lithium	fragliche Beeinträchtigung der Koordination und Fahrtüchtigkeit
MAO-Hemmer (Typ A)	Gefahr hypertensiver Krisen bei Einnahme tyraminhaltiger Getränke (Rotwein)
Maprotilin	verstärkte Sedierung
Meprobamat	verstärkte Sedierung, Gefahr von Intoxikationen
Methaqualon, Diphenhydramin	verstärkte Sedierung, Gefahr von Intoxikationen
Metoclopramid	fragliche Verstärkung der Absorption von Alkohol und Sedierung
Metronidazol	disulfiramähnliche Reaktionen
Narkotika (Opiate)	Verstärkung der zentral dämpfenden Wirkung, Gefahr von Polyintoxikationen
Neuroleptika	Verstärkung, evtl. sogar Potenzierung der zentral dämpfenden Effekte; Beeinträchtigung der psychomotorischen Leistungsfähigkeit und Fahrtauglichkeit in erster Linie durch sedierende Phenothiazine, weniger durch Haloperidol oder Sulpirid; Gefahr (supra-) additiver Verstärkung der zentral dämpfenden Effekte; evtl. gehäuftes Auftreten extrapyramidalmotorischer Nebenwirkungen
Nonbenzodiazepin-Anxiolytika	keine direkte Interaktion mit Buspiron, fragliche Beeinträchtigung der Fahrtauglichkeit
orale Antikoagulantien	nach langfristigem Alkoholkonsum Verminderung der Gerinnungshemmung
Paraldehyd	verstärkte Sedierung, Gefahr von Intoxikationen
Serotoninwiederaufnahmehemmer	wohl keine Interaktion der meisten Serotoninwiederaufnahmehemmer wie Fluoxetin mit Alkohol, fraglich geringe Beeinträchtigung der Aufmerksamkeit durch Fluvoxamin

Tabelle 2.**3** (Fortsetzung)

Sympatholytika	bei Tolazolin disulfiramähnliche Reaktionen; erhöhte Gefahr orthostatischer Reaktionen bei Tolazolin und Propranolol; Verstärkung der blutdrucksenkenden Wirkung durch Alkohol; bei Reserpin, Methyldopa und Clonidin Verstärkung der sedierenden Wirkung durch Alkohol
Sympathomimetika	geringe Verminderung der Wirkung von Adrenalin und Noradrenalin
Trazodon	Beeinträchtigung der psychomotorischen Leistungsfähigkeit
tri- und tetrazyklische Antidepressiva	Verstärkung der zentral dämpfenden Wirkung und psychomotorischen Leistungsfähigkeit; klarste Befunde für Amitriptylin, Doxepin und Mianserin; Plasmaspiegel von Trizyklika z. T. erniedrigt (Amitriptylin, Imipramin), z. T. erhöht; Verstärkung der Nebenwirkungen im Magen-Darm-Kanal; cave Intoxikationen!
Urikosurika	Verminderung der urikosurischen Wirkung
Vitamin B_{12}	Hemmung der enteralen Resorption
Zytostatika	bei Methotrexat, Aminopterin u. a.: Gefahr von Atemlähmung und Koma, evtl. Verstärkung der hepatotoxischen Wirkung

nen aber nicht alle Symptome der Alkohol-Disulfiram-Reaktion erklären. Disulfiram hemmt noch eine Reihe von weiteren Enzymen, z. B. die Dopamin-β-Hydroxylase und Enzyme mit Sulfhydrilgruppen. Diskutiert wird auch die Bildung von quaternärem Ammonium, das in Verbindung mit Alkohol zu ähnlichen klinischen Erscheinungen führt. Eine weitere Rolle könnten Änderungen im Catecholaminstoffwechsel und die Inhibition hepatischer mikrosomaler Enzyme spielen.

Ähnlich wirkt **Calciumcyanamid** (Peachey u. Mitarb. 1989 a, b). Calciumcyanamid (Calciumcarbamid) ist ein reversibler ALDH-Blocker mit einer im Vergleich zu Disulfiram kürzeren Wirkdauer. Es ist auch klinisch schwächer.

2.2.11 Exkurs: therapeutische Anwendung des Alkohols

Im **somatischen Bereich** besteht eine klare Indikation für die interne (orale oder parenterale) therapeutische Anwendung von Alkohol nur bei der Methanolvergiftung. Ethylalkohol hemmt und blockiert dabei die methanolabbauenden Enzyme kompetitiv und verhindert so die Entstehung toxischer Metaboliten. Außerdem wird Alkohol als Energieträger zur parenteralen Ernährung verwendet. Die therapeutische Anwendung als Narkotikum verbietet sich wegen der geringen therapeutischen Breite.

Die Alkoholbehandlung von **Alkoholpsychosen** hat keine Vorteile gegenüber den etablierten pharmakotherapeutischen Verfahren. Die prophylaktische Anwendung von Alkohol zur Verhinderung eines Alkoholdelirs wird von manchen Anästhesisten oder Operateuren präoperativ noch durchgeführt, ist aber ethisch kaum zu rechtfertigen. Die Alkoholtherapie bringt im übrigen ein zusätzliches Risiko infolge möglicher alkoholbedingter Schädigungen innerer Organe, vor allen Dingen der Leber, mit sich.

Im übrigen beeinflußt Alkohol auch die Herzfunktion und andere Organsysteme, was einer therapeutischen Anwendung entgegensteht.

Im **psychosozialen Bereich** wird Alkohol von jeher wegen seiner hemmungslösenden, euphorisierenden Eigenschaften empfohlen, die soziale Interaktionen erleichtern und emotionale Belastungen überwinden helfen. Über diese therapeutischen Funktionen des Alkohols liegen nur wenige wissenschaftliche Untersuchungen vor (Chien 1971, Mishara u. Kastenbaum 1980). Die Behandlung psychiatrischer Patienten mit Alkohol ist obsolet.

2.3   Individuum

2.3.1   Familiärer Hintergrund

Es ist seit langem bekannt, daß in bestimmten Familien Alkoholiker gehäuft auftreten. Nach einer Übersicht von Cotton (1979) über 39 Arbeiten ergibt sich folgendes Bild: Bei durchschnittlich 27 % der Alkoholiker war der Vater ebenfalls Alkoholiker, bei 5 % lag ein Alkoholismus der Mutter vor, bei 31 % waren beide Alkoholiker. Weibliche Alkoholiker kommen häufiger aus Familien mit Alkoholismusbelastung als männliche Alkoholiker. In allen Studien zeigte sich, daß in Familien von Nichtalkoholikern Alkoholismus seltener vorkam (5 %) als in den Familien von Alkoholikern. Selbst wenn die Nichtalkoholiker psychiatrische Patienten waren, so war bei ihnen die Alkoholismusrate in der Familie niedrig (bei Schizophrenen 7 %).

Eine familiäre Häufung von Alkoholismus ist nicht gleichzusetzen mit hereditärer Belastung. Neben genetischen Faktoren (s. 2.3.2) spielen auch Umweltfaktoren, eine mögliche Assoziation von Alkoholismus mit psychischen Erkrankungen und Persönlichkeitsmerkmalen sowie das „Familienbild" (Bleuler 1955) eine Rolle (Übersicht bei Goodwin 1992).

Derzeit laufen in den USA sehr breit angelegte Untersuchungen zur Frage der familiären Häufung von Alkoholismus, der Komorbidität mit anderen psychischen Störungen, unterschiedlicher Phänotypen und der Assoziation bestimmter biologischer oder genetischer Marker mit Alkoholismus (Cooperative Study on Genetics of Alcoholism, COGA-Projekt). Vom Ergebnis dieser Verlaufsuntersuchung erhofft man sich neuere Erkenntnisse über die familiäre Transmission des Alkoholismus.

2.3.2 Genetik

(Übersicht bei Zerbin-Rüdin 1986, Goodwin 1992, Soyka 1995, Maier u. Mitarb. 1997).

Eine direkte Vererbung des Alkoholismus als einheitliches Merkmal ist weder erwiesen noch wahrscheinlich. Dennoch wurden verschiedene Unterschiede zwischen Alkoholikern und Nichtalkoholikern beschrieben, die wahrscheinlich auf genetische Faktoren zurückzuführen sind. Zum Nachweis dieser Unterschiede wurden verschiedene Methoden entwickelt (Goodwin 1992). Dazu zählen:

- Zwillingsuntersuchungen, wobei eineiige (EZ) mit zweieiigen Zwillingen (ZZ) verglichen werden;
- Adoptionsstudien, wobei Adoptivkinder aus Alkoholikerfamilien mit Adoptivkindern anderer Eltern verglichen werden;
- Studien an High-risk-Gruppen, wobei noch nicht erkrankte Nachkommen alkoholkranker Eltern mit Nachkommen nichtalkoholkranker Eltern verglichen werden;
- Assoziations- und Kopplungsstudien. Durch neuro- und molekularbiologische Methoden sollen hier prädisponierende Gene oder genetische Marker für Alkoholismus überprüft werden.

2.3.2.1 Untersuchungen an Zwillingen

Zwillingsstudien gehen von der Annahme aus, daß EZ und ZZ unter denselben Umweltbedingungen aufwachsen und daß die unterschiedliche Ausbildung eines Merkmals bei EZ und ZZ auf genetische Faktoren zurückzuführen ist, d. h., daß eine Häufung etwa von Alkoholismus bei EZ genetische Grundlagen hat.

Einwände: Gegen die Stichhaltigkeit von Zwillingsuntersuchungen auf psychiatrischem Gebiet ist eingewandt worden, daß die psychologische Situation von EZ wegen ihrer größeren Ähnlichkeit anders ist als die von ZZ, die nur Geschwisterähnlichkeit besitzen. Deswegen werde die Erbkomponente überschätzt. Andererseits ist zu bedenken, daß bei EZ nicht nur Tendenzen zur Identifizierung mit dem Zwillingspartner entstehen können, sondern auch solche für Distanzierung, bis hin zur Polarisierung. Dies könnte die Beobachtung erklären, daß getrennt aufgewachsene EZ manchmal in ihrer Persönlichkeit ähnlicher sind als gemeinsam aufgewachsene (Becker 1980). Der Zwillingsvergleich kann also nicht nur zu einer Überschätzung, sondern auch zu einer Unterschätzung der Erbkomponente führen.

In den vergangenen Jahrzehnten sind zahlreiche **Zwillingsuntersuchungen,** insbesondere in Skandinavien, in den USA und Großbritannien, durchgeführt worden (Übersicht bei Goodwin 1992, Agarwal 1995, Soyka 1995).

Die Ergebnisse sind unterschiedlich: Die Konkordanzraten für Alkoholismus schwanken bei EZ zwischen 26 und 70%, bei den ZZ zwischen 12 und 32%. Die große Spannweite weist auf Unterschiede in der Erfassung und Bearbeitung der Serien hin. So hat z.B. Kaij (1996) seine Probanden aus einem Alkoholismusregister entnommen. Die anderen Autoren werteten heterogene Populationen (Allgemeinbevölkerung bzw. allgemeinpsychiatrische Patienten) aus. Außerdem bestehen Differenzen in der Bewertung der Erbfaktoren für die einzelnen Komponenten des Alkoholismus (Trinkmenge, Trinkhäufigkeit, Kontrollverlust). Nach Partanen u. Mitarb. (1966) ist die Erbkomponente für Trinkmenge und -häufigkeit gesichert, nicht dagegen für Kontrollverlust und soziale Komplikationen. Shields (1977) hielt dagegen eine genetische Basis für Kontrollverlust für wahrscheinlich. Auch die Entwicklung alkoholbezogener Folgeschäden, wie z.B. Leberzirrhosen oder Alkoholpsychosen, scheint nach Zwillingsuntersuchungen eine genetische Grundlage zu haben (Hrubec u. Omenn 1981).

2.3.2.2   Adoptionsstudien

Ab 1970 wurden in Dänemark breit angelegte Adoptionsstudien bei Kindern alkoholkranker Eltern durchgeführt, die entweder bei ihren biologischen Eltern oder in Pflegefamilien aufgewachsen waren (Übersicht bei Goodwin 1992). Im Gegensatz zu früheren Untersuchungen konnten Goodwin u. Mitarb. dabei eine deutliche Häufung von Alkoholismus unter den Söhnen von alkoholkranken Eltern finden, die bei nicht alkoholkranken Adoptiveltern aufwuchsen. Söhne von Alkoholikern waren demnach 4mal häufiger selbst Alkoholiker als Söhne nichtalkoholkranker Eltern. Das galt sowohl für diejenigen, die bei ihren leiblichen Eltern, als auch für diejenigen, die bei Adoptiveltern aufgewachsen waren. Es zeigte sich keine höhere Wahrscheinlichkeit für das Auftreten nichtalkoholbedingter psychischer Störungen. Die Untersuchungsergebnisse bei den Töchtern von Alkoholikern zeigten dagegen weniger eindeutige Ergebnisse.

Auch andere Adoptionsstudien deuten in dieselbe Richtung: Nach Cadoret u. Mitarb. (1980) waren 50% der adoptierten Söhne, deren biologische Eltern Alkoholiker waren, selbst wieder Alkoholiker, aber nur 7% von den Adoptierten, die von Nichtalkoholikern stammten. Anders liegen die Verhältnisse bei dem Vergleich von wegadoptierten mit im Elternhaus aufgewachsenen Töchtern von Alkoholikern. 90% der Alkoholikertöchter, gleich ob wegadoptiert oder zu Hause geblieben, tranken nur ganz wenig (im Vergleich zu 50% der Alkoholikersöhne). Alkoholprobleme gab es bei den Alkoholikertöchtern in 2 bzw. 3%, bei den wegadoptierten Töchten von Nichtalkoholikern etwa genauso häufig (4%).

Die geringe Fallzahl erschwert aber eine Beurteilung dieser Ergebnisse.

Ausgehend von den im Rahmen der Adoptionsstudien gewonnenen Daten (Bohman u. Mitarb. 1981), entwickelten Cloninger u. Mitarb. (1981) ihre Alkoholismustypologie.

2.3.2.3 Genetische Marker (Agarwal 1995)

Arten: Seit längerem unterscheidet man Trait-Marker von State-Markern und Assoziations-Markern.

Trait-Marker sind zeitunabhängige und invariante Merkmale, die während des ganzen Lebens vorhanden sind. Sie sind vererbbare Indikatoren für die Disposition zur Erkrankung. *State-Marker* sind zeit- und zustandsabhängige (biochemische) Merkmale, die nur während der Erkrankung nachweisbar sind. *Assoziations-Marker* sind genetische und serologische Merkmale, die bei Alkoholikern häufiger beobachtet werden als bei gesunden Nichtalkoholikern.

Die Suche nach verläßlichen biologischen oder genetischen Markern hat die Alkoholismusforschung in den letzten Jahren erheblich stimuliert. Während sich frühere Forschungen vor allem mit einer vermuteten Assoziation von Alkoholismusanfälligkeit und Farbsehstörungen sowie mit bestimmten Blutgruppenkonstellationen (AB0, MNSs etc.) sowie mit Handlinien und Fingerlinien beschäftigt hatten, erlauben die neueren neuro- und molekularbiologischen sowie neurophysiologischen Untersuchungstechniken andere Forschungsansätze. Seit längerem ist bekannt, daß sich hinsichtlich der Absorptions-, Abbau- und Ausscheidungsrate von Alkohol offenbar genetisch bedingte Unterschiede nachweisen lassen.

Wichtigste Marker: Die wichtigsten derzeit diskutierten Marker für Alkoholismus sind in Tab. 2.**4** – 2.**6** zusammenfassend dargestellt.

Tabelle 2.**4**   Trait-Marker (Übersicht) (aus Agarwal in Soyka, M.: Biologische Alkoholismusmarker. Chapman & Hall, Weinheim 1995)

- evozierte Potentiale (EEG und ERP)
- Monoaminoxidase (MAO-B)
- Adenylatcyclase (AC)
- Dopaminrezeptorgene (DR-D_2)
- Dopamin-β-Hydroxylase (DBH)
- endokrine Parameter (Cortisol, ACTH, Prolactin)
- Alkoholdehydrogenase (ADH_2-, ADH_3-Genotypen)
- Aldehyddehydrogenase ($ALDH_1$-, $ALDH_2$-Genotypen)

Tabelle 2.**5**   State-Marker (Übersicht)

- Blutalkohol
- mittleres korpuskuläres Volumen (MCV)
- γ-Glutamyltranspeptidase (γ-GT)
- SGPT (ALAT), SGOT (ASAT)
- HDL-Cholesterin, VLDL-Cholesterin
- CD-Transferrin
- 5-HIAA-5-HT-Ratio
- AANB, Acetat, Dolichols
- Kondensationsprodukte (TIQ, THP, BC)
- Acetaldehyd-Protein-Addukte

Tabelle 2.**6**   Assoziationsmarker (Übersicht)

- Blutgruppen (AB0, Rh, MNSs)
- HLA-Antigene
- C2-Komplement
- α_1-Antitrypsin
- saures α_1-Glykoprotein
- gruppenspezifische Komponente
- Glyoxalase I
- Esterase D
- Thrombozytenmonoaminoxidase (MAO-B)
- Transketolase
- Erythrozytenaldehyddehydrogenase
- Geschmacksempfindlichkeit für Phenylthiocarbamid
- Farbenblindheit

Die von Blum u. Mitarb. (1990) postulierte Assoziation von Alkoholismus mit dem A_1-Allel des D_2-Dopaminrezeptor-Gens, die vor einigen Jahren großes Aufsehen erregte, konnte in anderen Untersuchungen überwiegend nicht repliziert werden (Übersicht in Soyka 1995). Am aussichtsreichsten gelten im Moment neurophysiologische Marker, insbesondere evozierte Potentiale (signifikant reduzierte P300-Komponente bei abstinenten Alkoholikern und wahrscheinlich auch High-risk-Individuen) sowie die Thrombozytenmonoaminoxidase, deren Aktivität bei Alkoholikern im Vergleich zu Nichtalkoholikern reduziert ist. Es ist zu hoffen, daß die neuen molekular-biologischen Untersuchungstechniken (Assoziations- und Kopplungsstudien, DNA-Studien) dazu beitragen können, verläßliche genetische Marker für Alkoholismus zu etablieren.

2.3.2.4   Rassische Unterschiede

Über rassische Unterschiede der Verträglichkeit des Alkohols liegen verschiedene Untersuchungen vor (Übersicht bei Agarwal u. Goedde 1992). Von zahlreichen Untersuchern wurde festgestellt, daß Angehörige mongolischer Rassen eine physiologisch bedingte Minderverträglichkeit des Alkohols haben. Es kommt bei ihnen schon bei geringen Alkoholmengen zu erheblichen Nebenerscheinungen (Flush). Die Unterschiede in der Alkoholverträglichkeit dürften wahrscheinlich mit einem Polymorphismus der Acetaldehyddehydrogenase (ALDH) zusammenhängen. Diese Alkoholunverträglichkeit ist nach dieser Hypothese durch eine verzögerte Oxidation von Acetaldehyd bedingt, die dem Typ II der ALDH entspricht. Dieser Typ wurde bei verschiedenen Untersuchungen bei etwa 50% der Japaner, Chinesen und Vietnamesen, aber auch Indianer, jedoch bei kaum einem der untersuchten kaukasischen oder afrikanischen Probanden gefunden.

2.3.3   Prä- und postnatale Einflüsse

Versuche mit Mäusen zeigen den Einfluß der alkoholtrinkenden Mutter auf das spätere Trinkverhalten: Wenn Mäusebabys aus alkoholvermeidenden Stämmen (s. 2.3.4.1) von Müttern aus alkoholaviden Stämmen aufgezogen wurden, tranken sie später zweimal so viel Alkohol als normalerweise Mäuse aus alkoholvermeidenden Stämmen. Ferner zeigte sich eine Änderung der Alkoholtoleranz bei erwachsenen Ratten, die pränatal Alkoholeinfluß ausgesetzt waren.

2.3.4   Tiermodelle (s. auch 2.5.1)

Ein ideales Tiermodell für Alkoholismus gibt es nicht, wohl aber für Teilaspekte des Alkoholismus, z. B. für Selbstanwendung, für Toleranzentwicklung und Entzugserscheinungen sowie für Alkoholfolgeschäden.

2.3.4.1   „Appetit auf Alkohol"

Züchtung von Alkoholpräferenz: In den vergangenen Jahrzehnten ist es gelungen, Tierstämme (insbesondere Mäuse und Ratten) zu züchten, von denen, bei freier Wahl, die einen Alkohol und die anderen nichtalkoholische Getränke bevorzugen (Übersicht bei Eriksson u. Mitarb. 1980). Ratten trinken normalerweise keinen Alkohol; es handelt sich also um spezielle Züchtungen. Der Appetit auf Alkohol ist genetisch determiniert. Es ist eine polygene Vererbung anzunehmen. Bei Kreuzungen von Inzuchtstämmen mit gegensätzlicher Alkoholpräferenz findet sich ein intermediäres Verhalten der F_1-Generation gegenüber der P-Generation. Bei Ratten werden mindestens zwei autosomale Hauptgene angenommen. Bei manchen Rattenstämmen findet sich aber auch eine geschlechtsgebundene Vererbung.

Unterschiede bei Alkoholpräferenz: Im einzelnen haben die Untersuchungen folgende Ergebnisse gebracht: Die sedierende bzw. aktivierende Wirkung von Alkohol ist bei verschiedenen Tierstämmen unterschiedlich. Die Aktivität der ADH und der Acetaldehyddehydrogenase in der Leber von Mäusen ist bei Stämmen mit Alkoholpräferenz höher als bei Stämmen ohne Präferenz. Die Viskosität der Neuronenmembranen ist bei alkoholsensiblen Mäusen leichter durch Alkohol beeinflußbar als bei nichtalkoholsensiblen Mäusen. Disulfiram vermindert den Acetaldehyddehydrogenase-Blutspiegel bei beiden Stämmen, aber nach 2 Stunden ist dieser Spiegel höher als bei Präferenzmäusen. Mäuse mit niedriger Alkoholpräferenz weisen eine 3mal längere Schlafdauer auf. Außerdem haben sie niedrigere Alkoholwerte im Gehirn bei einer Standardalkoholdosis. Mäuse mit hoher Alkoholpräferenz sind empfindlicher gegenüber den toxischen Effekten des Alkohols. Bemerkenswert ist weiter, daß ältere Tiere eine Zunahme der Alkoholpräferenz gegenüber jüngeren aufweisen. Alkoholavide Mäuse- und Rattenstämme waren in ihrem Verhalten aktiver, aggressiver und neugieriger als nichtavide Stämme. Die Angaben über die Geschlechtsunterschiede bei Alkoholpräferenz sind jedoch nicht einheitlich.

Vom Menschen abweichendes Verhalten: Wenn man den Versuchstieren Wasser, Zuckerlösungen und Alkohollösungen zur Wahl anbietet, vermindert sich die Alkoholpräferenz zugunsten der Zuckerlösung. Daraus kann man schließen, daß die Alkoholpräferenz bei Versuchstieren nicht gleichbedeutend ist mit dem „süchtigen" Verhalten bei Alkoholikern (Craving). Schließlich kann der Appetit auf Alkohol bei Alkoholikern nicht mit Zuckerlösung oder ähnlichem befriedigt werden. Allerdings ist es in den letzten Jahren gelungen, Rattenstämme zu züchten, die bei freier Wahl einen gleichbleibend hohen Alkoholkonsum haben. Führt man bei diesen Tierstämmen eine unfreiwillige Alkoholabstinenz über einen längeren Zeitraum durch und bietet ihnen erneut Alkohol an, so entwickeln sie wieder rasch ihr früheres Konsummuster mit einer hohen Menge von Alkohol. Man kann also vom Menschen bekannte Phänomene wie Kontrollverlust und Alkoholtoleranz im Tierversuch replizieren.

Toleranzentwicklungen und Entzugssyndrome: Auch die Entstehung von Alkoholtoleranz scheint genetisch mitbestimmt zu sein. Es gibt offenbar im Tierversuch genetisch bedingte Unterschiede bei der Entstehung des Alkoholentzugssyndroms. Alkoholgewöhnte Mäuse weisen insbesondere eine hohe Frequenz von epileptischen Anfällen auf.

2.3.4.2 Erzeugung von langdauerndem exzessiven Alkoholkonsum

Züchtung von süchtigen Stämmen: Tierversuche zur Erzeugung von langdauerndem exzessiven Alkoholkonsum und Alkoholvergiftung stoßen immer noch auf große methodische Schwierigkeiten, weil die meisten Tiere den Alkohol wegen seines Geschmacks und Geruchs ablehnen. In den letzten Jahren konnten hier allerdings durch die Züchtung bestimmter Mäuse- und Rattenstämme große Fortschritte erreicht werden. Es gibt mittlerweile Tierstämme, die Alkohol in so großen Mengen trinken, wie für die Erzeugung von Abhängigkeit und Intoxikationserscheinungen notwendig ist. Insbesondere bei Primaten ist dies allerdings bislang noch nicht gelungen, obwohl einige Affenarten Alkohol aus vergorenen Früchten zu sich nehmen.

Die tierexperimentelle Suchtforschung hat in den letzten Jahren durch die Züchtung spezieller Tierstämme, überwiegend Ratten, sowie neuere Techniken, speziell Langzeitbeobachtungen, erhebliche Fortschritte gemacht. Die früher übliche zwangsweise Zufuhr von Alkohol ist durch neuere Untersuchungsstrategien abgelöst worden.

Es konnte gezeigt werden, daß Ratten unter vergleichbaren Bedingungen wie Menschen Suchtverhalten entwickeln können (Übersicht bei Wolffgramm 1996). Dabei können im Tierexperiment nach Erzeugung einer Alkoholsucht durch die Variierung experimenteller situativer Faktoren (insbesondere der sozialen Haltungsbedingungen) Aufschlüsse über das Suchtverhalten gewonnen werden.

Wolffgramm (1996) nennt folgende **Stadien der Suchtentwicklung** im Tierexperiment: Zunächst wird der erwartete kontinuierliche Zugang zu Alkohol oder anderen Suchtstoffen gewährt (sog. Phase der Akquisition), womit das Tier den Alkoholeffekt kennenlernt. Über klassische und operante Konditionierung lernt das Tier, anhand welcher Begleitreize eine substanzhaltige Lösung zu erkennen ist und in welchen Mengen bzw. in welchem Zeitraster diese Lösung eingenommen werden muß, um eine bestimmte Wirkung zu erzielen. Bei Ratten entwickelt sich zwischen dem 10. und 20. Tag ein individuell stabiles Einnahmeverhalten.

Diese Phase wird von einem Stadium „kontrollierten Konsums" abgelöst, wobei situative Faktoren (z. B. Kurz- oder Langzeitisolation) deutlichen Einfluß auf den Verbrauch von Alkohol oder Suchtstoffen haben. Während dieser kontrollierten Phase der Substanzeinnahme bleiben unter gleichen Außenbedingungen die mittleren individuellen Verbrauchsdosen unverändert (Übergangsphase), wobei sich der Übergang zum „Stadium der Sucht" schleichend vollzieht. Interessanterweise zeigen dabei Langzeituntersuchungen an Ratten mit stark gesteigerter Alkoholpräferenz, die über lange Zeit zwangsweise von einer erneuten Alkoholaufnahme ferngehalten wurden, daß bei einer erneuten Alkoholexposition diese Tiere Alkohol wieder exzessiv zu sich nehmen. Ein ähnlicher Effekt (sog. Alkoholdeprivationseffekt) mit einer exzessiv gesteigerten Alkoholaufnahme nach zuvor erfolgter zwangsweiser Entziehung wurde von Spanagel u. Zieglgänsberger (1996) beschrieben. Im Tierexperiment kann man also wie beim Menschen von einem „point of no return" sprechen (Vaillant 1983, Coper u. Mitarb. 1990), nach dem ein „kontrolliertes" Trinken nicht mehr möglich ist.

Fördernde Faktoren: Als Determinante der Suchtentwicklung wird im Tierexperiment neben spezifischen biochemischen und molekularbiologischen Effekten vor allem die Sensitivierung von Drogeneffekten im Laufe einer Langzeitverabreichung als entscheidender Parameter diskutiert, aber auch „psychosoziale Effekte" wie z. B. sozialer Streß lassen sich im Tierexperiment gut abbilden, da es unter verschiedenen Haltungsbedingungen (z. B. Isolation oder Zusammenleben auf engem Raum) zu Verhaltensänderungen einschließlich Alkoholkonsum kommt.

Wirkungen des Alkohols: Die positive Verstärkerwirkung von Alkohol kann man z. B. an der Platzkonditionierung, bei der die Versuchstiere die Möglichkeit haben, zwischen zwei Kompartimenten ihres Doppelkäfigs zu wählen, überprüfen. Außerdem bieten Untersuchungen zur oralen Selbstapplikation Hinweise auf die mögliche Suchtpotenz einer Droge. Andere Phänomene, die sich im Tierexperiment gut abbilden lassen, sind die anxiolytische und psychomotorisch stimulierende Wirkung sowie die diskrimativen Stimuluseigenschaften des Alkohols (Übersicht in Spanagel u. Zieglgänsberger 1996). Andere wichtige Faktoren sind die individuelle Vulnerabilität einschließlich der individuell sehr unterschiedlichen und offensichtlich genetisch mitbedingten Fähigkeit zur Streßverarbeitung.

2.3.5 Psychische Disposition

2.3.5.1 Prämorbide Persönlichkeitsstruktur

Bei der Beurteilung der Persönlichkeitsstruktur von Alkoholikern ist zu bedenken, daß sie eine Resultante darstellt aus der Grundpersönlichkeit, den normalpsychologisch bedingten Reifungs- und Alterungsveränderungen und den Veränderungen, die dem Krankheitsprozeß zuzuschreiben sind. Bei diesen krankheitsbedingten Veränderungen verschränken sich pharmakogene und psychogen-reaktive Störungen. Bislang wurden auch nur sehr wenige Langzeituntersuchungen durchgeführt (Vaillaint 1996).

Ergebnisse von Langzeituntersuchungen: Die prämorbide Persönlichkeit von Alkoholabhängigen ist empirisch wenig untersucht worden. Kammeier u. Mitarb. (1973) konnten für 72 Patienten, die wegen Alkoholismus in einer amerikanischen Fachklinik aufgenommen worden waren, Ergebnisse mit Fragebogen-Untersuchungen (MMPI = Minnesota Multiphasic Personality Inventory) aus deren (prämorbider) Collegezeit auswerten. Sie wurden verglichen mit zufällig ausgewählten früheren Klassenkameraden. Die Alkoholikergruppe zeigte zum damaligen Zeitpunkt (13 Jahre vor der späteren Untersuchung) signifikant höhere Werte auf den Skalen „Psychopathie" und „Hypomanie". Interessant in diesem Zusammenhang ist auch die Frage nach der Vorhersagbarkeit der späteren Alkoholismusentwicklung. Die am besten trennenden Skalen der MMPI (von McAndrew 1965) ergaben jeweils 72 % richtige Vorhersagen der Alkoholikergruppe. Die Persönlichkeitsstrukturen blieben bemerkenswerterweise bei dieser Probandengruppe über die 13 Jahre konstant. Es zeigten sich vor allen Dingen Veränderungen in den Faktoren Psychopathie, Depressivität, Schizoidie und Hypochondrie.

In der „Oakland Growth Study" (Jones 1968) fanden sich bei korrelationsstatistischen Untersuchungen an späteren Problemtrinkern (männlichen Jugendlichen) folgende Auffälligkeiten: nicht kontrollierte Impulsivität, vermehrte Extraversion, Betonung der Männlichkeit, geringere Produktivität. Die Jugendlichen wurden als weniger ruhig, empfindlicher und leichter von den sozialen Bedingungen beeinflußbar geschildert. Diese Ergebnisse stimmen weitgehend überein mit denen anderer Längsschnittuntersuchungen (McCord u. McCord 1960, Robins u. Mitarb. 1962).

Prämorbide Persönlichkeitsmerkmale: Persönlichkeitszüge, die bei Alkoholabhängigen relativ häufig gefunden werden, sind ein Mangel an Selbstkontrolle und Selbstwertgefühl, eine gesteigerte Impulsivität und Aggressivität, unkonventionelle Verhaltensmuster, dissoziale und soziopathische Züge, Neigung zu hypomanischen und depressiven Verstimmungen sowie Hyperaktivität (Jones 1968). De Jong u. Mitarb. (1993) fanden bei 181 untersuchten alkoholabhängigen Patienten (Diagnose nach DSM-III-Kriterien) vor allem histrionische und dependente Persönlichkeitszüge.

Bei Frauen haben Untersuchungen zur prämorbiden Persönlichkeitsstruktur weniger eindeutige Ergebnisse gebracht. Problemtrinkerinnen waren während der Schulzeit eher empfindlich, kontaktarm, reizbar und abhängig (Eigenschaften, wie sie übrigens auch bei später abstinenten Frauen gefunden wurden!).

Diese Untersuchungsergebnisse sind in guter Übereinstimmung mit Studien, die über die überdurchschnittlich hohe Alkoholismusquote bei Personen berichten, die als Kind durch ihre Hyperaktivität aufgefallen waren (Goodwin u. Mitarb. 1975, Tarter u. Mitarb. 1978) (s. 6.1). In einem sog. Temperamentenansatz werden einige Faktoren für die Disposition zur Alkoholabhängigkeit zusammengefaßt (Tarter u. Edwards 1987):

– erhöhtes Aktivitätsniveau,
– verstärkte Emotionalität,
– mangelnde Soziabilität,
– geringe Aufmerksamkeitsspanne,
– verlangsamte Rückkehr zur entspannten Ausgangslage („soothability").

Einige andere Theorien seien nur kurz angesprochen: Zum einen wurde eine hohe Assoziation von antisozialen Persönlichkeitszügen und Alkoholismus gefunden (s. u.), zum anderen wurde speziell mit Hinblick auf Störungen der Informationsverarbeitung, z. B. bei hyperaktiven Kindern, die mögliche Bedeutung von Alkohol als Reizschutz herausgestellt. Nach dem Modell von Cloninger (1987) spielen neben Impulsivität vor allem Eigenschaften wie „sensation" oder „novelty seeking", „reward dependence" und „harm avoidance" eine Rolle für die Entwicklung von Alkoholismus (s. auch Sieber 1992).

2.3.5.2 Beschreibung der Alkoholikerpersönlichkeit

Eine typische Alkoholikerpersönlichkeit gibt es nicht. In den letzten Jahren wurden aber zahlreiche empirische Untersuchungen vorgenommen, die bis zu einem gewissen Grade Rückschlüsse auf die Grundpersönlichkeit ermöglichen. Die Untersuchungen sind vorwiegend statistischer Natur (De Jong u. Mitarb. 1993).

Dabei zeigte sich insbesondere in den Untersuchungen, in denen strukturierte klinische Interviews angewandt wurden, folgendes: Alkoholiker erfüllen in bis zu 80% der Fälle die Kriterien für eine **Persönlichkeitsstörung,** in vielen Fällen auch für zwei oder mehr. Die häufigsten Persönlichkeitsstörungen sind dabei: antisoziale Persönlichkeit, histrionische Persönlichkeit, dependente Persönlichkeit. Eher selten findet man bei Alkoholabhängigen dagegen zwanghafte Persönlichkeitsstrukturen. Folgt man den DSM-III-Kriterien, so sind vor allem die in den Gruppen B und C zusammengefaßten Persönlichkeitsstrukturen (z. B. antisoziale Persönlichkeitsstörungen, Borderline-Störungen) häufig mit Alkoholismus assoziiert (De Jong u. Mitarb. 1993).

In vielen Studien wurde insbesondere die sog. **antisoziale Persönlichkeit** häufig bei Alkoholikern nachgewiesen (14–53%) (Übersicht bei Hesselbrock u. Mitarb. 1985 a, b). Dabei ergaben sich Querverbindungen zur Alkoholismustypologie nach Cloninger (1987), bei dessen sog. Typ-II-Alkoholismus gehäuft dissoziale Verhaltensmuster auffielen. Auch andere Untersuchungen belegen, daß Patienten mit familiärer Belastung durch Alkoholismus und frühem Beginn der Alkoholkrankheit gehäuft antisoziale Persönlichkeitszüge aufweisen (Schuckit u. Mitarb. 1990).

Versuch der Beschreibung einer Alkoholikerpersönlichkeit:
Unter Berücksichtigung auch psychodynamischer Gesichtspunkte wurde „idealtypisierend" versucht, die Alkoholikerpersönlichkeit wie folgt zu beschreiben (Barnes 1980):

– schwaches Ich mit geringerer Geschlechtsidentität, psychopathischen Zügen, Feindseligkeit, einem negativen Selbstkonzept, Unreife und Impulsivität, niedriger Frustrationstoleranz und vorwiegender Ausrichtung auf die Gegenwart;
– Reizverstärkung mit einer erhöhten Sensibilität mit Neigung zu Hypochondrie und zu Todesangst;
– starke Feldabhängigkeit, was vermehrte Passivität, Abhängigkeit und Undifferenziertheit beinhaltet;
– neurotische Störungen wie Angst, Depression, Hysterie und Neigung zu Hypochondrie.

Spezielle Ansätze für Persönlichkeitsbeurteilung: In Erweiterung dieser Darstellung soll noch auf das Konstrukt des „locus of control" näher eingegangen werden. Dieser Ansatz geht von der Überlegung aus, daß jede Person eine Vorstellung davon hat, inwieweit eigene Lebensereignisse und Verstärkungserlebnisse vom eigenen Verhalten abhängig sind, also ob sie der eigenen (internalen) Kontrolle unterliegen oder inwieweit sie von anderen Einflüssen (Bezugspersonen) abhängig sind. Eine Hypothese lautet, daß es beim Überwiegen einer externalen Kontrolle verstärkt zu Zuständen der Hilflosigkeit und Depressionen komme, umgekehrt bei Überwiegen einer internalen Kontrolle mehr Erfolgsorientierung und Optimismus vorherrschen. Bei Alkoholikern konnte jedoch kein einheitlicher Trend festgestellt werden (Rohsenow u. O'Leary 1978 a, b).

Unter verschiedenen kognitiven Ansätzen (Bastine u. Mitarb. 1982) im Rahmen der sozialen Lerntheorie wird dargestellt, daß die Wahrscheinlichkeit für Alkoholtrinken abhängig ist

- von dem Grad der wahrgenommenen Streßbelastung,
- von dem Grad der wahrgenommenen Kontrolle, welche die Person bei sich selbst erlebt,
- von der Verfügbarkeit adäquater Bewältigungs- („Coping"-) Strategien,
- von den Erwartungen vom Alkoholtrinken als alternativer Bewältigungsstrategie (s. 2.5.2.2)

In den letzten Jahren sind nicht zuletzt aufgrund genetischer und Familienuntersuchungen Auffälligkeiten der Grundpersönlichkeit („primäre antisoziale Persönlichkeit") oder schon bestehende psychische Grundstörungen (s. u.) als Kriterien für „sekundären" Alkoholismus vermehrt herausgearbeitet worden. Schuckit (1979) spricht vom primären Alkoholismus, wenn vor dem Beginn des Alkoholismus keine psychischen Störungen vorliegen, und umgekehrt von sekundärem Alkoholismus, wenn diese vorliegen. Tarter u. Mitarb. (1977) faßten dagegen unter primären Alkoholikern solche zusammen, bei denen in der Kindheit Symptome einer sog. minimalen zerebralen Dysfunktion, wie z. B. Hyperkinesen, vorlagen, welche bei sekundären Alkoholikern fehlten (zur Frage der alkoholbedingten psychischen Leistungsstörung s. auch 4.4.3.4).

2.3.5.3   Alkoholismus und Schizophrenie

In den letzten Jahren wurden zahlreiche klinische und zum Teil auch epidemiologische Untersuchungen publiziert, die belegen, daß mindestens 20%, wahrscheinlich aber über 30% aller Schizophrenen einen Substanzmißbrauch, vorzugsweise mit Alkohol, betreiben (Übersicht bei Soyka 1994). Epidemiologische Untersuchungen in den USA zeigten sogar, daß ein Drittel aller Schizophrenen alkoholabhängig sind. Die **Gründe** für die offensichtliche Häufung von Alkoholismus bei Schizophrenen sind noch nicht völlig klar: Neben psychodynamischen und psychosozialen Erklärungsansätzen wurden vor allem psychopathologische (sog. Selbstbehandlungshypothese) oder pharmakologische Erklärungen (Antagonisierung neuroleptikainduzierter Nebenwirkungen durch Alkohol) genannt. Eine familiäre Belastung durch Alkoholismus liegt bei schizophrenen Patienten nach neueren Familienuntersuchungen nicht vor.

Im Vergleich mit anderen Schizophrenen weisen alkoholkranke Schizophrene einen **ungünstigeren Krankheitsverlauf** auf, mit höherer Anzahl psychotischer Rezidive, schlechterer Compliance, möglicherweise auch einer gehäuften Rate von Suizidversuchen (Übersicht bei Soyka 1994). Auch ein Drogenmißbrauch ist bei Schizophrenen mit Alkoholismus wesentlich häufiger als bei anderen Schizophrenen. Zur Therapie suchtkranker Schizophrener s. Abschnitt 8.3.6.

2.3.5.4 Alkoholismus und affektive Störungen
(Bronisch 1985, Soyka u. Mitarb. 1996)

Die gefundene Häufung von affektiven Störungen bei Alkoholabhängigen hängt ganz entscheidend von den eingesetzten Untersuchungsinstrumenten beziehungsweise den zugrundegelegten diagnostischen Klassifikationssystemen ab (Soyka u. Mitarb. 1996). Skalen und Fragebogen zur Erfassung der Depressivität bei Alkoholabhängigen sind häufig zu umfassend und liefern unter anderem wegen der Betonung körperlicher Symptome (Schlafstörungen, Gewichtsverlust etc.) zu häufig falsch positive Ergebnisse.

Epidemiologie der affektiven Störungen: Nach einer Übersicht von Bronisch (1985) finden sich depressive Verstimmungen gehäuft bei Patienten mit Alkoholmißbrauch bzw. Alkoholismus, die in stationärer oder ambulanter Behandlung sind. Jedoch sind sie von eher geringer Intensität und klingen in der Regel bis zum Ende der Behandlung ab. Weit über dem Erwartungswert des zufälligen Zusammentreffens zweier Erkrankungen liegend, finden sich „sekundäre" Depressionen bei „primärem" Alkoholismus (s. 2.3.5.2) und „primäre" Depressionen bei „sekundärem" Alkoholismus. Bei Verwandten ersten Grades von Patienten mit der Diagnose „major depression" bzw. „bipolar I disorder" fand sich jedoch keine gegenüber einer Normalbevölkerungsstichprobe und den Verwandten ersten Grades erhöhte Prävalenzrate für Alkoholismus. Ein gehäuftes Auftreten von Alkoholismus kann bei manischdepressiven Patienten als gesichert angenommen werden. Eine Reihe von Befunden deuten darauf hin, daß Alkoholmißbrauch insbesondere während manischer/hypomanischer Phasen auftritt (Übersicht bei Soyka u. Mitarb. 1996). Insbesondere neuere epidemiologische Untersuchungen legen eine Häufung von Alkoholmißbrauch und -abhängigkeit bei Patienten mit affektiven Erkrankungen nahe, wobei die Prävalenzrate etwa doppelt so hoch wie in der Normalbevölkerung liegt (Ergebnisse der Epidemiological Catchment Area Study, Helzer u. Pryzbeck 1988).

Ätiologie der affektiven Störungen bei Alkoholikern: Depressive Syndrome bei Alkoholikern sind häufig multifaktoriell bedingt. Es gibt folgende Möglichkeiten:

- gleichzeitiges Vorkommen einer affektiven Erkrankung und eines Alkoholismus,
- depressive Syndrome als direkte Folge eines exzessiven Alkoholkonsums,
- Depression als Symptom des Alkoholentzugs oder protrahierten Alkoholentzugssyndroms,
- Assoziation von Depression und alkoholtoxisch bedingten hirnorganischen Störungen,
- Depression als Symptom einer hepatischen Enzephalopathie,
- reaktive Depression.

In früheren Familien- und Zwillingsuntersuchungen hatte sich eine erhöhte Wahrscheinlichkeit für affektive Erkrankungen bei Geschwistern von Alkoholabhängigen gezeigt. Winokur u. Mitarb. (1970) untersuchten das Morbiditätsrisiko für psychiatrische Erkrankungen bei den Verwandten ersten Grades von 259 Alkoholabhängigen und fanden dabei bei männlichen Verwandten ein erhöhtes Risiko für Alkoholismus, bei weiblichen Angehörigen dagegen ein erhöhtes Risiko für affektive Erkrankungen. Ausgehend von diesen Befunden, formulierten sie das Konzept der „depressive spectrum disease". Damit war gemeint, daß depressive Erkrankungen und Alkoholismus Ausdruck derselben Störung seien, die sich bei Frauen phänomenologisch eher als Depression, bei Männern dagegen als Alkoholismus äußere.

Aufgrund neuerer genetischer Befunde, insbesondere Zwillingsuntersuchungen, ist dieses Konzept weitgehend verlassen worden. Adoptionsstudien zeigten, daß adoptierte Söhne alkoholkranker Eltern eine erhöhte Rate von Alkoholismus, nicht aber von „primary depression" aufwiesen (Goodwin u. Mitarb. 1974). Auch Töchter von Alkoholikern wiesen keine erhöhte Rate von Depressionen auf.

Zwillingsuntersuchungen (Kendler u. Mitarb. 1993) legen nahe, daß Depression und Alkoholismus weitgehend unabhängig voneinander vererbt werden. Interessanterweise konnte Schuckit (1994) in seiner Verlaufsuntersuchung an High-risk-Kindern alkoholkranker Eltern erwartungsgemäß eine signifikante Häufung von Alkoholismus, nicht dagegen von affektiven Störungen nachweisen.

2.3.5.5 Alkoholismus und andere psychische Störungen

Das Thema Komorbidität psychischer Störungen mit Alkoholabhängigkeit hat in den letzten Jahren vermehrtes Interesse gefunden; zahlreiche diesbezügliche Untersuchungen wurden publiziert. Generell gilt, daß psychische Störungen mit wenigen Ausnahmen (z. B. Zwangserkrankung) mit einem gehäuften Auftreten von Substanzmißbrauch insgesamt und speziell Alkoholismus einhergehen. Darauf deuten insbesondere die Ergebnisse der „Epidemiological Catchment Area Study", einer epidemiologischen Untersuchung in den USA mit einer repräsentativen Stichprobe von rund 20000 Probanden. Überrepräsentiert waren bei Alkoholikern die Diagnosen „antisoziale Persönlichkeit", „Manie", „Schizophrenie" und „Mißbrauch anderer Drogen" (Übersicht bei Helzer u. Pryzbeck 1988).

Besonders diskutiert wurde in den letzten Jahren auch eine Häufung von Angsterkrankungen, speziell der Panikstörungen und der generalisierten Angsterkrankung bei Alkoholikern (Maier 1997). In klinischen Untersuchungen wiesen zwischen 22 und 68% der Alkoholiker Symptome einer Angststörung auf (Kushner u. Mitarb. 1990). Auch eine epidemiologische Untersuchung zeigte eine hohe Komorbidität (Krystal u. Mitarb. 1992), wobei wie bei den anderen psychischen Störungen keine konstante chronologische Beziehung zwischen der Erstmanifestation und der jeweiligen Störung nachzuweisen war. Nach einer Überblicksarbeit von Allan (1995) erfüllen ca. 10% die Kriterien für eine Angststörung.

2.4 Umweltfaktoren

2.4.1 Überblick und Struktur

Die Umwelt umfaßt in erster Linie das soziale Umfeld, aber auch die natürlichen Umweltfaktoren wie Klima und geographische Lage. Heath (1989) unterscheidet 9 Umweltfaktoren:

- natürliche Umwelt,
- soziales Setting des Alkoholkonsums (z. B. Trinken in Gesellschaft, in einem rituellen Kontext u. a.),
- Verfügbarkeit von Alkohol, beeinflußt durch Gesetze,
- Medien und intellektuelles Klima,
- soziale Struktur, z. B. sozialer Status, soziale Klassen,

trinker hingegen lernten im Elternhaus eine wertbezogene Haltung, die vor Kontrollverlust schützt. Alkoholikerinnen beschreiben ihre Mutter oft als kalt und dominierend, während sie die Väter als warmherzig bezeichnen. Über die Untersuchungen an Adoptivkindern, die von ihren biologischen Eltern getrennt aufgezogen wurden, wurde an anderer Stelle berichtet (s. 2.3.2.2).

Bei Untersuchungen unter **familiensoziologischen Gesichtspunkten** (Stimmer 1979) ergab sich, daß jugendliche Alkoholiker signifikant häufiger als spätere „Normaltrinker" aus sog. pseudogemeinschaftlichen Familien stammten, die durch ihre Kommunikationsstruktur, durch eine rigide Geschlossenheit und Unflexibilität gekennzeichnet waren. Ausgehend von diesen Befunden wird ein Dreiphasenmodell der Entstehung des Alkoholismus entwickelt: In der „vorbereiteten Phase" kommt es infolge der Einflüsse der „pseudogemeinschaftlichen" Familienstruktur zu einer Verschlechterung der Beziehungen zu Gleichaltrigen und Lehrern. In der „labilen Phase" (1 – 15, evtl. bis 18 Jahre) kann die Gestörtheit der Interaktionen weiter verstärkt werden, was zu Schwierigkeiten in verschiedenen Lebensbereichen führt mit der Konsequenz der „Selbstmedikation der Droge Alkohol" (sog. gesellschaftsstabilisierende Funktion von Suchtmitteln). In der „bedingenden Phase" (14 – 20 Jahre) ist dann die altersspezifische Ablösung vom Elternhaus gestört. Die Partnerbeziehung mißlingt häufig, während der Alkoholkonsum schließlich vom utilitaristischen Gebrauch (in der „labilen Phase") in den Abhängigkeitskonsum übergeht.

2.4.2.2 Primärfamilie

Die Bedeutung des weiblichen Partners für die Entstehung und Aufrechterhaltung des **Alkoholismus des Mannes** wurde seit langem untersucht, in den letzten Jahren hautpsächlich unter dem Begriff der Koabhängigkeit. Darunter versteht man ein Verhalten von Bezugspersonen (meist des Ehepartners), das die Defizite und Probleme des Alkoholabhängigen zu kompensieren versucht, indem der Koabhängige (oft unreflektiert) Verantwortung für den Betroffenen übernimmt, ihn beschützt und entschuldigt und auf diese Weise zur Stabilität des sozialen Umfeldes und damit häufig auch zur Aufrechterhaltung des Suchtverhaltens beiträgt (Rennert 1990, Aßfalg 1990, Günthner 1996).

In älteren Untersuchungen wurden drei Typen von Ehefrauen der Alkoholiker unterschieden: die dominierende, die masochistische und indifferent-passive Frau. Entsprechende Untersuchungen über die Frage, ob die Persönlichkeitsentwicklung der Alkoholikerfrau primär oder sekundär sei, ergaben, daß beide Hypothesen nicht ausgeschlossen werden können (Kogan u. Jackson 1965). In anderen Untersuchungen (Hanson 1968) wurde über die eigene Einstellung und die berufliche

Einstellung des Partners Auskunft gegeben. Dabei ließ sich eine Einbahnkommunikation zwischen den Alkoholikern und ihren Partnern nachweisen. Alkoholiker geben ihren Partnern viel weniger Informationen über ihre Gefühle und Meinungen als umgekehrt. Frauen machten signifikant mehr negative Wahrnehmungen über ihren Mann als umgekehrt. Die Diskrepanz der Voraussagen hängt in erster Linie mit dieser negativen Einschätzung zusammen. Daraus werden Konsequenzen für die Therapie abgeleitet. Es müssen zunächst die Geheimnisse um den trinkenden Mann abgebaut werden. Die Frau sollte lernen, daß sich durch ihre negative Einschätzung die Distanz zum Mann vergrößert, wobei sie es ihrem Mann durch ihre Einstellung noch schwerer macht, sich ihr zu eröffnen. Mit Hilfe von Tests (MMPI = Minnesota Multiphasic Personality Inventory) wurde eine andere Einteilung der Partnerinnen von Alkoholikern versucht (Rae 1972, Rae u. Forbes 1966). Es fanden sich zwei etwa gleich starke Gruppen:

- Die eine Gruppe wurde mit den Eigenschaften psychopathisch, hypomanisch, hysterisch charakterisiert; die Frau wußte bereits vor der Heirat, daß der Mann Alkoholiker ist – die Ehefrauen dieser Gruppe dekompensierten, wenn ihr Mann mit dem Trinken aufhörte.
- Bei der anderen Gruppe ergaben sich als vorherrschende Eigenschaften Depressionen, Angst, Spannung, Unsicherheit und Minderwertigkeitsgefühle.

Untersuchungen mit Fragebogentests (Paolino u. Mitarb. 1976) konnten an Frauen von (Mittelklasse-)Alkoholikern keine psychopathologischen Auffälligkeiten aufzeigen.

Über die Struktur und das Verhalten der Partner von **weiblichen Alkoholikern** finden sich relativ wenig Angaben in der Literatur. Von mehreren Autoren (Wood u. Duffy 1966) wird die schwer gestörte Kommunikation zwischen den beiden Partnern betont. Sehr häufig sei die Dominanz des männlichen Partners. In einer Untersuchung an 19 Partnern von Alkoholikerinnen und 19 parallelisierten Kontrollpersonen (Busch u. Mitarb. 1973) ergab sich, daß zu Beginn der Ehe von Alkoholikerinnen das Dominanzverhalten in beiden Gruppen nicht unterschiedlich war. Unter den männlichen Partnern von Alkoholikerinnen fand sich nicht häufiger Alkoholismus als bei der Kontrollgruppe. Dagegen waren die männlichen Partner von Alkoholikerinnen weniger extrovertiert und weniger gesellig als die Männer in der Kontrollgruppe. Außerdem entsprach ihre Selbsteinschätzung mehr dem weiblichen Typ als in der Kontrollgruppe. Diese Befunde stellen eine Bestätigung einer früheren Untersuchung in Großbritannien dar (Rae 1972).

Ursachen der Störungen der Interaktionsfähigkeit: Die Störungen der Interaktionsfähigkeit chronischer Alkoholiker werden aus soziologischer Sicht (Wüthrich 1974) vor allem in Mängeln der Fähigkeit zu Rollendistanz, zur Rollenübernahme und der Ambiguitätstoleranz gesehen. Der Alkoholiker empfinde in nüchternem Zustand die Muster seiner Interaktion mit der Umwelt als für ihn belastend. Es komme zu einer Störung der Symmetrie der Beziehungen der Interaktionspartner.

2.4.2.3   Schule, Peer-groups, Freunde, Gruppierungen

Die **Schule** wird als wichtiger Ansatzpunkt für primärpräventive Maßnahmen betrachtet. In verschiedenen Längsschnittstudien wird der Einflußbereich Schule mit denen der Familie und der Peer-group zusammen analysiert. Unter dem Begriff der Schulatmosphäre werden einige wesentliche Aspekte zusammengefaßt. Kampfer u. Turner (1991) unterscheiden im Rahmen einer soziökologischen Modellentwicklung 7 Skalen, z.B. die Klarheit schulischer Regeln, Einflußmöglichkeiten des Schülers, Respekt gegenüer Schülern u.a. („Effective School Battery", zit. in Kampfer u. Turner 1991), um die Wirkung der Schule in Zusammenhang mit denen der Familie und der Peer-groups zu analysieren. In einem kausalanalytischen Modell hat sich ergeben, daß das Schulklima und das Familienklima sich wechselseitig beeinflussen können und beide zusammen auf die Schulbildung und auf die Selbstwirksamkeitserwartung als Merkmale der Person einwirken.

Die beiden personalen Konstrukte (Schulbildung, Selbstwirksamkeitserwartung) bestimmen dann den Zusammenhang mit der **Peer-group**, die ihrerseits direkt auf den Drogenkonsum einwirkt.

In der Überblicksarbeit von Dielman u. Mitarb. (1991) wird deutlich, daß nicht nur für den Drogenkonsum, sondern auch für den Alkoholgebrauch von Jugendlichen das Trinkverhalten von gleichaltrigen Freunden den besten Prädiktor darstellt (s. auch Sieber 1993, Fergusson u. Mitarb. 1995). Auch die alkoholbezogenen Normen und Einstellungen der Peer-group wiesen einen signifikanten Zusammenhang mit dem Alkoholkonsum Jugendlicher auf; dagegen ist der Zusammenhang mit Alkoholmißbrauch weniger eindeutig. Der Einfluß von Peer-groups erfolgt nach Graham u. Mitarb. (1991) auf drei Wegen:

- durch direkte Angebote von Alkohol,
- indirekt durch den tatsächlichen Konsum von gleichaltrigen Freunden im Sinne eines Modellernen,
- durch die subjektive Vorstellung von der Höhe des Konsums der jeweiligen Peer-group.

Korrelative Beziehungen sagen zunächst nichts über Kausalzusammenhänge aus. Wahrscheinlich besteht eine wechselseitige Bedingtheit zwischen dem Trinkverhalten der Peer-group und dem Alkoholkonsum und Persönlichkeitsfaktoren des Jugendlichen. Zur Erklärung des Zusammenhangs wird neben dem Verhalten der Peer-group auch eine entsprechende Beeinflußbarkeit des Jugendlichen als hypothetisches Konstrukt und Bindeglied angenommen, das im wesentlichen durch die Eltern geprägt wird (s. auch Bönner 1996).

2.4.3 Soziale Lebensbedingungen

Die äußere soziale Lebenssituation wird im wesentlichen geprägt durch die Arbeitssituation, durch die finanzielle Situation und durch die Wohnsituation. die makrosozialen Bedingungen sind als Rahmen zu verstehen für die den einzelnen unmittelbar betreffenden sozialen Lebensbedingungen.

2.4.3.1 Arbeitssituation

Über die Zusammenhänge zwischen Alkoholmißbrauch und Arbeitssituation gibt es bereits seit der Jahrhundertwende Arbeiten, die sich auf Statistiken stützen. Die damaligen Aussagen wurden durch beschreibende statistische Arbeiten der 60er und 70er Jahre bestätigt und erweitert.

Alkoholgefährdung durch berufliche Bedingungen: Für folgende Berufsgruppen wurde eine besondere Alkoholgefährdung gefunden:

- alkoholnahe Berufe (Berufe, die mit der Produktion und dem Vertrieb alkoholischer Getränke zu tun haben),
- an- und ungelernte Arbeiter,
- Durstberufe (z. B. Gießer, Köche, Heizer),
- Bau- und Metallberufe,
- Arbeiter im Hafenbereich,
- Kontaktberufe (Vertreter, Journalisten),
- Unternehmer, Freiberufler.

Andere Studien (Renn 1988) versuchten die verschiedenen Ausprägungen der beruflichen Belastungen auf den Alkoholkonsum zu analysieren:

- instrumentelle Belastung (Arbeitsanfall, Arbeitstempo),
- emotionale Belastung (Kontrolle, Konkurrenz, Eintönigkeit),
- frustrierende Belastung (geringer Verdienst, schlechte Aufstiegschancen),
- fehlende oder vorhandene „Dispositionsspielräume" bei der Arbeit,
- Umfang und Art sozialer Kontakte bei der Arbeit.

Eindeutige Zusammenhänge haben sich aber bisher nicht nachweisen lassen.

Bei dem Versuch, besonders gefährdete Berufe zusammenzufassen, ist auch das Konzept des „hohen Opportunitätsbudgets" (Gundel 1980) zu erwähnen. Darunter werden Berufe und Tätigkeiten verstanden, die durch folgende Eigenschaften charakterisiert sind:

- relativ niedriges Niveau der Qualifikation bzw. Technisierung,
- traditioneller Alkoholkonsum während der Arbeit,
- hohes Maß an Selbstkontrolle bzw. Verhaltensautonomie,
- Rollenunterbelastung,
- Kontrollinkompetenz von „Komplementärrollenpartnern".

Untersuchungen von Weiss (1980) zeigen andere Merkmale alkoholgefährdeter Berufe auf:

- Schichtarbeit (besonders bei minimal belasteten Arbeitsplätzen),
- soziale Kontaktmöglichkeiten am Arbeitsplatz (bei isoliertem Arbeitsplatz weniger Alkoholkonsum),
- Belastungen am Arbeitsplatz: Alkohol wird (im Sinne des sozialpsychologischen Streß-Coping-Modells) zur Spannungsminderung eingesetzt, zumal wenn keine anderen Möglichkeiten der Streßreduktion zur Verfügung stehen. Eine wesentliche Rolle spielt dabei die sog. Coping-Kompetenz (worunter auch die subjektive Verarbeitung belastender Situation zu verstehen ist) und das Lebensalter. Weitere Analysen haben gezeigt, daß vor allem Arbeitnehmer über etwa 30 Jahre Alkohol zur Streßreduktion einsetzen, da ihnen offenbar andere Möglichkeiten, besonders Arbeitsplatzwechsel bei Unzufriedenheit mit dem Arbeitsplatz, weniger leicht zur Verfügung stehen. Bei jüngeren Arbeitnehmern wird Alkohol nur bei besonders hoher Streßbelastung verwendet. Hier spielen als Ursache für den Alkoholmißbrauch andere sozialpsychologische Faktoren wie Griffnähe und Trinksitten eine größere Rolle.

Zwischen **Arbeitslosigkeit** und Alkoholkonsum ergeben sich folgende Zusammenhänge: Unter der Bedingung Arbeitslosigkeit, aber ohne Vorliegen einer Alkoholabhängigkeit kommt es im Durchschnitt nicht zu einer Zunahme des Alkoholkonsums. Es ergeben sich allerdings qualitative Änderungen des Trinkverhaltens in der Weise, daß das gesellige Trinken abnimmt und das Wirkungstrinken (Erleichterungs- und Konflikttrinken) zunimmt. Bei ca. 10 – 30 % kommt es zu einer Zunahme des Alkoholkonsums bei Arbeitslosigkeit. Die Mehrheit zeigt jedoch etwa den gleichen Alkoholkonsum, und bei einer weiteren Teilgruppe kommt es zu einer Reduzierung des Alkoholkonsums. Eine Reduzierung des Alkoholverbrauchs ergibt sich vor allem dann, wenn nur kurze Zeiten der Arbeitslosigkeit untersucht werden (Henkel 1992). Wahrscheinlich kommt es bei Arbeitslosigkeit zu einer Verschärfung unterschiedlicher Konsumgewohnheiten. Die Rate der Alkoholgefährdeten ist in einer Situation der Arbeitslosigkeit höher als in einer Situation der Berufstätigkeit. Untersucht man Alkoholabhängige mit und ohne Arbeit, so ergeben sich größere Unterschiede, die, wie zu erwarten, darauf hinweisen, daß arbeitslose Alkoholiker in verschiedener Hinsicht stärker gestört sind. In einer Längsschnittstudie (Henkel 1992) zeigte sich, daß bei den Arbeitslosen sich die Alkoholabhängigkeit wesentlich häufiger verstärkt hat (mehr Probleme, höherer Konsum hinsichtlich Menge und Frequenz, mehr Spirituosenkonsum) im Vergleich zu arbeitstätigen Alkoholabhängigen.

2.4.3.2 Finanzielle Situation

Erhöhung des Alkoholkonsums auch bei Armut: Das verfügbare Einkommen des einzelnen ist ein regulierender Faktor, der den Alkoholkonsum beeinflußt (Midanik u. Room 1992). In einer Repräsentativerhebung der Erwachsenenbevölkerung in den USA von 1990 zeigte sich ein zunehmender Alkoholkonsum bei zunehmenden Familieneinkommen (Midanik u. Room 1996). Dieser Zusammenhang gilt aber nicht für starken Alkoholkonsum, wobei sich der Trend umkehrt. Die später dargestellten Effekte von Steuererhöhungen für alkoholische Getränke sind von der Größe frei verfügbaren Einkommens abhängig. Einkommen, Beruf und Ausbildung werden in angelsächsischen Untersuchungen häufig zu einem sozioökonomischen Index (SES = socioeconomic status) zusammengefaßt. Die Ergebnisse über den Zusammenhang mit dem Alkoholkonsum sind nicht einheitlich (Pritchard u. Martin 1996). Da Alkoholmißbrauch sowohl bei einem geringen als auch bei hohem Einkommen entstehen kann, sind weitere Differenzierungen erforderlich. Extreme äußere Lebensbedingungen wie finanzielle Not führen nur bei einem Teil der Bevölkerung zu einem Anstieg, bei einem anderen Teil zu einer Reduzierung und bei einer Mehrheit zu keinen bedeutsamen

Veränderungen. Es kommt also vermutlich zu einer Verstärkung bereits vorhandener Reaktionstendenzen bezüglich des Alkoholkonsums in Belastungssituationen. Daher können sowohl Wohlstand als auch Elend zu einem Anstieg des Alkoholkonsums führen.

Es ist bekannt, daß die Alkoholkonsumrate unter **Wohnungslosen** (früher als Nichtseßhafte bezeichnet) besonders hoch ist (Albrecht 1981). Dabei ist oft kaum zu unterscheiden, inwieweit die Obdachlosigkeit zum Alkoholismus beigetragen hat oder umgekehrt der Alkoholismus zur Obdachlosigkeit geführt hat. Beide Wege sind möglich. Nach der EBIS-Statistik 1994 für Wohungslose besteht bei 47% dieser Klientengruppe ein Alkoholmißbrauch bzw. eine Abhängigkeit (Gessler u. Mitarb. 1996). In einer Untersuchung von 72 Wohnungslosen waren nach ICD-10-Klassifikation (erhoben mit dem CIDI = Composite International Diagnostik Interview) 68,1% alkoholabhängig. Von diesen alkoholabhängigen Wohnungslosen wiesen 69,4% einen Verwandten 1. Grades mit Alkoholabhängigkeit auf. Sehr häufig waren dissoziale Merkmale (Straffälligkeit 81,6%, Schlägereien 61,2%). 34,7% übernachteten in den letzten 6 Monaten überwiegend auf der Straße, 14,3% wiesen zusätzlich noch eine Drogenabhängigkeit auf. Nur drogenabhängig waren 8,7%. Insgesamt wird geschätzt, daß ein Drittel der Wohnungslosen (und Arbeitslosen) alkoholabhängig und ein weiteres Drittel alkoholgefährdet ist (ca. 120000 in den alten Bundesländern [Henkel 1996]). In einer neueren Untersuchung ergab sich eine Alkoholismusrate (Mißbrauch und Abhängigkeit) von 63,5% (Reker u. Mitarb. 1997). In den USA war bei einer als repräsentativ angesehenen Stichprobe (Raum Los Angeles) mit 62,9% eine ähnlich hohe Rate von Alkoholabhängigen unter Wohnungslosen festgestellt worden (Koegel u. Burnem 1988).

2.4.3.3 Migranten

Flüchtlinge, Auswanderer, Gastarbeiter stehen als Migranten in der speziellen Situation, sich den meist neuen soziokulturellen Bedingungen zumindest zum Teil anzupassen. Das kann zu einem Verlust der ursprünglichen soziokulturellen Werte und zu allgemeiner Orientierungslosigkeit führen. Für die Bedeutung solcher Umweltbrüche („Umweltkontraste") sprechen eine Reihe von übereinstimmenden Ergebnissen empirischer Forschung (Renn u. Feser 1983, Köster u. Mitarb. 1978).

2.4.4 Makrosoziale Bedingungen

2.4.4.1 Soziokulturelle Einflüsse

Vor allem in älteren anthropologischen Untersuchungen wurde versucht, verschiedene Kulturen in einem ethnographischen Vergleich durch teilnehmende Beobachtungen des Untersuchers in qualitativer Weise zu charakterisieren.

Es lassen sich drei **soziale Grundeinstellungen** zum Alkoholkonsum unterscheiden (Bales 1946), die z.T. in Unterformen aufgeteilt werden können. Im Einzelfall sind nicht selten mehrere dieser Einstellungen vorhanden, wobei allerdings jeweils eine die führende darstellt:

- *Ritueller Konsum:* Das Trinken wird in ein bestimmtes Zeremoniell eingebaut, von der sakralen Handlung bis hin zu Trinkzeremonien bei offiziellen öffentlichen oder privaten Feiern (z.B. Vertragsabschlüssen, Jubiläen). Der Konsum unterliegt hier ausgesprochener sozialer Kontrolle.
- *Sozial-konvivialer Konsum:* Das Trinken vollzieht sich in gesellschaftlichem Rahmen, aber ohne strengen zeremoniellen Rahmen. Allerdings spielen gewisse tradierte Trinksitten eine wesentliche, wenn auch kaum streng formulierte Rolle, so daß eine soziale Kontrolle ebenfalls gegeben ist.
- *Utilitaristischer Konsum:* Das Trinken geschieht wegen des Geschmacks oder der (pharmakologischen) Wirkung (z.B. Angstreduktion, Sedierung, Enthemmung, Stimulation, Spannungsreduktion oder Machtbefriedigung). Diese Einstellung schließt auch hedonistische Ziele (Genuß wegen Wohlgeschmack und Steigerung des Lebensgenusses, Steigerung der sexuellen Aktivität) mit ein. Auch das Trinken als Selbstmedikation zur Verbesserung der gestörten Befindlichkeit ist hierzu zu rechnen. Der utilitaristische Konsum erfolgt meist allein, manchmal sogar heimlich. Eine soziale Kontrolle ist damit nicht verbunden, wird vielfach sogar ausdrücklich vermieden.

Ausgangspunkt für die soziologischen und anthropologischen Erklärungsversuche des Alkoholismus sind die **utilitaristischen Modelle**. Nach der alten strukturell-funktionalistischen Theorie (Bacon 1946, Bales 1946, Horton 1943/44) besteht die entscheidende Grundfunktion des Alkohols in seiner Spannungsreduktion. Die Trinkantwort der Gesellschaft hängt mit deren jeweiligem Angstpegel und umgekehrt mit der Gegenangst zusammen, die durch die unangenehmen Erfahrungen während und im Gefolge des Trinkens ausgelöst wird. Wesentlich ist die

Art der kulturbedingten Haltung gegenüber dem Trinken, insbesondere die Frage, ob sie eine Spannungsminderung zuläßt oder umgekehrt eine Angst davor erzeugt. Nicht minder wichtig sind eventuelle Ersatzbefriedigungen, die eine Kultur statt Alkohol zur Bewältigung von Angst und Spannungen anzubieten vermag. In anderen utilitaristischen Modellen wird, am Beispiel der Familie (Jackson u. Connor 1953), die Einbettung der Einstellungen und Intentionen des Trinkens in die sozialen Bedingungen betont. Besondere Bedeutung wird der Untersozialisation zugemessen, also den mangelnden Fähigkeiten des einzelnen, tragfähige Primär- und Sekundärbeziehungen herzustellen. Nach dem interaktionistischen Modell (Wieser 1972) laufen in den primären und sekundären Sozialprozessen der Alkoholiker gleichzeitig vor- und rückläufig spannungsreiche Interaktionen anomer (d. h. desintegrierender) und restruktiver (d. h. reintegrierender) Prozesse. Sie werden durch soziale Rollenkonflikte bedingt. Die anomen Sozialprozesse von Alkoholikerfamilien gehen entweder in Residualheilungen über oder enden in Desorganisation.

Zur Charakterisierung verschiedener Gesellschaften hinsichtlich des Alkoholkonsums hat Bales 1946 vier **Kulturformen** unterschieden:

- *Abstinenzkulturen:* Verbot jeglichen Alkoholgenusses,
- *Ambivalenzkulturen:* Konflikt zwischen koexistenten Wertstrukturen gegenüber Alkohol,
- *Permissivkulturen:* Billigung von Alkoholgenuß, Ablehnung von Trunkenheit und anderen pathologischen Erscheinungen des Alkoholkonsums,
- *Permissiv- (funktionsgestörte) Kulturen:* Billigung nicht nur des „normalen" Alkoholtrinkens, sondern auch des Exzesses.

Als Beispiele der Abstinenzkulturen können die islamische, buddhistische und hinduistische Kultur gelten. Sie spielen aber in unserem engeren Kulturkreis bislang keine Rolle. Anders verhält es sich mit dem zweiten Kulturkreis, der auf asketisch-puritanischen Auffassungen des englischen Protestantismus basiert, die in England, Kanada, in manchen skandinavischen Ländern und in den USA auch heute noch eine maßgebende Rolle spielen. Entsprechend der puritanischen Grundeinstellung der dortigen Gesellschaft gegenüber dem Alkohol ist der Alkoholvertrieb und -gebrauch verschiedenen Beschränkungen temporärer und lokaler Art unterworfen. Der Alkoholkonsum in der Öffentlichkeit tritt zurück gegenüber dem Verbrauch im kleinen Kreis. Man findet unter den Alkoholikern einen relativ hohen Anteil von Konflikttrinkern und süchtigen Trinkern mit Kontrollverlust. Dagegen tritt das gewohnheitsmäßige, kontinuierliche Trinken zurück. In den Kulturen, in denen ein hoher Grad von Verantwortung, Unabhängigkeit und Leistung gefordert wird und Abhängigkeitsbedürfnisse bestraft werden (wie im puritanisch-calvinistischen Kulturkreis), besteht eine Neigung zu häufigerer Trunkenheit oder zu hohem Alkoholkonsum (Pittman 1964).

In den Permissivkulturen ist die Bevölkerung seit der späten Kindheit an limitierten Alkoholkonsum gewöhnt. Der Alkoholkonsum ist meist auf bestimmte Situationen, besonders die Mahlzeiten, beschränkt. Als Prototyp galten die mediterranen Staaten. Die an vierter Stelle genannten Kulturen existieren in ihrer extremen Form eigentlich nirgends. Man kann aber verschiedene gemäßigte Unterformen unterscheiden: Man trifft z. B. in manchen osteuropäischen und südamerikanischen Ländern auf einen nach Quantität und Frequenz hohen Alkoholkonsum, der auch bis zu einem gewissen Grad Exzesse toleriert. Eine andere Unterform findet man in manchen ost- und nordeuropäischen Ländern: Bei relativ mäßigem Konsum im Alltag werden bei bestimmten Anlässen (z. B. Festen, kürzeren oder längeren Freizeitperioden) von bestimmten Bevölkerungsgruppen innerhalb kurzer Zeit große Alkoholmengen konsumiert mit dem sozial akzeptierten Ziel des Rausches.

Bemerkenswert ist übrigens, daß bei den Ambivalenzkulturen, aber auch bei funktionsgestörten Permissivkulturen früher der Gebrauch von Branntwein vorherrschte. In den letzten Jahren ist aber hier ein Trend zu verstärktem Konsum von Bier und Wein zu beobachten.

Alkoholkonsum und -mißbrauch sind innerhalb der genannten großen Kulturformen in bestimmten Subkulturen (z. T. als Ausdruck normativer Entfremdung) und zu bestimmten Zeiten des Jahres unterschiedlich. Trinkstil und soziale Akzeptanz können dann situationsentsprechend bzw. temporär der einer anderen Kulturform angenähert sein. Beispiele sind die Trinkfreudigkeit bestimmter (vor allem früherer) Studentenorganisationen oder die Alkoholgegnerschaft der früheren „Jugendbewegung" bzw. die situativ-temporär erhöhte soziale Akzeptanz erhöhten Alkoholkonsums (bis zum Exzeß) während des Faschings oder mancher Volksfeste.

Abschließend soll noch darauf hingewiesen werden, daß Werte, Normen und Traditionen nicht unmittelbar wirkende Faktoren sind, sondern Rahmenbedingungen, die individuellem Mißbrauch das Feld bereiten („kulturelles Substrat der Sucht") (Gundel 1980).

Hinsichtlich der **Religionszugehörigkeit** ist seit langem bekannt, daß Juden in den USA eine niedrige Rate von Alkoholismus aufweisen. Ob dafür die religiöse Bindung allgemein oder das rituell eingebundene Trinken als spezifischer Faktor verantwortlich ist, ist offen. Der Zusammenhang zwischen religiösem Engagement und Bindung einerseits und der Suchtentstehung und -bewältigung andererseits ist noch wenig empirisch untersucht. Personen mit konkreten religiösen Aktivitäten wiesen in einer US-Studie (König u. Mitarb. 1994) eine niedrigere Alkoholismusrate (Alkoholmißbrauch, Alkoholabhängigkeit nach DSM-III) auf, Personen mit mehr passiven Aktivitäten wie dem Hören oder Sehen von religiösen Sendungen zeigten dagegen eine höhere Alkoholismusrate. Ursächliche Zusammenhänge lassen sich aus den bisherigen epidemiologischen Untersuchungen nicht ableiten. Die Diskussion über den Zusammenhang von Sucht und religiösen Faktoren ist Teil der umfassenderen Annahme, daß religiöse Bindungen einen positiven Einfluß auf den gesamten Gesundheitszustand ausüben (König 1997). Eine Übertragung auf europäische Verhältnisse erscheint problematisch.

2.4.4.2 Soziale Schicht

Während man in früheren Jahrzehnten wahrscheinlich mit Recht von einer besonders starken Verbreitung des Alkoholismus in den unterprivilegierten sozialen Schichten sprechen konnte („Elendsalkoholismus"), dürfte jetzt, wenigstens in Mitteleuropa, der Alkoholismus in den oberen und untersten sozialen Schichten am meisten verbreitet sein, zumindest bei den Männern. Bei Frauen scheint der Alkoholismus in den höheren sozialen Schichten häufiger vorzukommen. Besonders bei Frauen zeigt sich in einer Repräsentativerhebung in den USA von 1990 (Midanik u. Room 1992) ein Zusammenhang zwischen sozioökonomischem Status (Index aus Einkommen, Beruf, Ausbildung u.a.) und der Höhe des Alkoholkonsums. Bei Jugendlichen vollzieht sich immer mehr eine Angleichung der Prozentzahlen der Alkoholgefährdeten zwischen den Sozialschichten (Bayerische Staatsministerien des Innern und für Arbeit und Sozialordnung 1982).

In den USA werden Unterschiede der Alkoholismushäufigkeit in den einzelnen sozialen Schichten beschrieben: So hat die unterste Sozialschicht die zweitniedrigste Alkoholismusrate, die oberste Sozialschicht die niedrigste, aber die höchste Zahl von Alkoholkonsumenten (Roebuck u. Kessler 1972). Tendenziell bestätigt sich dies auch in der Repräsentativerhebung 1990. Mit dem Ausbildungsniveau ergibt sich dort kein klarer Zusammenhang (Midanik u. Room 1996). Deutsche Untersuchungen (Feuerlein u. Küfner 1977, Wieser u. Feuerlein 1976) haben ergeben, daß die Häufigkeit des Alkoholismus am höchsten in der Gruppe der ungelernten Arbeiter und andererseits der Selbständigen, Unternehmer und Freiberufler ist.

Die Ursachen des Frauenalkoholismus (Vogt 1985) sind vieldimensional. Aus soziologischer Sicht dürfte der Wohlstandsgesellschaft eine wesentliche Bedeutung zukommen. Es wurde die Theorie aufgestellt (Gundel 1972), daß die Häufung des Alkoholismus bei den Frauen gehobener Schichten mit einer Rollenunterbelastung zusammenhängt. Es handelt sich dabei vorwiegend um Frauen, deren wirtschaftlichen Verhältnisse ihnen alle Bequemlichkeiten erlauben, die nicht berufstätig sind und außerdem ihre Gattenrolle durch Verwitwung oder Scheidung eingebüßt haben. Vielfach haben sie (derzeit oder von jeher) auch keine Mutteraufgaben. Dazu kommen weitere soziologische Faktoren, vor allem bei den Alkoholikerinnen unterer Sozialschichten, z. B. die Freudlosigkeit und Eintönigkeit industrieller Arbeit.

2.4.4.3 Gesetzliche Bedingungen

Die Produktion und der Vertrieb des Alkohols und damit das Angebot alkoholischer Getränke wird durch eine Vielzahl gesetzlicher Maßnahmen beeinflußt. Diese reichen von Gesetzen über die Ausschankzeiten bis hin zur totalen Alkoholprohibition. Generell läßt sich nach Edwards (1997) sagen, daß alle gesetzlichen Maßnahmen, die zu einer Reduktion des Angebots von Alkohol führen, auch zu einer Reduktion der alkoholbedingten Probleme beitragen. Das gilt nicht nur für Normalkonsumenten, sondern erstaunlicherweise auch für starke Trinker. Damit erscheint die Hypothese widerlegt, daß starker Alkoholkonsum mit solchen Maßnahmen nicht beeinflußt werden könnte. Eine wichtige Einschränkung besteht darin, daß kein Ausweichen, z. B. durch illegale Produktion von Alkohol, erfolgen kann. Dies wird im allgemeinen dann verhindert, wenn die breite Einstellung der Bevölkerung mit der jeweiligen Maßnahme übereinstimmt; andernfalls besteht die Tendenz zu privater, illegaler Alkoholproduktion.

2.4.4.4 Alkoholpreise, Alkoholsteuern

In skandinavischen und anderen Ländern liegen zahlreiche Erfahrungen mit dem Einfluß von Alkoholpreisen auf den Alkoholkonsum vor (Popham u. Mitarb. 1976, Ernst 1979, 1989). In Deutschland sind keine entsprechenden Untersuchungen bekannt. In der ökonomischen Theorie wurde der Begriff der Preiselastizität jeweils bezogen auf einen bestimmten Warenkonsum geprägt. Er gibt das Verhältnis des relativen Anstiegs bzw. der relativen Reduktion (bei einem Minuszeichen des Elastizitätskoeffizienten) zum relativen Preisanstieg bzw. zur relativen Preisreduzierung an. Die zugehörige Frage lautet: Wie groß ist die Veränderung des Konsums von Alkohol, wenn der Preis dafür um eine Einheit erhöht wird? Die Preiselastizität ist für verschiedene Getränke (Bier, Wein, Spirituosen) und für verschiedene Länder unterschiedlich (Edwards 1997). Für Deutschland wird in dieser Übersicht nur für Wein eine Preiselastizität von −0,38 (Labys 1976, zit. in Edwards 1997) angegeben. Das bedeutet, eine Erhöhung des Preises um 10 % hat eine Reduktion des

Weinkonsums um 3,8 % zur Folge. Für Bier und Spirituosen werden keine entsprechenden Preiselastizitätskoeffizienten für Deutschland genannt. Bezogen auf verschiedene andere Länder, sind im Durchschnitt die Preiselastizitätskoeffizienten für Spirituosen am höchsten und für Bier am niedrigsten, das heißt, der Verbrauch von Spirituosen reagiert am stärksten auf Preisänderungen.

2.4.4.5 Massenmedien, Werbung

Massenmedien können zur Werbung für alkoholische Getränke, aber auch für präventive Maßnahmen eingesetzt werden (s. 10.3.1). Wir beschränken uns hier auf den Aspekt der Werbung durch Massenmedien. Die Alkoholwerbung versucht, den Alkoholkonsum in positiver Weise in einen attraktiven Lebensstil einzupassen. Der Effekt von Alkoholwerbung in den Massenmedien auf den Alkoholkonsum ist wegen der Wechselwirkung mit zahlreichen anderen Faktoren schwer zu erfassen. Die verschiedenen Untersuchungsansätze lassen sich in folgender Weise strukturieren:

- experimentelle Untersuchungen über den Effekt der Alkoholwerbung auf den kurzfristigen Alkoholkonsum in der Untersuchungsgruppe,
- Zusammenhang zwischen den Ausgaben der Alkoholwerbung und dem Alkoholkonsum der untersuchten Population,
- Auswirkungen völliger Verbote der Alkoholwerbung in einem Land auf den Alkoholkonsum und die Alkoholfolgeschäden,
- Längsschnittuntersuchungen über die Auswirkungen der Alkoholwerbung auf den späteren Alkoholkonsum.

Die experimentell anspruchsvollsten Untersuchungen ergeben zwar nach Edwards (1997) nicht alle konsistente Ergebnisse, aber insgesamt zeigt sich ein leicht positiver Effekt der Alkoholwerbung auf den Alkoholkonsum. Die Ergebnisse hinsichtlich eines Zusammenhangs zwischen Ausgaben für Alkoholwerbung und dem Pro-Kopf-Alkoholkonsum sind nicht konsistent, vermutlich deshalb nicht, weil die Veränderungen der Ausgaben für Alkoholwerbung eher geringfügig sind. Deshalb erscheinen Untersuchungen über ein völliges Verbot der Alkoholwerbung aussagekräftiger. In einer Studie von Saffer (1991) über Verbote der Alkoholwerbung in verschiedenen Ländern konnte gezeigt werden, daß in Ländern mit einem Verbot der Werbung für Spirituosen 16 % weniger Alkohol getrunken wurde als in Ländern ohne ein solches Verbot. Länder mit einem Werbeverbot für Bier und Wein haben um 11 % weniger Alkohol konsumiert. Zwischen der Häufigkeit und dem Umfang der Alkoholwerbung und dem selbst berichteten Alkoholkonsum besteht eine positive Korrelation. Eine Kausalinterpretation lassen solche Untersuchungsergebnisse natürlich nicht zu. Insgesamt muß davon ausgegangen werden, daß die Alkoholwerbung einen kleinen Effekt auf den Alkoholkonsum ausübt.

2.4.4.6 Einflüsse der modernen Industriegesellschaft

Die moderne Industriegesellschaft weist neben den genannten sozialen Störungen wie Arbeitslosigkeit noch einige zusätzliche Charakteristika auf, die ebenfalls als soziale Störfaktoren wirksam werden können. Sie wurden vor allen Dingen für die Genese des jugendlichen Drogenkonsums dargestellt (Keup 1973), spielen aber sicher auch für die Soziogenese des Alkoholismus in der modernen Industriegesellschaft eine Rolle. Es handelt sich dabei um folgende vier Faktoren:

- Die technisch-organisatorische Umwelt ist u. a. gekennzeichnet durch starke Arbeitsteilung, Automation und Übertechnisierung. Als soziopsychologische Folgen werden u. a. die *Vermassung,* Anonymisierung, Delegation der Verantwortung auf große Trägergruppen genannt.
- Das *Überangebot* von Konsumgütern und Information führt zu Verwöhnung, Reizüberflutung mit nachfolgender Abstumpfung und zu mangelnder Fähigkeit zur Bewältigung des Konsums und der Information.
- Durch Wandel der Strukturen und Funktionen in den Primärgruppen, insbesondere der Familie, kommt es zu einem *Verlust der Bedeutung der Familie* mit fortschreitender Desintegration, zu einem Verlust der Traditionen. Dies führt zu einem Bindungsverlust, zu einer Rollenüber- und -unterbelastung der einzelnen Gruppenmitglieder.
- Aus der Emanzipation des einzelnen von Bindungen an Primär- und Sekundärgruppen bei häufig mangelnder „Mündigkeit" resultiert die *mangelnde Fähigkeit zur Bewältigung der Freiheit* und die Überbelastung mit Verantwortung. Die spezifische gesellschaftliche Konstellation (die Familie, Beruf, Wirtschaftslage usw. beeinflußt) ist durch das Fehlen allgemeingültiger Werte gekennzeichnet, was oft zu Gegensätzen in den Normen und Erwartungen führt (Wüthrich 1974). Sieht sich der Mensch in der sich schnell wandelnden, komplexen und widersprüchlichen Welt vor unlösbare Anpassungsaufgaben gestellt, so wird er die Situation durch Fluchtreaktionen (z. B. mit Hilfe von Alkohol) zu bewältigen versuchen. Nach dieser Hypothese von Wüthrich ist die Entwicklung von Techniken der Spannungsreduktion mit Hilfe von Alkohol (sofern dieser

kulturell als geeignetes Mittel dazu angesehen wird) um so wahrscheinlicher, je höher das Konfliktpotential in einer Gesellschaft (Repressivität und Rigidität) der Normenstruktur der sozialen Systeme ist.

Diese Charakteristika sind weithin bekannt, aber u. W. noch nicht in ihrer Bedeutung für die Entstehung des Alkoholismus ausreichend untersucht, so daß ihnen vorläufig der Charakter einer Arbeitshypothese zukommt.

2.5 Suchttheorien

2.5.1 Biologische Theorien

Alle Substanzen mit Abhängigkeitspotential (Opioide, Amphetamine, Cocain, Alkohol) aktivieren auf direktem oder indirektem Weg das **Belohnungssystem.** Alkohol scheint vorwiegend indirekt das Belohnungssystem zu beeinflussen. Gewisse direkte Alkoholeffekte (direkte Kontrolle der Dopaminausschüttung im Nucleus accumbens – Nucleus caudatus) werden allerdings nicht mehr ausgeschlossen. Des weiteren ist durchaus möglich, daß die Funktion von β-Endorphin durch Alkohol (akut und/oder chronisch) verändert wird (s. 2.2.6.3). Diese Wirkung könnte mit dem euphorisierenden Effekt des Alkohols zu tun haben. Eine wichtige Rolle in diesem Belohnungssystem spielt die Verknüpfung von Angst, Schmerz und Sucht, wobei die Endorphine und der Locus caeruleus maßgeblich beteiligt sind. Auch dem Gedächtnis kommt bei der biologischen Theorie der Sucht ein entscheiden der Stellenwert zu. Von dem endorhinalen Kortex, der im Schläfenlappen gelegen ist, ziehen Bahnen in den Hippokampus, der eine wichtige Rolle beim Zustandekommen von Gedächtnisleistungen spielt. Wenn erste Erfahrungen mit Drogenwirkungen engrammiert werden, dann werden alle im assoziativen Gedächtnis verknüpften Informationen zu potentiellen Auslösern einer erneuten Drogeneinnahme. Das alte Suchtverhalten liegt sozusagen abrufbar auf der Lauer (Böning 1989), was sich gut mit der klinischen Erfahrung der u. U. jahrzehntelangen Persistenz des der psychischen Abhängigkeit zuzuordnenden „Craving" verträgt. Es wird mit einer spezifischen Hypofunktion verschiedener Neurotransmittersysteme in Verbindung gebracht (Ollat u. Mitarb. 1988).

Tiermodelle (s. 2.3.4): Ausgangspunkt für die Annahme eines Belohnungssystems waren Selbstreizversuche von Tieren, die durch Elektrostimulation bestimmter Gehirnteile sich selbst belohnen konnten (Olds 1958, zit. in Jürgens 1978). Die Gehirnregion für diese Selbstreizversuche erstreckte sich vom Frontalhirn bis zum verlängerten Mark. Es zeigte sich eine weitgehende Übereinstimmung mit dem limbischen System (Rommelspacher 1992, 1996).

Bei der Suche nach einem Tiermodell der Sucht (meist mit Laborratten), wurden verschiedene Wege verfolgt:

- Entwicklung einer körperlichen Abhängigkeit,
- Inzuchtlinien von Tieren, die Alkohol präferieren,
- entsprechende Kontingenz- und Verstärkungspläne, so daß Tiere Alkohol zu sich nehmen,
- Möglichkeit der Wahl von Tieren zwischen verschiedenen alkoholfreien und alkoholhaltigen Flüssigkeiten über lange Zeiträume.

Nur der letzte Ansatz hat bislang bei Tieren zu Verhaltensweisen und Entwicklungsverläufen geführt, die als Abhängigkeit bezeichnet werden können. Bei diesem Tiermodell lassen sich nach Wolffgramm u. Hayne (1992) 4 Stadien unterscheiden:

- Kennenlernen der Substanz,
- kontrollierte Substanzaufnahme,
- gesteigerter Verbrauch der Substanz,
- Stadium der Verhaltensabhängigkeit.

Die Parallelen zur Abhängigkeit beim Menschen erscheinen interessant, sind aber noch nicht ausreichend erforscht und diskutiert (Wolffgramm 1996).

In anderen Tierversuchen konnte gezeigt werden, daß bestimmte Substanzen wie die Isochinoline bei Tieren eine Alkoholpräferenz auslösen können (Myers u. Melchior 1977), so daß die Annahme eines biologisch bedingten Suchtverlangens naheliegt. Dabei wird angenommen, daß Alkohol bzw. dessen Metaboliten auf die Bildung von Isochinolinen oder allgemeiner auf Alkaloide Einfluß nehmen.

Wechselwirkung von Alkohol und anderen Substanzen: Im Gegensatz zu den Opioiden gibt es für Alkohol keine speziellen Rezeptoren im ZNS. Zwischen Alkohol und Opioiden besteht keine Kreuztoleranz, d. h., Toleranzentwicklung gegenüber Alkohol bedeutet nicht Toleranzentwicklung gegenüber Opioiden und umgekehrt. Es gibt auch keine Kreuzsubstitutionswirkung (die Wirkung von Alkohol kann nicht durch Opioide ersetzt werden) (Wanke u. Täschner 1985). Belohnungsmodulatoren für Alkohol sind die Neurotransmitter Dopamin, Noradrenalin und im geringeren Umfang auch Serotonin sowie die Endorphine. Man nimmt an, daß Alkohol vorwiegend indirekt auf die Funktion der

β-Endorphine Einfluß nimmt und deren Wirkzeit verlängert (Endor-
phinhypothese) (Topel 1989, Spanagl u. Zieglgänsberger 1996).

Aus biologischer Sicht besteht die **Alkoholgefährdung** zum
einen in einer weniger ausgeprägten negativen Reaktion auf die Gabe
von Alkohol (keine so starken Symptome [z.B. Schwanken] einer Intoxikation wie bei Kontrollpersonen). Dem entspricht auch eine geringere
Amplitude (P300) bei ereigniskorrelierten Potentialen (Begleiter u. Porjesz 1988). Zum anderen wird eine größere positive Verstärkungswir-
kung von Alkohol angenommen, die sich beispielsweise aus bereits zi-
tierten Untersuchungen über die Auswirkungen von Alkohol auf die
α-Aktivität im EEG ergibt (Schuckit 1992) (s. auch 2.2.6.4).

2.5.2   Psychodynamische Theorieansätze

Sucht wird in psychoanalytischen Therapieansätzen als Symptom einer zugrundeliegenden Persönlichkeitsstörung angesehen.
Aspekte einer psychoanalytischen Theorie beziehen sich auf die Triebdynamik (Fixierung bzw. Regression auf die orale Thematik), auf die Objektbeziehungen (Beziehungen zu anderen und zu sich selbst) sowie auf
ichpsychologische Defizite, die als entscheidend für die Suchtentstehung angesehen werden. Die **Triebdynamik** steht bei älteren psychoanalytischen Theorieansätzen im Vordergrund. Das Alkoholverlangen
wird als Ausdruck der Regression auf orale Wünsche gesehen (Überblick
bei Lürßen 1974, Heigl u. Mitarb. 1993, Burian 1984, Rost 1987, Bilitza
1993).

Der Aspekt der **Objektbeziehungen** umfaßt sowohl die Beziehungen zu anderen Menschen einschließlich der verinnerlichten Bilder
und Vorstellungen als auch die Beziehung zu sich selbst. Das Suchtmittel
wird als Objektersatz, als Partialobjekt oder als Übergangsobjekt aufgefaßt (Bilitza u. Heigl-Evers 1993). Sucht steht in einem deutlichen Zusammenhang mit Problemen des Selbstwertgefühls, meist mit negativen Selbstwertgefühlen, die kompensatorisch mit Größenphantasien
verbunden sind. Diese können zu entsprechenden Enttäuschungen und
erneuten Minderwertigkeitsgefühlen führen. Probleme des Selbstbildes
werden in der Psychoanalyse hauptsächlich unter dem Begriff des Nar-
zißmus abgehandelt.

Ichpsychologische Defizite beziehen sich auf die Wahrnehmung, auf die Affekt- und Impulskontrolle (das Suchtmittel als Reizschutz gegen Angst, Schmerz, Depression), auf das Urteilsvermögen, auf
integrative und organisierende Fähigkeiten sowie auf die Über-Ich-
Struktur (Aßfalg u. Rothenbacher 1987). Dabei ergibt sich auch ein Bezug
zu Borderline-Störungen.

Psychogenetisch wird angenommen, daß es sich hauptsächlich um frühe Störungen handelt, wobei die Identitätsbildung (Selbstbild), die Entwicklung von Autonomie sowie die Entwicklung von Über-Ich-Funktionen (Kontrollfähigkeiten) gestört sind.

Ein psychodynamischer Bezugsrahmen für die Erklärung süchtigen Verhaltens ergibt sich aus den **Abhängigkeits-Autonomie-Konflikten** von Alkoholabhängigen. Blane (1968) beschreibt folgende psychodynamische Typen:

- Abhängigkeitstyp: Der Betroffene läßt sich treiben und steht zu seiner Sucht.
- Gegenabhängigkeitstyp: Er verleugnet die Problematik und seine Abhängigkeit und versucht den Suchtmittelgebrauch unter Kontrolle zu bringen.
- Abhängigkeits-Gegenabhängigkeits-Typ: Es kommt immer wieder zu einem Wechsel zwischen Phasen der Abhängigkeit und der Gegenabhängigkeit.

Davon ausgehend wurden zwei allgemeine Grundmotivationen menschlichen Verhaltens, nämlich Bindung und Autonomie, postuliert (Küfner 1989). Die Bindungsmotivation gliedert sich in einen mehr passiven Anteil der Abhängigkeitsbedürfnisse (Prototyp: Kind-Mutter-Beziehung [Bowlby 1969]) und einen aktiven Teil der Fürsorge für andere. Die Autonomiebedürfnisse beziehen sich einmal auf die innere Autonomie (Selbstbild, Impulskontrolle, Ichfunktionen) und auf die äußere Autonomie (Explorationsbedürfnisse, Macht, Einfluß auf andere). Phänomene des Suchtverhaltens wie Verleugnungstendenzen, die Bedeutung von Größenphantasien und die mangelnde Impulskontrolle u. a. lassen sich in dieses Modell als motivationales Bezugssystem besser einordnen (Küfner 1984 a). Zur Erklärung der Suchtentstehung sind allerdings spezifische Annahmen bezüglich der Drogenwirkung erforderlich.

2.5.3 Persönlichkeitsorientierte Theorieansätze

In empirischen Untersuchungen über **prämorbide Persönlichkeitsmerkmale,** insbesondere in Längsschnittstudien mit Jugendlichen, hat sich gezeigt, daß Impulsivität, Nonkonformität, Ablehnung sozialer Werte, antisoziales Verhalten und Hyperaktivität in Zusammenhang mit späterem Alkoholmißbrauch stehen (Cox 1987). Allerdings ist fraglich, ob bei allen späteren Fällen mit Alkoholproblemen solche Persönlichkeitsmerkmale auftreten. Auch wenn es keine einheitliche prämorbide Persönlichkeit gibt (Wanke 1987), so können die oben genannten Persönlichkeitsmerkmale dennoch für einen Teil der Abhängigen als charakteristisch angesehen werden. Zusammen mit der Annahme, daß der Alkoholkonsum zur Affektregulation dient und diese Persönlichkeitsmerkmale eine verstärkte Affektregulation erforderlich machen, ergibt sich ein theoretischer Erklärungsansatz (Cox 1987).

Cloninger u. Mitarb. (1988) unterscheiden 3 **Grunddimensionen der Persönlichkeit** bzw. des Verhaltens, die als Übergangsbereich zwischen biologischen und psychischen Faktoren angesehen werden können (s. auch 6.1):

- Neuigkeit suchendes Verhalten (novelty seeking),
- schadenvermeidendes Verhalten (harm avoidance),
- belohnungsabhängiges Verhalten (reward dependency).

Zwei verschiedene Konstellationen dieser drei Grunddimensionen werden für die Entwicklung von Alkoholismus unterschieden:

Typ I: mittlere bis niedrige Werte hinsichtlich Neuigkeiten suchenden Verhaltens; starke Vermeidungstendenz; starke Abhängigkeit von Belohnung;

Typ II: geringe Tendenz zur Schmerz- und Schadensvermeidung; geringe Abhängigkeit von Belohnungen; hohe Tendenz zu Neuigkeiten.

In einer eigenen Längsschnittstudie über Alkoholmißbrauch bei Jugendlichen sehen Cloninger u. Mitarb. (1988) ihr Konzept bestätigt. Unklar bleibt die Spezifität dieses Ansatzes für die Entwicklung der Sucht, da prinzipiell auch andere Störungen mit diesen drei Grunddimensionen erklärt werden können.

2.5.4 Verhaltenstheorien

Alkoholismus wird als gelerntes Verhalten betrachtet und unterliegt damit den gleichen Lernprinzipien wie jede andere Verhaltensstörung auch. Entsprechend der Entwicklung der Lerntheorien und der Verhaltenstherapie wurden deren grundlegende Prinzipien auch auf das Suchtverhalten übertragen (Ferstl u. Kraemer 1976, Marlatt u. Nathan 1978). Die ersten Alkoholerfahrungen erfolgen im Sinne eines Modelllernens (Bandura 1979) im sozialen Kontext der Familie oder in Gruppen von Gleichaltrigen. Unter der Alkoholwirkung kommt es allmählich zu einer Reihe von positiven, als entspannend und streßdämpfend oder auch als stimulierend und aktivierend erlebten Erfahrungen. Zur Erklärung der Folgen werden die beiden Lernprinzipien der klassischen und der operanten Konditionierung herangezogen.

Durch die Kontingenz mit positiven Erfahrungen wird Alkohol zum klassisch konditionierten Verstärker, dessen positive Valenz durch Gegenkonditionierung mit negativen Verstärkern oder mit dadurch inkompatiblen Reaktionsweisen, wie z.B. Entspannung, gelöscht bzw. zu einem negativen Verstärker umkonditioniert wird, beispielsweise im Rahmen von Aversionstherapien mit Elektroschock oder mit Emetika, die ein Erbrechen auslösen. Die kognitive Theorie erklärt die positive Valenz des Alkohols nicht durch klassische Konditionierung, sondern im Sinne einer Erfolgserwartungstheorie. Die erwartete Wirkung des Alkohols wird aufgrund zahlreicher experimenteller Untersuchungen als entscheidend angesehen (Marlatt u. Rohsenow 1980). Das Paradigma der operanten Konditionierung besteht hauptsächlich in der negativen Verstärkung des Alkoholkonsums durch Reduzierung aversiv erlebter Zustände und entspricht damit der Spannungs-Reduktions-Hypothese und dem Streßansatz (vgl. Pohorecky 1991). Die Situation und die Umstände des Konsums können als diskriminative Stimuli für Alkoholkonsum aufgefaßt werden. Es kommt aber auch zu einer positiven Verstärkung, zumindest in der Anfangsphase, wenn kleine Dosen von Alkohol zu einer allgemeinen Stimulierung und Aktivierung beitragen.

Zur **Erklärung mangelnder Kontrolle des Alkoholkonsums** wird angenommen, daß die diskriminativen Reize für negative Folgen des Alkoholkonsums nicht beachtet werden. Auf dieser Überlegung basieren z.B. Versuche, die Wahrnehmung der Blutalkoholkonzentration zu trainieren (Loviband u. Caddy, zit. in Miller 1976). Kurzfristig betrachtet steht die positive Alkoholwirkung im Vordergrund, langfristig die negative, so daß die positive Verstärkung des Alkoholkonsums überwiegt. Süchtiges Verhalten wird, wie andere Verhaltensstörungen auch, nach dem SORKC-Modell analysiert (Kanfer u. Saslow 1974) (S = Stimulus, O = Organismus, R = Reaktion, K = Konsequenz, C = Kontingenz) (s. auch 8.4.7.1). Dabei können einzelne Komponenten, z.B. die Reaktionen (R), unterschiedlich komplex gesehen werden (Revenstorf u. Metsch 1986, Petry 1993). Zumindest sollte zwischen affektiven, kognitiven und handlungsorientierten Reaktionen unterschieden werden.

Zentrale Bedeutung kommt dem **Streßkonzept** zu, das in engem Zusammenhang mit der Spannungsreduktionshypothese steht (Cappell u. Greely 1987). Unter sozialen Streßbedingungen erhöhen Alkoholiker ihren Alkoholkonsum, während sozial kontrollierte Trinker ihn reduzieren (Miller u. Mitarb. 1974, zit. in Revenstorf u. Metsch 1986, Sher 1987).

Mangelnde soziale Kompetenzen als Teil der Streßanfälligkeit können zu Streßsituationen verschiedenster Art beitragen, die wiederum durch Alkoholkonsum als den allgemeinen Problemlöser besser bewältigt werden können. Das Training sozialer Kompetenzen soll dazu beitragen, Problemsituationen mit besser angepaßten Alternativreaktionen zu bewältigen.

Der Zusammenhang zwischen Streß und Alkohol erfordert wegen der wechselseitigen Beeinflussung eine differenzierte Betrachtungsweise. Ein grundsätzliches Problem empirischer Untersuchungen zu diesem Thema besteht einmal in der theoretischen und konkreten Konzeption von Streßereignissen. Ansätze dazu sind beispielsweise Lebensereignislisten mit einer Belastungseinschätzung oder die Konzeption, Streß als Verlust sozialer Rollen (berufliche Rolle, soziale Beziehungen) zu verstehen (Brown u. Mitarb. 1990). Neben dem Streßereignis muß auf seiten des Betroffenen auch dessen Widerstandsfähigkeit bzw. Streßverletzlichkeit berücksichtigt werden. Außerdem wird in einigen empirischen Untersuchungen zwischen alkoholunabhängigen und alkoholabhängigen Streßereignissen unterschieden (Brown u. Mitarb. 1990). Alkoholunabhängige Streßereignisse treten bei Rückfälligen vor dem Rückfall häufiger auf als bei den Abstinenten im katamnestischen Zeitraum (30 vs. 16 % [Brown u. Mitarb. 1995]).

Das Suchtverlangen wird zum Teil durch konditionierte, subklinische Entzugserscheinungen (Ludwig u. Wikler 1974), zum Teil durch Erfolgserwartungen hinsichtlich der Alkoholwirkung in einer Streßsituation (Steigerung der subjektiven Kompetenz) erklärt. Bei der Toleranzentwicklung wird die Abhängigkeit der Alkoholwirkung von situativen Bedingungen empirisch belegt und als klassische Konditionierung verstanden.

Mangelnde subjektive Kompetenz (geringe Selbstwirksamkeitserwartung) zur Bewältigung von Streßsituationen wird als disponierender Faktor angesehen, und dieser Mangel werde durch die „Alkoholkompetenz" substituiert (Revenstorf u. Metsch 1986). Rückfälle werden hauptsächlich mit Streßsituationen in Zusammenhang gebracht. Mangelnde Streßbewältigung führt zu einem erneuten Rückgriff auf die „Alkoholkompetenz". Außerdem wird ein Abstinenzverletzungseffekt postuliert, der das Trinkverhalten verstärkt und aufrechterhält (Marlatt u. Gordon 1985).

Nach der **sozialkognitiven Lerntheorie von Marlatt** (1976, 1989) ist die Wahrscheinlichkeit für Alkoholkonsum in einer Situation abhängig von:

- der Höhe der erlebten Belastung,
- der Wahrnehmung eigener Kontrollmöglichkeiten,
- dem Verfügen über alternative Bewältigungsformen und entsprechende Kompetenzüberzeugungen,
- den Erwartungen von der Wirksamkeit des Alkohols als Bewältigungsstrategie,
- der Präsenz alkoholischer Getränke und bestehender sozialer Trinkzwänge.

Persönlichkeitsvariablen werden dabei nicht berücksichtigt. Die Kontrolle des Alkoholkonsums wird auch als **Problem der Selbstkontrolle** angesehen. Im Selbstregulationskonzept von Kanfer (1986) wird Alkoholismus allgemein als Störung der Selbstregulation aufgefaßt (s. auch Ruch u. Zimbardo 1974, zit. in Feser 1986). Kognitive Theorieansätze wie die Attributionstheorie stellen das Selbstwirksamkeitskonzept des Betroffenen in den Vordergrund.

Die **soziale Lerntheorie** des Alkoholismus stellt einen umfassenden Ansatz innerhalb der Verhaltenstheorien dar und hat ihren Schwerpunkt in der Interaktion mit sozialen Umfeldfaktoren. Sie bezieht Familien- und Peer-groups, Modellernen, Alkoholerwartungen, unterschiedliche Kompetenzen, Sozialisationsdefizite, situative Faktoren und biologische Faktoren der Alkoholwirkung mit ein (Abrams u. Niaura 1987). Die gegenwärtige Entwicklung ist durch einen sozialkognitiven Ansatz (Petry 1993 a, b) und durch Konzepte der Selbstregulation bestimmt.

2.5.5 Soziologische Theorien

Das Ziel dieser Theorieansätze sind nicht die Erklärung der Suchtentwicklung im Einzelfall, sondern makroanalytische Erklärungen für den epidemiologischen Alkoholkonsum in einer Population oder in sozialen Gruppen. Soziologische Theorien beziehen sich hauptsächlich auf folgende **Ausgangsfragen**:

– Welche Funktion und Aufgabe hat der Alkoholkonsum für die Funktionsfähigkeit bzw. für die soziale Integration einer Gesellschaft?
– Wie können unterschiedliche Alkoholkonsumgewohnheiten (Menge, Frequenz, Trinksitten) in verschiedenen Gesellschaften oder sozialen Schichten auf soziologischer Ebene (d. h. soziale Normen, Regeln, Wertvorstellungen und sozioökonomische Bedingungen) erklärt werden?
– Wie definiert eine Gesellschaft Alkoholkonsum und Alkoholmißbrauch im Hinblick auf soziale Normen und Wertvorstellungen?

In soziologischer Sicht wird Sucht als abweichendes Verhalten verstanden, dessen Feststellung wesentlich von den jeweiligen sozialen Normen und Regeln der Gesellschaft abhängig ist (Legnaro 1973, Schulz 1976).

Die **Rollentheorie von Winick** (1983) geht davon aus, daß Suchtmittelabhängigkeit dann gehäuft auftritt, wenn

- Suchtmittel verfügbar sind,
- soziale Normen und Konventionen bezüglich ihres Konsums nicht anerkannt werden und
- es zu Rollenüberforderungen oder zur Trennung von sozialen Rollen kommt.

Die Schwäche dieses Konzepts liegt in der mangelnden Konkretisierung der Rollen und ihrer Beziehungen. Ein Erklärungszusammenhang für konkretes Verhalten ergibt sich über die Annahme einer rollenbedingten Streßentwicklung und deren Bewältigung.

In **funktionalistischen bzw. utilitaristischen Ansätzen** steht die Frage der Funktion des Alkoholkonsums für die Gesellschaft im Vordergrund. Grundgedanke dabei ist, daß der Alkoholkonsum dem Abbau von Spannungen und Konflikten, aber auch dem Genußerleben in einer Gesellschaft dient und damit zur sozialen Integration beiträgt (s. 2.4.4.1). In den älteren kulturanthropologischen Analysen werden dazu vor allem Primitivgesellschaften miteinander verglichen (Horton 1943/44, Bacon 1946, Schulz 1976).

Soziogenetische Ansätze versuchen vom einzelnen mit seinen Intentionen und Interaktionen auszugehen. Wüthrich (1974) sieht ein Zusammenwirken von 1. einer unzureichenden Interaktionsfähigkeit, 2. einem gesellschaftlichen Konfliktpotential und 3. den Trinksitten einer Gesellschaft. Stimmer (1979) hat (aufgrund von Studien an männlichen Jugendlichen mit Gamma-Alkoholismus) ein Dreiphasenmodell entwickelt. Nach dem Labeling-Ansatz kann das Etikett „Alkoholiker" zu einer Reihe von abwertenden und einengenden Reaktionen durch soziale Bezugsgruppen und Institutionen führen. Dadurch wird der einzelne zusätzlich belastet und kann seine Rolle als Alkoholiker schlechter bewältigen. Die Folge sei erneuter Alkoholkonsum zur Streßbewältigung und schließlich kognitiv eine geringe Selbstwirksamkeitserwartung hinsichtlich der eigenen Kontrollfähigkeit bezüglich Alkohol. Außerdem reduziere das Etikett „Alkohol" die Eigenverantwortung und hemme die Selbstinitiative.

Der Schwerpunkt soziologischer Beiträge zur Sucht liegt auf der Angebotsseite (Renn 1988), vor allem die Verfügbarkeit von Alkohol in Abhängigkeit von gesetzlichen Regelungen bezüglich Herstellung und Verbrauch alkoholischer Getränke. Außerdem nimmt man an, daß allgemeine soziale Stressoren, z. B. durch Überbetonung des Leistungsprinzips oder durch Arbeitslosigkeit bzw. allgemeine Mängel der Arbeitsorganisation (vgl. z. B. Roman u. Trice 1976), zu einem verstärkten Alkoholkonsum beitragen können.

2.5.6 Theorieansätze aus entwicklungspsychologischer Perspektive

Verschiedene größere Längsschnittstudien zur Entwicklung des Drogenkonsums bei Jugendlichen haben eine eigenständige Theorieentwicklung angeregt, die in die klassischen Theorieansätze nicht eingeordnet werden kann (Sadara 1987). Dabei wird hinsichtlich der Bedingungsfaktoren zwischen legalen und illegalen Suchtmitteln häufig nicht mehr streng unterschieden. Allen gemeinsam ist eine mehr oder weniger differenzierte entwicklungspsychologische Perspektive. Außerdem sind sie als integrative Ansätze zu verstehen, zumindest bezüglich psychologischer und sozialer Faktoren, wobei allerdings biologische Variablen in der Regel ausgeklammert werden.

Psychosoziale Theorie des Problemverhaltens (Jessor u. Jessor 1977, Jessor 1982): Zur Struktur dieses Modells gehört das Persönlichkeitssystem mit den Subsystemen Motivation–Anregung (z. B. das Streben nach Unabhängigkeit, persönlichen Überzeugungen und internalisierter Kontrolle), das Umweltsystem (Freunde, Familie) und das Verhaltenssystem (Problemverhalten versus angepaßtes Verhalten). Die Phase der Adoleszenz ist durch den Beginn des Drogenkonsums charakterisiert und stellt einen Teil des Problemverhaltens von Jugendlichen dar. Der Beginn dieses problematischen Drogenverhaltens bzw. die Anfälligkeit des Jugendlichen steht in Zusammenhang mit einer geringeren Wertschätzung der Leistung, einem größeren Ausmaß sozialer Kritik, einer größeren Toleranz gegenüber devianten Verhaltensweisen, weniger elterlicher Kontrolle und Unterstützung, einem im Vergleich zu nicht Abhängigen größeren Einfluß von Freunden und speziell mit einem größeren Einfluß von Freunden auf den Drogengebrauch. Diese Zusammenhänge wurden in verschiedenen Analysen empirisch belegt.

Domain-Modell (Huba u. Bentler 1981 u. a.): Im Rahmen der Entwicklung von Strukturgleichungsmodellen mit latenten Variablen zur Erklärung des Suchtmittelgebrauchs bei Jugendlichen gehen die Autoren davon aus, daß der Drogenkonsum abhängig ist von Interaktionsprozessen zwischen vier Einflußbereichen:

- biologischen Faktoren (Genetik, Metabolismus des Alkohols),
- intrapersonalen Faktoren (z. B. mangelnde Selbstwertgefühle),
- interpersonalen Faktoren (z. B. Freunde, Familie),
- soziokulturellen Faktoren (Verfügbarkeit der Droge).

Das Besondere an diesem Modellansatz besteht in der konsequenten Operationalisierung in einem Meßmodell und der empirischen Überprüfung in Längsschnittuntersuchungen durch Strukturgleichungsmodelle im Sinne einer Kausalanalyse.

Umgang mit Drogen als Entwicklungsaufgabe: Die beiden Längsschnittuntersuchungen im deutschsprachigen Raum der Arbeitsgruppen von Hurrelmann (Hurrelmann u. Hesse 1991, Engel u. Hurrelmann 1989, Nordlohne u. Mitarb. 1989, Nordlohne 1992) und von Silbereisen (Silbereisen u. Eyferth 1985, Silbereisen u. Kastner 1985) gehen ebenfalls von einer entwicklungspsychologischen Perspektive aus. Das bedeutet, daß der Umgang mit Drogen im Rahmen der allgemeinen Entwicklungsaufgaben von Jugendlichen betrachtet wird. Zum Teil wird das Erlernen eines kontrollierten Umgangs mit Suchtmitteln auch als eigenständige Entwicklungsaufgabe verstanden.

2.5.7 Systemische Theorien

Man kann hier zwei Gruppen von **Theorieansätzen** unterscheiden:

- die systemisch-familientherapeutischen Theorieansätze (Schmidt 1988) und
- systemwissenschaftlich orientierte Theorieansätze, die in der Systemwissenschaft ein Instrument zu integrativer Theorieentwicklung sehen und die nicht primär therapeutisch orientiert sind (van Dijk 1983, Küfner 1981 b, Tretter u. Küfner 1992). Beispiel dafür ist die Annahme spezifischer „Teufelkreise" für Entstehung und Aufrechterhaltung der Sucht (Abb. 2.**2**, S. 17).

Zur Illustration systemisch-familientherapeutischen Vorgehens werden einige **Charakteristika des systemischen Ansatzes** zusammenfassend dargestellt (von Villiez 1986, Schmidt 1988): Das Suchtmittel ist demnach ein zentrales, organisierendes Prinzip für die Interaktionen und Aktivitäten in der Familie. Im Mittelpunkt steht die Frage, inwieweit durch die Auseinandersetzung mit dem Suchtverhalten und dessen Folgen die verschiedensten Familieninteraktionen beeinflußt werden. Das Suchtverhalten des Indexpatienten hat die Funktion, die Familienkohäsion zu stärken und bestehende Konflikte zu entschärfen. Auf den destruktiven Anteil des Suchtverhaltens muß die Familie reagieren, damit sie als Ganzes ihre Aufgaben, z. B. Gewährleistung der materiellen und emotionalen Sicherheit, weiterhin erfüllen kann. Das bedeutet, daß die einzelnen Familienmitglieder zunächst versuchen, das süchtige Verhalten zu kontrollieren und die negativen Folgen so gering wie möglich zu halten. Oder sie werden nach einigen Mißerfolgen versuchen, den Süchtigen aus der Familie auszugrenzen. Das Verhalten des Indexpatienten folgt den gleichen Spielregeln wie das der anderen Familienmitglieder auch. Damit wird gesagt, daß die Sucht keinen eigenständigen Prozeß mit speziellen Regeln darstellt. Schließlich wird angenommen, daß es nicht die typische Alkoholiker- oder allgemeiner die typische Suchtfamilie gibt. So heterogen die Persönlichkeiten der Süchtigen sind, so heterogen sind auch die Familien mit einem Abhängigen. Damit soll vor voreiligen Verallgemeinerungen bezüglich bestimmter Familienkonstellationen gewarnt werden.

3 Epidemiologie

3.1 Allgemeine und methodische Probleme

Epidemiologische Studien über den Alkoholkonsum und erst recht über die Häufigkeit (Prävalenz und Inzidenz*) von Mißbrauch und Abhängigkeit von Alkohol in einer Bevölkerung sind schwierig. Dies hat verschiedene Gründe.

Epidemiologen vertreten ein eindimensionales Modell des Alkoholgebrauchs bzw. -mißbrauchs. Das heißt, Alkoholmißbrauch gilt als eine Steigerung des Alkoholkonsums bis hin zum „schädlichen Gebrauch" bzw. Risikogebrauch. Das Abhängigkeitssyndrom gilt nur als ein „einzelner Aspekt im breiten Spektrum der alkoholinduzierten Schäden" (Lelbach 1995).

Man kann die *Prävalenz* des Alkoholismus in einer Bevölkerung auf indirekte und direkte Weise zu bestimmen versuchen. Die am häufigsten verwendete **indirekte Methode** geht von den Überlegungen aus, daß der Alkoholkonsum einer Bevölkerung mit dem Anteil des risikoreichen Konsums in einer berechenbaren Beziehung steht. Diese Auffassung gründet sich vor allem auf Studien des französischen Statistikers Ledermann (1956 a, b), der feststellte, daß „in einer homogenen Bevölkerung" die Verteilungskurve der konsumierten Alkoholmenge keine normale Verteilung darstellt, sondern einer log-normalen Wahrscheinlichkeitskurve entspricht. Der größte Teil des konsumierten Alkohols wird von einem relativ kleinen Teil der Bevölkerung getrunken. Darüber hinaus nahm Ledermann aber an, daß es eine feste Relation zwischen dem Durchschnittswert und der Varianz der Verteilung gibt. Daraus folgt, daß Veränderungen des Durchschnittsverbrauchs Veränderungen auf allen Ebenen des Verbrauchs einschließlich des „starken Trinkens" zur Folge haben. Das heißt, je höher der mittlere Konsum in einem Land,

---

* Unter Prävalenz versteht man die Prozentzahl der (untersuchten) Personen, bei denen ein bestimmtes Merkmal, hier Alkoholismus, vorhanden ist. Sie bezieht sich entweder auf einen Stichtag („Punktprävalenz"), auf eine kurze oder längere Periode (z.B. Monat oder Jahr) oder auf die Lebenszeit. Unter Inzidenz versteht man die Prozentzahl der Personen, die in einem bestimmten Zeitraum das Merkmal, z.B. eine bestimmte Krankheit (hier Alkoholismus), neu erworben haben oder erstmals als Merkmalsträger diagnostiziert wurden.

desto höher ist der prozentuale Anteil der starken Trinker und umgekehrt. Dieses Modell hat sich trotz verschiedener kritischer Einwände durchgesetzt und wird auch von der WHO vertreten. Allerdings ergeben sich dabei einige grundsätzliche Probleme: Die meisten Angaben über Alkoholverbrauch einer Bevölkerung verwenden den Begriff des **„Pro-Kopf-Verbrauchs"**. Das heißt, die pro Jahr konsumierten Alkoholmengen werden zu Vergleichszwecken meist auf den „Kopf der Bevölkerung" bezogen. Dabei wird stillschweigend davon ausgegangen, daß die Altersverteilung innerhalb der Bevölkerung in den verglichenen Ländern einigermaßen gleich sei. Dies ist in Europa im großen ganzen gegeben. Der Anteil der Bevölkerung, der für den Alkoholkonsum ganz überwiegend in Frage kommt, nämlich Jugendliche und Erwachsene (also Personen mit 15 und mehr Jahren), macht hier etwa 65–80% aus (Lelbach 1995). In vielen Entwicklungsländern ist aber die Altersverteilung anders. Wegen der höheren Geburtenziffern und der geringeren Lebenserwartung der Erwachsenen ist hier der Anteil der Personen mit 15 und mehr Jahren oft geringer.

Ein weiteres Problem sind dabei die **Mengenangaben** für Alkohol. In den angelsächsischen Ländern wird meist ein *„drink"* als Einheit der konsumierten Alkoholmenge angegeben. Darunter wird Unterschiedliches verstanden, z. B. in den USA 10–12 g (= 12,5–15 ml) reinen Alkohol entsprechend etwa 300 ml Bier oder eine einigermaßen äquivalente Menge Tischwein (100 ml) bzw. Schnaps (15 ml), in Großbritannien 8–9 g (s. Turner 1990). Aus solch vagen Angaben läßt sich verständlicherweise oft nur annähernd die tatsächlich konsumierte Alkoholmenge berechnen. In den übrigen Ländern werden Angaben über Alkoholverbrauch entweder in Volumenmaßen (ml) oder (meist) in Gewichtsmaßen (g) gemacht. Ein ml (Volumenprozent) Alkohol entspricht etwa 0,8 g Alkohol.

Eine spezielle indirekte statistische Methode zur Berechnung der Prävalenz des Alkoholismus basiert auf der Mortalitätsrate der Leberzirrhose (Jellinek 1942). Sie hat sich trotz verschiedentlicher Kritik als Methode für gesundheitspolitische Planungen bewährt.

Genauere Angaben über die Prävalenz (und Inzidenz) von Alkoholismus in der Bevölkerung lassen sich nur durch **direkte Methoden** gewinnen. Diese epidemiologischen Studien gehen von dem bimodalen Modell (Abhängigkeit vs. Mißbrauch bzw. schädlicher Gebrauch) aus, das auch entsprechend den klinischen Erfahrungen zur Grundlage der genannten Klassifikationsschemata geworden ist.

Sie erfordern Feldstudien an repräsentativen Stichproben der Bevölkerung. Meist wird versucht, die Menge und die Frequenz des Alkoholkonsums durch direkte Befragungen zu erfassen. Dabei scheinen die Angaben zur Alkoholmenge unzuverlässiger zu sein als die zur Frequenz (Kraus 1996). Zur Prävalenzschätzung des Alkoholmißbrauchs können Alkoholgefährdungsgrenzwerte (s. 7.2.1) verwendet werden. Manchmal werden auch spezielle diagnostische Erhebungsinstrumente angewandt (s. 7.3). Sie bedienen sich biologischer (z.B. biochemischer Tests) wie psychologischer (z.B. Fragebögen) Marker. Soweit sie die Mitarbeit des Probanden erfordern, besteht bei ihnen das Risiko der bewußten oder unbewußten, tendenzbedingten Verfälschung. Sie hängen u.a. mit der Tabuisierung des Alkoholismus zusammen (s. 8.1.3).

3.2   Alkoholkonsum in der Gesamtbevölkerung

Problematik der Berechnung: Der Alkoholkonsum der Gesamtbevölkerung wird im folgenden nach der indirekten Methode geschätzt, d.h. aufgrund des Pro-Kopf-Verbrauchs von Alkohol. Er kann in den verschiedenen Ländern je nach Trinksitten, sozioökonomischer und juristischer Situation sehr unterschiedlich sein. Deswegen ist es auch zu erheblichen Schwankungen innerhalb der letzten Jahrzehnte gekommen. Die Datengewinnung für internationale Statistiken ist schwierig. Die Angaben beruhen meist auf offiziellen Konsum- und Produktionszahlen. Dabei sind natürlich nicht die Verzerrungen berücksichtigt, die durch illegale Produktion, Schmuggel, Touristenkonsum usw. auftreten. Ein weiteres Problem sind die unterschiedlichen Berechnungsmodi der Alkoholgehalte von Bier, Wein/Sekt und Spirituosen (s. auch Hüllinghorst 1996).

Unterschiede nach Ländergruppen und Zeitraum: Bei einem Überblick über den Alkoholkonsum in den verschiedenen Ländern läßt sich u.a. folgendes erkennen:

– Man kann Gruppen von Ländern mit relativ hohem Verbrauch (10 l und mehr) von solchen mit mittlerem Konsum (5–10 l) und mit niedrigem Konsum (weniger als 5 l) unterscheiden. Die Länder mit hohem Konsum befinden sich meist in Mittel- und Südeuropa bzw. im Bereich romanischer Sprachen.
– In den letzten 14 Jahren haben sich bemerkenswerte Veränderungen im Alkoholkonsum ergeben: Einige Länder mit traditionell hohem Verbrauch konnten ihren Konsum erheblich reduzieren (z.B. Frankreich, Italien, Spanien), manche sogar die Spitzengruppe verlassen (z.B. Argentinien); andere Länder mit ursprünglich niedrigem Verbrauch haben ihren Konsum prozentual erheblich gesteigert (z.B. Japan), blieben aber noch in den Gruppen mit niedrigem (absoluten) Konsum (Tab. 3.**1**).

Tabelle 3.**1** Rangfolge ausgewählter Länder beim Pro-Kopf-Konsum an Alkohol 1993 und bei dessen Änderung 1980 – 1993 (aus Jahrbuch Sucht 1996)

Land	Alkohol-Pro-Kopf-Konsum (l)	Land	Änderung 1980 – 1993 (%)	
Deutschland	**11,5**	Südafrika	+	32,4
Frankreich	11,5	Japan	+	22,2
Österreich	10,5	Türkei	+	14,3
Portugal	10,4	Dänemark	+	9,9
Ungarn	10,2	Finnland	+	7,9
Dänemark	10,0	Großbritannien		0,0
Schweiz	10,0	Uruguay		0,0
Spanien	10,0	Österreich	–	4,5
Belgien	9,1	Bulgarien	–	4,6
Tschech. Rep.	8,9	Portugal	–	5,5
Italien	8,6	Tschech. Rep.	–	7,3
Bulgarien	8,3	Schweiz	–	7,4
Niederlande	7,9	**Deutschland**	**–**	**8,0**
Australien	7,5	Niederlande	–	11,2
Argentinien	7,4	Ungarn	–	13,6
Großbritannien	7,3	Belgien	–	15,7
Neuseeland	7,3	USA	–	17,1
Finnland	6,8	Australien	–	22,7
USA	6,8	Frankreich	–	22,8
Japan	6,6	Neuseeland	–	24,0
Polen	6,3	Spanien	–	26,5
Uruguay	6,1	Polen	–	27,6
Südafrika	4,1	Italien	–	33,8
Türkei	0,8	Argentinien	–	36,2

3.2.1   Alkoholkonsum im internationalen Vergleich

Allerdings fehlen in der Übersicht wichtige große Länder, vor allem die Nachfolgestaaten der ehemaligen Sowjetunion, China, ferner die meisten Länder Afrikas und Asiens. Über den Alkoholkonsum in der ehemaligen Sowjetunion liegen folgende Daten (Pro-Kopf-Verbrauch) aus dem Jahr 1980 vor: Bier 23,0 l, Wein 12,1 l, Spirituosen 8,2 l (Horn 1989). Über die weitere Entwicklung des Alkoholkonsums in den Nachfolgestaaten der ehemaligen Sowjetunion liegen nur wenige verläßliche Angaben vor, ebenso über die Situation in der Volksrepublik China. Aus einer Graphik über die Bierproduktion von 1970 bis 1981 geht hervor, daß sie in diesen Jahren von etwa 1 Million hl auf das 5fache angestiegen ist. Für andere Länder Asiens und Afrikas gibt es Verbrauchszahlen (näheres s. Lelbach 1995). Es zeigt sich, daß auch dort in den letzten Jahren ein erheblicher Verbrauchszuwachs, vor allem von Bier, eingetreten ist. Allerdings ist hier zu bedenken, daß in vielen, vor allem afrikanischen Ländern der Konsum selbst hergstellter alkoholischer Getränke eine alte Tradition hat, der aber schwer statistisch zu erfassen ist.

3.2.2 Alkoholkonsum in deutschsprachigen Ländern

(Jahrbuch Sucht '97, Uhl u. Springer 1996, Gmel u. Schmid 1996). Im Folgenden soll über die Ergebnisse direkter Erfassungen berichtet werden.

Prozentuale Konsumentenverteilung und Verbrauchsentwicklung insgesamt: Die erste umfassende Studie in Deutschland nach dem 2. Weltkrieg (alte Bundesländer) stammt aus dem Jahr 1968 (Wieser 1972). Sie zeigte, daß unter der erwachsenen Bevölkerung etwa 5 % total abstinent lebten, etwa 20 % nur unter sozialem Druck Alkohol konsumierten, 30 – 35 % häufig geringe Mengen Alkohol tranken. Hingegen tranken 5 % täglich mindestens 100 ml Alkohol (umgerechnet) täglich, 0,75 % täglich mehr als 200 ml Alkohol. Man kommt also auch aufgrund dieser Studien zu einer Bestätigung der Ledermannschen Theorien, nämlich daß die große Masse der Bevölkerung relativ wenig Alkohol trinkt, während der Prozentsatz der starken Alkoholkonsumenten relativ klein ist. Diese Ergebnisse gelten auch für andere Länder vergleichbarer Struktur (z. B. für die Schweiz und Österreich).

Tab. 3.2 zeigt einen Überblick über die Entwicklung des Verbrauchs alkoholischer Getränke in den Jahren seit 1950. Der Konsum aller Getränkegruppen in den letzten 45 Jahren hat sich von einem (nachkriegsbedingten) sehr niedrigen Stand auf ein sehr hohes Niveau gesteigert. Der leichte Konsumrückgang in den letzten Jahren erstreckt sich auf alle Gruppen alkoholischer Getränke.

Tabelle 3.2 Verbrauch alkoholischer Getränke in Deutschland 1950 – 1995 (bis 1990: alte Bundesländer) (aus Jahrbuch Sucht '97)

	1950	1960	1970	1980	1990	1995
Bier	36,5	95,3	141,1	145,9	142,7	137,7
Wein	4,7	10,8	15,3	21,4	22,0	17,4
Sekt			1,9	4,4	5,1	4,8
Spirituosen	2,5	4,9	6,8	8,0	6,2	6,5
insgesamt reiner Alkohol (umgerechnet)	3,3	7,8	11,4	12,5	11,9	11,2

Ein jährlicher **pro-Kopf-Konsum** von 11,2 l reinen Alkohols bedeutet einen durchschnittlichen täglichen Konsum von 30,7 g. Läßt man die Kinder unter 15 Jahren unberücksichtigt, so errechnet sich ein Pro-Kopf-Konsum von 13,41 l und ein täglicher Konsum von 36,7 g (Hüllinghorst 1996). Der Alkoholkonsum verteilt sich auf die verschiedenen Gruppen alkoholischer Getränke sehr unterschiedlich, offenbar abhängig von verschiedenen Faktoren wie Lebensalter, sozial und regional unterschiedlichen Trinktraditionen, modischen Einflüssen usw. Da bis zum 15. Lebensjahr kein oder nur sehr wenig Alkohol konsumiert wird, ist es sinnvoller, den Jahresverbrauch nur auf die *Einwohner ab 15 Jahre* zu beziehen. Daraus ergibt sich ein Alkoholkonsum von *durchschnittlich 33,7 g* (für 1992) (Diehl 1995).

Bemerkenswert ist, daß der Pro-Kopf-Verbrauch von Alkohol vor etwa 100 Jahren schon fast so hoch war wie in den letzten Jahrzehnten. So betrug er in den Jahren 1875 – 1879 10 l, in den Jahren 1975 – 1979 etwa 11,5 l (Weber u. Keßler 1987).

In *Österreich* ist der Alkoholkonsum von 1955 bis Anfang der 70er Jahre angestiegen und blieb bis Anfang der 90er Jahre auf konstantem Niveau von etwa 10 l (pro Kopf). Dann kam es vorübergehend zu einer „Trendwende" mit einem Rückgang auf etwas mehr als 8 l. 1992 lag der Pro-Kopf-Verbrauch wieder bei 10,3 l. Diese verteilen sich folgendermaßen: 12,5 % Spirituosen, 33 % Wein, 54,5 % Bier. Nicht berücksichtigt ist dabei der „Most"-Konsum, der auf etwa 4 – 6 % der konsumierten Alkoholmenge geschätzt wird (Uhl u. Springer 1996).

In der **Schweiz** sank der Alkoholkonsum in den Jahren 1980 – 1993 von 13,5 l auf 10 l. Davon entfielen 50 % auf Wein und 31 % auf Bier. Nach einer Befragung (1992/93) tranken 26 % der Männer bzw. 55 % der Frauen (fast) nie Alkohol, 29 % der Männer bzw. 11 % der Frauen tranken täglich Alkohol. 3 – 4 % der Bevölkerung tranken mehr als 40 g Alkohol täglich (Gmel u. Schmid 1996).

Vergleich von alten und neuen Bundesländern: Die Konsumgewohnheiten sind aber teilweise in den alten und neuen Bundesländern unterschiedlich. Abb. 3.**1** zeigt, daß der Alkoholverbrauch in Gesamtdeutschland etwa zur Hälfte auf das Konto des Bieres geht, während beim Wein- und Schnapskonsum deutliche Unterschiede zwischen den alten und neuen Bundesländern bestehen: Der Alkoholverbrauch aufgrund des Weinkonsums ist in den alten Bundesländern fast doppelt so hoch wie in den neuen Bundesländern, während er sich in Ostdeutschland zu mehr als einem Drittel auf Spirituosen bezieht, in Westdeutschland aber nur zu etwa einem Fünftel.

Geschlechtsverteilung: Der Alkoholverbrauch ist generell bei *Männern höher als bei Frauen.* Auch hier bestehen offenbar (nach den

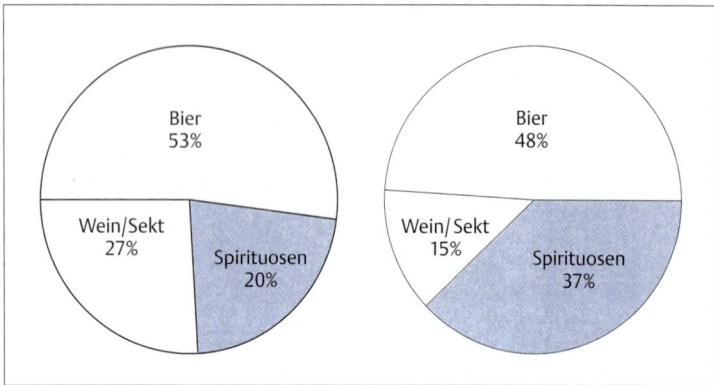

Abb. 3.**1** Zusammensetzung des deutschen Alkoholkonsums in Ost (rechts) und West (links) nach Getränkearten 1993 (nach IFO-Institut München, eigenen Berechnungen und DSH-Jahrbuch 1997).

Zahlen von 1995) Unterschiede zwischen den alten und den neuen Bundesländern, jedenfalls bei Männern. Der durchschnittliche tägliche Alkoholkonsum betrug bei ihnen 31 g (alte Bundesländer) bzw. 37 g (neue Bundesländer). Bei Frauen lagen die Verbrauchszahlen gleich (15 g). Auch bei Zahlen der Abstinenten gab es Unterschiede in den alten bzw. neuen Bundesländern: 16 % bzw. 13 % der Männer und 30 % bzw. 21 % der Frauen tranken überhaupt keinen Alkohol! Geht man von den derzeit häufig diskutierten „Grenzwerten" (gesundheitlich harmlosen bzw. gefährdenden täglichen Alkoholkonsums) von 40 g für Männer und 20 g für Frauen aus (s. 7.2.1), so findet man, daß 15 % bzw. 20,5 % der Männer und 10 % bzw. 10,5 % der Frauen diese Werte überschreiten. (Bei einer Telephonbefragung einer repräsentativen Stichprobe von 18–59jährigen Personen 1994 [Herbst 1996] ergaben sich niedrigere Werte: Männer 8,2 % bzw. 18,6 %, Frauen 7,5 % bzw. 9,8 %.) In Österreich waren 18 % (29 % der Männer und 8 % der Frauen) als alkoholgefährdet im Sinne der o. g. Definition zu bezeichnen (Uhl u. Springer 1996) (Grenzwerte 60 g bzw. 40 g). Nach einer Fragebogenuntersuchung, die im Rahmen der Deutschen Kreislaufpräventionsstudie in den alten Bundesländern 1984 und 1988 durchgeführt wurde, zeigte sich, daß der Konsum von Bier und Schnaps 1988 gegenüber 1984 leicht gesunken ist. Determinanten für überdurchschnittlichen Alkoholkonsum (4 und mehr Drinks pro Tag) waren männliches Geschlecht, Alter zwischen 40 und 49 Jahren sowie niedriges Einkommen und niedrige Ausbildung. Frauen im Alter zwischen 40 und 49 Jahren sind gegenüber jüngeren Frauen überdurchschnittlich gefährdet (Bloomfield u. Mitarb. 1996).

3.3   Mißbrauch und Abhängigkeit von Alkohol

3.3.1   Allgemeine Daten

Für *Deutschland* wurde für 1996 die Gesamtzahl der behandlungsbedürftigen alkoholkranken Personen auf etwa 2,5 Milllionen geschätzt (Hüllinghorst 1996). Diese Zahl dürfte aber wohl zu niedrig sein. Bei der Münchner Follow-up-Studie (Bronisch u. Wittchen 1992), die an einer Stichprobe (n = 455) der alten Bundesländer in den 70er und 80er Jahren durchgeführt wurde und Parameter der DSM-III, der ICD-8 bzw. 9 sowie den S-Teil des MALT (Münchner Alkoholismustest) (Feuerlein u. Küfner 1989) verwendete, ergab sich, daß 13 % der erwachsenen Bevölkerung (25 – 64 Jahre) die Kriterien für eine Lebensprävalenz des Alkoholmißbrauchs erfüllten (21 % der Männer, 5,1 % der Frauen), wobei die Prävalenzzahlen in der jüngeren Altersgruppe (25 – 44 Jahre) bei Männern (18,6 %) und Frauen (2,9 %) deutlich niedriger lagen als in der höheren Altersgruppe (45 – 64 Jahre): Männer 23,9 %, Frauen 7,7 %. Jedoch erfüllten nur 1,3 % der Männer und 0,9 % der Frauen die Kriterien (DSM-III) der 6-Monats-Punktprävalenz für Alkoholmißbrauch bzw. -abhängigkeit. Der durchschnittliche Beginn der Alkoholabhängigkeit lag im Alter von 30 Jahren. Aus älteren Erhebungen (Feldstudie in ländlichen Gemeinden Oberbayerns in den 70er Jahren an 1668 Probanden im Alter von 15 und mehr Jahren) ergab sich eine (Punkt-)Prävalenz des „Alkoholismus" von 4,6 % (bei Männern über 20 Jahre) (Dilling u. Weyerer 1984). Diese Stichprobe wurde zwischen 1980 und 1985 (unter Anwendung von standardisierten diagnostischen Interviews, vor allem des Goldberg-Interviews) nachuntersucht, „wobei die Befragung über Alkoholprobleme erheblich ausführlicher war". Die (Punkt-)Prävalenzrate für behandlungsbedürftige alkoholabhängige Männer betrug 8,9 %, für Frauen 0,4 % (Fichter 1990). Als Beispiel für die Verhältnisse in anderen Ländern seien die USA erwähnt. Dort wurden in den letzten Jahren 52 % der Erwachsenen als „current drinkers" identifiziert; 9 % erfüllten die Kriterien des DSM-IV für Alkoholmißbrauch bzw. -abhängigkeit (Grant 1994). Bemerkenswert ist allerdings auch, daß 34 % der Erwachsenenbevölkerung als „lebenslang abstinent" bezeichnet wurden (Dawson u. Mitarb. 1995).

3.3.2   Altersgruppen

Alkoholmißbrauch und -abhängigkeit finden sich am häufigsten in den **mittleren Altersgruppen.** Einen Überblick über die Altersverteilung der Alkoholiker in Deutschland gibt die EBIS-Statistik 1994 über ambulante Beratungsstellen (Tauscher u. Mitarb. 1995) (Tab. 3.**3**).

Tabelle 3.**3**   Altersverteilung (%) der 1994 in Beratungsstellen erschienenen Alkoholiker (EBIS-Statistik)

Alter	Abhängigkeit		Schädlicher Gebrauch	
	Männer	**Frauen**	**Männer**	**Frauen**
< 18	0,1	0,1	1,3	3,8
18 – 19	0,4	0,4	2,6	3,5
20 – 24	2,9	2,0	11,6	8,1
25 – 29	8,8	6,2	18,1	14,1
30 – 39	34,7	30,6	31,9	32,2
40 – 49	30,6	32,7	19,3	22,5
50 – 59	19,0	22,8	12,4	12,0
> 60	3,3	4,7	2,6	3,4
unbekannt	0,2	0,4	0,2	0,4
Summe 25 – 59	93,1	92,3	81,7	80,8

Eine ähnliche Häufung in den mittleren Altersgruppen geht auch aus den Aufnahmestatistiken der stationären Einrichtungen hervor. Des weiteren zeigt sich, daß der „schädliche Gebrauch" in der Jugend und im frühen Erwachsenenalter häufiger ist als im mittleren und höheren Alter.

3.3.2.1 Jugendliche

Gesamtzahl und Geschlechtsverteilung: Die Zahl der Jugendlichen, die in Beratungsstellen betreut werden, ist relativ niedrig: Die unter 20jährigen machen weniger als 10 % aus, wobei die Personen mit schädlichem Gebrauch gegenüber den Abhängigen in der Minderzahl sind. Des weiteren fällt auf, daß bei den weiblichen Jugendlichen die Prozentzahl der Personen mit schädlichem Gebrauch höher ist als bei den männlichen Jugendlichen: bei Frauen unter 20 Jahren 7,3 %, bei gleichaltrigen männlichen Jugendlichen 3,9 %. Die Prozentzahl der Abhängigen ist bei beiden Geschlechtern dieser Altersgruppe verschwindend klein (0,5 %). Die Prozentzahl der Jugendlichen, die als abstinent einzustufen waren, nahm entsprechend zwischen 1976 und 1986 erheblich zu: von 19 % auf 42 %. Bei den 12 – 16jährigen gaben 60 % an, noch nie bzw. höchstens einen Schluck Alkohol getrunken zu haben, wobei sich keine Unterschiede zwischen den Geschlechtern und zwischen Haupt- bzw. Gymnasialschülern ergaben. Bei späteren Untersuchungen zeigten sich aber beträchtliche Geschlechtsunterschiede (Niedersächsische Jugendstudie von 1990/91, zit. nach Michels 1996). Von den 18 – 20jährigen männlichen Jugendlichen gaben 16 %, von den weiblichen Jugendlichen gleicher Altersstufe 42 % an, „fast nie oder nie" Alkohol zu trinken. Bei den Altersgruppen der 18 – 20jährigen findet man einen Konsum von über 40 g bzw. 20 g täglich bei 2,4 % der Männer und 3,4 % der Frauen, bei den 21 – 24jährigen jedoch umgekehrt mehr bei den Männern als den Frauen: 7,3 % vs. 2,9 % (Herbst 1996).

Konsumbeginn und Gebrauch anderer Drogen: Der *Beginn des Alkoholkonsums* („Alkoholmündigkeit") liegt im Durchschnitt zwischen 12 und 14 Jahren (Nordlohne u. Mitarb. 1993). Er scheint sich nach letzten Untersuchungen (Czekay u. Kolip 1996) in den letzten Jahren etwas nach vorn zu verschieben. Bei frühem Beginn des Alkoholmißbrauchs kommt es im Vergleich zu späterem Beginn offenbar wesentlich rascher zur Entwicklung einer Abhängigkeit (Michels 1996). Alkoholgefährdete Jugendliche konsumieren häufiger auch andere Drogen als andere Jugendliche. So ist nach einer früheren bayerischen Untersuchung die Zahl derer, die sich in einem drogennahen Milieu aufhalten, bei ihnen größer (53 % vs. 27 %).

Bevorzugte Getränke: Bier ist seit Jahrzehnten das von Jugendlichen bevorzugte Getränk, während die Häufigkeit des Konsums von Wein und Spirituosen im Trinkverhalten der Jugendlichen (bis 25 Jahre) zurückgeht (Erhebungen der Bundeszentrale für gesundheitliche Aufklärung, BZgA) (Abb. 3.2).
Eine nicht unerhebliche Rolle spielen bei ihnen aber alkoholhaltige Mixgetränke, vor allem bei männlichen Jugendlichen in den neuen Bundesländern (11 % vs. 19 % mindestens einmal wöchentlich).

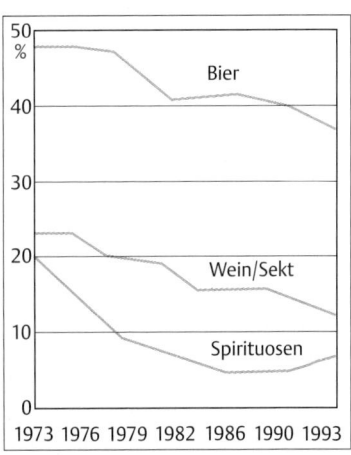

Abb. 3.**2**   Konsumhäufigkeit alkoholischer Getränke (mindestens einmal in der Woche) bei 14 – 25jährigen in den alten Bundesländern (aus Hüllinghorst in Jahrbuch Sucht 1996. Neuland, Geesthacht 1995).

3.3.2.2 Höheres Lebensalter

Eine allgemeinverbindliche Festlegung der Altersgrenzen zur Definition der älteren Personen mit Alkoholproblemen gibt es bisher nicht. Sie ist auch von der jeweiligen Fragestellung abhängig.

Gesamtzahlen und Geschlechtsverteilung: Je nach Art der Untersuchung (Feldstudien, Langzeitstudien, klinische Studien) und nach der Definition des „höheren Lebensalters" ergeben sich unterschiedliche Prävalenzraten (Bloke 1990, Osgood u. Mitarb. 1995, zit. nach Grohe 1996). Aus fast allen Untersuchungen geht aber hervor, daß Menschen des höheren Lebensalters, besonders solche über 60 Jahre, weniger Alkohol trinken als Personen in mittlerem Lebensalter. In Deutschland (alte Bundesländer) ergab sich bei einer Studie der BZgA von 1984 ein wöchentlicher Alkoholverbrauch von mehr als 280 g bei 11 % der 60–69jährigen, dagegen nur bei 7 % der Personen mit 70 und mehr Jahren. Auch war der Prozentsatz der Abstinenten (oder fast abstinent lebenden) bei den höheren Altersklassen deutlich höher als bei jüngeren Personen: 41 % bei den 60–69jährigen, 52 % bei den Personen mit 70 und mehr Jahren (gegenüber 28 % bei den 40–49jährigen). Bei den o. g. oberbayerischen Felduntersuchungen über Alkoholismus zeigte sich, daß 3,3 % der Männer und weniger als 1 % der Frauen mit 64 und mehr Jahren einen behandlungsbedürftigen Alkoholismus aufwiesen. Der Anteil der 50–59jährigen mit schädlichem Gebrauch oder Abhängigkeit von Alkohol betrug 1995 in den Suchtberatungsstellen 19,8 %, der Personen mit 60 und mehr Jahren 6,2 % (EBIS-Dokumentation, Tauscher u. Mitarb. 1996). Aus dem Ausland werden ähnliche Verhältnisse berichtet, z. B. den USA (Myers u. Mitarb. 1984). Dort liegt der Prozentsatz der Personen (65 und mehr Jahre) mit Alkoholmißbrauch bzw. -abhängigkeit bei den Männern bei 3,0–3,7 %, bei den Frauen bei 0,0–0,7 %. Nach neueren Untersuchungen aus den USA (Atkinson 1990, zit. nach Mundle u. Mitarb. 1997) betreiben dort 10–20 % der Männer und bis zu 10 % der Frauen über 60 Jahre einen „überhöhten Alkoholkonsum".

Aus anderen Ländern wird über höhere Zahlen berichtet. In Frankreich sollen 14 % der Personen mit 65 und mehr Jahren von Alkohol abhängig sein, wobei das Verhältnis Männer : Frauen 1,3 : 1 beträgt (Ades u. Lajoyeux 1994).

Klinik- und Heiminsassen: Die Zahl der in *Suchtfachkliniken* behandelten Alkoholiker mit 60 und mehr Jahren ist sehr klein: unter 1 % (Näheres s. Feuerlein 1995). In *psychiatrischen Landeskrankenhäusern* ist der Prozentsatz offenbar höher: 8 % (Lotze 1991, zit. nach Grohe 1996). Ältere Alkoholiker weisen gegenüber Personen gleicher Altersstufe der Gesamtbevölkerung eine höhere Morbidität auf (Hurt u. Mitarb. 1988).

Unter Patienten von *Allgemeinkrankenhäusern* ist der Anteil der älteren Alkoholiker geringer als bei jüngeren Patienten. In einem Lübecker Allgemeinkrankenhaus fanden sich unter Patienten mit 65 und mehr Jahren 3,1 % Alkoholabhängige und 0,4 % Alkoholmißbraucher. Die Prävalenz sank in Altersgruppen mit 70 und mehr Jahren zunehmend ab. Die Ausschöpfungsquote war allerdings gering (etwa 50 % [Botzet u. Mitarb. 1996]). Über Alkoholismus bei Bewohnern von *Altersheimen* gibt es widersprüchliche Untersuchungsergebnisse. Während in älteren Studien aus den USA und Kopenhagen die „Alkoholismusprävalenz unter alten Menschen" auf 10 – 20 % geschätzt wurde, kommen Erhebungen in nordwestdeutschen Heimen auf 5 % Alkoholgefährdete (Schmitz-Moormann 1992). Als **auslösende Bedingungen** für den Alkoholismus im höheren Alter werden vor allem belastende Verluste persönlicher Kompetenzen und von Bezugspersonen, ferner Streß, „erlernte Hilflosigkeit", Depression und Vereinsamung diskutiert (Osgood u. Mitarb. 1995). Abschwächend (im Sinne eines „Streßpuffers") wirken sich soziale Unterstützung aus (Jennison 1992).

Es gibt eine Reihe von Gründen für die **relativ geringe Zahl von Alkoholikern** unter der Bevölkerung im Senium. Die wichtigsten sind folgende:

– Wegen der hohen Mortalitätsrate (s. u.) erreichen im Vergleich zur Gesamtbevölkerung wesentlich weniger Alkoholiker das Alter von 60 Jahren.
– Viele von denen, die im mittleren Lebensalter einen Alkoholmißbrauch betrieben haben, sehen sich in höherem Lebensalter aus verschiedenen Gründen veranlaßt, ihren Alkoholkonsum zu reduzieren, vor allem wegen der verminderten Toleranz.

Die **Modalitäten und die klinischen Symptome** des Alkoholismus im Alter unterscheiden sich in manchem von denen der jüngeren. Ältere Menschen trinken meist häufiger, bei den einzelnen Trinkanlässen jedoch geringere Mengen. Dies hängt meist mit der Toleranzerniedrigung zusammen, zu der es bei zunehmendem Alter aufgrund altersbedingter physiologischer Veränderungen kommt. Es treten früher Intoxikationserscheinungen und sonstige Schädigungen auf. Hinsichtlich des Verlaufs des Alkoholismus werden bei Menschen höheren Alters zwei Typen unterschieden, Frühbeginner und Spätbeginner, wobei die Grenze je nach Autor zwischen 40 und 60 Jahren angegeben wird. Beide Gruppen unterscheiden sich in verschiedener Hinsicht (Zusammenfassung bei Mundle 1996). Frübeginner, die etwa $^2/_3$ der älteren Alkoholiker ausmachen, haben häufiger einen schwereren Krankheitsverlauf mit höherem Alkoholkonsum, häufigeren Intoxikationszuständen und Vorbehandlungen. Sie haben häufiger soziale und familiäre Probleme, stammen häufiger aus Alkoholikerfamilien, weisen öfters instabile Persönlichkeitszüge auf. Dies konnte im wesentlichen auch bei einer Erhebung an älteren Alkoholikerpatienten aus einem psychiatrischen Krankenhaus bestätigt werden (Fleischmann 1997). Jedoch ergab sich hier, daß Begleit- und Folgeschäden bei den Frühbeginnern, den „altgewordenen Trinkern", nicht häufiger sind als bei den Spätbeginnern. (Allerdings war hier die Grenze schon bei 45 Jahren angesetzt worden).

3.3.3   Sozialschichten

Nach früheren Untersuchungen in den alten Bundesländern ergab sich, daß der Alkoholmißbrauch nicht auf alle Sozialschichten gleichmäßig verteilt ist (s. 2.4.4.2). Unternehmer, Selbständige und Freiberufler, ferner an- und ungelernte Arbeiter wiesen (bei den Männern) den höchsten Anteil an Alkoholgefährdeten auf (Feuerlein u. Küfner

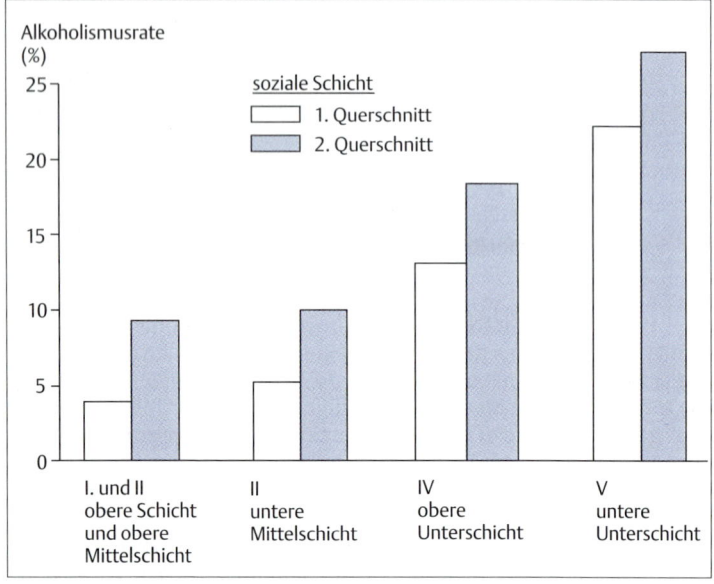

Abb. 3.**3**   Alkoholismusrate und soziale Schicht: Alkoholiker/männliche Gesamtbevölkerung × 100, alle Schweregrade (I = leicht bis IV = sehr stark) (aus Fichter, M. M., S. Weyerer, S. Kellnar, H. Dilling: Med. Welt 37 [1986] 754).

1977). Nach den oberbayerischen Feldstudien (Dilling u. Mitarb. 1984) und Fichter u. Mitarb. (1986) hatten die untersten Sozialschichten bei Männern mit 17,9% bzw. 27,8% einen relativ hohen Anteil an „Alkoholkranken aller Schweregrade" (Abb. 3.**3**).

Bei Untersuchungen der BZgA (1986) zeigen sich ähnliche Verhältnisse: Jeweils 21% der Selbständigen und der Arbeiter weisen einen wöchentlichen Alkoholkonsum von 280 und mehr auf; die niedrigsten Prozentzahlen weisen (abgesehen von den in Ausbildung befindlichen) die Angestellten (9%) und Beamten (10%) auf. Nach neueren Untersuchungen findet sich bei Männern kein durchgehender Trend entsprechend den Sozialschichten. Bei Frauen im Alter von 25–69 Jahren (in alten wie neuen Bundesländern) verteilt sich der tägliche durchschnittliche Alkoholkonsum wie folgt: Oberschicht 19 g, Mittelschicht 15 g, Unterschicht 13 g. Das heißt, der mittlere Alkoholkonsum bei Oberschichtfrauen ist um die Hälfte höher als der der Unterschichtfrauen. Bei jungen Frauen kehrt sich dieses Muster um: in der Unterschicht am höchsten: 28 g (in den neuen Bundesländern [Junge 1995]).

Ein besonderes, oft vernachlässigtes Problem stellen alkoholkranke *Ärzte* dar, denen in angelsächsischen Ländern viel mehr Aufmerksamkeit gewidmet wird als hierzulande (Übersicht s. Mäulen 1996). Die genaue Zahl der alkoholkranken Ärzte ist noch schwieriger zu bestimmen als die in anderen Berufsgruppen. Es wird eine Lebensprävalenz von 2–5% vermutet. Nach einer deutschen Studie (Mäulen u. Mitarb. 1995) an 315 stationär behandelten Ärzten waren 53% von ihnen in eigener Praxis tätig, 20% waren in leitender Stellung, 82% waren Fachärzte.

3.3.4   Alkoholpatienten in Krankenhäusern und Arztpraxen

Die Zahl der Alkoholiker in **psychiatrischen Krankenhäusern** hat in den letzten Jahrzehnten erheblich zugenommen (von 1969–1977 um nahezu 200%), weist aber in den letzten Jahren eine rückläufige Tendenz auf, jedenfalls in Bayern. Im allgemeinen dürfte bei Aufnahmeziffern der Anteil von Alkoholikern durchschnittlich bei Männern etwa 25–30% betragen, bei Frauen etwa 10%.

Der Anteil der Alkoholiker unter den Patienten von **Allgemeinkrankenhäusern** ist schwieriger festzustellen, da viele Alkoholpatienten unter anderen Diagnosen, eben denen der jeweils aktuellen Krankheit, registriert werden (und auch entsprechende Entlassungsdiagnosen meist keine Erwähnung des Alkoholismus erhalten) (Umbricht-Schneider u. Mitarb. 1991, Speckens u. Mitarb. 1991). Um klare Vorstellungen von der Morbidität und Komorbidität mit Alkoholismus zu bekommen, bedarf es spezieller Erhebungen unter Anwendung entsprechender Testverfahren. Bei neueren Untersuchungen (mit Hilfe des CIDI) in einem Lübecker Allgemeinkrankenhaus (Hapke u. Mitarb. 1996) wurden unter 18–64jährigen Patienten 12,7% Alkoholabhängige, 2,6% Alkoholabhängige mit Remission und 4,8% Alkoholmißbraucher gefunden. In der Lübecker Universitätsklinik (Arolt u. Mitarb. 1995) wurden unter chirurgischen und internistischen Patienten 14,5% (25% der Männer und 4% der Frauen) als Alkoholiker identifiziert. Bei anderen Untersuchungen ergaben sich erhebliche Unterschiede je nach Fachgebiet der Abteilung: auf internistischen Abteilungen 11% bzw. 14%, auf chirurgischen Abteilungen 14%, allerdings auf traumatologischen Stationen 19% (Näheres s. Feuerlein 1989). Auf gastroenterologischen Abteilungen häufen sich die Prozentzahlen der Patienten mit alkoholbedingten Krankheiten (Bode 1993): 28% unter den männlichen Patienten, 8% unter den weiblichen Patienten. In einem holländischen Allgemeinkrankenhaus wurden 9% Alkoholiker (13% der Männer, 7% Frauen) gefunden (Speckens u. Mitarb. 1991). Bei Untersuchungen an einer finnischen Universitätsklinik wurden 27% der männlichen und 11% der weiblichen Patienten als „starke Trinker" identifiziert (Seppä u. Mäkelä 1993). Die höchsten Prozentsätze unter den Männern fanden sich, abgesehen von der psychiatrischen Abteilung, in der chirurgischen, dermatologischen und HNO-Abteilung (33%, 31%, 24%, 23%).

Über die Prävalenz von Alkoholikern in **Arztpraxen** gibt es relativ wenig Untersuchungen. Bei einer Untersuchung in Lübeck fanden sich 3,5% Alkoholmißbraucher und 7,2% Alkoholabhängige. Weitere 5,3% waren zu einem früheren Zeitpunkt alkoholabhängig gewesen. 75% der mit Fragebogentests identifizierten Alkoholiker sollen dem Hausarzt als solche bekannt gewesen sein, aber nur 33% hatten bisher irgendeine Form professioneller Hilfe in Anspruch genommen (Hill u. Mitarb. 1996).

3.3.5   Alkoholiker in spezifischer Behandlung

Der Anteil der Alkoholiker, die sich einer Behandlung unterziehen, läßt sich nur durch Hochrechnungen abschätzen, da keine genauen Zahlen vorliegen. Die eingehendste Studie über die Verhältnisse in Deutschland stammt von Wienberg (1992). (Die neuen Bundesländer bleiben aus Gründen der Vergleichbarkeit auch in den folgenden Angaben unberücksichtigt.)

Danach ist nur ein Bruchteil der behandlungsbedürftigen Alkoholiker, jährlich nur etwa 30 000, in einer **stationären Entwöhnungsbehandlung**, was bei einer Gesamtzahl von etwa 2,5 Millionen etwa nur 1,2% der Betroffenen entspricht. Weitere etwa 62 000 (= 2,5%) kommen pro Jahr in eine stationäre Entgiftungsbehandlung.

Tabelle 3.**4**   Alkoholiker in ambulanten Beratungsstellen 1994 (Zugänge) (aus Tauscher, M., u. Mitarb.: EBIS-Statistik. Hamm 1995)

	Männer	Frauen	Männer + Frauen
Alkoholabhängigkeit	24 255	7437	31 692
schädlicher Gebrauch	4997	1516	6513
Summe	29 252	8953	38 205

Auch die Zahl der Alkoholiker, die mindestens einmal jährlich eine **Beratungsstelle** aufsuchen, ist ziemlich klein. Nach der EBIS-Statistik betrug 1994 (in 439 Einrichtungen) der Zugang von Personen mit Abhängigkeit oder schädlichem Gebrauch von Alkohol insgesamt 38 205 Personen (29 252 Männer, 8953 Frauen) (Tab. 3.**4**). 32 341 Personen (mit akuter Symptomatik) haben die Behandlung beendet. Bei 31 500 (97 %) von ihnen bestand eine Abhängigkeit bzw. ein schädlicher Gebrauch lediglich von Alkohol. Man muß nach den Schätzungen von Ziegler (in Wienberg 1992) davon ausgehen, daß die in dieser Statistik erfaßten Beratungsstellen etwa nur ein Drittel der Gesamtzahl aller Beratungsstellen darstellen. Deswegen würde sich die Gesamtzahl der in Beratungsstellen betreuten Alkoholiker auf etwa 115 000 hochrechnen lassen. Dies entspricht etwa 4,6 % der geschätzten Gesamtzahl von 2,5 (bis 3) Millionen Alkoholikern, wobei zu berücksichtigen ist, daß es sich dabei um eine Jahresprävalenzzahl handelt, während die Zahl von 115 000 eine Inzidenzzahl darstellt.

In **psychiatrischen Krankenhäusern** werden (nach Wienberg 1992) jährlich etwa 62 000 Alkoholiker stationär behandelt. Das entspricht etwa 2,5 % der Jahresprävalenzzahl der Alkoholiker.

Somit kommen etwa 200 000 Alkoholiker pro Jahr (etwa 8,3 %) in eine spezifische (d. h. alkoholbezogene) ambulante oder stationäre Behandlung, wobei allerdings Doppelnennungen (ambulant und stationär) nicht ausgeschlossen und sonstige Betreuungen (z. B. in Selbsthilfegruppen) nicht erfaßt sind.

Dagegen werden jährlich etwa 600 000 Alkoholiker (d. h. etwa 10mal so viel wie in psychiatrischen Krankenhäusern und damit etwa 24 % der geschätzten Gesamtzahl der Alkoholiker) in **Allgemeinkrankenhäusern** stationär behandelt, wobei etwa (nur) 50 % der Krankheiten, die zur Einweisung geführt hatten, nicht in einem direkten Zusammenhang mit dem Alkoholmißbrauch stehen (zit. nach Wienberg 1992). Aber auch bei den Krankheiten, die direkt oder indirekt als Alkoholfolge zu betrachten waren, findet in der Regel keine entsprechende Therapie des Grundleidens statt, wird wohl auch meist nicht versucht, obwohl die Ärzte in den meisten Fällen um das Alkoholproblem der Patienten wissen (s. 3.3.4). Es wird weiter davon ausgegangen, daß etwa 70% der Abhängigkeitskranken mindestens einmal im Jahr einen **niedergelassenen Arzt** konsultieren.

Zusammenfassend kann man feststellen, daß also weitaus die *meisten Alkoholiker bei Ärzten professionelle Hilfe* in Anspruch nehmen, sogar mehr als ein Viertel von ihnen in Form von Entgiftungsbehandlungen. Nur ein verschwindend kleiner Anteil kommt zu einer regelrechten Entwöhnungstherapie.

3.3.6   Alkoholismus und „Beigebrauch" anderer Stoffe

Es ist bemerkenswert, daß etwa 48% der **Drogenabhängigen** regelmäßig Alkohol trinken (Schlüter-Dupont 1990) und etwa ein Drittel von ihnen auch einen schädlichen Gebrauch von Alkohol betreibt, während umgekehrt nur relativ wenige Alkoholiker von illegalen Drogen abhängig sind: 7,5% der alkoholabhängigen Männer betreiben einen Heroinmißbrauch (Simon u. Mitarb. 1994). Allerdings ist wohl für die Zukunft zu erwarten, daß sich mit dem Anstieg der Häufigkeit polyvalent abhängiger Jugendlicher auch die Zahl der Alkoholiker mit „Beigebrauch" von illegalen Drogen erhöhen wird. Der „Beigebrauch" von Medikamenten ist bei Alkoholikern häufiger, besonders bei Frauen: z. B. berichteten von 6353 stationär behandelten Alkoholikern 13% der Männer, aber 29% der Frauen über gleichzeitigen Medikamentenmißbrauch; nach anderen Angaben sind es 20 – 25% (Schmidt u. Mitarb. 1987, zit. bei Schlüter-Dupont 1990).

Ein besonderes Problem stellt für alle diese Gruppen das (auch in der Allgemeinbevölkerung weitverbreitete) **Tabakrauchen** dar. Man kann davon ausgehen, daß mindestens 70% aller Alkoholabhängigen regelmäßige Raucher sind. Zum Beispiel waren 71% der Probanden der MEAT-Studie (Küfner u. Feuerlein 1989) Raucher; nach amerikanischen Untersuchungen waren es 77% (Walton 1972). Einen „schädlichen Gebrauch" von Tabak (im Sinne der ICD-10) betreiben 11% der alkoholabhängigen Männer (Simon u. Mitarb. 1995).

3.4   Lebenserwartung

3.4.1   Methodische Vorbemerkungen

Lebenserwartung und Mortalität: Lebenserwartung wird definiert als die mittlere Lebensdauer eines Menschen im Alter von X Jahren, wenn man die Sterblichkeitsrate des betreffenden Lebensjahres für die verschiedenen Jahrgänge der Bevölkerung zugrunde legt. Die Le benserwartung ist unterschiedlich bei verschiedenen Teilmengen (z.B. Männern, Frauen, Alkoholikern) der gleichen Bevölkerungsjahrgänge. Unter Mortalität (Sterblichkeitsrate) versteht man den Prozentsatz der Todesfälle einer bestimmten Gruppe von Individuen innerhalb eines bestimmten Zeitraums. Als „standardisierte Mortalitätsrate" (SMR) bezeichnet man den Quotienten der beobachteten zu den erwarteten Sterblichkeitsziffern einer bestimmten Teilmenge der Bevölkerung. (Als erwartete Todesfälle gelten die Todesfälle eines bestimmten Jahrgangs der Gesamtbevölkerung.) Ist die SMR größer als 1, spricht man von Übersterblichkeit (Näheres s. Feuerlein 1996). Zur Erfassung der alkoholbedingten Todesfälle gibt es grundsätzlich zwei Wege:

1. Die Angaben der amtlichen **Sterberegister,** in denen die Todesursachen (nach der ICD) aufgeführt sind, können Auskunft über die Frage geben, wie hoch die Anzahl der alkoholbedingten Todesfälle ist. Die Sterberegisterangaben sind aber in verschiedener Hinsicht problematisch. Die wichtigsten Gründe sind folgende:

   – Der Alkoholismus in der Definition der ICD-10 wird selten als alleinige Todesursache von Alkoholikern angegeben (s. 3.3.4). Viel häufiger werden Krankheiten bzw. zum Tod führende Ereignisse (z.B. Unfälle, Suizide) benannt, die mehr oder minder durch Alkohol (mit)bedingt sind. Wenn man dessen kausalen Anteil an den in Frage kommenden Krankheiten bzw. Ereignissen in die Berechnung der Zahl alkoholbedingter Todesfälle einbeziehen will, muß man versuchen, ihn unter Berücksichtigung des Lebensalters und des Geschlechts abzuschätzen. Eine entsprechende Methode wurde von amerikanischen Statistikern entwickelt (Stinson u. DeBakey 1992). Danach kann man drei Kategorien von alkoholbedingten Todesursachen unterscheiden:
   Kat. 1: direkt auf Alkohol zurückzuführende Todesursachen,
   Kat. 2: Krankheiten, die indirekt auf Alkohol zurückzuführen sind,
   Kat 3: sonstige Todesursachen (z.B. Unfälle), die indirekt auf Alkohol zurückzuführen sind.

   – Ein weiteres Problem der Sterberegister ist, daß alkoholbedingte Krankheiten bzw. Ereignisse oft mit Tabus behaftet sind und deswegen verheimlicht werden. Aus diesen Gründen muß damit gerechnet werden, daß die Todesbescheinigungen, die die Grundlage für die Sterberegister bilden, nicht immer korrekt ausgefüllt werden, so daß eine *Dunkelziffer* unerkannter alkoholbedingter Todesfälle anzunehmen ist.

2. Man geht von Gruppen von klar definierten Alkoholikern aus, deren Schicksal durch Nachuntersuchungen (Katamnesen) überprüft wird (**Kohortenstudien**). Die Mortalität dieser Kohorten wird dann mit der Mortalität der Gesamtbevölkerung (entsprechender Jahrgänge) verglichen. Solche Untersuchungen bieten meist verläßlichere Informationen über die wahre Sterblichkeitsrate der Alkoholiker, ihre Übersterblichkeit und deren nähere Umstände.

3.4.2   Allgemeine Mortalitätsrate (Bevölkerungsstatistik)

Aufgrund der Unterlagen des Statistischen Bundesamtes von Deutschland wurde nach dem o. g. Kategorieverfahren die Zahl der alkoholbedingten **Todesfälle** für 1993 berechnet (Feuerlein 1996) (Tab. 3.**5**).

Zusammengefaßt ergeben sich folgende Zahlen:
– direkt auf Alkohol bezogene Todesfälle: 16674 (24,6 % Frauen),
– indirekt auf Alkohol bezogene Krankheiten: 7322 (19,7 % Frauen),
– indirekt auf Alkohol bezogene sonstige Todesursachen: 8333 (29,0 % Frauen),
   Gesamtzahl der alkoholbezogenen Todesfälle: 32329 (25,0 % Frauen).
   Das sind 3,6 % aller (897 270) Todesfälle des Jahres 1993.

Wenn man die Zahl der 16 674 gesicherten Alkoholtodesfälle (analog dem Vorgehen von Stinson u. DeBakey) auf je 100 000 Einwohner bezieht, so ergeben sich (bei einer Gesamtbevölkerung von Deutschland 1993 von 81,179 Millionen) folgende **Todesraten:** 20,54/100 000 Männer und Frauen, 31,87/100 000 Männer, 9,84/100 000 Frauen. Das Robert-Koch-Institut (Berlin) schätzt, allerdings aufgrund von Modellrechnungen, die Zahl der durch die Alkoholkrankheit bedingten Sterbe-

Tabelle 3.**5**   Alkoholassoziierte Todesfälle in Deutschland 1993 (aus Feuerlein, W., in Mann, K., G. Buchkremer: Sucht. Fischer, Stuttgart 1996)

Alkoholassoziierung	Männer	Frauen	Männer + Frauen
direkt	12 566	4108	16 674
indirekt (Krankheiten)	5763	1559	7322
indirekt (sonstige Ursachen)	5912	2421	8333
Summe	24 241	8088	32 329

fälle sogar auf rund 50 000 (Wiesner 1995). Die deutschen Zahlen liegen über denen der USA (Männer und Frauen: 7,0/100 000, Männer 11,0/100 000, Frauen 3,3/100 000). Allerdings ist in den USA der Gesamtprozentsatz der Todesfälle (5 %) und der Anteil der indirekt alkoholbezogenen Todesfälle höher als in Deutschland.

Es werden aber auch **positive Konsequenzen des Alkoholkonsums** für die Mortalität beschrieben. Sie beziehen sich auf koronare Herzerkrankungen und Hirnischämie. Wahrscheinlich liegt bei ihnen eine nichtlineare (j-förmige) Risikokurve vor, d. h., daß leichter Alkoholkonsum das Risiko mindert, während es durch starkes Trinken verstärkt wird (Näheres s. Soyka 1995).

3.4.3 Studien an Alkoholikerkohorten

Geschlechtsverteilung: Bein Vergleich der Mortalitätsraten der Alkoholiker mit denen der Gesamtbevölkerung zeigt sich eine erhebliche *Übersterblichkeit:* SMR meist zwischen 2,5 und 4,7 (Übersicht bei Finney u. Moos 1991), manchmal auch deutlich höher: z. B. in der (westdeutschen) MEAT-Studie: SMR Männer 8,07, Frauen 7,57 (Feuerlein u. Mitarb. 1994), in der (ostdeutschen) Studie von Genz (1991) SMR Männer 8,2. In der Regel sind die *Prozentzahlen der Verstorbenen* bei Männern höher als bei Frauen: In der MEAT-Studie waren nach 4 Jahren 9,8 % der Männer und 4,8 % der Frauen verstorben, nach 10 Jahren 14,5 % der Männer und 5,8 % der Frauen (Genz 1991). Die SMR und der Prozentsatz der Verstorbenen sind in den verschiedenen **Altersstufen** unterschiedlich. Es findet sich aber bei Alkoholikern kein kontinuierlicher Anstieg der Mortalitätsraten mit steigendem Lebensalter, wie dies bei der Gesamtbevölkerung der Fall ist. Als Beispiel sei die MEAT-Studie zitiert. Hier ist die SMR in den jüngeren Altersgruppen am höchsten: 20–29 Jahre SMR Männer 16,87, Frauen 10,10. In den folgenden Altersdekaden fällt sie deutlich ab: z. B. 40–49 Jahre: SMR Männer 6,91, Frauen 4,86. Ähnliches findet sich auch in ausländischen Studien (z. B. Polich u. Mitarb. 1980 USA). Zwar ist der Zusammenhang zwischen Alkoholkonsum und Mortalität (aufgrund aller Ursachen) in den jüngeren Altersgruppen linear, wobei das Risiko für Frauen höher ist als für Männer. Hingegen findet sich in den höheren Altersgruppen (infolge der protektiven Wirkung des mäßigen Alkoholkonsums auf Herz- und Hirngefäße, s. 4.3.1.4) eine nichtlineare j-förmige Beziehung.

Die häufigsten **Todesursachen** der Alkoholiker sind bei Männern Leberzirrhose (15,6 %), Tumoren des oberen Verdauungstraktes (4,9 %) und der Lunge (3,8 %), ischämische Herzerkrankungen (14,7 %), ferner unnatürliche Ursachen: Suizide (12,6 %), Unfälle (5,6 %). Bei Frauen sind Leberzirrhose (19,8 %) und Suizide (15,4 %) die häufigsten Todesursachen. Alkoholismus als Alkoholabhängigkeit (laut ICD) wird relativ selten als Todesursache erwähnt (Männer 8,7 %, Frauen 12,5 % [Lindberg u. Agren 1988]). In den USA haben etwa 2 – 3,4 % aller (unbehandelten oder ambulant behandelten) Alkoholiker in ihrem späteren Leben das Risiko, durch Suizid zu sterben. Die Suizidrate ist bei Alkoholikern 60 – 120mal höher als in der Gesamtbevölkerung (Murphy u. Wetzel 1990)!

4 Medizinisch-psychologische Folgeschäden des Alkoholismus

4.1 Akute Alkoholintoxikation (Alkoholrausch)

4.1.1 Akute Toxizität des Alkohols

Abhängig von verschiedenen Faktoren wie der genetisch determinierten Alkoholtoleranz und der individuellen Alkoholgewöhnung, aber auch der Persönlichkeitsstruktur und situativen Einflüssen können schon bei niedrigen Blutalkoholkonzentrationen (BAK) von etwa 0,4‰ in vielen Fällen somatische oder psychische Ausfallserscheinungen gefunden werden. Alkohol selber hat einen biphasischen Effekt: Geringe Konzentrationen von Alkohol wirken erregend, höhere Konzentrationen dagegen hemmend auf das Nervensystem (Pohorecky 1977). Bei höheren Blutalkoholspiegeln von etwa 3‰ bieten die meisten Menschen ohne entsprechende Toleranz gegenüber Alkohol oder Drogen mit Kreuztoleranz gegenüber Alkohol das klinische Bild offensichtlicher Intoxikation. Die Mortalität bei einer BAK von 5 – 8‰ liegt bei etwa 90%.

Allgemein gilt, daß vorgeschädigte oder alternde Gehirne anfälliger gegenüber den schädlichen Wirkungen des Alkohols sind und die Erholungsphasen nach akuter Alkoholwirkung verlängert sind.

4.1.2 „Einfacher Rausch"

Definition, Prävalenz, Einteilung und Diagnostik: Die akute Alkoholintoxikation stellt in ihrer Wirkung auf das ZNS eine reversible, körperlich begründbare, exogene Psychose dar. Ein Alkoholrausch ist nicht notwendigerweise mit dem Vorliegen einer Alkoholabhängigkeit verknüpft, sondern häufig auch eine bloße Folge eines übermäßigen akuten Alkoholkonsums. Genaue Angaben zur Prävalenz sind nicht bekannt. Der Anteil von Alkoholintoxikationen unter den Aufnahmen von Entgiftungsstationen allgemeiner Krankenhäuser variiert örtlich und dürfte in den meisten Fällen bei rund 20% liegen (Feuerlein u. Mitarb. 1978). Neurophysiologische und neurochemische Untersuchungen sowie Verhaltensstudien konnten bisher keine spezifischen direkten Mechanismen aufzeigen, die der typischen Alkoholvergiftung in vivo entsprechen. Experimentelle Untersuchungen zu biologischen Korrelaten der Alkoholintoxikation sind einerseits aus ethischen Gründen schwierig durchführbar; zum anderen hängen alkoholbedingte neuropsychiatrische Auffälligkeiten von einer Fülle jeweils situativ unterschiedlicher Faktoren ab und sind daher experimentell nur schwer wiederholbar.

Es gibt eine Reihe von Einteilungen der Alkoholintoxikation, die sich je nach Erfahrungshintergrund voneinander unterscheiden. Eine einfache, aber gute Orientierung bietende Einteilung der Alkoholintoxikation wurde von Schulz u. Mitarb. (1978) (Zit. nach Feuerlein u. Mitarb. 1978) vorgeschlagen (Tab. 4.1). Die diagnostischen Kriterien der Alkoholintoxikation nach ICD-10 sind in Tab. 4.2 zusammenfassend dargestellt.

Der Foetor alcoholicus ist kein obligatorisches Zeichen einer erhöhten Blutalkoholkonzentration. Bemerkenswert ist die beobachtete Häufung von akuten Alkoholintoxikationen bei jungen Erwachsenen unmittelbar vor Auftreten eines Hirninfarkts (Hillbom u. Kaste 1978).

Nach klinischen Gesichtspunkten kann man folgende Differenzierung verschiedener Rauschstadien vornehmen:

1. Leichte Rauschzustände (BAK 0,5 – 1 oder 1,5‰): Hier findet sich neben neurologischen Auffälligkeiten wie einer Gang- und Standunsicherheit, verwaschene Sprache und der Beeinträchtigung komplexerer motorischer Funktionen auch Störungen der Koordination und der Augenbewegungen, evtl. auch ein Nystagmus. Typisch ist eine Gesichtsrötung. Im psychischen Bereich fällt eine allgemeine Enthemmung, eine Verminderung der Kritikfähigkeit und hemmender psychischer Funktionen bzw. der Selbstkontrolle sowie häufig eine Antriebssteigerung auf. Umgekehrt kann aber auch eine zunehmende Müdigkeit oder Schläfrigkeit vorliegen. Konzentration und Gedächtnis können beeinträchtigt sein. Allgemein zeichnen sich leicht Berauschte durch einen

Tabelle 4.1   Klassifikation der Alkoholintoxikation nach Schulz u. Mitarb. und Reed/von Clarmann

Schulz u. Mitarb.	Reed, modifiziert von Clarmann
I = exzitatives Stadium	1 = etwas trunken, leichte Gangstörungen
	2 = müde, erweckbar, starke Gangstörungen
II = hypnotisches Stadium	3 = bewußtlos, Reaktion auf Schmerzreize, Abwehrreflexe erhalten
III = narkotisches Stadium	4 = bewußtlos, reflexlos
IV = asphyktisches Stadium	5 = bewußtlos, reflexlos oder/und Kreislaufinsuffizienz

Tabelle 4.**2**   Diagnostische Kriterien der Alkoholintoxikation nach ICD-10 (aus Dilling, H., W. Mombour, M. H. Schmidt: Internationale Klassifikation psychischer Störungen. Huber, Bern 1993)

Definition
Ein vorübergehendes Zustandsbild nach Aufnahme von Alkohol mit Störungen oder Veränderungen der körperlichen, psychischen oder Verhaltensfunktionen und -reaktionen

Diagnostische Leitlinien
– Zusammenhang zwischen Schwere der Intoxikation und aufgenommener Dosis (Ausnahme: Personen mit organischen Erkrankungen) – Ausmaß der Vergiftung wird nach und nach geringer – Vergiftungssymptome müssen nicht immer in der typischen Substanzwirkung bestehen

Klassifizierung	
F10.00	unkomplizierte Intoxikation
F10.01	mit Verletzung oder anderer körperlicher Schädigung
F10.02	mit anderen medizinischen Komplikationen
F10.03	mit Delir
F10.04	mit Wahrnehmungsstörungen
F10.05	mit Koma
F10.06	mit Krampfanfällen
F10.07	pathologischer Rausch

vermehrten Rede- und Tatendrang, eine Beeinträchtigung der Fähigkeit zur kritischen Selbstkontrolle, eine erhöhte Bereitschaft zu sozialen Kontakten und häufig auch durch ein subjektives Gefühl der erhöhten Leistungsfähigkeit aus. In der Regel sind die höheren psychischen Funktionen bei leichten Rauschzuständen aber nicht gravierend beeinträchtigt.

2. Mittelgradige Rauschzustände (BAK 1,5 – 2,5‰): Bei höheren Blutalkoholkonzentrationen über 1,5‰ findet man die bei leichteren Rauschzuständen schon vorliegenden neurologischen und motorischen Störungen in häufig verstärkter Form. Auch höhere psychische Funktionen können schon beeinträchtigt sein, wobei das Denken aber noch meist geordnet und die Orientierung erhalten ist. Umweltkonstellationen und ihre soziale Bedeutung werden meist richtig erkannt, jedoch kommt es zu einer Verminderung der Selbstkritik, insbesondere gegenüber der eigenen Rolle in der gegenwärtigen Situation. Psychisch fallen mittelgradig Berauschte durch eine affektive Enthemmung und häufig auch eine gehobene Stimmungslage bis hin zur Euphorie, andererseits aber auch durch Benommenheit und psychomotorische Unruhe auf. Der Betrunkene ist leicht ablenkbar, nach außen orientiert, wobei das Erleben auf die unmittelbare, unreflektierte Bestrebung, triebhafte Bedürfnisse zu befriedigen, eingeengt ist. Das Verhalten ist im besonderen Maße abhängig von der jeweiligen äußeren Situation, was sich in dem schnellen Wechsel der Intentionen, in dem Fehlen zielgerichteter Konstanz und in der Bereitschaft zu primitiven, vorwiegend explosiven Reaktionsweisen zeigt.

3. Schwere Rauschzustände (BAK über 2,5‰): Bei Blutalkoholkonzentrationen über 2,5‰ kommt es zu zunehmenden Bewußtseins- und Orientierungsstörungen, Benommenheit, aber auch illusionären Verkennungen, Angst oder Erregung. Die schon bei leichten bis mittelgradigen Rauschzuständen auftretenden neurologischen Symptome treten verstärkt hervor. Gleichgewichtsstörungen sind praktisch obligat. Darüber hinaus können Dysarthrie, Schwindel, Ataxie und andere Symptome des zerebellovestibulären Systems auftreten. Schwere Rauschzustände sind differentialdiagnostisch von einer ganzen Reihe anderer Erkrankungen und Intoxikationen abzugrenzen (Tab. 4.**3**).

4. Alkoholisches Koma: Eine BAK von über 4‰ ist in der Regel letal bedrohlich; bei einer BAK über 5‰ liegt die Letalität bei über 50% (Sellers u. Kalant 1976). Besonders gefährlich sind dabei einerseits die alkoholbedingte Dämpfung der Atmung, des Atemzentrums, andererseits die Aspiration von Erbrochenem. Bei der Sektion findet sich neben einer Leberverfettung eine vermehrte Blutfülle des Gehirns.

In Tierversuchen konnte gezeigt werden, daß Ateminsuffizienz, Herzinsuffizienz als Folge von Hypoxämie und vermindertem ve-

Tabelle 4.**3**   Differentialdiagnose: schwere Rauschzustände (aus Soyka, M.: Die Alkoholkrankheit. Chapman & Hall, Weinheim 1995)

- Polyintoxikationen
- Hypoglykämie
- schwere Leberfunktionsstörungen
- andere Stoffwechselstörungen
- Störungen des Wasser- und Elektrolythaushalts
- Schädel-Hirn-Trauma
- intra- und extrazerebrale Blutungen
- Insult
- Herz-Kreislauf-Erkrankungen
- Epilepsie
- Psychose

nösen Rückfluß die Hauptrolle in der Pathogenese der akuten Alkoholvergiftung spielen (Polaczek-Kornecki u. Mitarb. 1972).

EEG-Befunde bei Räuschen: Die EEG-Befunde unter akuter
Alkoholeinwirkung sind abhängig von verschiedenen genetisch bedingten EEG-Typen. Beim üblicherweise vorherrschenden α-EEG findet man
eine Verminderung der α-Wellen und eine Zunahme von δ- und β-Wel-
len, bei anderen Typen eine Abnahme von β- und δ-Wellen sowie eine
Zunahme von α- und β-Wellen. Bei flachem EEG kommt es zu einer Zunahme der gesamten Produktion an Potentialen. Die EEG-Veränderungen sind in gewissem Umfang abhängig von der Blutalkoholkonzentration. Üblicherweise sieht man bei einer BAK von etwa 0,8‰ eine Fre-
quenzverlangsamung auf 8 bis 9/s sowie eine Amplitudenzunahme, im
weiteren Verlauf eine Dysrhythmie. Bei einer BAK von 1,0 – 1,5‰ finden
sich langsamere Rhythmen von 5 – 6/s. Die zunehmende Verlangsamung
der Hirnrhythmen hängt von der Anstiegsgeschwindigkeit des Blutalkoholspiegels und von dem absoluten Promillewert ab. Eine absolute Korrelation zwischen den EEG-Veränderungen und der BAK bzw. dem Allge-
meinbefinden (Wohlbefinden bzw. Müdigkeit) besteht aber nicht. In der
Alkoholabbauphase manifestieren sich im EEG Ermüdungszeichen. Bei
der Hyperventilation finden sich bei absteigenden Blutalkoholspiegeln
(noch bei 0,2‰) hohe bilateral synchrone Rhythmen von 2 – 4/s. Im EEG
sind noch 9 – 10 Stunden nach Beginn der Alkoholzufuhr zerebrale Funktionsstörungen nachweisbar (Übersicht in Soyka 1995).

4.1.3   Pathologischer Rausch
(idiosynkratische Alkoholintoxikation)

Klinik: Unter diesem Begriff werden Rauschzustände verstanden, die sich durch ausgeprägte Verhaltensänderungen, vor allem Aggressivität, auszeichnen, die sich von den sonst bei einer mittleren BAK
gefundenen psychopathologischen Auffälligkeiten deutlich unterscheiden. Unter dem pathologischen Rausch werden einerseits ungewöhnli-
che Erregungszustände, zum anderen alkoholinduzierte Dämmerzu-
stände mit überwiegend paranoider Symptomatik subsumiert. Beide
treten in der Regel schlagartig auf. Es kommt dabei zu aggressiven
Durchbrüchen, Gewalttaten und Delinquenz, psychotischen Symptomen, in der Regel in Form von Verfolgungsängsten und auch Hallzinatio-
nen. Zeichen einer starken Trunkenheit können ganz fehlen.

Athen (1983) konnte in einer faktoranalytischen Untersuchung 10 psychopathologische Syndrome definieren (Störungen des Bewußtseins und der Motorik, Störungen der Orientierung, paranoid-hal-
luzinatorisches Syndrom, manisches, gereizt-aggressives, depressives

Tabelle 4.**4**   Differentialdiagnose des pathologischen Rausches (aus Soyka, M., H. J. Möller: Alkoholismus als psychische Störung. Springer, Berlin 1997)

Psychische Störungen
- Alkoholdelir, andere Delire
- Alkoholhalluzinose
- andere organisch bedingte Wahnerkrankungen
- Persönlichkeitsstörungen
- Soziopathie
- Hysterie
- erregbare Persönlichkeit
- Manie
- Schizophrenie
- paranoide Reaktionen

Hirnorganische Störungen
- Temporallappenepilepsie
- Intoxikationen, insbesondere mit Sedativa, Hypnotika, Tranquilizern
- Durchgangssyndrome, z. B. bei Schädel-Hirn-Trauma

Metabolische Störungen
- Hypoglykämie
- Leber- und Nierenerkrankungen

Simulation

Syndrom, Angstsyndrom, Suizidalität, sexuelle Erregung, amnestisches Syndrom), die im Rahmen eines pathologischen Rausches auftreten können.

Der pathologische Rausch klingt in der Regel innerhalb weniger Stunden ab und endet in einem Terminalschlaf. Für den eigentlichen Rausch besteht eine totale Amnesie.

Ätiologie und Differentialdiagnose: Die genaue Pathogenese des pathologischen Rausches ist unbekannt. Diese sehr seltene Rauschform tritt häufig bei Menschen mit geringer Alkoholtoleranz oder verschiedenen organischen Risikofaktoren wie z. B. Zustand nach Schädel-Hirn-Trauma auf. Situativ können Faktoren wie Alter oder Übermüdung von Bedeutung sein. Differentialdiagnostisch sind eine ganze Reihe von anderen psychischen Störungen in Erwägung zu ziehen (Tab. 4.**4**).

In der älteren wissenschaftlichen Literatur werden als **Synonyme** für den pathologischen Rausch noch Begriffe wie „komplizierter" und „abnormer" Rausch verwendet. Beide sind unscharf und für die Klinik weitgehend entbehrlich (Forster 1989). Gleiches gilt für den Begriff „atypischer Rausch".

4.1.4 Alkoholinduzierte Amnesien („Black-outs")

Im Rahmen von Alkoholräuschen kommt es häufig zu anterograden Amnesien und amnestischen Lücken, sog. Filmrisse oder „blackouts", die typischerweise mit einem vollständigen Gedächtnisverlust einhergehen. Nach Jellinek (1952) kann man „black-outs" zu den Frühsymptomen einer Alkoholkrankheit rechnen. Die Pathogenese ist nicht völlig klar. Offensichtlich treten alkoholinduzierte Amnesien vorwiegend bei rasch steigender BAK auf. Auf neuro- und molekularbiologischer Ebene wurden vor allem Veränderungen am glutamatergen NMDA-Rezeptor für das Auftreten von „black-outs" verantwortlich gemacht (Tsai u. Mitarb. 1995).

4.1.5 Diagnostisches Vorgehen bei Rauschzuständen

Das klinische Bild des „einfachen" Alkoholrauschs wirft in der Regel keine diagnostischen Probleme auf. Bei schweren Alkoholräuschen mit Bewußtseins- und Orientierungsstörungen sind differentialdiagnostisch eine Reihe von weiteren Erkrankungen oder Begleitstörungen in Erwägung zu ziehen (vgl. Tab. 4.**4**), insbesondere Schädel-Hirn-Traumata, intrakranielle Blutungen, Pneumonien, Meningitiden, hepatische Störungen oder metabolische Entgleisungen. Wichtig ist auch der Ausschluß von Polyintoxikationen mit anderen Substanzen wie z. B. Drogen oder Psychopharmaka. Das diagnostische Vorgehen hängt jeweils vom Einzelfall ab. Einige diagnostische Leitlinien sind in Tab. 4.**5** zusammenfassend dargestellt.

4.2 Alkoholentzugssyndrom

4.2.1 Akutes Alkoholentzugssyndrom

Definition und Historisches: Als Alkoholentzugssyndrom werden Krankheitserscheinungen bezeichnet, die bei vollständiger Unterbrechung oder relativer Verminderung der Alkoholzufuhr auftreten. Sie treten nicht in Erscheinung, solange ein ausreichend hoher Blutalkoholspiegel aufrechterhalten wird. Wegen der Kreuztoleranz von Alkohol mit verschiedenen Medikamenten und Substanzen wie z. B. Barbituraten, Benzodiazepinen, Paraldehyd und Chloralhydrat ähneln die Symptome des Alkoholentzugssyndroms prinzipiell denen anderer Substanzen. Ein Alkoholentzugssyndrom kann auch bei Neugeborenen von Alkoholikerinnen auftreten. Obwohl seine Symptome seit Jahrhunderten bekannt sind, wurde das Alkoholentzugssyndrom erst 1953 in Analogie

Tabelle 4.**5**   Diagnostisches Vorgehen bei Rauschzuständen (aus Soyka, M.: Die Alkoholkrankheit. Chapman & Hall, Weinheim 1995)

Anamnese und Klinik

- Anamnese (Trinkmenge etc.)
- evtl. Asservierung von alkoholischen Getränken (Fuselalkohole?) und Tabletten
- somatisch-neurologische Untersuchung
  (Kreislauf, Verletzungen, Frakturen, Reflexe, Herdbefunde)

Labor und bildgebende Verfahren

- BAK bestimmen
  BZ, Na, K, GT, GOT, GPT, GLDH, evtl. Cholinesterase, Bilirubin, Hb, Leuko-zyten, Harnstoff, Kreatinin, evtl. Blutgase, pH, Ammoniak, CPK (bei Verdacht auf Rhabdomyolyse)
- evtl. Thoraxröntgenaufnahme, Sonographie (Leber, Blutung?)

Bei Verdacht auf Polyintoxikationen

- toxikologische Blut- und Urinuntersuchung
- evtl. Magenspülung
- evtl. Flumazenil (Anexate) (Benzodiazepinagonist)
  (bei Verdacht auf Benzodiazepinintoxikation)

Bei neurologischer Symptomatik, Herdbefund

- Schädelröntgenaufnahme
- CCT
- evtl. NMR, Liquor

Bei Koma, Verdacht auf pathologischen Rausch

- EEG

---

zu dem Entzugssyndrom bei Opiat- und Barbituratabhängigen (Victor u. Adams 1953) beschrieben.

Klinik (Feuerlein 1972, Soyka 1995 a): Das klinische Bild ist charakterisiert durch eine große Anzahl von Symptomen auf verschiedenen Gebieten der klinischen Medizin:

1. internistische Symptome:
   - Magen-Darm-Störungen (Appetitstörungen, Brechreiz, Erbrechen, Magenbeschwerden, Durchfälle),
   - Herz- und Kreislaufstörungen,
   - Tachykardie,

- periphere Ödeme,
- Appetitmangel;
2. vegetative Störungen:
   - Mundtrockenheit,
   - vermehrte Schweißneigung,
   - Juckreiz,
   - Schlafstörungen;
3. neurologische Symptome:
   - Tremor (Hände, Zunge, Augenlider),
   - Artikulationsstörungen,
   - Ataxie,
   - Parästhesien,
   - epileptische Anfälle vom Grand-mal-Typ,
   - Nystagmus,
   - Muskel- und Kopfschmerzen;
4. psychische Störungen:
   - Angst,
   - vermehrte Reizbarkeit,
   - Depressionen,
   - Gedächtnisstörungen,
   - passagere Halluzinationen,
   - gelegentlich Bewußtseinsstörungen,
   - motorische und innere Unruhe.

Eine faktorenanalytische Untersuchung der klinischen Symptome des Alkoholentzugssyndroms (Gross u. Mitarb. 1971) ergab folgendes:

- Faktor 1: Nausea, Tinnitus, Sehstörungen, Pruritus, Parästhesien, Muskelschmerzen, optische und/oder akustische Halluzinationen, taktile Halluzinationen, motorische Unruhe. Diese Symptome wurden als Störungen des perzeptiven und kognitiven Systems aufgefaßt und kortikalen Strukturen und sensorischen Rezeptororganen zugeordnet.
- Faktor 2: Tremor, vermehrte Schweißausbrüche, Depressionen, Angst. Diese affektiven Störungen wurden mit dem limbischen System in Beziehung gebracht.
- Faktor 3: Störungen der Bewußtseinslage, des Kontaktes, des Gangs, Nystagmus. Diese Symptome wurden dem Hirnstamm zugerechnet.

Für schwere Alkoholentzugssyndrome wird gelegentlich noch der Begriff des Prädelirs verwendet, der aber begrifflich unscharf und obsolet ist und in neueren Klassifikationssystemen nicht mehr erwähnt wird. Das eigentliche Delirium tremens wird von den meisten Autoren heute als (seltene) oberste Stufe und Extremform des Alkoholentzugssyndroms angesehen. Schon bei schwereren Entzugssymptomen lassen sich durch apparative Testmethoden Ausfälle nachweisen, die auf eine erhebliche zerebrale Schädigung hinweisen.

Verlauf: Das unkomplizierte Alkoholenzugssyndrom persistiert üblicherweise nur für wenige Tage und klingt innerhalb höchstens einer Woche ab. Ein allgemeines Unwohlsein oder unspezifische Symptome können auch 10–14 Tage lang persistieren. Spätsymptome, die nach wochenlanger Beschwerdefreiheit rezidivartig ohne erneuten Alkoholkonsum auftreten, sind allerdings auch beschrieben worden (sog. protrahiertes Alkoholentzugssyndrom, s. 4.2.2).

Komplikationen: Zu den wichtigsten Komplikationen des Alkoholentzugssyndroms gehören neben gastrointestinalen Blutungen, Kreislaufstörungen mit Tachykardie und Blutdrucksteigerungen in erster Linie kardiale Symptome wie z. B. Herzrhythmusstörungen, Elektrolytentgleisungen, aber auch Pneumonien, Hypoglykämien oder durch eine allgemeine Malnutrition bedingte Erkrankungen. Gelegentlich treten auch neurologische Begleiterkrankungen wie z. B. eine Rhabdomyolyse auf, die sich aber meist nur beim Alkoholdelir finden.

Differentialdiagnose: Differentialdiagnostisch ist in erster Linie der Entzug von anderen Substanzen, insbesondere Tranquilizern, Hypnotika und Anxiolytika vom Typ der Barbiturate und Benzodiazepine, aber auch anderer Rauschmittel, in Erwägung zu ziehen. Weitere Differentialdiagnosen sind Hypoglykämie, diabetische Ketoazidose, Hyperthyreose und andere metabolische Entgleisungen, essentieller und familiärer Tremor sowie epileptische Anfälle bei genuiner Epilepsie oder anderen hirnorganischen Störungen.

Diagnostik: EKG: Im EKG finden sich neben einer Sinustachykardie und Veränderungen in den T-Zacken auch häufig Hinweise auf eine Kardiomyopathie, z. B. eine vorzeitige Ventrikeltätigkeit (Abbasakoor u. Mitarb. 1976).

EEG: Nach längerem Alkoholkonsum kommt es beim Entzug zu einer Erniedrigung der Krampfschwelle mit Auftreten von Krampfpotentialen, außerdem zu einem Wiederauftreten von REM-Stadien bei gleichzeitiger Unterdrückung der δ-Stadien im Schlaf-EEG. Diese EEG-Aktivitäten können als Rebound-Phänomen gegenüber Veränderungen während der Phasen hoher Alkoholbelastungen aufgefaßt werden, wo δ-Schlafstadien überwiegen und die REM-Phasen nahezu völlig verschwinden. Bei den meisten Alkoholabhängigen zeigen die EEG-Ableitungen allerdings Normalbefunde.

Pathogenese (s. 2.2.6.3): Für das Verständnis des Alkoholentzugssyndroms ist zunächst das Verständnis des biphasischen Effekts von Alkohol von Bedeutung. Während unter Alkoholeinfluß Stoffwechselvorgänge im ZNS eher gehemmt sind, kommt es beim absoluten oder relativen Alkoholentzug zu einer Phase vermehrter Erregbarkeit und zur Unterbrechung einer durch längere Alkoholbelastung hervorgerufenen Toleranz.

Auf neurochemischer Ebene kommt es beim Alkoholentzugssyndrom zu einer verminderten Aktivität inhibitorischer Neurotransmitter, in erster Linie von GABA, sowie einer vermehrten Funktion exzitatorischer Neurotransmitter, in erster Linie Dopamin, Glutamat, Noradrenalin sowie Cortisol bzw. CRF (Übersicht bei Soyka 1995). Die wichtigsten neurochemischen Veränderungen im Alkoholentzug sind in Abb. 4.1 zusammenfassend dargestellt.

Auf der klinischen Ebene werden die meisten vegetativen Symptome in erster Linie mit einer vermehrten Aktivität des sympathi-

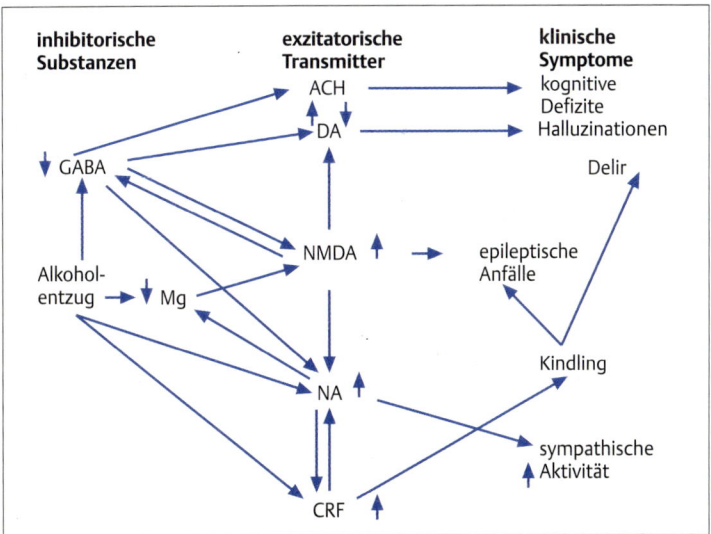

Abb. 4.1   Neurochemische Veränderungen im Alkoholentzug. CRF = Corticotropinreleasing factor,   DA = Dopamin,   NA = Noradrenalin,   NMDA = N-Methyl-D-Aspartat, ACH = Acetylcholin (nach Glue und Nutt).

schen Nervensystems in Verbindung gebracht, während Veränderungen im Dopamin- und Glutamatsystem am ehesten mit Halluzinationen und Delir assoziiert werden. Für das Auftreten epileptischer Anfälle spielen neben den Veränderungen im Glutamatsystem vor allem eine verminderte Aktivität des GABAergen Systems sowie indirekt auch eine erniedrigte Magnesiumkonzentration eine Rolle.

Neben den geschilderten neurochemischen Veränderungen findet sich auf hormonaler Ebene eine Veränderung der Aktivität der Nebenniere mit einer vermehrten Ausschüttung von Catecholaminen, insbesondere Noradrenalin. Interessanterweise konnte bei Ratten durch Infusion von Metaboliten biogener Amine in die Seitenventrikel des Gehirns Symptome ausgelöst werden, die dem Alkoholentzugssyndrom gleichen. Das Alkoholentzugssyndrom trat dabei 3 – 4 Tage nach Beginn dieser Infusionsbehandlung auf (Myers 1978). Außerdem konnte in tierexperimentellen Untersuchungen durch Reizung ventrikelnaher Strukturen, vor allem im Bereich des medialen Thalamus sowie des ventromedialen und posterioren Hypothalamus sowie der Amygdalae und des Nucleus caudatus, entzugsähnliche Bilder induziert werden. Interessanterweise finden sich in diesen Hirnarealen auch gehäuft Opiatrezeptoren (Pfeiffer u. Herz 1982).

Außer den neurobiochemischen Veränderungen findet sich im Alkoholentzugssyndrom, verstärkt aber noch im Alkoholdelir, häufig eine Störung des Wasser- und Elektrolythaushaltes, insbesondere ein Versagen der Kationenpumpe (Whang u. Mitarb. 1974). Neben der Verminderung von Magnesium in Serum und Liquor, was indirekt für die Funktion verschiedener Neurotransmittersysteme von Bedeutung ist (Abb. 4.**1**), finden sich erhöhte Konzentrationen von Vasopressin in Plasma und Urin (Eisenhofer u. Mitarb. 1985) sowie erniedrigte Konzentrationen von Kalium und Calcium, insbesondere bei Patienten mit epileptischen Anfällen (Meyer u. Urban 1977). Ein weiterer wichtiger Faktor ist beim Alkoholentzugssyndrom das häufige Vorliegen einer respiratorischen Alkalose.

Ein sehr attraktives Modell für das Verständnis der Entwicklung eines Alkoholentzugssymptoms ist die von Ballenger u. Post (1978) vorgeschlagene sog. Kindling-Hypothese. In neurophysiologischen Untersuchungen wurde gefunden, daß durch wiederholte Anwendung schwacher elektrischer Reize in unterschiedlichen Arealen des Hirns, die für sich alleine noch keine Reizantwort oder Verhaltenskorrelate bewirkten, sich vor allem im Bereich des limbischen Systems die Schwelle für Nachentladungen zunehmend erniedrigte, so daß schließlich schon geringe Reize bei fortgesetzter Stimulation zu motorischen Automatismen und später auch epileptischen Anfällen führten. Das optimale Intervall zwischen diesen Reizen lag dabei bei 24 Stunden. Dieses Modell wurde auf die Entstehung des Alkoholentzugssyndroms angewandt, ausgehend von der Beobachtung, daß das Alkoholentzugssyndrom an Schwere zunimmt, je länger der Alkoholabusus besteht. Es wurde argumentiert, daß sich im Laufe einer „Alkoholikerkarriere" die Entzugssituationen häufen, wodurch sich die Zunahme der klinischen und neurophysiologischen Erkrankungen erklären läßt. Auch tierexperimentelle Befunde scheinen die sog. Kindling-Hypothese zu stützen (McCown u. Breese 1990) (Abb. 4.1). Nach diesem Modell ließen sich auch andere, bisher nicht plausible Phänomene interpretieren,

- – daß das Alkoholentzugssyndrom dem Zwischenhirnsyndrom ähnlich ist, wie es z. B. bei Infektionen beobachtet wird,
- – daß sich durch zerebrale Reizung bei Tieren ein Syndrom erzeugen läßt, das dem Alkoholentzugssyndrom ähnlich ist, obwohl keine Droge zugeführt wird,
- – daß das Alkoholentzugssyndrom bei starkem, kontinuierlichem Alkoholkonsum auch ohne nennenswerte Alkoholreduktion auftreten kann.

Außerdem wurde darauf hingewiesen, daß die psychischen Veränderungen bei chronischen Alkoholikern denen ähnlich sind, die bei Temporallappen-Epilepsie, aber auch bei Läsionen des Kortes und des limbischen Systems auftreten. Aus der Wirksamkeit einiger Psychopharmaka wie z. B. Benzodiazepine und Carbamazepin sowohl auf das „Kindling" bei elektrischer Stimulation wie auf das Alkoholentzugssyndrom läßt sich auf Gemeinsamkeit der Pathogenese schließen.

4.2.2 Protrahiertes Alkoholentzugssyndrom

Klinik: Unter diesem recht unscharfen Begriff werden bei Alkoholikern auch bei Abstinenz über Monate bis zu mehreren Jahren persistierende psychovegetative Störungen wie Angst, Dysphorie, aber auch Appetitmangel, Schlafstörungen und Schweißausbrüche subsumiert (Scholz 1980). Neben den geschilderten Symptomen können auch andere affektive Störungen wie z. B. Dysphorie, aber auch Euphorie, Schweißausbrüche und andere Störungen auftreten. Es gibt Überlegungen, das protrahierte Alkoholentzugssyndrom in psychiatrischen Klassifikationssystemen zu verankern (Satel u. Mitarb. 1993).

Pathogenese: Ein neuropathologisches Korrelat des protrahierten Alkoholentzugssyndroms ist nicht bekannt. Außer mit hirnorganischen Störungen kann es auch mit Persönlichkeitsvariablen und Umwelteinflüssen in Verbindung gebracht werden. Bei Abstinenz konnten längerfristig persistierende neurophysiologische Veränderungen sowohl in Tierversuchen wie beim Menschen nachgewiesen werden (Begleiter u. Porjesz 1979). Daneben wurden auch diskrete Liquorveränderungen in der Zeit vom 8. – 15. Tag der Abstinenz beobachtet, die sich über Wochen zurückbildeten (Carlen u. Mitarb. 1980). Dabei handelt es sich um eine Azidose (pH < 7,25). Zeichen einer allgemeinen Azidose fehlen.

4.3   Folgekrankheiten bei chronischem Alkoholmißbrauch

Es gibt kaum ein Organsystem, an dem nicht Syndrome oder Krankheiten gefunden werden können, die mit Alkoholmißbrauch ursächlich in Verbindung gebracht werden oder bei denen nicht bei altbekannten Krankheiten der Alkoholmißbrauch als alleinige oder partielle Ursache wahrscheinlich gemacht wird (Ashley u. Mitarb. 1977). Allerdings werden verschiedene Organsysteme aus vielfach noch ungeklärten Gründen in verschiedener Häufigkeit und unterschiedlichem Grade sowie interindividuell sehr verschieden durch den Alkoholabusus geschädigt. Eine Übersicht über die Häufigkeit der wichtigsten Krankheiten bei Alkoholmißbrauch gibt Tab. 4.6. Erfahrungsgemäß weisen ca. 75 % der Alkoholiker, die zur stationären Entwöhnungsbehandlung kommen, Alkoholfolgekrankheiten auf.

4.3.1   Störungen im Bereich der inneren Medizin

4.3.1.1   Leberstörungen

4.3.1.1.1   Formen, Epidemiologie und Pathogenese

Die Leber ist das einzige Organ, in dem Alkohol in nennenswertem Umfang metabolisiert wird. Alkohol selber hat bei jahrelangem täglichen Konsum eine direkt lebertoxische Wirkung. Bei einer Diät, bei der ein Teil der Nahrungskohlenhydrate durch Alkohol ersetzt worden war, kam es zur Entwicklung einer Fettleber und zu ultrastrukturellen Veränderungen der Mitochondrien und des endoplasmatischen Retikulums (Gerock u. Mitarb. 1970). Im Mittelpunkt steht die zentrale hyaline Sklerose (Teschke 1981). Bei fettreicher Nahrung ist die Leberverfettung verstärkt. Die hepatotoxische Wirkung des Alkohols zeigt sich auch bei Leberschädigungen anderer Genese, die durch Alkohol eine zusätzliche Verschlimmerung erfahren. Das Spektrum alkoholischer Lebererkrankungen reicht von der Fettleber ohne entzündliche und degenerative Veränderungen über verschiedene Formen der Alkoholhepatitis bis zur Leberzirrhose. Der kritische Schwellenwert für die Entstehung der alko-

Tabelle 4.**6** Häufigkeit der wichtigsten Krankheiten bei Alkoholismus (aus Ashley, M., u. Mitarb: Arch. intern. Med. 137 [1997] 883)

Erkrankung	Männer (n = 736)		Frauen (n = 135)	
	n	%	n	%
Fettleber	351	47,7	37	27,4
chronische obstruktive Lungenerkrankung	89	12,1	8	5,9
Traumen (Gesamtzahl)	88	11,4	10	7,4
Bluthochdruck	64	8,7	9	6,7
Mangelernährung	57	7,7	12	8,9
Anämie	31	4,2	18	13,1
Gastritis	45	6,1	4	3,0
Knochenbrüche	42	5,7	5	3,7
Hiatushernie	33	5,7	8	5,9
periphere Neuritis	34	4,6	3	2,2
Leberzirrhose	32	4,4	4	3,0
Magen-Darm-Geschwüre	30	4,1	5	3,7
chronischer Hirnschaden	27	3,7	4	3,0
Fettsucht	23	3,1	8	5,9
Kardiomyopathie	20	2,7	6	4,4
ischämische Herzkrankheiten	23	3,1	0	0,0
Lungenentzündung	19	2,6	1	0,7
gastrointestinale Blutung	17	2,3	3	2,2
epileptische Anfälle	19	2,6	1	0,7
Diabetes	18	2,4	1	0,7
Harnwegsinfekt	12	1,6	1	0,7
akutes Hirnsyndrom	12	1,6	1	0,7
Pankreatitis	6	0,8	1	0,7

holischen Leberzirrhose liegt für Männer bei 60 g reinem Alkohol, für Frauen bei 20 g (Thaler 1977). Wahrscheinlich hängt die Häufigkeit von Leberschäden, insbesondere der Leberzirrhose, direkt von der Menge des pro Tag aufgenommenen Alkohols pro kg Körpergewicht und der Dauer des Alkoholabusus in Jahren ab.

Bei Männern ist bei einem Konsum von 100 g reinem Alkohol täglich die Zirrhosehäufigkeit 10mal so hoch, von 240 g 100mal so hoch wie bei 60 g. Bei Frauen steigt das Risiko bereits bei einer Tagesdosis von 70 g auf das 100fache. Die vermehrte Vulnerabilität von Frauen für alkoholische Leberzirrhose ist ein noch weitgehend ungeklärtes Phänomen. In erster Linie werden dafür Unterschiede in der Verarbeitung von Östrogenen und die zyklusbedingten unterschiedlichen Alkoholabbauraten bei Frauen verantwortlich gemacht.

Die einzelnen hepatischen Störungen entwickeln sich bei erhöhtem Alkoholkonsum unterschiedlich schnell: Schon nach wenigen

Wochen Alkoholmißbrauch kann sich eine Fettleber ausbilden. Bei Alkoholhepatitis liegt ein durchschnittlicher Alkoholmißbrauch von 18 Jahren, bei Leberzirrhose einer von 20–25 Jahren vor.

Für manchen Autoren wird als Zwischenstufe zwischen Alkoholfettleber bzw. Alkoholhepatitis einerseits und alkoholischer Leberzirrhose andererseits noch die alkoholische Leberfibrose eingefügt (Abb. 4.**2**). Als Zwischenglied zwischen Alkoholfettleber und Alkoholhepatitis wird die zentrale hyaline Sklerose genannt (hyaline Veränderungen im Bereich der Zentralvenen).

Pathogenetisch wird für das Auftreten von alkoholischen Leberschäden heute neben einer durch Maldigestion und Malabsorption bedingten Mangelernährung vor allem die direkte Hepatotoxizität von Alkohol mit Beeinflussung verschiedener Stoffwechselvorgänge wie z. B. des Leberalkoholdehydrogenasewegs, eine erhöhte Empfindlichkeit gegenüber verschiedenen toxischen Substanzen, immunologische Veränderungen, ein Vitamin-A-Mangel und eine Glutathionverarmung verantwortlich gemacht (Lieber 1995). Häufig treten alkoholbedingte Lebererkrankungen auch in Kombination mit Lebererkrankungen anderer Ätiologie, insbesondere Virushepatitiden, auf (Bode 1995). Dazu kommt als komplikative Erkrankung das Zieve-Syndrom (s. 4.3.1.1).

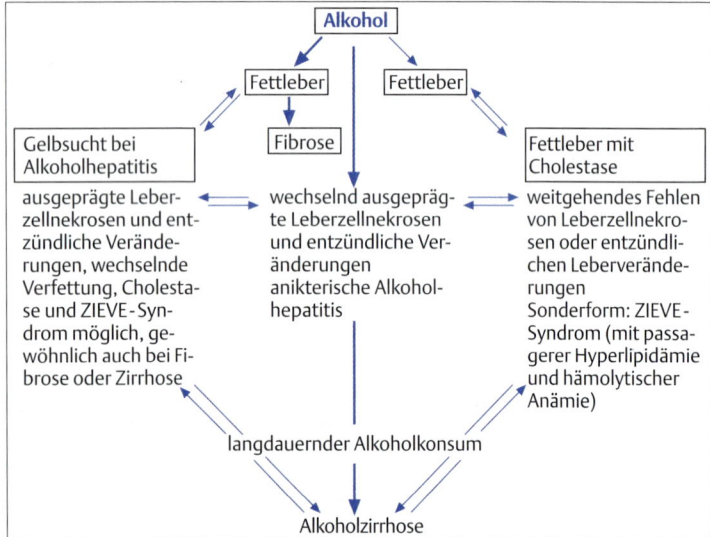

Abb. 4.**2**   Histologische Befunde bei Alkoholfettleber (aus Bode J. C.: Klinik und Therapie alkoholischer Leberschäden. In Seitz, H. H., C. S. Lieber, U. A. Schimanowski: Handbuch „Alkohol, Alkoholismus, alkoholbedingte Organschäden". Barth, Leipzig 1995).

4.3.1.1.1.2 Alkoholfettleber

Epidemiologie: Die Alkoholfettleber ist die mit Abstand häufigste alkoholbedingte Leberstörung. 70–100% der Patienten mit exzessivem Alkoholkonsum weisen entsprechende Veränderungen auf (Ishak u. Mitarb. 1991). Ein Großteil der klinisch beobachteten Fälle von Fettleber sind auf Alkoholabusus zurückzuführen.

Klinik und Pathogenese: Die subjektiven Beschwerden sind oft gering. Im Vordergrund stehen leichte gastrointestinale Störungen, gelegentlich Druckgefühl im Oberbauch. Die Leber ist immer vergrößert, je nach Schweregrad sogar beträchtlich. Sie ist stumpfrandig und von erhöhter Konsistenz. Durch Enzyminduktion kommt es zu einem gesteigerten Metabolismus zahlreicher Arzneimittel.

Laborbefunde: Die Laborbefunde können normal sein; häufig liegen sie auch im Grenzbereich. Der empfindlichste (aber unspezifische) Parameter ist die γ-Glutamyltranspeptidase (γ-GT), die als Folge einer Enzyminduktion häufig erhöhte Werte aufweist.

Morphologischer und sonographischer Befund: Die Leber ist vergrößert, relativ weich. Histologisch finden sich mehr oder weniger häufig mit Fetttropfen ausgefüllte Leberzellen. Die Zellkerne sind an den Rand gedrängt. Elektronenmikroskopisch zeigen sich zusätzlich frühzeitig Veränderungen an den Mitochondrien und Proliferation des endoplasmatischen Retikulums. Diese hat eine Reihe von pathophysiologischen Konsequenzen (Abb. 4.**3**). Die Diagnose kann durch Leberbiopsie gesichert werden. Diagnostisch wird im übrigen meist die Oberbauchsonographie (Ultraschall) eingesetzt.

Prognose: Bei Abstinenz ist die Prognose der Alkoholfettleber günstig. Ein Übergang zur Leberzirrhose ist nicht bewiesen.

4.3.1.1.3 Alkoholhepatitis

Man kann eine akute Alkoholhepatitis von der chronischen persistierenden und der chronischen aggressiven Hepatitis unterscheiden, die vor allem von infektiösen Hepatitiden abzugrenzen sind.

4.3.1.1.3.1 Akute Alkoholhepatitis

Klinik: Leichtere Formen verlaufen klinisch asymptomatisch. Ansonsten ist das klinische Bild gekennzeichnet durch Oberbauchschmerzen, mittelgradiges Fieber und Erbrechen. Spider-Naevi können

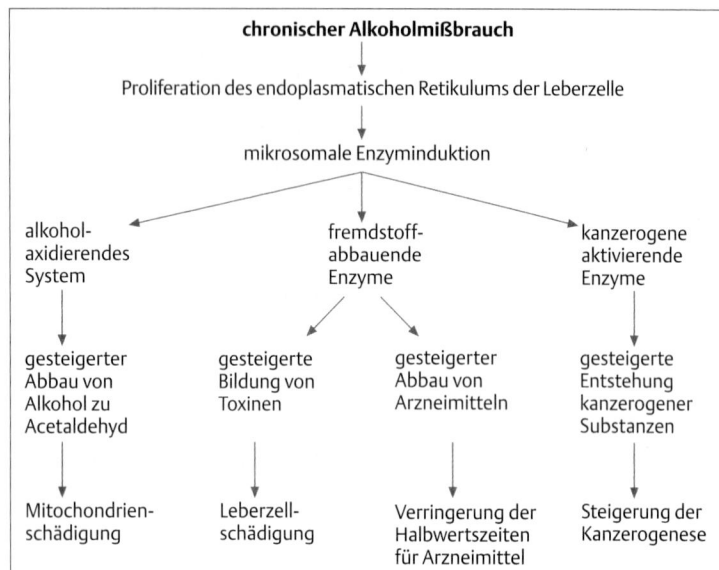

Abb. 4.**3**   Folgekrankheiten bei chronischem Alkoholmißbrauch (aus Teschke, R., C. S. Lieber: Alkohol und Organschäden. Witzstrock, Baden-Baden 1981).

häufig nachgewiesen werden, bei schweren Verlaufsformen auch Ikterus und Aszites. Die klinische Symptomatik läßt häufig an ein akutes chirurgisches Abdomen denken. Die Leber ist meist deutlich vergrößert und derb.

Laborbefunde: Die Diagnostik der akuten Alkoholhepatitis beinhaltet eine ganze Reihe von Untersuchungen (Tab. 4.7). Als relativ typisch wird eine starke Leukozytose und eine Erhöhung des GOT-GPT-Koeffizienten auf über 2 angesehen. Auch das CD-(carbohydratedeficient)Transferrin kann erhöht sein.

Pathogenese: Die Pathogenese ist nicht völlig geklärt. Die Alkoholhepatitis ist eine offenbar immunologisch gesteuerte entzündliche Reaktion auf eine chronische alkoholtoxische Leberschädigung und kann auf dem Boden einer Fettleber, einer fibrotischen oder einer zirrhotischen Leber entstehen. Neben der toxischen Wirkung des Alkohols, vor allem seines Metaboliten Acetaldehyd, scheinen auch genetische Umweltfaktoren sowie eine Mangelernährung und weitere Lebertoxine eine Rolle zu spielen (Übersicht bei Berr u. Wiebecke 1994).

Tabelle 4.**7** Diagnostik der akuten Alkoholhepatitis (aus Berr, F., B. Wiebecke: Dtsch. Ärztebl. 91 [1994] 2107)

Klinik

- Alkoholabusus (> 100 g/Tag)
- (sub)febrile Temperatur
- Hepatomegalie (dolent)
- Spider-Naevi
- Ikterus, Aszites
- Enzephalopathie

Laborwerte

- γ-GT $\geqslant$ 28 U/l
- IgA
- MCV > 95 fl
- Leukozytose (15 000 – 60 000/µl)
- SGOT ca. 50 – 300 U/l, SGOT/SGPT > 2
- GLDH und LDH erhöht
- Quick-Wert < 50 %
- Albumin < 3,2 g/dl (460 µmol/l)
- Bilirubin (konjugierte Fraktion)

Histologie

- zentrolobuläre Leberzellnekrosen
- Granulozyteninfiltrate
- Mallory-Körperchen

Ausschlußdiagnostik

- Virushepatitiden
- akute Fettleber
- extrahepatische Cholestase
- bakterielle Infektionen
- Budd-Chiari-Syndrom
- Metastasenleber

Morphologischer Befund: In ihrer akuten Verlaufsform führt die Alkoholhepatitis zu ausgedehnten Leberzellnekrosen, die eine mittel- bis hochgradige Beeinträchtigung der Leberfunktion und eine hohe Mortalität bedingen. Definiert wird sie durch das histologische Bild (s. u.) sowie die Alkoholanamnese. Histologisch finden sich hyaline Einzel- und Gruppenzellnekrosen und ein vorwiegend granulozytäres Infiltrat, vor allem im Zentrum des Leberläppchens. Typisch, wenn auch nicht obligat sind sog. Mallory-Körperchen im Zytoplasma von Hepatozyten. Bei schweren Verlaufsformen treten auch ausgedehnte zentrolobuläre Leberparenchymnekrosen auf. Ähnliche histologische Bilder finden sich auch als Fettleberhepatitis bei Adipositas permagna, Diabetes mellitus, akutem Morbus Wilson, arzneimittelbedingten Leberschäden und Kurzdarmsyndrom.

Therapie: Die einzige gesicherte Therapie besteht in der Gabe von Corticosteroiden sowie der Substitution von Vitaminen und Elektrolyten (Tab. 4.**8**). Als Ausschlußkriterium für eine Corticosteroidtherapie gilt eine gleichzeitige Sepsis oder eine gastrointestinale Blutung.

4.3.1.1.3.2 Chronische persistierende Hepatitis

Klinik: Die subjektiven Beschwerden sind meist uncharakteristisch (allgemeine abdominelle Beschwerden, Verdauungsstörungen, Völlegefühl) oder können auch völlig fehlen. Der Verlauf ist schleichend. Die Leber ist deutlich vergrößert.

Laborbefunde: Die Transaminasen sind ebenso wie die alkalische Phosphatase und die γ-GT mäßig erhöht. In der Elektrophorese findet sich eine mehr oder minder ausgeprägte Hypalbuminurie und eine Hypergammaglobulinämie mit Erhöhung der IgA.

Morphologischer Befund: Im Frühstadium zeigen sich Mitochondrienschwellungen (sog. Riesenmitochondrien) und einzelne Mallory Hyalinkörperchen, die man als „gemeinsame Endstrecke" bei verschiedenen Leberzelldegenerationen finden kann (z.B. primäre biliäre

Tabelle 4.**8**   Therapie der Alkoholhepatitis (aus Berr, F., B. Wiebecke: Dtsch. Ärztebl. 91 [1994] 2107)

- Corticosteroide: Methylprednisolon 1 mal 32 mg/Tag für 4 Wochen, Indikation: Risikoindex > 32 Punkte* und/oder Enzephalopathie höheren Grades
- Substitution von Mangelzuständen (Zink, Magnesium, Vitamine A, D, E, K), Thiamin 100 mg/Tag, Folsäure 1 mg/Tag
- Kalorisch adäquate Ernährung (30 – 40 kcal/kg/Tag, 1 g Protein/kg/Tag

---

Cave: Hypoxie (Anämie, ARDS) Hepatotoxine (Paracetamol), hepatorenales Syndrom (Prostaglandinsynthesehemmer), Infektionen (subakute bakterielle Peritonitis u. a.)

*   Risikoindex = Bilirubin (mg/dl) plus 4,6mal Prothrombinzeitverlängerung**
** Analogwerte: Quick-Werte (%) = 4,6mal PT-Verlängerungen:
   Quick-Werte, PT-Verlängerungen

60	55	50	45	40	35	30	25	30	15
13	16	21	25	30	39	49	65	91	140

Zirrhose, primäres Leberkarzinom). Weitere histologische Hinweise für Alkoholismus sind Einzelzellnekrosen, proliferierte Sternzellen, Eisenablagerungen und vor allem polymorphkernige Infiltrate. In fortgeschrittenen Fällen kann es zu chronisch entzündlichen, vorwiegend periportalen Infiltrationen bei erhaltener Leberläppchenstruktur und geringer oder fehlender Fibrose ("zentrale Myelinsklerose") kommen.

4.3.1.1.3.3 Chronische aggressive Hepatitis

Klinik: In etwa 15–20% der Fälle von Alkoholhepatitis entwickelt sich eine chronische aggressive Hepatitis, oft im Anschluß an einen Alkoholexzeß, häufig aber auch ohne erhöhte Alkoholbelastung. Sie ist gekennzeichnet durch stärkere abdominelle Beschwerden. Gleichzeitig tritt ein Ikterus auf, der sich meist rasch zu mittlerer Intensität entwickelt. In einzelnen Fällen bestehen Fieber und Leukozytose, außerdem Gewichtsabnahme, Übelkeit, Appetitlosigkeit, Erbrechen und Durchfälle. Die Leber ist stark druckdolent und vergrößert.

Laborbefunde: Gegenüber der chronischen persistierenden Hepatitis sind die Laborbefunde meist stärker verändert: Insbesondere findet sich eine deutliche Erhöhung der GOT und GPT, der alkalischen Phosphatase und der γ-GT sowie des Bilirubins im Serum. Auch die Veränderungen in der Elektrophorese (Erhöhung der IgA) sind stärker.

Morphologischer Befund: Es zeigt sich eine chronisch entzündliche Infiltration der periportalen Felder mit Übergreifen auf die angrenzenden Bezirke. Man findet "Mottenfraßnekrosen". Es kommt zur Bildung von intralobulären Septen, was zu einer Zerstörung der Läppchenarchitektur führt. Regenerationsknoten wie bei der Leberzirrhose fehlen.

Komplikationen: Bei fortgesetztem Alkoholabusus kann sich eine Pankreopathie entwickeln. Gelegentlich findet sich auch ein Zieve-Syndrom (s. 4.3.1.1).

Prognose: Bei der akuten Hepatitis ist sie meist gut, bei der chronischen Hepatitis zweifelhaft, da ein fluktuierender Verlauf (bei zunehmendem Ikterus) mit Übergang in ein Leberkoma, andererseits ein Übergang in die Zirrhose recht häufig sind.

Pathogenese: Die Pathogenese der Alkoholhepatitis ist noch umstritten. Für die akute Alkoholhepatitis spielen neben der hepatotoxischen Wirkung von Alkohol und seiner Metaboliten, insbesondere Acetaldehyd, genetische und Umweltfaktoren sowie eine Mangelernährung und weitere Lebertoxine eine Rolle. Auch immunologische Mechanismen dürften von Bedeutung sein.

4.3.1.1.4   Alkoholische Leberzirrhose

4.3.1.1.4.1 Epidemiologie, Pathogenese und Formen

Die alkoholische Leberzirrhose ist die häufigste Todesursache bei langjährigem Alkoholismus. Etwa 10–20% aller Alkoholiker leiden an ihr. Neben den für die Alkoholhepatitis diskutierten pathogenetischen Faktoren scheint auch eine spezielle genetisch bedingte Vulnerabilität für organische spezifische Folgeschäden des Alkoholismus eine Rolle zu spielen (Hrubec u. Omenn 1981).

Die Leberzirrhosen sind funktionell einzuteilen in
a) kompensierte, inaktive Leberzirrhosen,
b) dekompensierte Leberzirrhosen.

4.3.1.1.4.2 Kompensierte, inaktive Leberzirrhosen

Klinik: Bei den inaktiven Leberzirrhosen liegt eine mäßige Leberzellinsuffizienz vor. Subjektiv im Vordergrund stehen Appetitlosigkeit, Müdigkeit, Depressivität, Verdauungsbeschwerden und Meteorismus. Beim Vollbild der Leberzirrhose kann es zu Hautveränderungen kommen: Sie ist pergamentpapierartig verdünnt, es finden sich Gefäßerweiterungen mit Gefäßsternchen (Spider-Naevi) und Weißfleckung der Haut und der Fingernägel. Gelegentlich besteht ein Palmar- und Plantarerythem sowie eine Rötung der Zunge (Lackzunge). Körper- und Schambehaarung sind vermindert. Bei Männern kann man eine Gynäkomastie und eine Hodenatrophie sowie eine Verminderung von Potenz und Libido finden. Als weitere Komplikation kommt es in 10–20% der Fälle zu einer Cholestase, die durch die Trias hämolytische Anämie, Hyperlipidämie und Ikterus gekennzeichnet ist. Die Leber ist groß und hart, scharfkantig. Meist besteht keine Splenomegalie.

Laborbefunde: Die laborchemischen Veränderungen sind ähnlich wie bei der progressiven Alkoholhepatitis: Vermehrung der Immunglobuline und der Albumine im Serum, Erhöhungen von IgA, Serumeisen, GOT und GPT. Die Gerinnungsstörungen im Blut sind abhängig von der Schwere der Erkrankung. Bei Patienten mit Leberzirrhose und Alkoholhepatitis kommt es nicht zu einem Anstieg von HDL in den ersten Stunden nach dem Alkoholkonsum, wie dies bei Lebergesunden der Fall ist (Deveny u. Mitarb. 1981).

Morphologischer Befund: Bei portaler Zirrhose finden sich Bindegewebssepten und -straßen mit Regenerationsknoten. Bei der postnekrotischen Zirrhose verursacht die primäre Zirrhose verschiedene dichte Bindegewebswucherungen und Regenerationsknoten. Dazwischen liegen „gesunde Bezirke". Auch hier lassen sich wieder die Mallory-Hyalinkörperchen nachweisen.

4.3.1.1.4.3 Dekompensierte Leberzirrhose

Klinik und Laborbefunde: Diese Form ist gekennzeichnet durch portale Hypertension, die zu Aszites und Ösophagusvarizen, zum Teil auch zu Hämorrhoiden, einem Caput medusae und anderen Leberhautzeichen (Weißnägel, Lacklippen, Hautblutungen, Dupuytren-Kontraktur, Weißfleckung der Haut) sowie einer Splenomegalie führt. Im übrigen stehen die durch die Störung der Leberfunktion bedingten Ausfälle im Vordergrund. Es finden sich zum Teil exzessive Transaminasenerhöhungen, eine Bilirubinämie und ein Ikterus. Komplizierend treten häufig Infektionen, eine Cholestase oder Gefäßverschlüsse hinzu. In schwereren Fällen mit Leberinsuffizienz kommt es zu Bewußtseinsstörungen bis hin zum Koma. Dabei besteht ein Ikterus mit schweren Gerinnungsstörungen und Bluteiweißveränderungen, starkem Anstieg der Transaminasen sowie einem Sturz der Cholinesterasen als Ausdruck der Lebersynthesestörung. Die subjektiven Beschwerden sind entsprechend dem schweren Krankheitsbild erheblich: starke gastrointestinale Beschwerden, Meteorismus, Appetitlosigkeit, Erbrechen, Durchfälle. Häufig ist die Haut durch einen vermehrten Melaningehalt schmutziggrau verfärbt, und es bestehen Hämorrhagien. Die Leber ist hart und derb.

Komplikationen: Blutungen aus den Ösophagusvarizen, schwerste Leberinsuffizienz mit Mineralstoffwechselstörungen, hepatische Enzephalopathie und Endotoxämie. Terminal findet sich ein Nierenversagen mit Anstieg der Harnstoffspiegel.

4.3.1.1.5 Hepatische Enzephalopathie

4.3.1.1.5.1 Klinik

Schwere akute oder chronische Lebererkrankungen können unabhängig von ihrer Ursache zu einem enzephalopathischen Syndrom führen, dessen führendes Symptom Bewußtseinsstörungen verschiedenen Grades sind. Dazu können andere Symptome eines organischen Psychosyndroms, Störungen der Affektivität und paranoide Syndrome treten. Dazu kommen neurologische Störungen.

Klinisch unterscheidet man
- eine sub(akute) hepatische Enzephalopathie (hepatisches Koma),
- eine chronische hepatische Enzephalopathie.

4.3.1.1.5.2 Akute hepatische Enzephalopathie

Das Krankheitsbild der Enzephalopathie kann dem des Alkoholdelirs ähneln. Differentialdiagnostisch wichtig sind die in Tab. 4.9 aufgeführten Faktoren. Klinisch stehen hier relativ akut einsetzende Bewußtseinstrübungen und psychomotorische Unruhe bis hin zum Koma im Vordergrund. Als sehr charakteristisch gilt der „Flapping-Tremor" der ausgestreckten Hände. Unwillkürliche Muskelkontraktionen, Primitivreflexe, Hyperreflexie, Pyramidenbahnzeichen, andere neurologische Herdsymptome und epileptische Anfälle können hinzutreten. Das EEG ist meist abnorm und zeigt bilateral synchrone langsame δ-Wellen.

4.3.1.1.5.3 Chronische hepatische Enzephalopathie

Klinik und EEG-Befunde: Entweder als Folge eines hepatischen Komas oder schleichend bei Patienten mit Leberzirrhose entwik-

Tabelle 4.9   Differentialdiagnose der alkoholischen Enzephalopathie (aus Dölle, W.: Therapiewoche 31 [1981] 4700)

Symptome	Alkoholdelir	Leberkoma
Bewußtsein	weniger eingeschränkt	stark eingeschränkt
psychomotorische Unruhe	stärker	geringer
Angst	stärker	geringer
Sprechtempo	schneller	langsamer
Halluzinationen	häufiger	seltener
Tachykardie	häufiger	seltener
Hyperhidrose	häufiger	seltener
Fieber	häufiger	seltener
Diarrhö	häufiger	seltener
Foetor hepaticus	fehlend	vorhanden
Flattertremor*	fehlend	vorhanden

* Prüfung des Flattertremors: Arme nach vorne ausstrecken, Hände dorsal extendieren, Finger spreizen: Bei Flattertremor ist die Kontraktion der Muskeln für Dorsalextension in kürzeren oder längeren Abständen unterbrochen (nach unten schlagende Bewegung der Hände).

kelt sich dieses Krankheitsbild mit verschiedenen neurologischen (Tremor, Ataxie, Dysarthrien, choreoathetotische Bewegungen, Primitivreflexe) und psychischen Symptomen. Zu letzteren zählen ein pseudoneurasthenisches oder dementielles Syndrom, Störungen von Antrieb, Konzentration und Merkfähigkeit sowie andere neuropsychologische Defizite. Im EEG finden sich, abhängig vom Schweregrad der Enzephalopathie, Allgemeinveränderungen bis hin zum Auftreten hochamplitudiger δ-Wellen.

Differentialdiagnose: Differentialdiagnostisch sind Hepatopathien anderer Genese wie z. B. akute Virushepatitiden, Morbus Wilson, Hämochromatose, Leberdystrophien, aber auch Leberzellkarzinome in Erwägung zu ziehen.

Pathogenese: Die Pathogenese der hepatischen Enzephalopathie ist nicht völlig klar (Übersicht bei Soyka 1995). Neben der Schädigung des Gehirns durch Alkohol und seine Metaboliten sowie durch Neurotoxine wie Ammoniak und andere Substanzen scheinen auch frühere Hirnschädigungen, Blutungen, Infarkte und Vaskulopathien sowie rezidivierende Hypoglykämien von Bedeutung zu sein. Dazu kommen Störungen der Blut-Hirn-Schranke und des ZNS-Energiestoffwechsels sowie der Neurotransmission durch Bildung „falscher" Neurotransmitter oder ein erhöhter GABAerger Tonus (Egberts 1993). Einige Befunde deuten auch auf einen Zinkmangel hin (Grüngreiff 1996).

Therapie und Verlauf: Leichtere Formen der hepatischen Enzephalopathie sind reversibel. Bei schweren Enzephalopathien bleiben auch bei Alkoholabstinenz meist neuropsychologische Defizite zurück. Die Prognose des hepatischen Komas ist unsicher. Therapeutisch werden neben diätetischen Maßnahmen (Eiweißrestriktion zur Verminderung des Ammoniakspiegels) die orale Gabe von Neomycin, die Entleerung des Darms sowie evtl. chirurgische Maßnahmen zur Entlastung des Kolons eingesetzt. Die Behandlung mit verzweigtkettigen Aminosäuren oder Flumazenil wird noch kontrovers beurteilt. Bei manifestem Zinkmangel sollte dieser ausgeglichen werden.

4.3.1.1.6 Hämochromatose

Entgegen früherer Vermutungen führt Alkoholabusus durch eine mögliche gesteigerte Eisenaufnahme bei Heterozygoten nicht zum Auftreten einer Hämochromatose. Allerdings entwickelt sich im Zusammenhang mit einer alkoholischen Hepatopathie häufiger eine Hämatochromatose, für deren Genese einerseits eine verminderte Aufnahme und Absorption von Eisen, eine verminderte Utilisation von Eisen aufgrund einer gestörten Erythropoese sowie wiederholte Hämolysen und eine vermehrte Eiseneinlagerung als Folgen einer Leberschädigung verantwortlich sind. Darüber hinaus spielen auch genetische Faktoren eine Rolle (Ishak u. Mitarb. 1991). Die klinische Symptomatik ähnelt der der Leberzirrhose, und die Prognose ist ungünstig.

4.3.1.1.7 Zieve-Syndrom

Definition und Epidemiologie: Das Zieve-Syndrom ist charakterisiert durch Hyperlipidämie, hämolytische Anämie und Ikterus. Diese seltene Störung ist bei Männern wesentlich häufiger als bei Frauen. Das durchschnittliche Erkrankungsalter beträgt 36 Jahre.

Klinik: Kolikartige Schmerzen im rechten Oberbauch, ferner Durchfälle und sonstige gastrointestinale Symptome. In Einzelfällen findet sich auch eine Anorexie. Leber und Milz sind vergrößert und hart. Es besteht eine normochrome Anämie und ein Ikterus.

Laborbefunde: Hier zeigt sich eine verminderte Überlebenszeit der Erythrozyten. Im Sternalmark finden sich eine gesteigerte Erythropoese mit megaloblastärem Einschlag, außerdem vermehrte Fettspeicherzellen mit eisenpositiven Pigmenten und Zeichen einer Erythrophagozytose. Laborchemisch findet sich im Serum eine Erhöhung des konjugierten Bilirubins sowie der Transaminasen, der alkalischen Phosphatase und der γ-GT, der Gesamtlipide, der Cholesterine, der Neutralfette und Phosphatide, besonders der Lysolecithine und Lysokephaline, sowie eine Verminderung des Gesamteiweißes und des Albumins. Die Lipidämie macht sich klinisch durch eine Trübung des Serums bemerkbar und ist durch Alkohol induzierbar.

Morphologischer Befund: Die Histologie der Leber zeigt uneinheitliche und unspezifische Befunde: Zeichen der Fettleber und Fibrose, vor allem interhepatische Cholestase sowie ggf. auch Zeichen einer Zirrhose.

Pathogenese: Pathogenetisch scheint neben dem Alkoholmißbrauch eine gesteigerte Lipoproteinsynthese, für die neben Malnutrition auch entzündliche Veränderungen der Darmschleimhaut verantwortlich sind, von Bedeutung zu sein.

4.3.1.1.8 Alkohol und Porphyrinstoffwechsel

Alkohol begünstigt die klinische Manifestation hepatischer Porphyrien, insbesondere der *Porphyria cutanea tarda*. Diese seltene

Störung ist keine typische Alkoholfolgeerkrankung, aber häufig mit Alkoholmißbrauch assoziiert und kann durch letzteren ausgelöst werden. Klinisch ist sie durch bullöse Hauteffloreszenzen bei Exposition gegenüber Sonnenlicht, Leberfunktionsstörung sowie Hämatochromatose gekennzeichnet. Die Hauptwirkung von Alkohol besteht in der Hemmung der Uroporphyrinogendecarboxylase und der Induktion der ALS-Synthese in der Leber. Aber auch andere für den Porphyrinstoffwechsel wichtige Enzyme werden durch Alkohol beeinflußt (Übersicht bei Doss u. Sieg 1995). So wird das Auftreten von Attacken bei der akuten intermittierenden Porphyrie durch Alkohol begünstigt. Außerdem kann durch akute Alkoholbelastung auch eine sekundäre Koproporphyrinurie ausgelöst werden, die klinisch allerdings bedeutungslos ist.

4.3.1.1.9 Hepatozelluläres Karzinom

Etwa 5 – 15% der Patienten mit chronischer Leberschädigung erkranken im Verlauf an einem hepatozellulären Karzinom (Ishak u. Mitarb. 1991). Anders als in Südostasien und dem südlichen Afrika scheinen abgelaufene HBV-Infektionen in Deutschland bei Patienten mit alkoholischer Leberzirrhose keine pathogenetische Bedeutung zu haben (Walter u. Mitarb. 1988). Die Symptomatik ist häufig unspezifisch mit allgemeiner Gewichtsabnahme, abdominellen Beschwerden, seltener Schmerzen und Ikterus. Die Diagnose wird bioptisch gestellt. Eine effektive Pharmakotherapie des hepatozellulären Karzinoms existiert nicht. Therapeutisch bietet sich im Einzelfall eine Lebertransplantation an.

4.3.1.1.10 Lebertransplantation

Die Frage, ob bei Alkoholkranken mit schwerster Alkoholhepatitis, Leberzirrhose oder Leberzellkarzinom eine Lebertransplantation indiziert ist, wird kontrovers beurteilt. Allerdings wird angesichts des Mangels an Spenderorganen diskutiert, ob wegen des hohen Rückfallrisikos eine solche Maßnahme indiziert ist. Generell ist bei Leberversagen, bei akuter Alkoholhepatitis, aber auch bei Leberzellkarzinom eine Lebertransplantation indiziert, wobei allerdings bei alkoholischen Lebererkrankungen eine präoperative Alkoholabstinenz von 6 Monaten empfohlen wird (Kumar u. Mitarb. 1990) und von chirurgischer Seite häufig auch eine einigermaßen günstige Prognose hinsichtlich weiterer Alkoholabstinenz gefordert wird. Diese Forderungen sind empirisch nicht ausreichend gesichert und ethisch nicht unproblematisch. Die Rückfallraten von Alkoholabhängigen nach erfolgter Lebertransplantation sind in den ersten 2 Jahren gering (Lucey u. Beresford 1992).

4.3.1.2   Pankreasstörungen

Es lassen sich zwei Formen unterscheiden:

– akute (reversible) Pankreatitis,
– chronische (progressive) Pankreatitis.

Epidemiologie und Ätiologie: Pankreatitiden stellen eine häufige Komplikation bei chronischem Alkoholismus dar, wobei Frauen offensichtlich häufiger betroffen sind als Männer. Andererseits ist eine Pankreatitis gerade bei jüngeren Männern relativ häufig. Offensichtlich bestehen bemerkenswerte regionale Unterschiede in der Häufigkeit. Alkoholbedingte Pankreasschädigungen scheinen häufiger in den USA, Südafrika, Mittel- und Südfrankreich vorzukommen, seltener dagegen in Mitteleuropa und England. Bei etwa einem Viertel der Alkoholiker findet man entsprechende pathologische Pankreasveränderungen (Goebell u. Mitarb. 1970). Bei gleichzeitig bestehender Leberzirrhose ist der Anteil der Pankreasveränderungen bis zu 46 % höher. 17 – 43 % der Patienten mit akuter Pankreatitis wurden als Alkoholiker identifiziert; bei den chronischen Pankreatiden waren es 36 – 80 % (Dürr 1978). Als Ursache des regional unterschiedlichen Vorkommens der alkoholischen Pankreopathie werden verschiedene Faktoren genannt: der unterschiedliche Gebrauch höherprozentiger Alkoholika oder eine überkalorische Ernährung (viel Fett und Proteine). Es gibt aber auch eine chronische Pankreatitis bei Proteinmangel (Kwashiorkor). Schließlich spielt auch hier eine genetische Prädisposition eine Rolle. Auf sie wird die Tatsache zurückgeführt, daß nur relativ wenige Alkoholiker eine Pankreatitis entwickeln (1 – 9 %). Bei letalen Alkoholvergiftungen findet sich in einem Viertel bis zur Hälfte der Fälle eine akute hämorrhagische Pankreatitis.

Klinik: Die Pankreatitis läßt sich in drei Stadien einteilen:
1. Stadium: reversible Insuffizienz,
2. Stadium: sekretorische Insuffizienz,
3. Stadium: digestive Insuffizienz.

Klinisch kann die Pankreatitis stumm sein. Typischerweise finden sich sonst intermittierende Bauchschmerzen, vorwiegend linksseitig lokalisiert, teilweise aber auch rechts und in den Rücken ausstrahlend, und eine allerdings nicht obligatorische Steatorrhö. Bei schweren Verläufen können Subileus bzw. Ileus sowie ein Schock hinzutreten. Häufig findet sich eine Assoziation der alkoholbedingten Pankreatitis mit Diabetes mellitus, Adipositas und einer Leberschädigung. Bei einem Teil der Fälle kann eine alkoholische Pankreatitis auch in ein Pankreaskarzinom übergehen.

Labor- und radiologische Befunde: Hier zeigen sich Erhöhungen der Pankreasenzyme (Amylase, Lipase) und eine Verminderung der exkretorischen Leistungen (Sekretin, Pankreozymintest). Für die Diagnosestellung ist die endoskopische retrograde Cholangiopankreatikographie (ERCP) nützlich. Röntgenologisch lassen sich vermehrte Kalkablagerungen in den Pankreasgängen nachweisen.

Morphologischer Befund: Es finden sich die typischen Befunde einer Pankreatitis mit intralobulären sklerotischen Veränderungen und Störungen der Läppchenstruktur, ferner Eiweißniederschläge im Gangsystem, die häufig verkalken, sowie peri- und intralobuläre Bindegewebsvermehrung. Beim akuten Schub bestehen auch intrazelluläre Ödeme mit entzündlichen Infiltrationen und Zellnekrosen. Keine dieser Veränderungen ist pathognomonisch für eine Alkoholgenese.

Pathogenese: Hier scheinen eine Reihe von Faktoren additiv zu wirken (Singer 1985, Johnson u. Bernard 1985), wobei akute Alkoholbelastung wahrscheinlich nicht direkt toxisch wirkt:

- Alkohol hemmt die Bicarbonat- und Proteinsynthese des Pankreas (direkter Effekt auf die Zellen und indirekter Effekt über cholinerge Mechanismen).
- Im Fall des chronischen Alkoholismus wird die Hemmung durch eine vermehrte Sekretion vom Protein abgelöst, die zu Eiweißniederschlägen in den kleinen und mittleren Pankreasgängen führt. Diese Obstruktion gibt den Anstoß zu weiteren Veränderungen (Atrophie der Azini, begleitende Entzündungen und Sklerose).
- Alkohol stimuliert die Magensäuresekretion und führt zur Gastrinfreisetzung. Möglicherweise wird auch die Sekretin- und Pankreozyminsekretion beeinflußt.
- Die Empfindlichkeit des Pankreas gegenüber den wichtigsten Sekretionshormonen ist bei chronischer Alkoholzufuhr verändert.
- Alkohol führt zu einer Erhöhung der basalen Proteinkonzentration des Pankreassekrets.
- Im Pankreassaft und in den Pankreassteinen wurde ein spezielles Protein gefunden, das als Inhibitor der Calciumcarbonatkristallbildung wirkt. Eine Verminderung dieses Proteins könnte in der Pathogenese der chronischen Pankreatitis eine Rolle spielen. Folgestörungen sind die Eiweißausfälle und Verkalkung im Gangsystem, Fibrose und sekundäre Stenosierung mit nachfolgender Druckatrophie des Parenchyms.

– Bei einer gleichzeitigen Leberschädigung ist die Albuminsynthese gestört. Über eine Verminderung des kolloidosmotischen Drucks im Blut kann auch die Mikrozirkulation und Sekretproduktion im Pankreas gestört sein. Ein Eiweißmangel könnte als zusätzlicher pathogenetischer Faktor zur Auslösung oder Unterhaltung chronisch entzündlicher Prozesse bzw. einer Pankreasinsuffizienz beitragen.

Verlauf und Therapie: Akute Pankreatitiden können tödlich verlaufen; in vielen Fällen verlaufen sie aber bei adäquater Therapie günstig. Wichtigste Folgestörung kann ein Diabetes mellitus sein, außerdem Pseudozysten, eine exokrine Insuffizienz, benigne Gallengangstenosen und selten auch eine splenoportale Venenthrombose. Therapeutisch kommt bei der akuten Pankreatitis neben der Schmerzlinderung einer absoluten Nahrungs- und ggf. auch Flüssigkeitskarenz (intravenöse Zufuhr von Elektrolyten etc.) und bei der sekretorischen Insuffizienz der Substitution mit Pankreasenzymen die entscheidende Bedeutung zu. Gegebenenfalls können auch endoskopische oder chirurgische Interventionen notwendig sein.

4.3.1.3 Gastrointestinale Störungen

Im Gastrointestinaltrakt führt Alkohol allgemein zu Schädigungen der Mukosa und Motilitätsstörungen, zum Teil auch zu Sekretions-, Blutfluß- und Stoffwechselstörungen. Er wirkt somit zum Teil direkt toxisch und verursacht zum Teil indirekt eine Reihe von Folgestörungen.

Oberer Verdauungstrakt: Im Bereich der Mundhöhle führt chronischer Alkoholkonsum, insbesondere von hochprozentigen alkoholischen Getränken, in Verbindung mit Vitaminmangel und dystrophischen Schäden zu Stomatitis, Gingivitis, Karies sowie einer Parotisschwellung mit entsprechenden Störungen. Häufig ist die Parotis mäßig vergrößert und leicht konsistenzvermehrt. Charakteristisch ist das abstehende Ohrläppchen. Pathologisch-anatomisch handelt es um eine unspezifische Entzündung der Ohrspeicheldrüse mit hochgradiger seröser Durchtränkung der Drüsenazini und weitgehendem Verlust der normalen Enzymgranulierung. Die Speichelsekretion ist vermehrt, das Speichelprotein proteinärmer als bei Gesunden, was möglicherweise zur Entstehung einer Ösophagitis beitragen kann. Die Schleimhautatrophie führt auch zu einer Cheilosis („Lacklippen") und entsprechenden Veränderungen der Zunge, wobei die glatte, meist kräftig gerötete Zungenoberfläche auffällt. Außerdem finden sich Veränderungen der Zungenschleimhäute sowie des Hypopharynx und des Larynx. Alkohol- und

Zigarettenkonsum vervielfachen das Risiko für Malignome im Oropharynx und Larynx (Maier u. Mitarb. 1990). Außerdem findet man bei Alkoholabhängigen häufiger ein Barrett-Syndrom (Endobrachyösophagus). Charakteristisch für diese Veränderung ist ein von Magenschleimhaut überzogenes Speiseröhrensegment, in dem sich Säure- und Pepsinogenproduktion nachweisen lassen. Entzündliche Veränderungen und Ulzerationen führen zu zirkulären Stenosen. Als Ursache kommen Schleimhautschädigungen durch Säurereflux in Frage, wie sie häufig nach Einnahme größerer Mengen von Alkohol auftreten (Refluxösophagitis) (Bode u. Menge 1978). Als weitere Ursache kommt eine Motilitätsstörung durch eine alkoholische Polyneuropathie in Betracht, die zu einem chronischen Gastroösophagealreflux führt.

Magen: Alkoholische Getränke, insbesondere Bier und Weißwein, stimulieren die Magensäuresekretion und die Gastrinfreisetzung. Akuter Alkoholkonsum führt zu einer verzögerten Entleerung des Magens. Akuter Mißbrauch, insbesondere von hochprozentigen Alkoholika, resultiert in einer akuten erosiven Gastritis, die außer mit der Übersekretion von Säure auch mit Permeabilitätsänderungen der Schleimhaut zusammenhängt. Gastroskopisch findet man bei akuter Alkoholeinwirkung fleckförmige Hyperämien, Petechien und Erosionen. Besonders die kombinierte Einnahme von Alkohol und Salicylaten kann zu lebensbedrohlichen Blutungen aus multiplen Erosionen führen (Berges u. Wienbeck 1981). Chronischer Alkoholkonsum führt häufig zu einer chronischen Gastritis mit uncharakteristischen klinischen Symptomen (Übelkeit, Druckgefühl im Oberbauch), wobei zwischen dem Schweregrad der Gastritis und den subjektiven Beschwerden keine festen Beziehungen bestehen. Charakteristisch für die alkoholbedingte Gastritis ist *das Mallory-Weiss-Syndrom.* Es besteht in einer Hämatemesis, die nach schwerem Erbrechen auftritt. Sie kommt dadurch zustande, daß durch häufiges Erbrechen die Schleimhaut einreißt und Blutungen entstehen. Neben der mechanischen Komponente spielen wahrscheinlich auch eine toxische Alkoholschädigung der Schleimhaut und ein chronischer gastroösophagealer Reflux eine zusätzliche Rolle.

Die Beziehungen zwischen Alkoholkonsum und *Magengeschwür* sind komplex. Eine psychosomatische Komponente bei der Genese eines Magenulkus und ihre möglichen Assoziation mit der Neigung zum Alkoholmißbrauch werden seit der Entdeckung von Helicobacterinfektionen als häufiger Ursache von Magenulzera differenzierter gesehen als früher. Sicher ist die Wirkung von Alkohol als Noxe bei der Ulkusentwicklung zu bedenken. Etwa 15 % der Alkoholiker leiden unter Magengeschwüren (Baines u. Mitarb. 1982); sie sind offenbar bei ihnen ähnlich häufig wie bei der Normalbevölkerung. Offensichtlich ist in diesem Zusammenhang der hohe Anteil von Magenresezierten unter Alkoholikern. Dies ist in erster Linie damit zu erklären, daß sich nach Magenresektionen die Folgen des Alkoholabusus besonders deletär bemerkbar machen, wodurch einem weiteren Fortschreiten des Alkoholismus Vorschub geleistet wird, da es nach der Magenresektion zu einer viel rascheren Resorption des Alkohols durch den Dünndarm kommt.

Darm: Zu den typischen Alkoholschäden im Bereich des Dünndarms gehören die (hämorrhagisch-erosive) Duodenitis, zum Teil Jejunitis, außerdem Motilitätsstörungen sowie eine gesteigerte Permeabilität der Mukosa und eine bakterielle Fehlbesiedlung. Außerdem kommt es zu Resorptionsstörungen von Glucose, Xylose, Lactose, Aminosäuren, Elektrolyten und Vitaminen. Im Tierexperiment konnte eine direkt toxische Wirkung von Alkohol auf die Darmschleimhaut gezeigt werden, die zu morphologischen und funktionellen Veränderungen und konsekutiv zur Malabsorption führt. Durch Mangelernährung kann das Malabsorptionssyndrom zusätzlich verstärkt werden. Die Veränderungen sind bei Alkoholabstinenz meist reversibel (Bode u. Menge 1978). Die bei Alkoholismus rechthäufigen Diarrhöen sind durch Malabsorption, Maldigestion, gesteigerte intestinale Sekretion, Motilitätsstörung und bakterielle Überwucherungen bedingt (Übersicht bei Seitz u. Mitarb. 1995). Gelegentlich finden sich auch Pseudoobstruktionen des Dickdarms bei kombinierter Anwendung psychotroper Medikamente mit parasympathikolytischer Komponente und gleichzeitigem Alkoholkonsum. Pathogenetisch wird hier eine Potenzierung der parasympathikolytischen Wirkung durch Alkohol und eine Hemmung der Darmmotilität durch eine metabolische Azidose infolge der alkoholinduzierten Lactatazidämie diskutiert. Außerdem ist eine Assoziation von Alkoholmißbrauch und Häufung von Rektumkarzinomen bekannt. Pathogenetisch dürfte hier vor allem die toxische Wirkung von Acetaldehyd von Bedeutung sein.

4.3.1.4 Kardiovaskuläre Störungen
(Strasser u. Mitarb. 1995)

4.3.1.4.1 Vorbemerkung

Ein niedriger bis mäßiger täglicher Alkoholkonsum führt möglicherweise zu einem etwas erniedrigten Risiko für ischämische Herzerkrankungen, wobei die sog. protektive Wirkung von Alkohol für das Auftreten ischämischer Herzerkrankungen aber sehr kontrovers diskutiert wird (Übersicht bei Soyka 1995). Stärkerer Alkoholkonsum führt aber zu Hypertonus und Kardiomyopathien (Rubin u. Thomas 1992). Bei akuten Alkoholexzessen kann es außerdem zu Herzrhythmusstörungen, Herzschwäche und Palpitationen kommen. Ein Herzjagen kann dabei sogar in Vorhofflattern oder -flimmern übergehen. Bei akuter Alkoholintoxikation können in bis zu 40 % der Fälle ventrikuläre Herzrhythmusstörungen beobachtet werden (Meister 1990). Akute Alkoholaufnahme wirkt direkt negativ inotrop auf das Myokard, wahrscheinlich durch Veränderung des transmembranären und intrazellulären Calciumgleichgewichts. Sie ist streng dosisabhängig und schnell reversibel. Chronischer Alkoholismus kann zur Entwicklung einer alkoholischen Kardiomyopathie führen.

4.3.1.4.2 Kardiomyopathie
(Strasser u. Mitarb. 1995)

Eine alkoholische Kardiomyopathie läßt sich weder klinisch noch histologisch von anderen dilatativen Kardiomyopathien abgrenzen.

Epidemiologie und Pathogenese: Bis zu einem Drittel aller Kardiomyopathien sollen alkoholbedingt sein. Typischerweise sind Männer im 3.–5. Lebensjahrzehnt betroffen. Pathogenetisch werden neben der direkt toxischen Wirkung des Alkohols auch chronische toxische Effekte des Alkoholmetaboliten Acetaldehyd und von Acetat diskutiert. Außerdem spielen Veränderungen im sympathikoadrenergen System und der zellulären Signaltransduktionsketten eine wichtige Rolle.

Klinik: Symptome der dilatativen Kardiomyopathie sind Tachykardie, ausgeprägte Links- und Rechtsherzinsuffizienz mit Lungenstauung, Dyspnoe und Ödeme. Das Herzminutenvolumen ist erniedrigt. Das Herz ist dilatiert. Als Komplikationen kann es im Verlauf der Erkrankung zu arteriellen oder Lungenembolien kommen. Die Prognose ist, insbesondere bei fortgesetztem Alkoholkonsum, eher schlecht.

EKG: Meist zeigen sich Störungen der Erregungsleitungen, Rhythmusstörungen, Extrasystolen, intermittierendes Vorhofflimmern sowie eine Verlängerung der QT-Dauer.

Morphologischer Befund: Makroskopisch zeigen sich eine Dilatation des Herzens ohne wesentliche Hypertrophie, ein schlaffes, manchmal auch deutlich fibröses Myokard sowie wandständige Thromben. Mikroskopisch zeigen sich eine ausgeprägte interstitielle Fibrose, Hypertrophie der Muskelfasern, diffuse Lipoidablagerungen und Glykogenanhäufungen mit Verlust der kontraktilen Elemente und Schwellungen der Mitochondrien und des sarkoplasmatischen Retikulums.

4.3.1.4.3 Alkoholbedingte kardiale Arrhythmien

Sowohl akute wie chronische Alkoholzufuhr beeinflussen den Herzrhythmus. Bei chronischem Alkoholismus findet sich häufig eine Sinustachykardie, wahrscheinlich als Ausdruck einer autonomen Dysregulation mit Verlust inhibitorischer Funktionen. Darüber hinaus finden sich tachykarde Herzrhythmusstörungen, zum Teil auch AV-Blockierungen. Unter Holiday-heart-Syndrom werden tachykarde Vorhofrhythmen nach vermehrtem Alkoholgenuß am Wochenende bzw. im Urlaub verstanden, die ohne klinische Zeichen einer Kardiomyopathie auftreten. Pathogenetisch wird diese Störung mit Veränderungen im Elektrolythaushalt sowie einer alkoholinduzierten Catecholaminfreisetzung in Verbindung gebracht.

4.3.1.4.4 Arterielle Hypertonie

Alkohol führt bei regelmäßigem Konsum von 70–100 g/Tag zum gehäuften Auftreten einer arteriellen Hypertonie, wobei neben Veränderungen des Elektrolythaushaltes auch eine Beeinflussung des autonomen Nervensystems eine Rolle spielen dürfte. Alkohol in geringen Dosen hat einen vasodilatatorischen Effekt, der bei höheren Dosen aber nicht mehr zum Tragen kommt. Die arterielle Hypertonie selbst ist ein Risikofaktor für das Auftreten einer koronaren Herzerkrankung.

4.3.1.4.5 Koronare Herzerkrankung

Eine Reihe von Untersuchungen belegen, daß leichter bis mäßiger Alkoholgenuß die Entwicklung und den Verlauf einer koronaren Herzerkrankung günstig beeinflussen und das Myokardinfarktrisiko um ca. 25–45% senken kann. Diesbezüglich sind vor allem eine Beeinflussung des Lipidstoffwechsels und arteriosklerotische Veränderungen von Bedeutung (s. 4.3.1.7). Chronischer Alkoholismus führt dagegen zu einem erheblich gesteigerten Risiko für eine arterielle Hypertonie und auch das Auftreten eines Myokardinfarkts.

4.3.1.5 Störungen des respiratorischen Systems

Alkoholiker neigen zu Infektionen der Luftwege, wobei ein häufig gleichzeitig bestehender Tabakkonsum zu berücksichtigen ist. Dementsprechend ist Alkoholismus die häufigste Vorerkrankung der Pneumonie. Bei Pneumonien von Alkoholikern finden sich überdurchschnittlich häufig gramnegative Erreger. Der Krankheitsverlauf ist durch längeres Fieber, langsamere Rückbildung der Infiltrate und das Auftreten von Komplikationen gekennzeichnet. Die erhöhte Disposition ist die Folge einer großen Zahl von Einflüssen:

- vermehrte Ansiedlung von gramnegativen Keimen in den oberen Atemwegen,
- Verminderung der Atemwegsreinigung infolge alkoholbedingter Störung des ziliären Transportes und Dämpfung des Hustenreflexes,
- mangelnde Surfactant-Produktion,
- Störung der zellulären und humoralen Immunabwehr (s. 4.3.1.6).

Alkoholiker neigen ferner zur Ausbildung von Bronchiektasen. Eine häufige Komplikation bei Alkoholismus ist auch das Auftreten einer Lungentuberkulose.

4.3.1.6   Hämatologische und immunologische Störungen
(Lindenbaum 1992, Watson 1988, Paronetto 1995)

Hämatologische Störungen: Die akute Alkoholintoxikation, besonders bei chronischen Alkoholikern, löst typische Knochenmarksveränderungen aus:

- megaloblastische Erythropoese (Störung der Reifung und Proliferation),
- Vakuolisierung roter Vorstufen, Ringsideroblasten.

Durch chronischen Alkoholmißbrauch kommt es zu folgenden Blutbildveränderungen:

- Thrombozytendepression (bei 14 – 81 % der chronischen Alkoholiker) ohne oder mit hämorrhagischen Diathesen. Nach Alkoholentzug kommt es dagegen zu einer überschießenden Thrombozytenvermehrung, die pathogenetisch unklar ist. Diskutiert werden neben einer toxisch bedingten Suppression der Thrombozytenproduktion eine Verkürzung der Thrombozytenlebenszeit und Speicherung in der Milz sowie qualitative Funktionsstörungen der Thrombozyten.
- Veränderung der Granulozytenfunktion mit Verminderung der Phagozytosefähigkeit und Störungen der Zellmigration in die Entzündungsherde sowie Verlust der lysosomalen Enzyme in den Granulozyten und Makrophagen infolge alkoholbedingten Anstiegs der cAMP.
- Verminderung der Lymphozyten und Störung ihrer β-Rezeptorenfunktion und Transformation. Die T-Zellen-Proliferation ist bei lymphopenischen Alkoholikern mit Lebererkrankungen reduziert.

- Störungen der Immunregulationsfähigkeit der Lymphozyten. Darauf deuten z. B. die polyklonale Erhöhung der Immunglobuline, erhöhte Antikörpertiter sowie eine Anergie gegenüber Tuberkulin und Mumpsantigen hin. Die verminderte Immunabwehr kann sich auch auf Antigene erstrecken, denen das Individuum früher schon ausgesetzt war.
- Megaloblastenanämie als Folge einer Malnutrition und der direkten Folatantagonistenwirkung des Alkohols.
- Veränderungen der Membranlipide der Erythrozyten bei alkoholischen Lebererkrankungen. Dies manifestiert sich bei etwa 70 % der Alkoholiker in einer Makrozytose (MCV-Erhöhung über 96 fl) oder als ausgeprägte hämolytische Anämie mit Akanthozytose (mit oder ohne sonstige Zeichen eines Zieve-Syndroms). Die Pathogenese der Hämolyse und ihre Beziehungen zur Tocopherolverminderung der Erythrozyten sind ungeklärt.
- Sideroblastenanämie (bei Mangelernährung und Folsäuremangel), wahrscheinlich infolge einer Störung der Hämsynthese auf der Vitamin-B_6-abhängigen Stufe.
- Senkung des Phosphatgehalts des Serums und der roten Zellen, die akute Hämolyse und Sphärozytose zur Folge haben kann.

Immunologische Veränderungen: In den vergangenen Jahren hat das Verständnis alkoholbedingter immunologischer Veränderungen beträchtlich zugenommen. Immunologische Veränderungen werden insbesondere mit dem Vorkommen der Alkoholhepatitis (Autoantikörper gegen Leberzellmembranantigene etc.) in Beziehung gebracht. Auch bei der alkoholischen Leberzirrhose und der alkoholbedingten Fettleber wurden immunologische Veränderungen, allerdings geringeren Ausmaßes, als wahrscheinlich angesehen. Möglicherweise ist bei der Leberzirrhose pathogenetisch auch eine Infektion mit Hepatitis-B- und -C-Viren von Bedeutung (s. 4.3.1.1). Der Zusammenhang zwischen immunologischen Veränderungen, die schon vor dem Auftreten von Lebererkrankungen nachweisbar sind, und dem Alkohol ist offensichtlich sehr komplex und wird noch nicht ausreichend verstanden (Paronetto 1995).

4.3.1.7   Stoffwechselstörungen
(Watson 1988, Gavaler u. van Thiel 1995)

Fettstoffwechsel (Schettler 1995): Von pathologisch-anatomischer Seite wurde immer wieder darauf hingewiesen, daß bei Alkoholikern auffällig zarte, sklerosefreie Arterien gefunden werden. Dies dürfte auf die Reduktion von LDL-Spiegeln durch Alkohol zurückzuführen sein. Außerdem senkt Alkohol den Cholesterinspiegel und führt zu einer Hypertriglyzeridämie durch Steigerung der Triglyceridsynthese. Außerdem werden die VLDL-Spiegel im Blut gesteigert und der HDL-Metabolismus beeinflußt, wobei insbesondere die HDL3-Fraktion, die protektiv gegenüber dem Auftreten einer koronaren Herzerkrankung wirkt, bei ständigem Alkoholkonsum vermehrt ist.

Das „französische Paradox" (niedrige Inzidenz kardiovaskulärer Erkrankungen bei gleichzeitiger Ernährung mit cholesterinreicher und an gesättigten Fettsäuren reicher Diät) wurde mit dem Rotweinkonsum in verschiedenen Regionen Frankreichs in Verbindung gebracht (Schettler 1995). Möglicherweise ist dafür nicht der Alkohol, sondern die in verschiedenen Rotweinen enthaltenen antioxidativen Eigenschaften, die zu einer Beeinflussung der LDL-Konzentration führen, von Bedeutung (Frankel u. Mitarb. 1993). Dies dürfte auf verschiedene Inhaltsstoffe wie z.B. Phenole mit ihren ausgeprägten antioxidativen Eigenschaften zurückzuführen sein.

Mineralstoffwechsel (s. 2.2.7.5): Bei Patienten mit alkoholischer Leberzirrhose findet sich häufig eine verminderte Absorption von Calcium, vermutlich vor dem Hintergrund eines Vitamin-D-Mangels. Außerdem leiden Alkoholiker häufig an Hypomagnesiämie, die hauptsächlich als erhöhte Magnesiumausscheidung im Urin oder als Folge von Diarrhö zu werten ist. Bei Leberzirrhose findet sich häufig ein erhöhter Eisengehalt nicht nur in der Leber (Lebersiderose), sondern auch in Pankreas, Nebennieren, Schilddrüse, Hypophyse und Myokard. Die pathophysiologischen Mechanismen der erhöhten Eisenspeicherung sind nicht genau bekannt; diskutiert wird vor allem eine gestörte hepatische Transferrinsynthese. Die alkoholische Leberzirrhose mit vermehrten Eisenablagerungen ist klinisch unter Umständen dem Bild der idiopathischen Hämochromatose gleich, die auf einem genetischen Effekt (rezessiver Erbgang) beruht. Die Hämochromatose kann bei heterozygoten Merkmalsträgern durch eine alkoholbedinge Lebererkrankung manifest werden (s. 4.3.1.1). Krankheitsbild und Verlauf entsprechen weitgehend denen einer alkoholischen Leberzirrhose. Außerdem findet man bei Alkoholikern noch häufig eine Hypozinkämie und eine Hyperzinkurie, insbesondere bei Patienten mit Lebererkrankung.

Porphyrinstoffwechsel (Doss und Sieg 1995): Alkohol stört die hepatische Porphyrin- und Hämsynthese und kann zu Porphyrinstoffwechselstörungen bei Gesunden sowie zu biochemischer und klinischer Manifestation akuter und chronischer hepatischer Porphyrie führen. Alkohol ist von großer Bedeutung für das Auftreten einer Porphyria cutanea tarda einschließlich latenter Phasen der chronischen hepatischen Porphyrie, aber auch für die Entwicklung akuter hepatischer

Porphyrien. Beim exzessivem Alkoholkonsum kann eine passagere sekundäre hepatische Koproporphyrinurie auftreten, die bei chronischem Alkoholabusus persistiert und erhebliche Ausmaße erreichen kann.

4.3.1.8 Störungen des Endokriniums

Thyreoidaler Regelkreis: Bei Patienten mit Leberzirrhose ist die TSH-Antwort auf TRH-Gabe verzögert, was als Ausdruck einer Schädigung des Hypothalamus-, Hypophysen-, Schilddrüsensystems aufgefaßt werden kann. TSH-Blunting wurde sogar als möglicher Marker für Alkoholismus diskutiert (Loosen 1985). Fraglich ist, ob bei Alkoholikern gehäuft ein Hyperthyreoidismus vorkommt. Patienten mit Leberzirrhose haben normale oder leicht erhöhte T_4-Spiegel bei deutlich erniedrigter T_3-Plasmakonzentration (Majumdar u. Mitarb. 1981). Trotzdem sind diese Patienten klinisch euthyreot.

Adrenaler Regelkreis: Histologische Untersuchungen der Nebennierenrinde bei Tier und Mensch haben gezeigt, daß Alkoholabusus zu einer Atrophie der Zona fasciculata und einer Verbreiterung der Zona glomerulosa führt. Damit geht teilweise eine verminderte Produktion von Cortisol einher. Bei Patienten mit Leberzirrhose kommt es zu einem Anstieg an freiem Cortisol, was auf einen Mangel an Bindungsprotein zurückgeführt wird. Außerdem fehlt bei Alkoholikern häufig der Anstieg von Cortisol unter ACTH. Bei Alkoholentzug steigt dagegen das Cortisol deutlich an (Adinoff u. Mitarb. 1991). Die Hyperkortisolämie beruht wahrscheinlich auf einer zentralen, suprahypophysären Störung (Heuser u. Mitarb. 1988). Vereinzelt wurden auch alkoholinduzierte Pseudo-Cushing-Syndrome beschrieben (Lambert u. Mitarb. 1979). Vielleicht führen erhöhte Glucocorticoidspiegel bei Alkoholabhängigen auch zu einer Hirnatrophie. Bei Leberzirrhosen tritt ein Aldosteronanstieg dann auf, wenn ein Aszites vorliegt.

Gonadaler Regelkreis: Beim Mann führt ständiger Alkoholkonsum sowohl zu einer Schädigung der Spermatogenese als auch zu hormonellen Störungen. Bei Leberzirrhose kommt es häufig zum Auftreten von Hodenatrophie, Libidoverlust und Impotenz sowie Gynäkomastie. Alkohol schädigt aber das endokrine System nicht nur indirekt, sondern auch direkt. Hypogonadismus und Feminisierung sind einerseits auf herabgesetzte Testosteronspiegel, aber auch auf erhöhte Östradiolspiegel sowie möglicherweise in alkoholischen Getränken enthaltene phytoöstrogene Substanzen zurückzuführen (Gavaler u. van Thiel 1995). Sexuelle Funktionsstörungen bei Alkoholabhängigen, insbesondere Libidomangel und Erektions- sowie Ejakulationsstörungen, sind insgesamt sehr häufig, korrelieren aber nicht immer mit den organpathologischen und endokrinen Veränderungen. Auch psychische Ursachen (Partnerschaftsprobleme, Selbstwertproblematik) kommen als Erklärung mit in Betracht.

Bei Frauen führt Alkohol zu einer Reihe komplexer Änderungen des Hormonhaushaltes. Beeinflußt werden in erster Linie LH, FSH, Prolactin, Testosteron und Östrogene.

4.3.1.9 Störungen des Muskelsystems

4.3.1.9.1 Epidemiologie, Formen und Pathogenese

Symptome einer Myopathie sind bei Alkoholikern häufig, aber bislang wenig untersucht. Schätzungsweise leiden ein bis zwei Drittel aller Alkoholiker an einer alkoholischen Myopathie (Preedy u. Moniz 1995). Klinisch unterscheidet man folgende Formen:

- akute Myopathie,
- subakute bis chronische Myopathie,
- Rhabdomyolyse,
- hypokaliämische Myopathie.

Pathogenetisch spielen, mit Ausnahme der letztgenannten Form, eine myotoxische Wirkung von Alkohol sowie prädisponierende Faktoren wie muskuläre Hyperaktivität und Elektrolytentgleisungen sowie vielleicht auch alkoholtoxische Gefäßschädigungen und hormonelle Einflüsse eine Rolle (Conde-Martel et al 1992). Darüber hinaus dürfte eine allgemeine Malnutrition sowie freie Radikale und Antioxidantien eine Rolle spielen. Körperliche Inaktivität, neurologische Begleiterkrankungen wie z. B. eine Polyneuropathie sowie Störungen des Proteinstoffwechsels begünstigen ebenfalls das Auftreten einer Myopathie.

4.3.1.9.2 Akute Myopathie

Klinik: Rasch auftretende Myopathie mit Muskelschmerzen, Schwellungen einzelner Muskelgruppen sowie Braunfärbung des Urins durch eine Myoglobinurie. Die betroffenen Muskeln sind stark druckempfindlich, steif, und es kommt zu Muskelkrämpfen.

EMG-Befunde: Das EMG ist immer pathologisch: niedrige, kurz dauernde Potentiale, Zunahme der niedrigen kurzen polyphasischen Aktivität, wobei die Interferenzmuster erhalten bleiben.

Labor- und EKG-Befunde: Aufgrund der Muskelnekrose kommt es zu einer Myoglobinurie, die bis zu akutem Nierenversagen mit transitorischer Oligurie/Anurie führen kann. Außerdem findet sich im Plasma ein leichter Anstieg von Kreatinin sowie der Muskelenzyme, insbesondere der Kreatinphosphokinase (CPK), der Aminotransferase und der Lactatdehydrogenasen LDH1 und LDH2. Bei Störungen des Herzmuskels finden sich auch eine Hyperkaliämie und entsprechende EKG-Veränderungen.

Morphologischer Befund: In 50% der Fälle bestehen mehr oder minder ausgedehnte Muskelnekrosen, ferner Schwellungen und Auflösung der Myofibrillen. Bevorzugt betroffen sind die Typ-I-Muskelfasern.

Verlauf: Bei Alkoholabstinenz verschwinden die Symptome innerhalb von einigen Wochen. In vielen Fällen bleiben die Symptome eher subklinisch und werden häufig nicht erkannt.

4.3.1.9.3 Subakute bis chronische Myopathie

Klinik: Langsame Entwicklung von Muskelschwäche und Muskelschwund, vor allen Dingen an den proximalen Muskeln der unteren Extremität. Muskelkrämpfe sind häufig, Schmerzen eher selten.

Pathogenese: Pathogenetisch werden neben der myotoxischen Wirkung des Alkohols vor allem mechanische Faktoren wie zerebrale Krampfanfälle, Muskelkompression bei Patienten mit längerer Bewußtlosigkeit sowie Elektrolytstörungen diskutiert.

EMG-Befunde: Inselförmige, typische myopathische Kurvenverläufe mit und ohne geringe Lichtung von Aktivitätsmustern und niedergespannte Potentiale. Im EMG finden sich nicht selten Hinweise auf eine gleichzeitig bestehende Neuropathie.

Laborbefunde: Ähnlich wie bei der akuten Myopathie. Erhöhung der Enzyme CPK und GOT, wobei die GOT vor der CPK zur Norm zurückkehrt.

Morphologischer Befund: Vorrangig sind Typ-II-Fasern betroffen mit einer Verminderung des Faserdurchmessers. Gelegentlich sind auch die Typ-I-Fasern vermindert. Es kann auch eine erhöhte Fetteinlagerung beobachtet werden.

Verlauf: Subklinische Verlaufsformen sind möglich und können leicht übersehen werden. Eine Rückbildung ist im Laufe von mehreren Monaten zu beobachten; eine Muskelschwäche kann jedoch über längere Zeit bestehenbleiben.

4.3.1.9.4 Rhabdomyolyse
(Rumpf u. Mitarb. 1986)

Klinik: Eine Rhabdomyolyse stellt eine besondere und die schwerste Form einer alkoholbedingten Muskelerkrankung dar. Häufig tritt sie im Verlauf bzw. als Komplikation eines Alkoholdelirs auf.

Das klinische Bild ist gekennzeichnet durch eine Myoglobinurie, die zu Nierenversagen, Ateminsuffizienz und irreversiblem Schock führen kann. Muskelschmerzen und -schwellungen können hinzutreten.

Laborbefunde: Die klinisch-chemischen Befunde zeigen massive Anstiege der CPK auf Werte von bis zu über 100 000 IE/1 sowie des Myoglobins im Serum wie im Urin, ferner Hypokalzämie, Hypophosphatämie und Hyperkalzämie.

Therapie und Prognose: Schwere Fälle machen eine intensivmedizinische Behandlung, evtl. mit Dialyse, notwendig. Die Letalität beträgt etwa 10–20%.

4.3.1.9.5 Akute hypokaliämische Myopathie

Ein seltener Subtyp plötzlich eintretender Myopathien ist die akute hypokaliämische Myopathie, die von Rubenstein u. Weinapel (1977) als weitere Sonderform alkoholischer Myopathien herausgestellt wurde. Klinisch kommt es im Verlauf von wenigen Tagen bis zu mehreren Wochen zur Ausbildung schmerzloser, meist proximal betonter Paresen, Muskelschwellungen und Steifigkeit. Laborchemisch findet sich eine ausgeprägte Hypokaliämie mit einem Serumkaliumwert unter 2 mmol/l. Bioptisch lassen sich Einzelfasernekrosen und Vakuolenbildungen in den betroffenen Muskeln nachweisen. Bei Kaliumsubstitution bildet sich dieses seltene Krankheitsbild meist rasch zurück.

4.3.2 Neurologische Störungen

4.3.2.1 Allgemeine Hirnveränderungen

Bei chronischem Alkoholismus lassen sich eine Reihe morphologischer und funktioneller Veränderungen des Gehirns nachweisen, die häufig mit psychischen Veränderungen einhergehen (s. 4.3.3.4). Die klinisch-neurologischen Befunde bei Alkoholikern sind normal und uncharakteristisch. Im Liquor findet sich mitunter eine Azidose (durchschnittlicher pH-Wert 7,25, normal 7,29 – 7,34, ansonsten aber Normalbefunde).

EEG und evozierte Potentiale: Die EEG-Befunde bei Alkoholabhängigen sind meist ebenfalls unauffällig (Soyka u. Mitarb. 1989). Am ehesten finden sich unspezifische Allgemeinveränderungen im Sinne einer verlangsamten Grundtätigkeit, kaum dagegen paroxysmale hypersynchrone Störungen. Alkohol selber hat im EEG einen synchronisierenden und leicht frequenzsenkenden Effekt. Am häufigsten treten pathologische EEG-Veränderungen bei Patienten mit neuropsychiatrischen Erkrankungen auf (Haan 1986). Durch Schlafentzug können epileptische Potentiale provoziert werden, die sich aber selbst bei Patienten mit Anfällen nur in der Minderzahl der Fälle nachweisen lassen. Herdbefunde sind die Ausnahme und zwingen zu einer entsprechenden neuroradiologischen Abklärung. Die Untersuchung der visuell und akustisch evozierten Potentiale (VEP und AEP) kann ebenfalls neurologische Schädigungen aufdecken. Für die Diagnostik des Alkoholismus kann sie aber ebenso wie das EEG nichts beitragen. Bei den AEP finden sich im Vergleich mit gesunden Kontrollpersonen häufig Erhöhungen der Mittel- und Zentralwerte der Inter-Peak-Latenz. 42 % aller untersuchten Patienten hatten pathologische Veränderungen (Verlängerung der Inter-Peak-Latenz, Amplitudenreduktionen) (Haan 1986).

Morphologischer Befund: Morphologisch wurden atrophische Veränderungen des Gehirns, insbesondere des Frontal- und Parietalhirns, Erweiterungen der inneren Liquorräume sowie vor allem des periventrikulären Graus beschrieben (s. 2.2.6.2). Mikroskopisch finden sich uncharakteristische Veränderungen sowie Schrumpfungen der Nervenzellen, Markscheidenzerfall und Gliawucherungen.

In verschiedenen Hirnarealen wurde das Vorkommen atrophischer Veränderungen auch durch moderne bildgebende Verfahren bestätigt. In zahlreichen computertomographischen wie kernspintomographischen Untersuchungen (Übersicht bei Mann 1992) konnten bei Alkoholikern eine Erweiterung des Ventrikelsystems sowie eine frontal betonte kortikale Atrophie gefunden werden, die unter Abstinenzbedingungen teilweise rückbildungsfähig ist. Besonders Frontal- und Temporallappen bei Alkoholikern sind häufig atrophisch. Das Ausmaß der gefundenen hirnatrophischen Prozesse schwankte aber je nach untersuchtem Patientengut erheblich (Übersicht bei Soyka 1995, Mann 1992).

Pathophysiologie: Wie Untersuchungen mit der Radioxenonoder Radiokryptonmethode zeigten, kann akuter Alkoholkonsum sowohl zu einer Verminderung wie zu einer Steigerung der regionalen

Hirndurchblutung führen. Bei chronischem Alkoholismus findet sich dagegen eine signifikante Reduktion der Durchblutung im ZNS, insbesondere in der Temporalregion und den frontalen Anteilen. Volkow u. Mitarb. (1990) postulierten eine Entkopplung zwischen Blutfluß und Glucosemetabolismus, bedingt entweder durch einen direkten vasodilatatorischen Effekt von Alkohol oder eine Verminderung der Glykolyse. Bei längerer Abstinenz kann sich die Durchblutung des Frontal- und Temporallappens verbessern, was mit Verbesserungen in psychomotorischen Tests korreliert (Berglund u. Mitarb. 1980).

4.3.2.2 Wernicke-Kosakow-Syndrom
(Victor 1992, Lishman 1990)

Historisches und Definition: Die von Wernicke Polioencephalitis haemorrhagica superior benannte Krankheit wurde etwa zur gleichen Zeit wie das amnestische Syndrom von Korsakow publiziert (mehrere Arbeiten von 1880–1890). Nach neueren Auffassungen stellen die Wernicke-Krankheit und die Korsakow-Psychose keine getrennten Krankheiten dar, sondern sind verschiedene Stadien der gleichen Krankheit (Victor 1992).

Epidemiologie: Klinisch sind etwa 3–5% der alkoholkranken Patienten betroffen, wobei nach Torvik u. Mitarb. (1982) sogar 12,5% erkrankt sein sollen. Bevorzugt erkranken Patienten im Alter von 50–70 Jahren, wobei Männer etwa doppelt so häufig betroffen sind als Frauen, die aber in jüngeren Lebensjahren dominieren. Autoptisch fanden sich charakteristische Wernicke-Kosakow-Veränderungen in 0,8–4,7% der untersuchten Fälle (Harper 1979, Peiffer 1975). Allerdings entstanden nur bei 14% entsprechende klinische Symptome.

Klinik und Laborbefunde: Generell sind aktive von inaktiven Formen zu unterscheiden. Klinisch beginnen akute Fälle häufig durch neurologische Störungen, wobei die Symptomtrias Ophthalmoplegie – Ataxie – Bewußtseinsstörungen wegweisend ist. Dazu kommen dementielle Veränderungen. Augenmuskelstörungen sind nicht immer obligat, wobei bilaterale Abduzensparesen und konjugierte Blicklähmungen am häufigsten sind. Die Ataxie ist wie bei der alkoholischen Kleinhirnatrophie am ehesten rumpf- und beinbetont. Gang- und Standunsicherheit, Nystagmus sowie polyneuritische Zeichen sind häufig. Als Prodromi können Magen- und Darmstörungen und Fieber auftreten. Der Liquor ist in etwa 50% der Fälle durch eine Erhöhung des Gesamteiweißes auffällig. Hirndurchblutung, Sauerstoff- und Glucoseverbrauch des Gehirns sind deutlich vermindert. Das EEG ist, abhängig vom Schweregrad, meist abnorm verändert mit generellen Verlangsamungen. Psychische Störungen sind auch am Anfang sehr häufig. Neben leichten deliranten Symptomen treten auch dementielle Störungen mit Apathie und Teilnahmslosigkeit auf. Bei Besserung des Befindens wird als Durchgangssyndrom ein amnestisch-konfabulatorischer Zustand beobachtet. Im ungünstigsten Fall kommt es zu einem Persistieren des amnestischen Defekts mit oder ohne Konfabulationen. Die Korsakow-Psychose im engeren Sinne ist gekennzeichnet durch folgende Symptome:

- Verlust des Altzeitgedächtnisses, regelmäßig verbunden mit der Unfähigkeit, sich neue Gedächtnisinhalte einzuprägen oder zu erlernen,
- verminderte Fähigkeit der Reproduktion von Gedächtnisinhalten,
- relativ geringe, aber eindeutige Verschlechterung des Perzeptionsvermögens und der Auffassungsfähigkeit,
- Verminderung der Spontanität und Initiative.
  Konfabulationen treten nicht regelmäßig auf, sind aber als Frühsymptom diagnostisch oft wegweisend.

Störungen der Konzentrationsfähigkeit, der räumlichen Organisation und der visuellen und verbalen Abstraktion treten hinzu.

Differentialdiagnose: Differentialdiagnostisch sind ein Vitamin-B-Mangel anderer Genese wie z. B. bei Malnutrition, Hämodialyse oder Karzinomen, Schädel-Hirn-Traumen, Tumoren und dienzephale und mediotemporale Läsionen bei anderen Noxen (z. B. nach Herpessimplex-Infektionen oder ZNS-Trauma, Hypoxie, anderen Infektionen, Intoxikationen) in Erwägung zu ziehen.

Die **Prognose** des Korsakow-Syndroms ist auch bei rasch einsetzender Vitamin-B-Behandlung schlecht. Nur in etwa 12–20 % der Fälle kommt es zu einer vollständigen Erholung, 20 % bleiben völlig ungebessert, der Rest weist Residualstörungen auf (Neundörfer u. Gössinger 1977).

Morphologischer Befund: Die meisten Fälle werden autoptisch diagnostiziert. Morphologisch findet sich makroskopisch eine Schrumpfung und bräunliche Verfärbung der Corpora mamillaria und der subendymalen Bereiche um den dritten Ventrikel. Die hauptsächlichen Veränderungen bestehen in systemischen Läsionen der paraventrikulären Anteile des mediodorsalen und anteriomedialen Kerns und des Pulvinars des Thalamus, der Mamillarkörper, der Gegend des Aquädukts und des Bodens des vierten Ventrikels (besonders der motorischen Vagus- und Vestibulariskerne), ferner des Vorderlappens des Kleinhirns und im basalen Vorderhirn (Butters u. Granholm 1984). Histologisch findet man eine Vakuolisierung des Gewebes und eine Zerstörung der parenchymatösen Elemente. Außerdem finden sich reaktive Veränderungen der gliösen und vaskulären Anteile des Gewebes. Die pathologischen Veränderungen sind die gleichen in den akuten Stadien der Wernicke-Krankheit wie im chronischen Stadium der Korsakow-Psychose. Unterschiede bestehen lediglich in deren Alter und im Ausmaß der gliösen und vaskulären Reaktion (Victor u. Mitarb. 1971).

Neurophysiologische Befunde: Die Hirndurchblutungsmessung zeigt überwiegend eine zerebrale Zirkulationsverlangsamung (Hunter u. Mitarb. 1989). Die AEP sind häufig pathologisch verändert, und im EEG finden sich unspezifische leicht- bis hochgradige Verlangsamungen, seltener auch Normalbefunde (Victor 1992).

Ätiologie und Pathogenese: Für die Wernicke-Enzephalopathie ist als wichtigster pathogenetischer Faktor ein Vitamin-B_1-Mangel gesichert. Darüber hinaus dürften genetisch determinierte Unterschiede des Thiaminstoffwechsels (unterschiedliche Aktivität der Transketolase und anderer Enzyme) eine große Rolle spielen (Nixon 1984). Indirekt kann der Thiaminstoffwechsel auch durch zahlreiche andere Faktoren wie z. B. eine gestörte Leberfunktion, die intrazelluläre Magnesiumkonzentration und Alkohol selbst beeinflußt werden. Auf molekularbiologischer Basis deuten zahlreiche Befunde auf eine besondere Bedeutung des glutamatergen NMDA-Rezeptors für die Entwicklung von Zelluntergängen bei Patienten mit Wernicke-Korsakow-Syndrom hin (Tsai u. Mitarb. 1995).

4.3.2.3 Alkoholische Kleinhirnatrophie

Klinik: Diese typischerweise zwischen dem 4. und 6. Lebensjahrzehnt beginnende neurologische Erkrankung ist klinisch gekennzeichnet durch Symptome ähnlich der Nonne-Marie-Form der Heredoataxie. Hauptsächliche Störung ist eine Stand- und Gang- sowie Rumpfataxie mit auffallend geringer Beteiligung der Arme. Außerdem werden Reflexstörungen und ein Halte- und Intentionstremor, ein herabgesetzter Muskeltonus sowie eine Dysarthrie beobachtet.

Weiter besteht ein Blickrichtungsnystagmus sowie Störungen der Okulomotorik wie z. B. eine sakkadierte Blickfolge. Das EEG ist normal.

Diagnostik mittels bildgebender Verfahren: Die Kleinhirnatrophie läßt sich im CCT, besser aber noch im NMR mit Vergrößerungen der Cisterna cerebellomedullaris und Erweiterung des III. Ventrikels sowie vertieften Sulci und Fissuren (vor allem eine Atrophie des Vorderwurms und des Vorderlappens des Kleinhirns) nachweisen.

Verlauf: Die Krankheit kann langsam fortschreiten, aber auch stationär bleiben. Die Symptome bilden sich bei Alkoholabstinenz meist rasch zurück.

Morphologischer Befund: Es handelt sich um eine Degeneration und Atrophie des Vorderwurms der paramedianen Anteile des Vorderlappens sowie der Kleinhirne. Mikroskopisch findet sich vorwiegend eine Degeneration der Purkinje-Zellen, in fortgeschrittenem Stadium aller neuronalen Elemente. Bei einem Drittel der autoptisch gesicherten Fälle fehlt ein entsprechender klinischer Befund.

Pathogenese: Pathogenetisch wird neben der neurotoxischen Wirkung von Alkohol auch die Bedeutung von Acetaldehyd und Fuselalkoholen diskutiert. Eine Hypovitaminose (B_1, B_{12} etc.) oder eine Mangelernährung sind dagegen keine Voraussetzungen für die Entwicklung einer zerebellaren Atrophie.

Therapie: Die Gabe von B-Vitaminen ist wahrscheinlich wirkungslos (Scholz u. Diener 1989). Alkoholabstinenz und krankengymnastische Übungen sind entscheidend.

4.3.2.4 Alkoholische Polyneuropathie

Epidemiologie: Sie gehört zu den häufigsten neurologischen Komplikationen des chronischen Alkoholismus. Bis zu zwei Drittel der Patienten sollen entsprechende Zeichen aufweisen (Scholz u. Mitarb. 1985). Der Altersgipfel liegt zwischen dem 40. und 60. Lebensjahr.

Klinik: Die ersten Krankheitserscheinungen bestehen meistens in schmerzhaften Mißempfindungen, Kribbelparästhesien, Taubheitsgefühl, Muskelkrämpfen. Es folgen Schmerzen, die ziehenden, brennenden oder stechenden Charakter annehmen können. Typisch ist die Druckempfindlichkeit der langen Nervenstämme, insbesondere des N. fibularis im Bereich des Fibulaköpfchens und des N. tibialis (Wadendruckschmerz!). Die Tiefensensibilität, die Lageempfindung und der Bewegungssinn sind vermindert. Bei den Muskeleigenreflexen fällt am häufigsten der Achillessehnenreflex aus. Hirnnervenausfälle sind selten, vegetative oder neurotrophische Störungen dagegen häufiger. Die betroffene Muskulatur ist häufig paretisch, bei ausgeprägten Fällen auch atrophisch. Die Paresen sind meist distal betont und betreffen vorwiegend die unteren Extremitäten. Selten einmal sind die Zehen- und Fußextensoren oder die kleinen Handmuskeln isoliert befallen. Die Armeigenreflexe sind meist erhalten. Infolge der Sensibilitätsstörungen und Paresen entstehen mehr oder minder schwere Veränderungen des Geh-

und Stehvermögens im Sinne einer Ataxie. Vegetative Störungen (Hyperhidrose, Marmorierung der Haut, Beinödeme) können hinzutreten. Der Liquor ist unauffällig.

EMG- und ENG-Befunde: Meistens bestehen pathologische Befunde im Sinne von Störungen des zweiten Neurons: pathologische Spontanaktivität, gelichtete Aktivitätsmuster bei maximaler Willkürinnervation, verlängerte oder vermehrt polyphasische Aktionspotentiale. Die Nervenleitgeschwindigkeit ist mitunter verzögert, vor allem im Bereich der anatomischen Engpässe peripherer Nerven. In den meisten Fällen zeigt die Elektroneurographie aber Normalbefunde. Außerdem finden sich Verlängerungen der distalen motorischen Latenz und Verlängerungen oder völliges Erlöschen des H-Reflexes.

Morphologischer Befund: Die alkoholische Polyneuropathie zeigt die typischen Zeichen einer axonalen Degeneration, nur mitunter auch Zeichen einer Demyelinisierung.

Pathogenese: Die Pathogenese der alkoholischen Polyneuropathie ist nicht völlig klar. Wahrscheinlich spielen direkte toxische Einflüsse des Alkohols und seiner Metaboliten eine größere Rolle als Malnutrition oder ein Vitaminmangel (Tallaksen u. Mitarb. 1992).

Prognose und Therapie: Die Prognose der alkoholischen Polyneuropathie ist bei Abstinenz meistens günstig. Es kommt zu einer Rückbildung der Paresen, im Verlauf von Wochen bis Monaten auch zu einer Restitution der Eigenreflexe. Eine Substitution mit B-Vitaminen hat offensichtlich nur einen begrenzten Effekt. Bei stärkeren Schmerzen oder einer Hyperpathie helfen niedrige Dosen Acetylsalicylsäure (100–330 mg). Wichtig ist die krankengymnastische Versorgung von Patienten mit ausgeprägten Paresen.

4.3.2.5 Alkoholischer Tremor und weitere extrapyramidale Störungen

Tremor ist bei Alkoholikern nicht nur im Entzug, sondern auch bei fortbestehendem Alkoholabusus häufig. Er ist anfangs reversibel, überwiegend durch wiederholte Alkoholzufuhr zu kupieren, später wird er andauernd und irreversibel. Das Leiden beginnt als feinschlägiger Tremor, der später grobschlägig wird mit einer Frequenz von 8–9 Schlägen/s. Er ist damit etwas schneller als der Parkinson-Tremor. Typischerweise beginnt der alkoholische Tremor an den Händen, später Ausbreitung auf Zunge, Lippen, Augenlider, Kopf und Füße. In der Ruhe ist der Tremor weniger deutlich als bei Tätigkeit. Er verstärkt sich bei emotionalen Spannungen. Häufig tritt er zusammen mit einer Kleinhirn-schädigung auf, ist aber ansonsten unabhängig von anderen neurologischen Folgeschäden. Differentialdiagnostisch ist neben anderen Intoxikationen (Barbiturate, Psychopharmaka etc.) auch an eine Hyperthyreose zu denken.

Pathologisch-anatomisch finden sich beim Alkoholtremor Ausfälle im Putamen und im Kleinhirn.

Abgesehen von der zwingend notwendigen Alkoholabstinenz, werden therapeutisch β-Blocker und Calciumantagonisten empfohlen (Bone u. Mitarb. 1989).

Weiter wurden bei Alkoholikern eine Reihe **anderer extrapyramidaler Störungen** beschrieben, so flüchtige choreiforme Dyskinesien an Kopf und Extremitäten, die bei Alkoholabstinenz häufig reversibel sind (Fornazzari u. Carlen 1982). Außerdem wurden transiente Parkinson-Syndrome beobachtet (Neiman u. Mitarb. 1988), die prognostisch offensichtlich eher günstig sind (Shandling u. Mitarb. 1990). Pathogenetisch wurde hier eine Funktionsstörung im Bereich der nigrostriatalen dopaminergen Transmission postuliert. Außerdem können bei Alkoholikern orofaziale Dyskinesien auftreten, die offensichtlich mit dem Vorliegen neuropsychologischer Defizite korrelieren (Lucey u. Dinan 1992).

Die übrigen alkoholismusassoziierten Bewegungsstörungen sind aus Tab. 4.**10** ersichtlich (nach Naeman u. Mitarb. 1990).

4.3.2.6 Seltene neurologische Störungen

4.3.2.6.1 Marchiafava-Bignami-Syndrom
(Castaigne u. Mitarb. 1971)

Epidemiologie: Dieses Syndrom ist sehr selten. Es wird praktisch ausschließlich bei Alkoholikern, überwiegend Rotweintrinkern, in romanischen Ländern beobachtet. Sporadisch sind auch Fälle bei Alkoholabstinenten bekannt geworden.

Klinik: Es beginnt schleichend mit uncharakteristischen pseudopsychopathischen Erscheinungen: Affektlabilität, Reizbarkeit, sexuelle Enthemmung, „charakterliche Deprivation". Später treten Zeichen einer Demenz mit oder ohne flüchtige Verwirrtheit auf. Häufig kommt es zu zerebralen Anfällen und zu apoplektischen Attacken mit flüchtigen Halbseitenlähmungen, die später durch Aphasien, Apraxien und Augensymptome kompliziert werden. Im Endstadium häufen sich die zerebralen Anfälle, die Paresen nehmen zu, es kommt zu einer Kachexie und schließlich zum Tod im Koma. Der Liquor ist unauffällig. Neben subakuten Verlaufsformen wurden auch perakute Fälle mit Exitus letalis innerhalb weniger Tage berichtet.

Tabelle 4.**10**   Alkoholismusassoziierte Bewegungsstörungen (aus Neimann, J., S. Borg, L. O. Wahlund: Brit. J. Addict. 83 [1988] 437)

Akute/vorübergehende Bewegungsstörungen
Haltungstremor Parkinsonismus Chorea/orolinguale Dyskinesien Akathisie
Variable Bewegungsstörungen in Verbindung mit einer dekompensierten alkoholischen Lebererkrankung
„metabolischer Tremor" Myoklonus
Bewegungsstörungen aufgrund einer zerebellaren Degeneration
zerebellare Ataxie 3-Hz-Tremor der Beine Parkinson-Tremor
Bewegungsstörungen (meist persistierend) mit portokavalem Shunt (akquirierte hepatozerebrale Degeneration)
Tremor Chorea Dystonie Parkinsonismus Myoklonus zerebellare Ataxie
Bewegungsstörungen, die auf Alkoholeinnahme günstig ansprechen können
essentieller Tremor essentieller Myoklonus autosomal dominante myoklonische Dystonie

Diagnostik mit EEG und bildgebenden Verfahren: Neuropathologisch findet man im Corpus callosum akute nekrotische Läsionen mit zystischen Nekrosen sowie langsam sich entwickelnde Demyelinisierungen. Die entsprechenden Herde kann man im CT und besser noch im NMR nachweisen. Im EEG finden sich asymmetrische unregelmäßige β- und δ-Potentiale.

Morphologischer Befund: Es finden sich charakteristische Degenerationen in den mittleren Schichten des Corpus callosum, oft auch in den mittleren Kleinhirnschenkeln sowie symmetrische Degenerationsherde in den Großhemisphären. Häufig findet man auch eine Degeneration des papillomakulären Bündels des Sehnervs. Darüber hinaus können Demyelinisierungen in verschiedenen Hirnrealen sowie Läsionen der weißen Hirnsubstanz beobachtet werden. Histologisch findet man eine Myelindegeneration mit geringen mesenchymal-vaskulären und Gliareaktionen.

Pathogenese: Die Pathogenese der Krankheit ist noch unbekannt. Eine Schädigung der Oligodendroglia durch Cyanid wird diskutiert (Brion 1976). Das Cyanid wird durch Alkohol freigesetzt, wodurch der Vitamin-B_{12}-Stoffwechsel gestört wird.

4.3.2.6.2 Laminäre Rindensklerose
(Naeije u. Mitarb. 1978)

Klinisch nicht vom Marchiafava-Bignami-Syndrom zu unterscheiden ist die laminäre Rindensklerose (Morel 1939), die noch seltener ist. Die morphologischen Veränderungen betreffen hauptsächlich den Stirnlappen.

4.3.2.6.3 Zentrale pontine Myelinolyse
(Bratzke u. Neumann 1989)

Klinik: Dieses seltene Krankheitsbild ist durch subakut bis akut auftretende Tetraparesen, Sensibilitätsstörungen, bulbäre Symptome, eine zerebelläre Ataxie, Augenmuskelparesen und horizontale Blicklähmungen sowie Pupillen- und Blasenstörungen gekennzeichnet. Die Lähmungen können bis zu einem Locked-in-Syndrom mit Tetraparese und Bulbärparalyse fortschreiten. Die Mortalität ist sehr hoch.

Morphologischer Befund: Histologisch finden sich meist schmetterlingsförmige symmetrische Entmarkungsherde im orodorsalen Brückenfuß, aber auch Axonschwellungen und Lipophagenbildungen durch Gewebsnekrose, Schädigungen der Oligodendroglia und eine diffuse Proliferation der Astroglia im gesamten Brückengrau. Zum Teil lassen sich auch extrapontine Herde finden.

Pathogenese: Die Erkrankung ist nicht spezifisch durch Alkoholismus verursacht. Die meisten der betroffenen Patienten sind allerdings alkoholkrank. Ätiopathogenetisch dürfte vor allem ein zu rascher Ausgleich von Elektrolytstörungen, insbesondere einer Hyponatriämie, von Bedeutung sein.

Diagnostik durch bildgebende Verfahren: Die hypodensen Herde lassen sich weniger im CCT als im NMR nachweisen. In den meisten Fällen wird die Diagnose allerdings auf dem Sektionstisch gestellt.

Therapie: Eine spezifische Behandlung ist nicht bekannt. Präventiv kommt der sorgfältigen Überwachung des Elektrolytstatus gefährdeter Patienten und einer eventuellen langsamen Korrektur der Hyponatriämie die entscheidende Bedeutung zu (Laureno u. Karp 1988).

4.3.2.6.4 Nicotinsäuremangel-Enzephalopathie

Nicotinsäure ist für die Zellatmung, den Kohlenhydrat- und Tryptophanstoffwechsel sowie den Energiehaushalt von Bedeutung. Die seltene Krankheit tritt häufig infolge eines chronischen Alkoholismus zusammen mit anderen Hypovitaminosen (Pellagra und Beriberi) auf.

Klinik: Die klinischen Erscheinungen sind entsprechend der Kombination mit den genannten anderen Vitaminmangelerscheinungen durch die drei Kernsymptome Dermatitis, Diarrhö und Demenz gekennzeichnet. Andere gastrointestinale Störungen, Anämie und Kachexie sind häufig. Auf neurologisch-psychiatrischem Gebiet stehen die psychischen Störungen im Vordergrund, wobei Apathie, Stupor und Verwirrtheitszustände dominieren. Neurologisch finden sich extrapyramidalmotorische Störungen, orale Automatismen, spinale Störungen, ähnlich einer funikulären Myelose bzw. Myelopathie. Außerdem kann es zu Schleimhautschädigungen und Ulzera und Infekten des Magen-Darm-Trakts kommen.

Pathogenese: Pathogenetisch spielt Alkohol nur eine mittelbare Rolle. Als pathogenetisches Zwischenglied sind Schleimhautschädigungen und Infekte des Magen-Darm-Trakts zu erwähnen.

4.3.2.6.5 Alkoholische Myelopathie

Nur ganz vereinzelt lassen sich bei Alkoholikern Schädigungen des Myelons nachweisen, wobei es zu einem axonomyelotropen Schädigungsmuster und einer spinalen Strangdegeneration kommen kann (Wessel 1989). Klinisch dominieren spastische Paraparesen und Blasenstörungen sowie Hinterstrangsymptome. Differentialdiagnostisch müssen stets andere Schädigungen des Myelons ausgeschlossen werden. Differentialdiagnostisch ist bei Alkoholikern hier vor allem an die funikuläre Myelose zu denken. Pathogenetisch werden neben einer direkten toxischen Wirkung von Alkohol auch Hypovitaminosen, eine allgemeine Malnutrition, vor allem aber auch die Bedeutung alkoholbedingter Leberschädigungen in Betracht gezogen, zumal man auch bei Hepatopathien anderer Genese Myelopathien finden kann. Therapeutisch wird die Gabe von Vitamin B_{12} und Nicotinsäure empfohlen. Die Prognose ist meist günstig.

4.3.2.6.6 Tabak-Alkohol-Amblyopie
(Retrobulbärneuritis) (Aulhorn 1989)

Klinik und morphologischer Befund: Es handelt sich um eine langsam einsetzende Sehstörung infolge einer bilateralen Demyelinisierung der markhaltigen Fasern in den zentralen Anteilen des Nervus opticus, des Chiasmas und des Tractus opticus. Die Retrobulbärneuritis kann im Rahmen von Enzephalo- und Neuropathien verschiedener Genese (z.B. Pellagra, Wernicke-Korsakow-Syndrom, Polyneuritis), aber auch isoliert vorkommen. Ophthalmologisch finden sich meist bilaterale, symmetrische zentrale Skotome und abgeblaßte Papillen. Klinisch steht der Visusverlust im Vordergrund.

Ätiologie und Pathogenese: Als Ursachen wurden Ernährungsstörungen mit Mangel an verschiedenen Vitaminen der B-Gruppe (insbesondere B_2, B_6 und B_{12}) verantwortlich gemacht, aber auch erhöhte Aufnahme methanolhaltiger alkoholischer Getränke. Da das Krankheitsbild fast ausschließlich bei gleichzeitigem Alkohol- und Tabakkonsum auftritt, wurde vermutet, daß die beim Rauchen in großer Menge aufgenommenen Cyanide infolge einer alkoholbedingten Hepatopathie nicht mehr entgiftet und so zu Optikusschäden führen können (Aulhorn 1989).

4.3.2.7 Epileptische Anfälle bei chronischem Alkoholmißbrauch
(Haan 1986, Soyka u. Mitarb. 1989, Rommelspacher u. Mitarb. 1991)

Epidemiologie: Die Angaben über die Häufigkeit epileptischer Anfälle, die im Verlauf des Alkoholismus auftreten, sind in der Literatur außerordentlich schwankend: 5–35% (Meier u. Forst 1977). Es handelt sich dabei fast ausschließlich um Grand-mal-Anfälle. Andere Anfallstypen wie z.B. psychomotorische Anfälle sind außerordentlich selten.

Formen: Epileptische Anfälle bei Alkoholabhängigen kann man wie folgt klassifizieren:

– Bereits vor Beginn des Alkoholabusus bestanden epileptische Anfälle. Sie werden durch den Alkoholabusus ggf. provoziert bzw. verschlimmert.

- Eine bisher latente Krampfbereitschaft wird durch den Alkoholabusus manifestiert.
- Es besteht eine zufällige Koinzidenz von Alkoholmißbrauch und epileptischen Anfällen (Spätmanifestationen der Anfälle ohne oder mit erkennbarer Ursache der Anfälle, z. B. nach Schädel-Hirn-Traumen, Enzephalopathien toxischer oder entzündlicher Genese).
- Die Anfälle treten im Rahmen von Abstinenzerscheinungen als Vorboten des Alkoholdelirs auf.
- Die Anfälle treten bei chronischen Alkoholikern auf, die früher sicher keine latente Krampfbereitschaft aufgewiesen hatten und bei denen keine erkennbaren zerebralen Schädigungen bestehen. Diese Anfälle treten ohne Zusammenhang mit der Abstinenz oder Trinkexzessen auf. Nur diese Art der Anfälle wäre als Alkoholepilepsie im eigentlichen Sinne zu verstehen.

Ätiologie und Pathogenese: Unterschiedliche, zusätzlich zum Alkoholismus bestehende Störungen des ZNS können Ursache oder Mitursache von epileptischen Reaktionen bei Alkoholikern sein. Hirnsubstanzdefekte, die die Hirnrinde wesentlich mitbetreffen, prädisponieren zu epileptischen Reaktionen im Entzug. Die meisten Anfälle treten im Alkoholentzug auf, fast ausschließlich innerhalb der ersten 48 Stunden. Sie sind Zeichen einer meist reversiblen Funktionsstörung der zerebralen Erregbarkeit. Typischerweise handelt es sich fast ausschließlich um Grand-mal-Anfälle. Jeder andere Anfallstyp ist verdächtig auf eine andere Genese. Neurologische Herdsymptome fehlen, und die Anfälle haben keine tageszeitliche Bindung. Eine Alkoholepilepsie im engeren Sinne (epileptische Anfälle *ohne* erneuten Alkoholkonsum) ist relativ selten (ca. 1 %, Haan 1986).

EEG-Befund: Der EEG-Befund auch bei Alkoholabhängigen mit Entzugskrampfanfällen ist meist regelgerecht (Soyka u. Mitarb. 1989). Am ehesten findet man Allgemeinveränderungen, kaum je dagegen Spike-wave-Komplexe oder paroxysmale Störungen. Allgemeinveränderungen sind bei Alkoholabhängigen mit epileptischen Anfällen allerdings deutlich häufiger als bei solchen ohne. Krampfpotentiale, die vor allem im Entzug beobachtet werden, sind nicht grundsätzlich ein Beweis für das Auftreten von epileptischen Anfällen und finden sich umgekehrt bei Alkoholabhängigen mit Anfällen eher selten.

Differentialdiagnose: Differentialdiagnostisch müssen insbesondere bei der Erstmanifestation epileptische Anfälle bei Alkoholabhängigen eine Vielzahl anderer somatischer und zentralnervöser Schädigungen in Betracht gezogen werden, insbesondere intra- und subdurale Blutungen und Hämatome, Tumoren, Stoffwechselstörungen (Hypoglykämie!) sowie andere Noxen. Bildgebende Verfahren (CCT, NMR), Blutbild und Toxikologie können differentialdiagnostische Hinweise geben.

Pathophysiologie: Die Pathophysiologie epileptischer Anfälle wird heute besser verstanden als noch vor einigen Jahren. Offensichtlich spielen auf der neurochemischen Ebene vor allem eine verminderte Funktion hemmender (GABA) und eine vermehrte Aktivität erregender Transmitter (z. B. Glutamat) eine Rolle (Abb. 4.**1**). (4.2.1).

Therapie: Eine antiepileptische Dauertherapie ist nur bei der eigentlichen Alkoholepilepsie indiziert.

4.3.2.8 Pachymeningosis haemorrhagica interna (subdurales Hämatom)

Die Pachymeningosis haemorrhagica interna tritt bei Alkoholikern insbesondere höheren Lebensalters nicht selten auf. Sie ist aber für den chronischen Alkoholismus weder spezifisch noch charakteristisch. Chronische subdurale Hämatome äußern sich häufig durch zunehmende Kopfschmerzen, fluktuierende Bewußtseinsstörungen oder neurologische Herdsymptome. Auch vergleichsweise harmlose Traumata können subdurale Hämatome auslösen, die sich neuroradiologisch (CCT, NMR) gut nachweisen lassen. Differentialdiagnostisch ist an eine Pachymeningosis haemorrhagica interna auch bei relativ rasch fortschreitendem organischen Psychosyndrom zu denken.

4.3.2.9 Schlaganfälle

Daß durch einen hohen Alkoholkonsum das Risiko, einen zerebralen Insult zu erleiden, deutlich ansteigt, ist klinisch und epidemiologisch gut belegt (Ben-Shlomo u. Mitarb. 1992, Wolff u. Mitarb. 1988). Pathogenetisch dürften bei Alkoholikern vor allem Leberschädigungen (Gerinnung!) von Bedeutung sein (Niizuma u. Mitarb. 1988). Darüber hinaus führt Alkohol zu einer Aktivierung des Sympathikus und Blutdrucksteigerungen, was intrazerebrale Hämorrhagien auslösen kann (Weisberg 1988). Außerdem können epileptische Anfälle und Schädel-Hirn-Traumen das Auftreten intrazerebraler Blutungen fördern. Starker Alkoholkonsum verschlechtert im übrigen auch die Prognose subarachnoidaler Aneurysmablutungen (Juvela 1992).

4.3.3 Psychiatrische Störungen

4.3.3.1 Alkoholdelir (Delirium tremens)

Definition (Victor 1992, Soyka 1995): Das Delirium tremens stellt eine akute exogene Psychose dar. Es wurde seit seiner Erstbeschreibung im Jahre 1813 als nosologische Einheit aufgefaßt. In den letzten Jahren wurde das Alkoholdelir als Teil und höchste Stufe des Alkoholentzugssyndroms (Gross u. Mitarb. 1971, Wetterling 1994) angesehen. Es wurde eine Reihe weiterer Syndrome beschrieben, die jeweils nur einige der klassischen Symptome des Alkoholdelirs aufweisen. Diese Störungen wurden als „tremulous state" bzw. „acute hallucinatory state" bezeichnet. Der früher übliche Begriff des Prädelirs wird heute nicht mehr verwendet. Für die Beibehaltung des ursprünglichen Krankheitsbegriffs des Delirium tremens sprechen unter anderen die Einheitlichkeit des klinischen Bildes, des Verlaufes und der Prognose sowie der internationale Sprachgebrauch. Auch in der ICD-10 und im DSM-IV wird am Begriff des Delirs festgehalten.

Epidemiologie: Das Delirium tremens ist die häufigste Alkoholpsychose. Etwa 6–15% der Patienten entwickeln diese Erkrankung. Ein Alkoholdelir findet sich bei etwa 7–16% der Alkoholiker, die in psychiatrischen Landeskrankenhäuser aufgenommen werden. Man hat in der DDR die Delirquote mit 25 auf 100 000 Einwohner berechnet (von Keyserlingk 1978)

Klinik: Als Prodromi finden sich häufig Magen-Darm-Störungen, eine vermehrte Schweißneigung und Angst. Diese Symptome sind bei Patienten, die später ein Alkoholdelir entwickeln, wesentlich stärker als bei solchen ohne Delir.

Typisch ist das klinische Bild. Im Vordergrund steht die Desorientiertheit in örtlicher, zeitlicher und situativer Hinsicht, während die personelle Orientiertheit meist erhalten bleibt. Weiter bestehen Auffassungsstörungen, illusionäre Verkennungen und Halluzinationen der verschiedenen Sinnesgebiete. Meist liegen optische Halluzinationen (kleine bewegte Gegenstände, auch Massenszenen), seltener auch akustische Halluzinationen (Soyka u. Mitarb. 1988) vor. Noch seltener treten kinästhetische, olfaktorische oder taktile Halluzinationen auf (vorwiegend bei schweren Verläufen). Die Halluzinationen sind meist sehr lebhaft; manchmal tragen sie auch persekutorischen Charakter. Die Wahrnehmungsstörungen und die ausgeprägte Minderung der Kritikfähigkeit können zu einer gesteigerten Suggestibilität und Konfabulationen führen. Die Stimmung ist schwankend, gekennzeichnet durch Angst, Reizbarkeit, andererseits durch eine gewisse Euphorie bis zum „Galgenhumor". Die Patienten sind in einer psychomotorischen Unruhe mit nestelnden Bewegungen und Bettflüchtigkeit. Es bestehen außerdem erhebliche vegetative Störungen wie Schlaflosigkeit, vermehrte Schweißneigung, Tachykardien und Fieber, das prognostisch eher ungünstig und ein Zeichen besonders schwerer Verläufe ist. Typisch ist der grobschlägige Tremor (8 – 9/s). In schweren Fällen besteht ein Pseudoopisthotonus. Ein beträchtlicher Teil der Delire (7 – 41 %) wird durch epileptische Anfälle vom Grand-mal-Typ eingeleitet, die mitunter das erste, allerdings oft verkannte klinische Symptom eines drohenden Delirium tremens darstellen. Nur in einer Minderzahl der Fälle findet sich eine gesteigerte Suggestibilität oder Konfabulationen.

Laborbefunde: Ihre Schwere korreliert mit der Intensität des klinischen Verlaufes. Es besteht eine Erhöhung der Transaminasen und anderer Serumenzymmaktivitäten, z. B. der γ-GT; Hämoglobin und Hämatokrit sind niedriger als normal, ebenso Natrium und Kalium. Manchmal besteht auch eine Erniedrigung des Magnesiums und eine Ketonurie.

Neurophysiologische Befunde: Hier zeigt sich eine Zunahme der Phasen des REM-Schlafs während des akuten deliranten Zustandes, was als Rückschlagphänomen (sog. REM-Rebound) gegenüber der weitgehenden Unterdrückung der REM-Phasen und deren Ersatz durch δ-Schlafphasen bei hohem Alkoholkonsum aufgefaßt wird. Auch nach dem meist raschen Abklingen der klinischen Erscheinungen beschleunigt sich die während des Delirs verlangsamte Grundtätigkeit erst wieder im Laufe von Tagen und Wochen. Dabei besteht eine Unterdrückung der α-Tätigkeit. Ein anderer Typ der EEG-Veränderungen ist durch myoklonische Entladungsmuster gekennzeichnet.

Die Hirndurchblutung ist vermindert.

Verlauf: Das Alkoholdelir dauert unbehandelt etwa 4 – 10 Tage und endet typischerweise mit einem tiefen und langanhaltenden Schlaf. In der Regel ist die Psychose dann völlig abgeklungen. Die Patienten können sich an die meisten der psychotischen Erlebnisse nur bruchstückhaft oder gar nicht erinnern. In manchen Fällen kommt es nach Abklingen der akuten psychotischen Erscheinungen zu Störungen im Sinne eines Wernicke-Korsakow-Syndroms.

Die Letalität des unbehandelten Delirs beträgt etwa 15 – 30 %, wobei die Prognose bei älteren Patienten über 55 Jahre schlechter ist. Patienten mit wiederholten Delirien haben keine schlechtere Prognose als Erstdeliranten. Für die Prognose ad vitam ist meist das Vorliegen von Begleiterkrankungen wie z. B. eine Pankreatitis entscheidend. Bei ausreichender Therapie ist die Letalität heute deutlich niedriger.

Begleiterkrankungen: Die wichtigsten körperlichen Begleiterkrankungen und Folgestörungen des Alkoholdelirs sind:

- reduzierter Allgemeinzustand,
- epileptische Anfälle,
- Kreislaufstörungen mit Hyper-, seltener Hypotensionen,
- gastrointestinale Symptome (Übelkeit, Diarrhö etc.),
- Elektrolytentgleisungen,
- Pankreatitiden,
- intestinale Blutungen,
- pulmonale und kardiale Störungen: Pneumonien, Schock, Vorhofflimmern,
- Myopathie und Rhabdomyolyse (cave: Niereninsuffizienz),
- Übergang in Wernicke-Korsakow-Syndrom.

Morphologischer Befund: Ein spezifisches morphologisches Substrat des Alkoholdelirs ist nicht bekannt.

Ätiologie und Pathogenese: Das Alkoholdelir tritt nur nach jahrelangem schwerem Alkoholmißbrauch auf. In der Regel besteht ein jahrelanges gewohnheitsmäßiges rauscharmes Trinken in der Vorgeschichte (Kryspin-Exner 1966). Wer in höherem Alter, jenseits des 40. Lebensjahrs mit dem Alkoholabusus beginnt, scheint rascher ein Delir zu entwickeln. Auch im jugendlichen Alter entwickelt sich das Delir rascher. Es tritt am häufigsten bei Schnapstrinkern auf, wird aber auch bei reinen Wein- und Biertrinkern beobachtet.

Da nur ein Bruchteil der Alkoholiker ein Alkoholdelir entwickeln, wurde die Frage nach einer Prädisposition seit langem gestellt. Möglicherweise spielen genetische Faktoren eine Rolle, wie verschiedene Zwillingsuntersuchungen gezeigt haben (Hrubec u. Omenn 1981). Nach der Hypothese der Adaptation und gestörten Homöostase (Petzolt 1970) wird angenommen, daß das Delir auf eine Störung der Adaptation an einen jahrelangen Alkoholkonsum zurückzuführen ist. Solange der Alkoholspiegel gleichmäßig hoch ist, sei die Gefahr, ein Alkoholdelir zu entwickeln, gering, um so größer jedoch, wenn der Alkohol nach langer gleichmäßiger Zufuhr abrupt entzogen wird. Diese Adaptationsstörungen können auch bei plötzlicher Alkoholkonsumsteigerung oder bei akuten körperlichen Krankheiten erfolgen. Im übrigen sei auf die Ausführungen zur Pathogenese des Alkoholentzugssyndroms verwiesen (s. 4.2.1). Nicht völlig klar ist der Zusammenhang zwischen der Entwicklung eines Alkoholdelirs und dem Trinkverhalten, das seinerseits wiederum mit verschiedenen Persönlichkeitsfaktoren zusammenhängt (Feuerlein 1967 b). Alkoholdelirpatienten sind im Gegensatz zu Alkoholikern, die kein Delir entwickeln, häufig syntone Menschen, weniger depressiv, stammen häufiger aus günstigeren sozialen Verhältnissen und sind besser sozial angepaßt. Ihre wirtschaftlichen und familiären Verhältnisse sind günstiger als die der nicht deliranten Alkoholiker.

Das Delirium tremens wird heute im wesentlichen auf eine Übererregbarkeit zentralnervöser Strukturen zurückgeführt. Auf der neurochemischen Ebene findet sich im Alkoholentzug und insbesondere im Alkoholdelir eine verminderte Aktivität inhibitorischer Neurotransmitter, vor allem eine reduzierte GABA- und α_2-Adrenorezeptorfunktion, und eine gesteigerte Aktivierung exzitatorischer Transmittersysteme, in erster Linie des dopaminergen und noradrenergen Systems, aber auch Glutamat (Glue u. Nutt 1990). Auch eine erhöhte Ausschüttung von Cortisol und β-Endorphin mit Störung des zirkadianen Rhythmus könnte von Bedeutung sein. Zwischen den verschiedenen Neurotransmittern besteht eine komplexe Wechselwirkung. Für die im Alkoholentzug auftretenden vegetativen Symptome mit Tremor, Blutdruck- und Herzfrequenzsteigerung, Pupillenerweiterung, Hyperreflexie, Hyperhydrose usw. werden am ehesten das (nor)adrenerge System (sog. Noradrenalinsturm), für das Auftreten von Halluzinationen, Störungen des dopaminergen Systems und für die im Delir auftretenden kognitiven und mnestischen Störungen Veränderungen im cholinergen System verantwortlich gemacht.

Weitere wichtige Kovariablen für die Entwicklung eines Delirs sind Elektrolytentgleisungen und Störungen des Wasserhaushaltes, insbesondere Hypokaliämien und Hypomagnesämien, sowie eine vermehrte Vasopressinausschüttung. Weiter ist eine respiratorische Alkalose von Belang. Sowohl Hypomagnesiämie wie auch respiratorische Alkalose können eine Übererregbarkeit des ZNS induzieren und damit zur Entwicklung des Alkoholdelirs beitragen.

4.3.3.2 Alkoholhalluzinose
(Übersicht in Soyka 1996)

Epidemiologie und Definition: Die Alkoholhalluzinose, in DSM-IV (Nr. 291.3) und ICD-10 (Nr. F.10.52) als alkoholinduzierte psychotische Störung geführt, ist eine relativ seltene Störung. Sie tritt ganz überwiegend bei Männern auf. Erstbeschreiber ist Marcel (1847). Ihre Pathogenese ist nicht völlig klar. Im Gegensatz zu früher wird sie heute nicht mehr als schizophrenieähnliche Psychose, sondern als alkoholbedingte organische Psychose aufgefaßt.

Klinik: Psychopathologisch dominieren lebhafte akustische Halluzinationen in Form von Stimmenhören und paranoide Denkinhalte, insbesondere Verfolgungsideen und Angst. Optische und vor allem taktile Halluzinationen sind seltener. Vegetative Symptome und formale

Denkstörungen fehlen überwiegend, ebenso Bewußtseins- und Orientierungsstörungen. Die klinische Symptomatik ähnelt der paranoiden Schizophrenie, und die Differentialdiagnose kann schwierig sein (Tab. 4.**11**). Aggressionen und Suizidhandlungen sind häufig.

Verlauf: Üblicherweise akuter bis perakuter Beginn in den ersten Tagen der Abstinenz, obwohl der zeitliche Zusammenhang mit dem Alkoholentzug nicht immer klar ist. In den meisten Fällen ist die Prognose gut. Empirische Arbeiten zeigten, daß bei 6monatiger Persistenz der Halluzinationen eine Chronifizierung wahrscheinlich ist. Chronische Verlaufsformen imponieren klinisch entweder als weitgehend therapierefraktäre Halluzinosen, z.T. auch mit Eifersuchtswahn, oder als chronische hirnorganische Psychosyndrome.

Tabelle 4.**11**   Differentialdiagnose der Alkoholhalluzinose gegenüber der paranoiden Schizophrenie (aus Soyka, M.: Nervenarzt 67 [1996] 891)

Kriterium	Alkoholhalluzinose	Schizophrenie
Beginn	akut	oft schleichend
Alter bei Erstmanifestation	ca. 40 – 50 Jahre	meist vor dem 30. Lj., selten nach dem 40. Lj.
Prognose	meist gut	öfter chronische (80 – 90%) Verläufe
Alkoholanamnese	langjährig positiv	kann positiv sein
familiäre Belastung mit Schizophrenien	nicht erhöht	deutlich erhöht
familiäre Belastung mit Alkoholismus	deutlich erhöht	nicht erhöht
Psychopathologie		
Stimmenhören	obligat	häufig
optische Halluzinationen	manchmal	selten
Denkstörungen, Denkzerfahrenheit	sehr selten	häufig Zerfahrenheit
Affektstörungen	ängstlich-depressiv, keine Parathymie	Parathymie
Ich-Störungen	sehr selten	sehr häufig
neurologische Störungen	möglich, z.B. Tremor, Polyneuropathie	sehr selten

Pathogenese: Alkoholiker mit Halluzinationen weisen einen frühen Beginn des Alkoholmißbrauchs, eine hohe Trinkmenge und vermehrt Drogenkonsum auf (Tsuang u. Mitarb. 1994). Pathogenetisch wurden auf neurochemischer Ebene vor allem Störungen des dopaminergen Systems postuliert. Hier wurde im Alkoholentzug eine erhöhte Dopaminausschüttung bei gleichzeitig erhöhter Empfindlichkeit der Dopaminrezeptoren gefunden. Weitere Hypothesen beziehen sich auf Veränderungen der Membranstruktur (essentielle Fettsäuren) bei Zellen im ZNS, eine erhöhte Konzentration von Norharman im Blutplasma (Rommelspacher u. Mitarb. 1991), alkoholtoxische Schädigungen der peripheren und zentralen Hörbahn und genetische Faktoren (Übersicht bei Soyka 1996). Eine familiäre Belastung mit schizophrenen Psychosen bei Patienten mit Alkoholhalluzinose ist nicht wahrscheinlich.

4.3.3.3 Sonstige Wahnkrankheiten der Alkoholiker

4.3.3.3.1 Alkoholischer Eifersuchtswahn

Epidemiologie und Klinik: Es handelt sich um eine eher seltene Störung, von der praktisch ausschließlich Männer betroffen sind. Der Übergang von nichtpsychotischen Eifersuchtsideen, die bei Alkoholabhängigen häufig sind, zu einem echten Eifersuchtswahn ist oft fließend. Ein Eifersuchtswahn kann auch einmal passager im Rahmen eines Alkoholdelirs oder einer Alkoholhalluzinose auftreten. Wichtiger ist aber der eher monosymptomatisch verlaufende Eifersuchtswahn. Klinisch steht die wahnhafte Überzeugung, vom Partner betrogen zu werden, im Vordergrund. Andere Wahnsymptome (Verfolgungs- und Beziehungsideen) können hinzutreten. Halluzinationen gehören nicht zum typischen Bild des Eifersuchtswahns.

Pathogenese: Pathogenetisch ist das Vorliegen von Potenzstörungen nicht obligat. Von Bedeutung sind hereditäre Faktoren (Enoch u. Trethowan 1979, Soyka 1996), aber auch psychodynamische Aspekte. Patienten mit Eifersuchtswahn sind eher narzißtisch und egozentrisch strukturiert. Angst und eine starke Sensitivität sind andere wichtige prädisponierende Faktoren. Die Projektion eigener Ängste und Phantasien auf den Partner, aber auch Minderwertigkeitsgefühle, verbunden mit Verlustängsten, und Schuldgefühle wegen eigener Verfehlungen sind weitere wesentliche psychodynamische Voraussetzungen.

Prognose: Die Prognose ist häufig schlecht. Bei Abstinenz klingt der Wahn manchmal ab.

4.3.3.3.2 Alkoholparanoia

Von einzelnen Autoren (Fodstadt 1968) wird auf eine sehr seltene Wahnerkrankung hingewiesen, die nicht scharf von der chronischen Alkoholhalluzinose abzugrenzen ist. Es handelt sich um eine exogene Psychose, gekennzeichnet durch Wahnbildungen, die nicht nur Eifersuchts-, sondern auch Verfolgungs- und Beziehungsideen zum Inhalt haben. Dazu kommen meistens akustische Halluzinationen. Für die Pathogenese wird eine persönliche Disposition mit hysterischen und retentiven Zügen vermutet.

4.3.3.4 Nichtpsychotische psychische Störungen bei chronischem Alkoholmißbrauch

Zur Persönlichkeitsstruktur des Alkoholikers (Organische Wesensänderung) (s. Steingass 1994) s. 2.3.5.1 und 2.3.5.2.

Dort wird auch auf das Problem der Verschränkung von Grundpersönlichkeit und alkoholismusbedingten Veränderungen eingegangen. Im folgenden sollen lediglich die **Veränderungen der psychischen Leistungsfähigkeit** dargestellt werden, wie sie sich vor allem durch testpsychologische Untersuchungen erfassen lassen (Parsons u. Nixon 1995). Dies betrifft vor allem die folgende Bereiche (s. auch 5.2.1):

- Aufmerksamkeit,
- Wahrnehmungsfähigkeit (besonders räumliches Unterscheidungsvermögen),
- Konzentrationsfähigkeit,
- verbales Lernen, wobei die Lernzeit besonders verlängert und die Reproduktion von Bildern stärker geschädigt ist als das Wiedererkennen,
- Verarbeitung von zeitlichen Abfolgen, vor allen Dingen die Zeitwahrnehmung,
- verbales und nonverbales Abstrahieren (Neigung zur Konkretisierung),
- verbales und nonverbales Problemlösen,
- nonverbales räumliches Vorstellungsvermögen,
- Motorik, wobei die Feinmotorik stärker beeinträchtigt ist als die Grobmotorik.

Es handelt sich um eine *mehrschichtige Schädigungsstruktur*, wobei die einzelnen Leistungen nicht immer deutlich voneinander abgehoben werden können. Einige dieser Störungen lassen sich bei Alkoholikern mit prämorbidem Stadium nachweisen (Parsons 1951, Tarter u. Mitarb. 1977, Goodwin 1982).

Weiterentwicklung bis zum organischen Psychosyndrom. In fortgeschrittenen Fällen können sich die genannten Störungen verstärken. Je länger die Dauer des Alkoholabusus, desto mehr ähneln die Störungen denen anderer Hirnstörungen. Depression und Angst stehen aber nicht in direkter Beziehung zu der Ausprägung der Störungen. Durch zusätzliche Symptome, wie Störungen der Orientierung, der Affektivität, des Antriebs und kognitiver Leistungen, kann es zum Vollbild des schweren organischen Psychosyndroms kommen. Zusätzlich können noch Verhaltensstörungen sowie Dyspraxien, Dysphasien und Perseverationen auftreten.

Treten noch Störungen des Kurzzeit- und Langzeitgedächtnisses, der Abstraktionsfähigkeit und der Urteilsfähigkeit hinzu, so spricht man von **alkoholischer Demenz** (Horvath 1975). Die Störungen sind dann so schwer, daß eine mehr oder minder ausgeprägte Persönlichkeitsveränderung resultiert, die mit erheblichen Beeinträchtigungen der Arbeitsfähigkeit und der sozialen Bezüge verbunden ist. Die Diagnose „alkoholische Demenz" darf aber nur gestellt werden, wenn ein langdauernder schwerer Alkoholmißbrauch gesichert ist und andere Ursachen der Demenz ausgeschlossen werden können. Die alkoholische Demenz tritt bei etwa 3 – 10 % der chronischen Alkoholiker auf, bei Frauen etwa 3mal häufiger als bei Männern. Sie setzt kaum je vor dem 35. Lebensjahr ein. Patienten mit alkoholischer Demenz weisen in der Regel in der Vorgeschichte einen höheren täglichen Alkoholkonsum auf als nicht demente Alkoholiker

Bei völliger Alkoholabstinenz können sich die psychischen Veränderungen im Laufe von Monaten oder Jahren ganz oder teilweise zurückbilden. In diesem Zusammenhang ist auch auf die hepatische Enzephalopathie hinzuweisen (s. 4.3.1.1.5.3).

Morphologischer Befund: Die genannten psychischen Störungen stehen häufig, aber nicht immer in völliger Korrelation mit morphologisch-strukturellen Veränderungen des Gehirns (s. 4.3.2.1). Die psychischen Veränderungen lassen sich je nach Art bestimmten Hirnarealen zuordnen: Lern- und Gedächtnisstörungen den zentralen Veränderungen, „neuropsychologischer Abbau" den kortikalen Veränderungen (Bergmann u. Mitarb. 1980 a, b).

4.3.3.5 Suizidhandlungen

Alkoholismus wurde von Menninger 1938 als „protrahierter Selbstmord" bezeichnet. Die **Häufigkeit** von Suiziden und Suizidhandlungen bei Alkoholikern wurde früher mit 11 – 15 % angegeben (Übersicht bei Murphy u. Mitarb. 1992), scheint aber nach neueren Untersuchungen niedriger zu sein. Murphy u. Wetzel (1990) schätzten aufgrund der Ergebnisse ihrer Metaanalyse das Lebenszeitrisiko für Suizide bei Alkoholikern auf etwa 2%, wobei die Suizidrate dann immer noch 60–120fach höher läge als in der Allgemeinbevölkerung. Die Rate an Suizidversuchen ist noch wesentlich höher.

Als **Risikofaktoren** für Suizidalität werden ein früher Beginn des Alkoholmißbrauchs, hohe Trinkmengen, eine lange Trinkdauer und die Koexistenz weiterer psychischer Störungen, insbesondere depressive Syndrome, Persönlichkeits- und Angststörungen, genannt. Akut scheint der Verlust und die Trennung von einem nahen Angehörigen und der Zeitraum kurz nach einer stationären Alkoholbehandlung eine besonders vulnerable Phase zu sein (Duffy u. Kreitman 1993). Sucht ist oft ein Wegbereiter der Suizidalität (Feuerlein 1982).

4.3.4 Störungen in sonstigen Bereichen

4.3.4.1 Störungen im Bereich der Dermatologie

Durch ständige Alkoholzufuhr kommt es
- zu einem Gesichtsödem (besonders präorbital),
- zu einer Weiterstellung der Gefäße, zu Neigung zu Hyperämie und Teleangiektasie, zu Acne rosacea (bei 6% der Alkoholiker), seltener zu Rhinophym (einer knolligen Verdickung der Nase infolge Hyperplasie der Talgdrüsen und des Bindegewebes), ferner zur Bildung von trophischen Geschwüren nach Mikrotraumen,
- zu Hautveränderungen als Folge anderer interner Erkrankungen wie Leberkrankheiten und Vitaminmangelstörungen, z.B. Palmar- und Plantarerythem, Gefäßsterne („Spinnennävi"), Veränderungen an den Nägeln, Weißflecken der Haut.

Alkohol spielt neben anderen Drogen und Giften eine wichtige Rolle bei der Auslösung der Porphyria cutanea tarda (s. 4.3.1.7).

4.3.4.2 Störungen im Bereich der Chirurgie und Orthopädie

In den letzten Jahren wurde die Aufmerksamkeit auf das relativ häufige Zusammentreffen von Alkoholismus und verschiedenen Krankheiten des Bewegungsapparates gelenkt:

- **Dupuytren-Kontraktur** (fibroplastische Veränderungen der Palmaraponeurose der Hand): Verschiedene Arbeiten konnten eine signifikant hohe Korrelation zwischen dem Auftreten dieser ätiologisch noch nicht geklärten Krankheit und dem Alkoholismus nachweisen. Chronischer Alkoholismus kam nach einer sorgfältigen Studie (Wegmann u. Geiser 1964) bei 67 % der Patienten mit Dupuytren-Kontraktur vor, dagegen nur bei 21 % einer parallelisierten Kontrollgruppe. Als zusätzliche ätiologische Faktoren gelten hereditäre Einflüsse und Diabetes.

– **Neurogene Osteoarthropathie** (nichttraumatische idiopathische Osteonekrose des Femurkopfes) (Bliven 1982, Olivetti 1975/76, Saville 1975, Simon u. Mitarb. 1975): Die Knochenaffektionen, die vor allem den Oberschenkelkopf, aber auch andere Skeletteile, wie die Mittelfußknochen, das Handgelenk und den Humerus betreffen können, werden mit neurogenen Schädigungen, andererseits mit Fettembolien in den Endarterien erklärt. Alkoholmißbrauch stellt einen pathogenetischen Faktor dar. Allerdings werden nur etwa 0,3 % der Alkoholiker davon betroffen. Die Krankheit ist durch eine oft beidseitige Infizierung des Femurkopfes charakterisiert, was zu einer Frakturierung führt. Führendes klinisches Symptom sind Hüftschmerzen.

– **Osteopenie** (Preedy u. Moniz 1995): Sie stellt eine Atrophie des Knochens dar, entweder als Osteomalazie (Fehlen der Kalzifikation bei erhaltener Matrix) oder Osteoporose (Reduktion der Kalzifikation und der Matrix). Bei der Osteoporose, die bei Männern mittleren Alters meist durch Alkohol verursacht zu sein scheint, spielen pathogenetisch außerdem noch Vitamin-D-Mangel und Hyperparathyreoidismus eine Rolle, außerdem auch Störungen im Calcium- und Magnesiumstoffwechsel und andere hormonelle Veränderungen. Sie führt zu einer zunehmenden Knochenbrüchigkeit.

Mammakarzinom: Durch epidemiologische Untersuchungen wurde bei chronischem Alkoholmißbrauch eine Häufung von Mammakarzinomen festgestellt (Schatzkin u. Mitarb. 1987, Watson 1988).

4.3.5 Alkoholembryopathie (fetales Alkoholsyndrom)
(Korpora-Frye u. Streissguth 1995, Löser 1995)

Dieses Syndrom ist erst seit etwa 25 Jahren bekannt. Es handelt sich dabei um teratogene Schädigungen des Embryos bzw. des Fetus durch den Alkoholmißbrauch vor und während der Schwangerschaft.

Epidemiologie: Die Alkoholembryopathie ist eine der häufigsten angeborenen Schädigungen (neben Morbus Down und Verschlußstörungen des Neuralrohrs), bei intrauterinem und postnatalem Minderwuchs die häufigste Ursache überhaupt. Bezogen auf alle Lebendgeborenen, sind etwa 1,3‰ (1 : 750) davon betroffen. Die Häufigkeitsangaben schwanken zwischen 0,4‰ und 4,7‰, je nach regionalen Trinksitten und Diagnosestellung (s. u.). Wahrscheinlich bleiben zahlreiche leichte Fälle undiagnostiziert. Für Deutschland läßt sich die jährliche Zahl der Neugeborenen mit Alkoholembryopathie (aller Schädigungsgrade) auf etwa 2200 schätzen (Löser 1995). Über die Häufigkeit der geschädigten Kinder bei Alkoholikerinnen gibt es bisher nur wenige Studien. Sie kommen übereinstimmend zu der Zahl von 30–43 %.

Klinik: Es gibt kein für Alkoholembryopathie spezifisches Einzelsymptom; alle dabei beobachteten morphologischen und auch neurologischen Abweichungen können auch bei zahlreichen genetischen Anomalien beobachtet werden. Leichte oder inkomplette Formen werden oft unter dem Begriff „fetaler Alkoholeffekt" zusammengefaßt. Erst die Kombination der entsprechenden Symptome macht die Diagnose wahrscheinlich.

Die Symptome sind folgende:
- pränatales Wachstumsdefizit,
- postnataler Minderwuchs und Untergewicht,
- Mikrozephalus,
- statomotorische und geistige Retardierung,
- Hyperaktivität,
- Muskelhypotonie,
- typische Fazies mit gerundeter Stirn, verkürztem Nasenrücken, Epikanthus, Ptose, verstärkten Nasolabialfalten, schmalem Lippenrot und Retrogenie.

Auch bei geringerem Alkoholkonsum (30 g täglich) während der Schwangerschaft kann es zu Schädigungen des kindlichen Gehirns kommen („Alkoholeffekte"). Sie äußern sich in Störungen der intellektuellen und motorischen Entwicklung. Bei stärker ausgeprägter Alkoholembryopathie bestehen zahlreiche Mißbildungen (kardiovaskulär, urogenital, kraniofazial und an den Gliedmaßen).

Die Diagnose der Schwachformen ist ohne mütterliche Anamnese nicht möglich; es gibt fließende Übergänge zum Gesunden. Es wurden drei Schädigungsgrade aufgestellt (Majewski 1981). Die Intelligenz ist meist herabgesetzt, am ausgeprägtesten in Schädigungsgrad III.

Morphologischer Befund: Es liegen bisher nur wenige neuropathologische Untersuchungen vor. Sie ergaben Störungen der dendritischen und synaptischen Differenzierung (Volk 1987), neuronale Migrationsstörungen, relativ häufig Aplasien und Heterotypien, ferner Erweiterungen der Seitenventrikel.

Die **Prognose** wird von Art und Schwere der Fehlbildungen beeinflußt. Die statomotorische und geistige Entwicklung bessert sich nur bei einem Teil der Kinder. So konnten von 36 Kindern im Schulalter nur 6 eine Normalschule besuchen, 5 waren bildungsunfähig.

Zur **Pathogenese** ist bekannt, daß Alkohol zwar in der Plazenta metabolisiert werden kann, aber die Plazentaschranke passiert. Dabei ist zu berücksichtigen, daß wegen der geringen Wirksamkeit der fetalen Alkoholdehydrogenase der Blutalkoholspiegel des Feten langsamer sinkt als der der Mutter. Neben der direkten toxischen Wirkung des Alkohols auf das neuronale Gewebe spielt auch dessen Wirkung auf die Proteinsynthese eine Rolle. Eine Wirkung über den Alkoholmetaboliten Acetaldehyd konnte nicht nachgewiesen werden. Ebensowenig scheint gleichzeitiger Tabak- oder Medikamentenabusus der Mutter eine Rolle zu spielen. Auf molekularbiologischer Ebene scheint vor allem eine Störung der glutamatergen Neurotransmission bzw. der NMDA-Rezeptoren von Bedeutung zu sein (Tsai u. Mitarb. 1995).

Die Alkoholembryopathie läßt sich in **Tierversuchen,** besonders an Nagetieren, aber auch an Affen, reproduzieren. Es zeigte sich dabei auch, ebenso wie bei klinischen Beobachtungen an Menschen, daß das Risiko für Spontanaborte und Totgeburten unter Alkoholeinfluß erhöht ist.

5 Psychische und soziale Folgen des Alkoholismus

5.1 Struktur und Überblick

Im Unterschied zu den überwiegend biologisch bedingten medizinisch-psychologischen Folgeschäden des Alkoholismus geht es hier um Beeinträchtigungen, Defizite und Schäden im psychischen und sozialen Bereich, die nicht oder nur in Extremfällen als Störungen mit Krankheitswert aufgefaßt werden können.

Der Begriff Folgen impliziert eine Kausalaussage, die in nicht wenigen Fällen schwierig zu begründen ist, weil Folgen häufig auch Anlaß und Grund für verstärkten Alkoholkonsum darstellen können. Bei dem Zusammenhang zwischen Alkoholkonsum und sozialen Konsequenzen ist zu beachten, daß zunächst einmal der Alkoholkonsum kurzfristig das Verhalten und langfristig die Persönlichkeit beeinflußt. Das problematische, durch die kurzfristige oder langfristige Alkoholwirkung bedingte Verhalten ruft wiederum eine Reaktion des sozialen Umfeldes hervor, das schließlich als soziale Folge bezeichnet wird. Zur Erfassung der sozialen Folgen gibt es drei Ansätze in der Literatur:

- Es werden Alkoholikergruppen hinsichtlich sozialer Probleme und Störungen mit einer Kontrollgruppe ohne problematischen Alkoholkonsum verglichen.
- Der Zusammenhang zwischen Alkoholkonsum und sozialen Schäden wird für ein breites Spektrum von Risikofunktionen untersucht. Dieser Ansatz wird hauptsächlich bei alkoholbedingten körperlichen Folgekrankheiten angewandt und beschränkt sich nicht auf Alkoholkranke.
- Neuere Ansätze versuchen den Zusammenhang bestimmter Konsummuster (z. B. Trinken nach Mitternacht) und den sozialen Folgen zu untersuchen (Dawson 1996).

Wegen des oft engen Zusammenhangs zwischen psychischen und sozialen Folgen bezieht sich die weitere Darstellung schwerpunktmäßig auf die psychischen Folgen für den Alkoholabhängigen und auf die sozialen Folgen für die Gesellschaft insgesamt.

5.2   Psychische Folgen für den Alkoholkranken

5.2.1   Leistungsverhalten

Kognitive Beeinträchtigungen: Bei Untersuchungen von abstinenten Alkoholabhängigen nach einer 2- bis 4wöchigen Entzugsbehandlung im Vergleich zu nicht alkoholabhängigen Kontrollpersonen zeigen sich insgesamt leichte bis mäßige zerebrale Dysfunktionen in den Bereichen Gedächtnis, Abstraktion und Problemlösen (verbal und nichtverbal), der räumlichen Wahrnehmung, der perzeptuellen und motorischen Reaktionsschnelligkeit sowie allgemein der Schnelligkeit der Informationsverarbeitung. 50 bis 70 % der Alkoholabhängigen unterscheiden sich durchschnittlich von altersgleichen Kontrollpersonen. Die Untersuchungen über verschiedene Einflußgrößen dieser kognitiven Beeinträchtigungen ergeben keine konsistenten Beziehungen, so daß eine große Variabilität und individuell unterschiedliche Vulnerabilität gegenüber der Substanz Alkohol angenommen werden muß (Parsons u. Nixon 1996, Steingass 1994).

Die **berufliche Leistung** wird durch den Alkoholmißbrauch in vielfältiger Weise ungünstig beeinflußt. Durch die akute Alkoholintoxikation kommt es zu einer Minderung der Leistung, besonders bei Berufen, die ein hohes Konzentrationsvermögen, rasche Reaktionsfähigkeit, genaue Sehleistung, feinmotorische Geschicklichkeit und große Sorgfalt und Gewissenhaftigkeit verlangen (Grünberger 1989). Chronische Alkoholiker mit hoher Alkoholtoleranz haben unter mäßiger Alkoholeinwirkung bessere Leistungen als ohne Alkohol, weil somit Entzugserscheinungen vermieden werden. Bei einer Teilgruppe entwickelt sich die im nächsten Abschnitt beschriebene alkoholbedingte Wesensveränderung.

5.2.2   Persönlichkeit

Trotz der Vielfalt unterschiedlicher Persönlichkeitsstrukturen ergeben sich aufgrund der bei allen Alkoholkranken auftretenden Belastung durch schwerwiegende Probleme und Konflikte einige häufig zu findende Merkmale, die als postmorbide Persönlichkeit von Alkoholabhängigen bezeichnet werden. Diese ist charakterisiert durch eine erhöhte Depressivität, durch ein geringes Selbstwertgefühl, eine geringere Frustrationstoleranz und erhöhten Psychopathiewerten im Sinne stärkerer sozialer Devianz sowohl in Einstellungen als auch Verhaltensweisen (Barnes 1980, Küfner 1981, Wanke 1987, Sieber 1993) (s. 2.3.5.2).

Weitere psychische Folge betreffen die **Coping-Fähigkeiten** zur Bewältigung psychosozialer Aufgaben. In einer Untersuchung von Stone u. Mitarb. (1985) zeigt sich, daß starke Trinker bei Problemlösungen und Streßbewältigung weniger häufig die Coping-Strategien Katharsis (Ausdruck von Gefühlen) und soziale Unterstützung (Beanspruchung sozialer Beziehungen zur Lösung von Problemen) als Vergleichsgruppen mit geringerem Alkoholkonsum verwenden. In einer deutschen Untersuchung (Scheller u. Lemke 1994) zeigen Alkoholiker mehr problemvermeidende Coping-Strategien im Vergleich zu nichtalkoholabhängigen Kontrollprobanden, aber vor allem auch im Vergleich zu einer Gruppe langjährig Abstinenter aus Selbsthilfegruppen, die noch weniger Problemvermeidung als die Kontrollgruppe aufweisen.

In der älteren Literatur wird von einer **alkoholischen Wesensänderung** und einer depravierten Persönlichkeit gesprochen (Schrappe 1968). Die alkoholische Hirnschädigung und Wesensänderung ist charakterisiert durch eine Verlangsamung der Psychomotorik und des Denkvermögens, durch einen Mangel an Konzentrationsvermögen und durch ein Nachlassen der motorischen und sensorischen Funktionen. Hinzu kommt eine Reduktion der Initiative und der Aktivität und weitere charakterliche Veränderungen, wie Unzuverlässigkeit und mangelnde Sorgfalt, Gleichgültigkeit und depressive Verstimmung.

5.2.3 Aggressives Verhalten

Unter Alkoholeinfluß kommt es nicht selten zu Gewalttätigkeiten und verbalen Aggressionen. Aggressives Verhalten kann verschieden weit definiert werden. Zum Beispiel ist unklar, ob bei der Beobachtung interaktiven Verhaltens in Partnerbeziehungen Äußerungen der Nichtübereinstimmung bereits als aggressives Verhalten eingeordnet werden können (Klein 1996).

Ätiologie und Pathogenese: Als Folge des Alkoholmißbrauchs wird aggressives Verhalten über biochemische, neuropsychologische und kognitive Verarbeitungsprozesse des Alkohols im ZNS vermittelt. Die biologische und neuropsychologische Alkoholwirkung erscheint wenig spezifisch für Aggressionsverhalten, da auch andere Verhaltensweisen wie z. B. das sexuelle Verhalten davon betroffen sind. Alkohol wird allgemein als fördernde Bedingung für aggressives Verhalten angesehen. Hinzu kommen situative Faktoren (z. B. Provokationen), kognitive Faktoren (z. B. Erwartungen bezüglich Steigerung des Machtgefühls) sowie Persönlichkeitsfaktoren, vor allem antisoziale und impulsive Tendenzen, und soziokulturelle Einflüsse (Klein 1996, Martin 1992). Gewalthandlungen bei chronischem Alkoholmißbrauch können zum Teil auch als Folge von Persönlichkeitsveränderungen (zunehmend geringere Frustrationstoleranz, Auffassungsprobleme, moralisch-ethischer Verfall) verstanden werden. Aus der Literatur ergibt sich die

Hypothese, daß niedrige Dosen von Alkohol aggressives Verhalten fördern, hohe Dosen dagegen unterdrücken. Der Effekt von Alkohol ist individuell sehr unterschiedlich und wird wahrscheinlich in hohem Maß durch die Erwartungen bezüglich der Alkoholwirkungen und durch Persönlichkeitsfaktoren bestimmt (Renfrew 1997, Bushman u. Cooper 1990).

Außer im Rahmen kriminellen Verhaltens wurde aggressives Verhalten (negative Äußerungen, Streiten bis hin zu Gewalttätigkeiten) vor allem in **partnerschaftlichen Beziehungen** untersucht (Leonard 1990). Dabei wurde zwischen dem Verhalten des Alkoholabhängigen unter Alkohol und unter Abstinenzbedingungen unterschieden. Die Alkoholikerpaare werden außerdem mit abstinenten Paaren verglichen. Zusammenfassend betrachtet kommt es unter Alkohol zu einem Anstieg negativer Reaktionen des Alkoholabhängigen gegenüber seiner Partnerin. Bei den nichtabhängigen Partnerinnen erscheint die Reaktion abhängig zu sein von dem Trinkmuster des Partners. Bei Partnern mit episodischem Trinken kommt es bei dem nicht alkoholabhängigen Partner zu einer Reduzierung der Rate negativer Äußerungen, während sich im Fall eines stetigen Alkoholkonsums des Partners ein Anstieg negativer Äußerungen zeigt (Leonard 1990).

In korrelativen Untersuchungen zeigen sich häufiger Alkoholintoxikationen bei Gewalttätern und Opfern als bei Nichtkriminellen bzw. Nichtbetroffenen.

Frauen und Jugendliche als Täter oder Opfer: Untersuchungen über Frauen mit Alkoholmißbrauch haben ergeben, daß diese häufiger Opfer gewalttätiger und sexueller Delikte werden (38 % versus 18 % in einer Kontrollgruppe [Miller u. Downs 1986, zit. bei Blum 1991]).

Bei Untersuchungen an Jugendlichen wird u. a. die Frage diskutiert, ob aggressives Verhalten zu einem späteren Alkoholmißbrauch beiträgt oder ob umgekehrt ein vorhergehender Alkoholmißbrauch spätere aggressive Verhaltensweisen bedingt. Bei männlichen Jugendlichen scheint frühes aggressives Verhalten ein besserer Prädiktor für spätere mit Alkohol verbundene Aggressionshandlungen zu sein als ein vorausgehender früher Alkoholmißbrauch, während bei Frauen der Alkoholkonsum der bessere Prädiktor für spätere unter Alkohol ablaufende Aggressionen darstellt.

Tätertypen: Bei den Alkoholtätern lassen sich zwei Gruppen unterscheiden (Wieser 1963):
  – der Typus des jüngeren, aus ungünstigen Verhältnissen stammenden, temperamentsmäßig und charakterlich in mannigfaltiger Hinsicht abnormen Intensivtäters, der wegen polytroper krimineller Handlungen auffallend oft vorbestraft ist,

– der trunkstüchtige Affekttäter in mittlerem Lebensalter mit weit größerer sozialer Streuung, aber mit auffallender Stereotypie der späteren Delikte: meist Ordnungswidrigkeiten, strafbare Volltrunkenheit, Verstöße gegen die Straßenverkehrsordnung. Dieser Personenkreis weist häufiger eine höhere Schulbildung auf, die aber meistens nicht zum vollen Abschluß gebracht wird. Die Delikte im Zusammenhang mit Alkoholkonsum werden in Abschnitt 5.4.1 dargestellt.

5.2.4 Sexualverhalten

Der Zusammenhang zwischen Alkoholwirkung und Sexualverhalten ist in ähnlicher Weise komplex wie bei den vorher dargestellten Aggressionshandlungen (George u. Norris 1991). Als Beispiele für die längerfristige Wirkung auf das Sexualverhalten werden zwei Untersuchungen erwähnt, die als deskriptive Studien keine direkte Kausalaussagen erlauben. In einer US-Studie hatten ca. 60% der Alkoholabhängigen mindestens eine sexuelle Funktionsstörung, wobei am häufigsten Libido- und Erektionsstörungen (mit ca. 40%) aufgetreten sind (O'Farrell 1990).

In einer deutschen Untersuchung an 116 männlichen Alkoholabhängigen in einer Suchtfachklinik haben 75% der Patienten eine Sexualstörung angegeben. 9 Monate nach Entlassung haben immer noch 66% von einer Sexualstörung berichtet. Eine organische Grundlage, soweit sie sich im Plasmatestosteronspiegel zeigt, konnte nicht festgestellt werden. Libidostörungen werden mit 32% und Ejaculatio praecox mit 18% berichtet. Etwa ein Drittel gibt an, daß die Störung in den letzten 5 Jahren entstanden sei; bei 28% bestand sie schon länger (38% keine Antwort). 45% beschreiben, daß die sexuelle Störung dann aufgetreten sei, wenn sie viel Alkohol getrunken hätten, 38% sagen, diese sei unabhängig vom Alkohol, und 17% meinen, daß diese aufgetreten sei, wenn sie wenig oder gar keinen Alkohol getrunken hätten (Fahrner 1984).

5.3 Folgen für die Familie

5.3.1 Auswirkungen auf Familie und Partnerschaft

Von den sozialen Folgen des Alkoholismus ist besonders die Familie betroffen. Unter systemischen, d. h. auf die gesamte Familie bezogenen Gesichtspunkten kann die Alkoholwirkung auch zur Aufrechterhaltung des familiären oder partnerschaftlichen Systems beitragen. Dabei wird angenommen, daß durch die Alkoholwirkung eine Regelung

Die Kosten der ambulanten Versorgung in Deutschland für die Jahre 1988 und 1989 wurden von Glaeske (1992) in einem Landkreis mit ca. 180 000 Krankenkassenversicherten zusammengestellt. 1277 Versicherte wiesen eine Suchtdiagnose auf. Alkoholabhängige hatten eine um 27,5 % höhere Anzahl von Arbeitsunfähigkeitszeiten. Besonders hoch sind die AU-Zeiten bei Alkohol- und gleichzeitig Drogenabhängigkeit (140 Tage in 2 Jahren).

Die Kosten für Krankenkassenleistungen sind bei Alkoholabhängigen um 49 % höher als bei Versicherten ohne Suchtdiagnose. Am höchsten sind die Kosten für die Gruppe der Alkohol-, Medikamenten- und Drogenabhängigen (Tab. 5.2). Im Jahre 1988 wurden 24 218 stationäre Entwöhnungsbehandlungen beantragt. Die Kosten für die stationäre Entwöhnungsbehandlung werden in der Regel von den Rentenversicherungsträgern übernommen.

6 Formen und Verlauf des Alkoholismus

6.1 Typologie der Alkoholiker

Seit langem ist bekannt, daß Alkoholiker keine homogene Population darstellen. Dies ist auch angesichts des biopsychosozialen Grundkonzepts des Alkoholismus (s. 2.1) und der differierenden Bedingungsfaktoren, z. B. der genetischen, biologischen, psychologischen und soziokulturellen Faktoren, nicht zu erwarten. Seit vielen Jahren hat man versucht, verschiedene „Trinkertypen" aufzuzeigen. Diese Bemühungen haben in den letzten Jahrzehnten erhebliche Fortschritte gemacht.

Anforderungen an eine brauchbare Typologie: Von einer brauchbaren Typologie, die sich selbstverständlich entsprechender statistischer Methoden bedienen muß, ist zu fordern, daß sie versucht, Typen zu identifizieren, die

- die Alkoholikerpopulation möglichst vollständig umfassen,
- innerhalb der Kategorien einigermaßen homogen sind, auch wenn dies aus den o.g. Gründen nicht völlig erreichbar erscheint,
- über eine möglichst lange Zeit des individuellen Lebens stabil bleiben,
- eine solide Validität aufweisen, d. h. den weiteren Verlauf vorhersagen lassen (prädiktive Validität), die einzelnen Subtypen gut voneinander abgrenzen lassen (diskriminative Validität). Außerdem sollte eine möglichst hohe Übereinstimmung zwischen den theoretisch definierten Konstrukten und der statistisch faßbaren „Wirklichkeit" bestehen (Konstruktvalidität).

Typologie nach Jellinek und Analoga: Eine der ältesten Typologien stammt von Jellinek (1960). Sie hat auch die weiteste Verbreitung erlangt (Tab. 6.1). Bei zahlreichen späteren Studien hat sich vor allem die Dichotomie von Gamma- und Deltatrinkern mehr oder minder deutlich bestätigt (z. B. Roth u. Mitarb. 1984, Morey 1996, Babor u. Mitarb. 1992). Sie läßt sich auch mit der in der französischen Literatur (Malka u. Mitarb. 1983) üblichen triadischen Einteilung in Beziehung setzen: Der Typ „alcoolite" entspricht etwa dem Deltatyp, der Typ „alcoolose", der durch primär psychische Auffälligkeiten gekennzeichnet ist, entspricht etwa

Tabelle 6.1   Alkoholikertypologie (nach Jellinek)

Typ	Psycho-soziale Probleme	Körperliche Probleme	Trink-frequenz	Fähigkeit zu kontrolliertem Trinken
Alpha (Konflikt-trinker)	+	(+)	diskonti-nuierlich	(+)
Beta (Gelegen-heitstrinker)	(+)	(+)	diskonti-nuierlich	(+)
Gamma (süch-tige Trinker)	++	++	kontinuier-lich, manch-mal diskonti-nuierlich	0
Delta (Gewohn-heitstrinker)	(+)	++	immer konti-nuierlich	0
Epsilon (episodi-sche Trinker)	++	(+)	episodisch	0

dem Gammatyp, während der Typ „somalcoolose", der durch episodi-sches, meist heimliches Trinken charakterisiert ist, mit dem Epsilontyp verglichen werden kann.

Auch mit den neueren Typologieschemata, vor allem denen der Arbeitsgruppen von Cloninger (1987) und von Knorring u. Mitarb. (1985) sowie von Babor u. Mitarb. (1992 a, b, c), bestehen Analogien, worauf einige dieser Autoren auch ausdrücklich hinwiesen.

Typologie nach Cloninger: Cloninger u. Mitarb. (1987) unter-schieden aufgrund von genetischen Untersuchungen (an schwedischen Adoptivkindern und deren biologischen und adoptierenden Eltern) zwei Typen von Alkoholikern, die sich auch klinisch identifizieren ließen (von Knorring u. Mitarb.). Sie werden wie folgt beschrieben (Cloninger u. Mit-arb. 1996):

– *Typ I:* Er läßt sich bei beiden Geschlechtern auffinden. Man un-terscheidet eine mildere von einer schweren Form; beide ma-nifestieren sich relativ spät nach Jahren „starken Trinkens". Psychologisch ist Typ I charakterisiert durch „Schadensver-meidung" (harm avoidance), Abhängigkeit von Belohnungen (reward dependence), weniger durch „Suche nach Neuem" (novelty seeking). Hauptziel des Trinkens ist Angstminderung. Psychische Probleme (Schuldgefühle) stehen mehr im Vorder-grund als körperliche sowohl genetische wie umweltbedingte Prädispositionen spielen bei der Entstehung eine Rolle.

- *Typ II:* Die meisten Personen, die diesem Typ zugeordnet werden, sind Männer; ziemlich häufig sind auch die Väter Alkoholiker. Man findet auch vermehrtes Auftreten von Alkoholismus und Depressionen in der Verwandtschaft ersten Grades. Die Alkoholabhängigkeit beginnt oft schon in der Adoleszenz oder im frühen Erwachsenenalter (unter 25 Jahren). Gleichzeitiger Mißbrauch von Rauschdrogen und schwere soziale alkoholbezogene Komplikationen (antisoziales bzw. kriminelles Verhalten) sind relativ häufig festzustellen. Psychologisch ist Typ II charakterisiert durch ausgeprägtes „novelty seeking"; Tendenzen zur Schadensvermeidung (harm avoidance) und Abhängigkeit von Belohnungen (reward dependence) sind nur gering ausgeprägt. Der Umwelteinfluß ist schwach.

Bei Nachuntersuchungen (Cloninger u. Mitarb. 1996) wurde gefunden, daß bei Typ I die Adoptivsöhne mit gemeinsamem Vorkommen von genetischer und Umfeldbelastung ein höheres Risiko haben als solche Adoptivsöhne mit keiner oder nur einer der beiden Belastungen. Bei Typ II sei ein erhöhtes Alkoholismusrisiko mit einer Belastung durch Genetik *und* Umfeld verbunden. Zusammenfassend wird betont, daß die drei Persönlichkeitszüge, Schadensvermeidung (harm reduction), Suche nach Neuem (novelity seeking), Abhängigkeit von Belohnungen (reward dependency), wahrscheinlich unabhängig voneinander vererbt werden. Typ I und Typ II seien keine voneinander unabhängigen („diskreten") Entitäten. Vielmehr sei anzunehmen, daß der Alkoholismus bei jedem einzelnen eine Kombination von individuellen Persönlichkeitszügen aufweise. Die beiden Typen stellen letztlich die beiden Extrempositionen eines kontinuierlichen Spektrums des Alkoholismus dar. Neurochemische Untersuchungen haben Verbindung der verhaltensbiologisch erfaßbaren Persönlichkeitsdimensionen, die zu Alkoholabhängigkeit inklinieren, mit der Aktivität bestimmter Neurotransmitter wahrscheinlich gemacht. Nach bisherigen Befunden scheint es, daß niedrige Aktivität („blunting") von Dopamin mit der Persönlichkeitsdimension „novelty seeking" in Verbindung steht, allerdings nur hinsichtlich der Subskala Impulsivität und bei „positiver" (Alkohol-)Familienanamnese (Wiesbeck u. Böning 1996). Außerdem gab es Verbindungen zwischen gestörter dopaminerger Aktivität und einer Subskala der Dimension „sensation seeking". Cloninger u. Mitarb. (1996) fanden hingegen bei „harm avoidance" und „reward dependence" (social cooperation) hohe Serotonin- und Dopaminaktivität.

Typologie nach Babor: Babor u. Mitarb. (1992) kamen mittels Cluster-Analysen von 17 Definitionsmerkmalen bei 321 männlichen und weiblichen Alkoholikern ebenfalls zur Aufstellung von zwei Typen, deren prädiktive Validität und Stabilität besonders hervorgehoben werden:

- *Typ A:* später Beginn der Alkoholprobleme (etwa mit 30 Jahren), weniger Risikofaktoren in der Kindheit, weniger schwere Abhängigkeit, weniger alkoholbedingte körperliche und soziale Folgeschäden, weniger psychopathologische Störungen, weniger alkoholbezogene Vorbehandlungen, weniger Schwierigkeiten in Beruf und Familie;
- *Typ B:* früherer Beginn (etwa mit 21 Jahren), mehr Risikofaktoren in der Familie und in der Kindheit, mehr Zeichen schwerer Abhängigkeit, zusätzlicher Konsum anderer Drogen, mehr schwere Folgeschäden, mehr Vorbehandlungen, schwerere psychopathologische Störungen (sowohl derzeit wie im bisherigen Lebensablauf).

Nach Untersuchungen von Schuckit u. Mitarb. (1995) waren 31 % der männlichen und 25 % der weiblichen Alkoholiker dem B-Typ zuzuordnen, wobei sich Parallelen zwischen dem Typ A einerseits und Jellineks Deltatrinkern sowie dem Typ I von Cloninger andererseits aufzeigen ließen. Ebenso wurden Parallelen zwischen Typ B einerseits und den Gammatrinkern (nach Jellinek) sowie dem Alkoholikertyp II (nach Cloninger) beschrieben. Freilich gibt es auch Unterschiede (Näheres s. Babor u. Mitarb. 1992).

Typologie nach Lesch: Einen anderen, ungewöhnlichen Weg der Typologisierung hat Lesch (1985) beschritten. Er verglich (an einer fast ausschließlich männlichen Stichprobe von vorwiegend δ-Trinkern) Vorgeschichte, klinisches Bild, mehrere andere Parameter (z.B. Methanolstoffwechsel, Pupillenreaktion) mit dem Verlauf. Es wurden vier Typen beschrieben:

- *Typ 1:* optimaler Verlauf: positive Korrelation mit metalkoholischen Psychosen (z.B. Alkoholdelir), jedoch negative mit psychosozialen Störungen;
- *Typ 2:* guter Verlauf: positive Korrelation mit gestörter Familienbeziehung und eigener psychosozialer Entwicklung;
- *Typ 3:* wechselnder Verlauf (inhomogene Gruppe): positive Korrelation mit alkoholpermissivem Milieu und sozialen Auffälligkeiten;
- *Typ 4:* ungünstiger Verlauf: positive Korrelation mit einer Kombination von Familienstörungen und frühkindlichen Schädigungen.

Von dieser Typologie wurden auch differenzierte therapeutische Empfehlungen abgeleitet, obwohl sie, wie einschränkend betont werden muß, noch weiterer Überprüfung bedarf (Lesch 1995).

6.2 Verlaufsphasen des Alkoholismus

Der Alkoholismus stellt eine chronische Krankheit mit jahrelanger Dauer dar, deren erste Merkmale meist in der Adoleszenz, in einem Teil der Fälle schon früher auftreten. Das Lebensalter des Beginns spielt auch eine wichtige Rolle bei der Konzeption von Alkoholismustypen (s. 6.1). Es sind verschiedene Versuche unternommen worden, den Verlauf in Phasen einzuteilen.

Das **Schema von Jellinek** (1952) ist am bekanntesten geworden. 42 Symptome des Alkoholismus wurden als Grundlage für die Einteilung in 3 Phasen herangezogen:

- – Prodromalphase (Dauer 6 Monate bis 12 Jahre),
- – kritische Phase;
- – chronische Phase.

Über die Dauer der beiden letzten Phasen wurden keine Angaben gemacht. Diesen drei Phasen wurde eine präalkoholische Phase (Dauer einige Monate bis 2 Jahre) vorangestellt, in der bereits der belohnende Effekt des Alkohols als angenehm empfunden wurde. Diese Phaseneinteilung hat bei verschiedenen Nachprüfungen Kritik erfahren (z.B. Park u. Whitehead 1973). So hat sich gezeigt, daß die Symptome nicht nacheinander, sondern auch gleichzeitig auftreten können. Dennoch hat diese Phaseneinteilung immer wieder Verwendung gefunden, so bei der Diskussion über die Entstehungsbedingungen der Alkoholembryopathie (s. 4.3.5).

Phaseneinteilung von Roth: Typologie und Phaseneinteilung nach Jellinek bilden auch die Grundlage für die Klassifikation des Trinkverhaltens von Roth u. Mitarb. (1984). Die ersten 4 der insgesamt 6 Dimensionen entsprechen den Alpha-, Beta-, Gamma- und Deltatypen, die beiden letzten Dimensionen der kritischen bzw. chronischen Phase. Bemerkenswerterweise konnten die 4 ersten Dimensionen faktorenanalytisch bestätigt werden, die beiden letzten Dimensionen erst durch eine Faktorenanalyse zweiter Ordnung.

6.3   Langzeitverläufe

6.3.1   Langzeitverläufe des Alkoholkonsums

Als Beispiel sei eine Studie aus den USA erwähnt (Temple u. Leino 1989). Aufgrund von Interviews wurde der Verlauf des Trinkverhaltens von Männern der Allgemeinbevölkerung beschrieben. Es handelt sich um zwei Stichproben von Männern, von denen die einen (n = 405) mindestens 23 Jahre alt waren, die anderen (n = 786) im Alter von 21 und 56 Jahren waren. Beide Stichproben wurden nach 20 Jahren nachuntersucht (Ausschöpfungsquote 71 % bzw. 68 %). Die Untersuchung zeigte eine hohe Stabilität der Frequenz des Alkoholkonsums, jedoch eine leichte, keineswegs durchgängige Reduktion der Trinkmenge. Der beste Prädiktor für das spätere Trinkverhalten war das Trinkverhalten bei der Erstuntersuchung. Das Alter hatte keine prädiktive Bedeutung. Die Studie hat allerdings eine Reihe von methodischen Problemen, vor allem hinsichtlich der Zuverlässigkeit der Angaben.

6.3.2   Langzeitverlauf und Spontanremission des Alkoholismus

Zum Langzeitverlauf (*„natürlichen Verlauf"*) des Alkoholismus sind in den letzten beiden Jahrzehnten vor allem in angelsächsischen Ländern eine Reihe von Studien durchgeführt und methodische Forderungen formuliert worden (Übersicht s. u. a. Fillmore 1988).

Studie über Nachuntersuchung von Alkoholikern in jungen Jahren: Von Einzelstudien ist immer noch die von Vaillant (1983) erwähnenswert. Drei verschiedene Gruppen von Personen (USA), bei denen in jungen Jahren ein Alkoholismus (eine genauere Differenzierung zwischen Mißbrauch und Abhängigkeit wurde damals noch nicht durchgeführt) diagnostiziert worden war, wurden über mehrere Jahrzehnte in regelmäßigen Abständen nachuntersucht:

1. innerstädtische Großstadtjugendliche der unteren sozialen Schicht in ungünstigen Lebensverhältnissen (n = 500),
2. Harvard-Studenten (n = 200),
3. Personen, die zur Entgiftung in stationäre Behandlung gekommen waren und später Kontakte zu den Anonymen Alkoholikern hatten (n = 100).

Insgesamt konnten nach 40 Jahren noch 80 % der Probanden der beiden ersten Gruppen nachverfolgt werden. Die Auswertungen sind vielschichtig und können nicht in Einzelheiten dargestellt werden. Während von der Gruppe 2 (Harvard-Studenten) die meisten langfristig eher abstinent waren und nur wenige „starke Trinker" wurden, waren von der Gruppe 1 nach 20 Jahren 10% gestorben, von den Überlebenden waren 33% abstinent, 17% „asymptomatische Trinker", bei 50% wurde „progressiver" bzw. „atypischer Alkoholismus" festgestellt. Von der Gruppe 3, die nach 8 Jahren nachuntersucht wurden, waren 27% gestorben; von den Überlebenden waren 39% abstinent, 6% „asymptomatische Trinker", 55% betrieben Alkoholmißbrauch. Bemerkenswert ist, daß von der Gruppe 1 eine relativ große Gruppe später zum „asymptomatischen Trinken" bzw. zur Abstinenz kam (17% bzw. 33%). Diese Umkehr erfolgte im Alter von etwa 30 Jahren. Bei den stationär behandelten Patienten (Gruppe 3), die wahrscheinlich schon alkoholabhängig waren, ist die Zahl derer, die zum „asymptomatischen Trinken" kamen, sehr klein (6%). Für diese Gruppe gab es also, abgesehen vom frühen Tod, praktisch nur zwei Wege: Abstinenz oder Alkoholabhängigkeit. Vaillant sprach von einem „point of no return", hinter dem die Fähigkeit, das Trinkverhalten zu steuern, verlorengeht (bemerkenswert sind hier die Parallelen zu den neueren Tiermodellen, s. 2.3.4). In einer späteren Auswertung dieser Untersuchungen kam Vaillant (1989) zu dem Ergebnis, daß hauptsächlich vier Faktoren zu einem Ausstieg aus der Alkoholsucht beitragen:

- Ersatzabhängigkeit (ohne Suchtmittel) (z. B. Arbeit, Hobby, Anschluß an eine religiöse Gemeinschaft), aber auch andere Suchtformen, z. B. übermäßiges Essen,
- (rituelle) Erinnerung an die Wichtigkeit der Abstinenz (Außenkontrolle), auch durch real fortbestehende körperliche Probleme,
- soziale und medizinische Unterstützung (z. B. auch durch Bezugspersonen),
- Wiederherstellung der Selbstachtung des Betroffenen (z. B. durch Selbsthilfegruppen wie Anonyme Alkoholiker).

Eine englische Langzeitstudie bezieht sich auf ursprünglich 99 **verheiratete männliche Alkoholiker** (Edwards u. Mitarb. 1988, Edwards 1989), von denen die Hälfte „treatment" und die andere Hälfte „advice" erhalten hatten. Nach 10 Jahren konnten 68 Probanden sehr intensiv nachuntersucht werden; 18 weitere waren verstorben; 13 waren nicht untersuchbar. Von den 68 Probanden waren für den Zeitraum von 10 Jahren 13 durchgehend als gestört (troubled) zu bezeichnen, 3 waren durchgängig abstinent, einer zeigte durchgehend „soziales Trinken". Der Rest (51) bewegte sich zwischen den Polen abstinent und „gestört" hin und her. Während der letzten 12 Monate vor der Nachuntersuchung waren also (unter Berücksichtigung von angemessenen Korrekturen wegen der 13 nicht nachuntersuchbaren Probanden) 56% in schlechter und nur 33% in guter Verfassung. (Die 18 Verstorbenen blieben dabei unberücksichtigt!)

Über den **Spontanverlauf** des Alkoholismus, d. h. einen Verlauf, der ohne irgendwelche professionelle oder semiprofessionelle Interventionen geblieben ist, liegen verhältnismäßig wenig Studien vor. Er läßt sich auch selten beobachten, weil die gravierenden Folgen des Alkoholismus das soziale Umfeld geradezu zu Beratungs- und Behandlungsversuchen herausfordern (Klingemann 1992, zit. bei Küfner 1996). Die älteste Studie stammt von Lemere (1953), ist aber wegen ihrer Methodik immer noch beachtenswert. Es wurde versucht, die Lebensgeschichten von 500 kanadischen Alkoholikern nach deren Tod unter Beiziehung aller verfügbaren Quellen zu rekonstruieren: 57% blieben ihrem Trinkstil treu, bis sie schließlich an den direkten oder indirekten Folgen ihres Alkoholmißbrauchs starben; 10% konnten ihren Alkoholkonsum unter Kontrolle bringen; 22% hörten erst mit dem Trinken auf, nachdem sich Zeichen einer zum Tod führenden Krankheit bemerkbar gemacht hatten; 11% gaben ihren Alkoholkonsum spontan aus nicht geklärten Gründen auf. In Übersichten über ältere Arbeiten zum Spontanverlauf kamen Baekeland u. Mitarb. (1975) zu dem Schluß, daß bei katamnestischen Untersuchungen jährlich 2% bezüglich des Trinkverhaltens als Spontanremissionen gewertet werden müssen, 5% bezüglich anderer Kriterien (z. B. soziale Anpassung). In Übersichten von 1980 (Miller u. Hester) und 1990 (Institute of Medicine, zit. bei Soyka 1995) wurden die Spontanremissionsraten (Jahresprävalenz) wesentlich höher, auf 19% bzw. 20%, geschätzt.

Ausgehend von dem **Kreismodell von Prochaska u. DiClemente** (1983) über Phasen und Prozesse des Wandels im Verlauf von Abhängigkeit, werden Rückfälle als „natürlicher" Teil in ein „motivationales" Modell integriert (Cox u. Klinger 1988) (Abb. 6.**1**) (s. 8.2.1). Es wurde von Davidson (1991) modifiziert. Er beschrieb die Abhängigkeit als einen Prozeß der Veränderung der Einstellungen gegenüber dem Suchtmittel. Zunächst entwickelt der Betroffene eine „Vorahnung" (precontemplation), daß sein Alkoholkonsum möglicherweise überhöht sein könnte. Dann folgt die Phase der „Einsicht" (contemplation) und „Vorbereitung" (preparation). Das nachfolgende Stadium wird unterteilt in eine Phase der „Handlung" (action) und der „Aufrechterhaltung" (maintenance) der Abstinenz. Schließlich folgt das Stadium des „Rückfalls" (relapse) (s. u.).

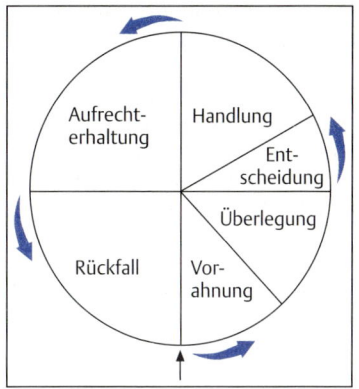

Abb. 6.**1**   Kreismodell von Prochaska und Di Clemente (aus J. consult. clin. Psychol. 51 [1983] 390).

6.4   Rückfälle

Rate: Rückfälle sind häufige Ereignisse im „natürlichen Verlauf" des Alkoholismus (s. o.) und auch im Verlauf des therapeutischen Prozesses (s. 9.2). So trinken im Durchschnitt etwa 50 % der (stationär) behandelten Alkoholiker innerhalb von 4 Jahren nach einer Entwöhnungsbehandlung mindestens einmal wieder nennenswerte Mengen von Alkohol. Die meisten Rückfälle treten in den ersten 3 Monaten nach deren Beendigung auf. Bei ambulant behandelten Alkoholikern ist die Rückfallrate noch höher.

Rückfallarten: Rückfälle können differenziert werden nach der Alkoholmenge, der Häufigkeit, der Schwere der Folgen sowie der inneren und äußeren Situation, in der sich der Rückfall ereignet hat.
Es existiert bislang keine einheitliche Rückfalldefinition. Nach dem „engen" Rückfallverständnis, das offenbar in der Behandlungspraxis überwiegt, gilt jeder erneute Alkoholkonsum als Rückfall (Körkel u. Lauer 1995). Andere Autoren differenzieren zwischen einmaligem geringfügigen Konsum („Ausrutscher", englisch: lapse, slip) und Rückkehr zum früheren Konsumniveau („schwerer Rückfall", englisch: relapse). Hier soll unter Rückfall ein Alkoholkonsum verstanden werden, der körperlich schädigende Mengen erreicht bzw. überschreitet (s. 3.2.2, 7.2.1) oder die soziale Norm bzw. die individuelle Festlegung des Abhängigen übersteigt. Es hat sich ferner gezeigt, daß Rückfälle eine unterschiedliche Phänomenologie aufweisen, z. B. hinsichtlich des vorangegangenen Abstinenzzeitraums, ihrer Dauer und Intensität sowie ihrer Konsequenzen.

In den letzten Jahrzehnten hat das Studium der *Entstehungs-bedingungen* und des *Umgangs mit Rückfällen* erheblich an Bedeutung gewonnen.

Es wurden verschiedene *Modelle über die* **Entstehung von Rückfällen** entwickelt, die aber noch nicht zu einem gemeinsamen Konzept zusammengefaßt worden sind. Sie scheinen aber, in Analogie zu den Modellen über die Entstehung des Alkoholismus (s. 1.1), in Übereinstimmung mit dem dort dargestellten Modell zu stehen, wie dies z.B. Glenn (1993) betonte.

Die *kognitiv-verhaltensorientierte Forschung* hat mehrere Modelle entwickelt. Nach dem Modell von Litman u. Mitarb. (1977) entsteht ein Rückfall unter folgenden Bedingungen:

- – unangenehme emotionale Zustände,
- – gefährdende äußere Situation,
- – nachlassende geistige Wachsamkeit.

Rist u. Mitarb. (1989) fanden bei retrospektiven Befragungen von Alkoholikerinnen, daß ein Rückfall vor allem dann erfolgt, wenn sie einsam und in gedrückter Stimmung sind.

Nach dem umfassenden Modell von Marlatt u. Gordon (1985) und Marlatt (1989) kommt es zu einem Rückfall auf der Grundlage eines permanent unausgewogenen Lebensstils und scheinbar irrelevant erscheinender Entscheidungen. Es wächst der Drang („craving"), sich durch Alkohol Erleichterung zu verschaffen (Lesch u. Mitarb. 1992). Tritt dann eine Situation hohen Risikos zusätzlich auf, für die keine ausreichende Bewältigungsstrategie zur Verfügung steht, so kommt es zu der Erwartung, daß Alkohol eine positive Verstärkung bewirken könne. Solche Risikosituationen können Frustrationen, Wut, sozialer Druck, Verführung durch andere und „negative" (selten auch „positive") emotionale Zustände sein. Wird dann tatsächlich Alkohol konsumiert, so tritt ein „Abstinenzverletzungseffekt" auf. Es kommt zu einer „kognitiven Dissonanz" (ein innerer Widerspruch zwischen Abstinenzvorhaben und -verletzung), die zu einer emotionalen Reaktion (Selbstvorwürfen) und zur Minderung der sozialen Kompetenz führt. Edwards (1986) betonte in seiner Zusammenstellung aus klinischer Sicht u. a. Ambivalenz, mangelnde Kompetenz in der Aufrechterhaltung der Abstinenz und soziale Verführungen. Auch wurden Unterschiede in der Ausprägung der Abstinenzmotivation beschrieben: Rückfälle bei vorher zur Abstinenz Motivierten vs. solchen bei „Pseudomotivierten". Dazu ist u. a. anzumerken, daß hier die große Zahl der ambivalenten Alkoholiker nicht berücksichtigt wurde.

Es sind also in der Regel viele Kräfte (Faktoren), die zusammenkommen müssen, damit ein Rückfall eintritt (Übersicht s. Körkel

1988, Watzl u. Cohen 1989). Damit ist im Einzelfall die Vorhersage oder die Herausarbeitung spezieller Krisenzeitpunkte und Rückfallbedingungen schwierig. Nach dem Modell der *systemischen Theorie* (Schmidt 1988) ist es notwendig, über die individualisierte Betrachtungsweise hinauszugehen und das ganze Beziehungssystem, vor allem die Familie, mit zu berücksichtigen. Nach dieser Auffassung hat der Rückfall einen „systemischen Sinn" (z. B. Reaktivierung des alten, weniger angstmachenden Zustandes) und natürlich auch „systemische Auswirkungen" auf das Beziehungssystem.

Zur **Prognose** von Rückfällen sind in den letzten 10 Jahren eine Reihe von prädiktiven Faktoren diskutiert worden (s. auch 9.3). Nach *biologisch-medizinischen Modellen* liegen dem zum Rückfall führenden „craving" bestimmte neurochemische bzw. molekularbiologische Veränderungen zugrunde, wie aus Untersuchungen zur Prognose von Rückfällen entnommen wurde. *Neurophysiologische Untersuchungen* ergaben, daß bei 63 % der Alkoholiker, die nach etwa 1 Jahr rückfällig geworden waren, die ereignisevozierten Potentiale bei der Erstuntersuchung anders waren als bei Alkoholikern, die nach einem Jahr abstinent geblieben waren. Parameter waren N200-Latenz und P-300-Amplitude (Glenn u. Mitarb. 1993). Auch mit *neurochemischen Methoden* lassen sich unter Umständen prädiktive Aussagen machen. Bei Alkoholikern, die nach 6 Monaten wieder rückfällig geworden waren, waren bei der Aufnahmeuntersuchung die Spiegel des durch Apomorphin stimulierten Wachstumshormons niedriger als bei später abstinent gebliebenen Alkoholikern (die beiden Gruppen von Alkoholikern unterschieden sich aber nicht hinsichtlich anderer Parameter, die gleichzeitig untersucht worden waren). Diese Befunde weisen auf eine verminderte Funktion des D_1- und D_2-Dopaminrezeptors hin, da das Apomorphin ein Agonist derselben ist (Heinz u. Mitarb. 1995).

Auch mit Hilfe von *neuropsychologischen Methoden* konnten prognostische Aussagen gemacht werden. Alkoholiker, die nach der Behandlung abstinent geblieben waren, wiesen schon bei der Aufnahmeuntersuchung Zeichen von Zielorientierung, Frustrationstoleranz, Ich-Autonomie und „self-efficacy" (im Sinne von Bandura) auf, während die später Rückfälligen durch vermehrte Zeichen von Impulsivität, antisozialem Verhalten und affektiven Störungen charakterisiert waren (Miller 1991). Bei Erhebungen an Alkoholikerinnen, die *während* eines (mehrwöchigen) Versuchsverlaufs durchgeführt wurden, fand sich, daß sich später rückfällige von abstinent gebliebenen dadurch unterscheiden, daß sie schon einige Tage vor dem Rückfall ein sich steigerndes Verlangen nach Alkohol meldeten, das bei der abstinent gebliebenen Gruppe nicht festzustellen war. Bei Versuchen, in einer geselligen Runde Alkohol abzulehnen, zeigte sich, daß mehr von den später abstinent gebliebenen Alkoholikerinnen Alkohol ablehnen konnten als von solchen, die sich später (in Realität) als rückfällig erwiesen. Dies wurde als Bestätigung des Konzepts der „self-efficacy" interpretiert (Rist u. Mitarb. 1989). *Persönlichkeitstests* allein ermöglichten keine sicheren prognostischen Aussagen, wie sich bei der MEAT-Studie (Küfner u. Mitarb. 1988) ergeben hat. Hier zeigten sich teilweise Unterschiede zwischen Männern und Frauen. Bei Männern spielten sie für die Prognose überhaupt keine Rolle, während sie bei Frauen in Verbindung mit soziodemographischen Daten von Bedeutung waren. Die Persönlichkeitseigenschaften, die sich als relevant erwiesen, betrafen den Bereich der „sozialen Interaktion" (nach dem Unsicherheitsfragebogen von Ullrich u. Ullrich 1977); niedrige Scores der Skala „Fordern können" (etwa: Ansprüche stellen können) und hohe Scores der Skala „Anständigkeit" (etwa: Konventionen beachten) korrelierten positiv mit Alkoholabstinenz.

Soziale Faktoren: Nach den Ergebnissen der MEAT-Studie finden sich beträchtliche Unterschiede zwischen den Geschlechtern. Von positiver prognostischer Bedeutung sind bei Männern Daten zur Wohn- und Arbeitssituation, zum Familienstand, aber auch zur früheren alkoholspezifischen Behandlung und Suizidvorgeschichte.

Die beiden letztgenannten Faktoren sind beiden Geschlechtern gemeinsam. Bei Frauen haben zusätzlich Daten zum Alkoholkonsum eine prognostische Bedeutung, jedoch nicht solche zur Wohn- und Arbeitssituation (s. 9.3). Als weitere Faktoren werden beschrieben: niedriges Lebensalter und niedriger sozioökonomischer Status (John 1984, 1985).

7 Diagnose

7.1 Allgemeine Aspekte der Diagnostik

7.1.1 Überblick

Die spezifische Situation des Alkoholismus, z. B. die Erfassung des Alkoholkonsums oder der Abstinenzmotivation, macht es erforderlich, über die allgemein bei psychischen Störungen durchgeführte Diagnostik hinaus spezifische Aspekte zu berücksichtigen. Die in den verschiedenen Schulrichtungen der Psychotherapie und Psychiatrie dargestellten Prinzipien und Leitlinien der Anamneseerhebung bilden die Grundlage für die spezifischen Aspekte der Alkoholismusdiagnostik. Die begriffliche Klärung des Alkoholismus und die diagnostische Klassifikation erfolgte in Kap. 1; der typologischen Ansatz wurde in dem vorangehenden Kap. 6 dargestellt. Der Schwerpunkt hier liegt auf den diagnostischen Aufgaben bei Beratung, Therapie und gutachterlichen Fragestellungen sowie auf einer Darstellung von diagnostischen Instrumenten. Dabei beschränken wir uns im wesentlichen auf deutschsprachige Verfahren.

7.1.2 Diagnostische Pespektiven

Für den diagnostischen Prozeß können 3 Perspektiven unterschieden werden, die je nach Aufgabenstellung und je nach therapeutischer Grundhaltung unterschiedlich gewichtet werden können. Wir unterscheiden:

- **Problemorientierte Perspektive:** Sie steht üblicherweise im Mittelpunkt, reicht aber insbesondere für die Therapieplanung nicht aus.
- **Ressourcenorientierte Perspektive:** Man unterscheidet zwischen personellen, sozialen und materiellen Ressourcen. Das Erkennen von Ressourcen ist sowohl prognostisch als auch therapeutisch bedeutsam. Bislang gibt es dazu noch wenige Instrumente. Ressourcen erscheinen weniger alkoholspezifisch, z. B. die LISRES-Skalen (Life Stressors and Social Resources) für die Erfassung von sozialen Kontextfaktoren und sozia-

len Stressoren in acht verschiedenen Lebensbereichen (Moos u. Moos 1994).

– **Veränderungsperspektive:** Sie betrifft motivationale Aspekte und erfordert letztlich eine Zusammenschau und Bewertung sowohl der Ressourcen als auch des Schweregrades.

7.1.3   Diagnostik und Therapie

Diagnostische Maßnahmen, bei denen der Patient unmittelbar beteiligt ist, sind gleichzeitig meist auch therapeutische Interventionen. Dieser enge Zusammenhang wird allzu leicht übersehen. Die Klärung der diagnostischen Klassifikation ist nicht nur für den Untersucher wichtig, sondern stellt in vielen Fällen gleichzeitig auch einen ersten therapeutischen Schritt im gesamten Veränderungsprozeß dar. Diagnostische Maßnahmen, insbesondere die Problemerfassung, gehen zwar in der Regel einer Therapie voraus, sind aber auch in verschiedenen anderen Phasen des Therapieprozesses erforderlich, um Fortschritt und Veränderungsbereitschaft zu überprüfen.

7.1.4   Informationsquellen und deren Zuverlässigkeit und Gültigkeit

Besonders bei Selbstbeurteilungsangaben der Klienten werden immer wieder Zweifel an Zuverlässigkeit und Gültigkeit der erhobenen Daten laut. Grundsätzlich können folgende **Informationsquellen** unterschieden werden:

– Selbstbeurteilungsangaben,
– das diagnostische Gespräch oder Interview,
– die Verhaltensbeobachtung,
– die medizinisch-körperliche Untersuchung,
– die klinisch-chemische Laboruntersuchung,
– Angaben dritter Personen, z.B. des Ehepartners,
– objektive Angaben, z.B. über die Zahl der Arbeitsunfähigkeitstage.

Zuverlässigkeit: Bei der Diagnostik des Alkoholismus ist je nach Situation des Alkoholikers (z.B. fehlender Leidensdruck) damit zu rechnen, daß die Mitarbeit der Patienten nicht immer gegeben ist. Bei Interviews und Selbstbeurteilungsfragebögen ist dies zu berücksichtigen. Verzerrungstendenzen (Verleugnungstendenzen) sind in erheblicher Weise von der Fragestellung und Aufgabe der diagnostischen Untersuchung und von der Entwicklungsphase des Abhängigen abhängig (Küfner 1982, Sobell u. Sobell 1990, Litten u. Allen 1992). Keine der Informationsquellen kann generell für alle Fragestellungen als die beste angesehen werden. Wenn möglich sollten zwei oder mehr Informationsquellen herangezogen werden. Selbstangaben sind für Evaluationsstudien ausreichend zuverlässige Informationsquellen (Babor u. Del Boca 1992).

7.2 Diagnostische Aufgaben und Ziele

Je nach diagnostischer Zielsetzung stehen unterschiedliche Aufgaben im Mittelpunkt. Es lassen sich folgende Aufgabengruppen unterscheiden:

- Erfassung des Alkoholkonsums,
- diagnostische Abklärung des Alkoholismus im Sinne einer klassifikatorischen Einordnung,
- Gesamtklärung der Ausgangssituation bzw. der Lebenslage des Abhängigen einschließlich des sozialen Umfeldes,
- Diagnostik zur individuellen Prognose, z. B. bei Begutachtungen,
- Therapiezuordnung (selektive Indikation) (s. 9.5),
- Diagnostik für spezifische Interventionen (adaptive Indikation) im Rahmen eines Therapieprogramms (s. 7.3.3).

7.2.1 Erfassung des Alkoholkonsums

Die meisten alkoholbezogenen Störungen auf somatischem und auf psychosozialem Gebiet sind *nicht* alkohol*spezifisch.* Sie gewinnen ihre spezifische Bedeutung erst durch den Kontext des anamnestisch geklärten Alkoholmißbrauchs. Es gibt Krankheiten bestimmter Organsysteme, die häufiger durch andere Faktoren als durch Alkoholabusus bedingt, zumindest mitbedingt sind. Pathognomonische Symptome oder Syndrome des Alkoholismus gibt es auch auf somatischem Gebiet nicht. Selbst das Alkoholentzugssyndrom als solches ist, phänomenologisch gesehen, auf weite Strecken unspezifisch.

Problematik der Quantifizierung: Insbesondere von epidemiologischer Seite wird versucht, durch eine Quantifizierung des Alkoholkonsums nach Menge, Frequenz und Variabilität (entsprechend dem sog. QFV-Index nach Cahalan u. Mitarb. 1969) vergleichbare Maßstäbe für den Alkoholkonsum zu finden und ihn operational zu klassifizieren.

Derartige Versuche sind aber problematisch: Neben den soziokulturell bedingten Unterschieden des Alkoholkonsums sind auch die großen individuellen Unterschiede in der Verträglichkeit des Alkohols zu berücksichtigen, so daß aus der Trinkmenge nur sehr bedingt auf alkoholbezogene Schäden, noch weniger auf Alkoholabhängigkeit geschlossen werden kann.

Trotz dieser Einschränkungen ist besonders im letzten Jahrzehnt wiederholt versucht worden, **Grenzwerte** für die Alkoholverträglichkeit anzugeben. Dabei ist aber zu betonen, daß diesen Bemühungen lediglich korrelative Studien auf internistischem Gebiet zugrunde liegen, vor allen Dingen im Bereich der Leberkrankheiten. Bei diesen Untersuchungen ist allerdings kein bestimmter Schwellenwert erkennbar, ab dem das Risiko für die Entwicklung einer Leberzirrhose oder einer anderen Störung sprunghaft ansteigt. Im wesentlichen haben sich nach Saunders u. Mitarb. (1993) zwei Varianten der Grenzziehung im Sinne der Gefährdung herausgebildet:

- 60 g reiner Alkohol (ca. $^3/_4$ l Wein oder 1,5 l Bier) für Männer und 40 g für Frauen (0,5 l Wein, 1 l Bier),
- 40 g reiner Alkohol für Männer und 20 g Alkohol für Frauen.

Die Unsicherheit der Grenzziehung hat dazu geführt, zwischen einer „Harmlosigkeitsgrenze" und einer „Gefährdungsgrenze" zu unterscheiden. Als harmlos wird nach dem britischen Health Education Council (1994) und der WHO (z. B. Anderson 1990) für Frauen ein täglicher Durchschnittskonsum bis 16 g reinen Alkohol (knapp 0,5 l Bier) und für Männer 24 g Alkohol (ca. 0,75 l Bier) angesehen (Uhl u. Springer 1996).

Erfassung größerer Zeiträume und des Tagesrhythmus: Besonders schwierig ist die retrospektive Erfassung größerer Zeiträume hinsichtlich des Trinkverhaltens. Deshalb werden verschiedene Techniken eingesetzt, um die Validität der Angaben zu verbessern. Dazu gehören das Alkoholtagebuch und visuelle Hilfen, die eine zeitliche Strukturierung erleichtern sollen. Eine solche Strukturierungshilfe stellt die Timeline-Follow-Back-Methode dar (Sobell u. Sobell 1992, 1995). Neuerdings wird in epidemiologischen Untersuchungen auch das Trinken zu unterschiedlichen Tageszeiten als relevant angesehen (Dawson 1996). Ein häufiger Alkoholkonsum nach Mitternacht ist beispielsweise ein Indikator für schädlichen Gebrauch bzw. Abhängigkeit.

7.2.2　Klärung der Lebenssituation

Die diagnostische Abklärung der Lebenssituation erfolgt im ICD-System auf den Achsen II und III (multiaxiale Diagnostik, Katschnig 1994). Achse II bezieht sich auf Behinderungen in fünf verschiedenen Bereichen, und Achse III umfaßt umgebungs- und situationsabhängige Einflüsse sowie Probleme der Lebensführung. Besonders bei Achse III sind sehr heterogene Aspekte zusammengefaßt, die nicht als eindimensional angesehen werden können. Mit Lebenssituation können die äußeren Umstände des Betroffenen gemeint sein, wie zum Beispiel Wohnung oder Lebensunterhalt, was zum Teil in soziodemographischen Daten zusammengefaßt ist. Es können aber auch die zu lösenden Lebensaufgaben der einzelnen Person gemeint sein. Bei Jugendlichen gehört dazu beispielsweise die Loslösung aus der Herkunftsfamilie, die Entwicklung einer beruflichen und einer Geschlechtsidentität, aber auch Einstellungen zu psychoaktiven Substanzen. Für die Beurteilung der Bewältigung dieser Lebensaufgaben ist die Ressourcenperspektive von großer Bedeutung. Soziale Ressourcen wurden bislang hauptsächlich unter den Begriffen soziale Unterstützung und soziales Netz diskutiert (Schwarzer u. Leppin 1990). Bei der Entwicklung des psychosozialen ressourcenorientierten Diagnostiksystems (PREDI) werden 9 Lebenssituationen unterschieden: Alltags-, Wohn-, finanzielle, rechtliche, Beziehungs- (Partnerschaft, Familie, soziales Netz), körperliche, psychische und soziokulturelle Situation (Küfner u. Vogt 1996). Insgesamt betrachtet ist die Klärung der Lebenssituation noch wenig systematisch untersucht worden.

7.2.3　Ressourcenbeurteilung

Auf die sozialen Ressourcen als Unterstützung durch soziale Beziehungen wurde schon kurz (s. 7.2.2) hingewiesen. Die personellen Ressourcen beziehen sich vor allem auf die Problembewältigung in früheren Lebenskrisen und bei anderen Aufgaben sowie auf soziale Kompetenzen (Scheller u. Lemke 1994). In der Begrifflichkeit der Psychoanalyse handelt es sich um Ich-Funktionen und Objektbeziehungen (Aßfalg u. Rothenbacher 1990). Weitere Ansätze bestehen darin, Persönlichkeitskonstrukte wie die Selbstwirksamkeitserwartung (self-efficacy) oder die Kontrollattribuierung auf die Bewältigung des Alkoholmißbrauchs zu übertragen (s. 7.3.3). Bezüglich der Kontrollattribuierung (internale und externale Kontrollüberzeugung) sind die Untersuchungsergebnisse wenig schlüssig. Die empirische Untersuchung der Selbstwirksamkeitserwartung im Alkoholismusbereich steht erst am Anfang (Donavan 1995).

7.2.4   Veränderungsmotivation

Zur **Behandlungsmotivation** gehören ein individuell unterschiedlicher Leidensdruck, bedingt durch die negativen Folgen des Alkoholmißbrauchs, insbesondere im familiären und partnerschaftlichen Bereich, die Bereitschaft, sich helfen zu lassen, und die Erwartung, daß durch die therapeutischen Maßnahmen und durch die eigenen Aktivitäten (Selbstwirksamkeitserwartungen) das Ziel der Verhaltensänderung (in der Regel Abstinenz) erreicht werden kann. Hinzu kommt die Hoffnung, daß positive Folgen eintreten, die zu einer Bewältigung der gegenwärtig vorhandenen Probleme in den verschiedenen Lebensbereichen führen. Entscheidend kann auch sein, was der Patient durch einen Verzicht auf Alkohol glaubt aufgeben zu müssen. Dazu gibt es unter dem Schlagwort Alkoholerwartungen verschiedene Skalen (Donovan 1995). Einfache Schematas kurz- und langfristiger Folgen des weiteren Alkoholkonsums und der Abstinenz können zur Klärung herangezogen werden (Brenk-Schulte u. Pfeiffer 1987, Petry 1993 b).

Die **Abschätzung der Abstinenzmotivation** basiert auf der Frage, inwieweit der Patient glaubt, seinen Alkoholkonsum kontrollieren zu können, oder hofft, dies wieder zu erreichen. Dazu sollte an die bisherigen Erfahrungen des Patienten angeknüpft werden, seinen Alkoholkonsum unter Kontrolle zu bringen. Oft herrscht zunächst eine stark ambivalente Haltung vor.

7.3   Diagnostikinstrumente

Es sind verschiedene Versuche unternommen worden, die Diagnose des Alkoholismus zu vereinfachen und zu objektivieren. Dazu wurden eine Reihe von Erhebungsinstrumenten entwickelt (Tab. 7.1). Die wichtigsten **Gütekriterien** für einen Test sind Reliabilität (Zuverlässigkeit der Messung mit den Aspekten interne Konsistenz, Wiederholungs-, Paralleltest-, Übereinstimmungsreliabilität) und Validität (Kriteriums-, Inhalts-, diskriminative, Konstrukt-, prädiktive Validität). Bei der Konstruktion und Validierung von diagnostischen Instrumenten ist beim Alkoholismus grundsätzlich besonders zu beachten, daß diese Validierung nicht oder zumindest nicht allein an einer Kontrollgruppe von nicht alkoholgefährdeten Gesunden, sondern auch an psychisch oder somatisch Kranken durchgeführt wird. Denn gerade für den Kliniker ist die Unterscheidung von Alkoholikern und Nichtalkoholikern in einer Krankenpopulation das wichtigste, wenn auch schwierigste Problem in diagnostischer Hinsicht. Bei der Konstruktion der Testinstrumente müssen die durch nichtalkoholische Ursachen mitbedingten Störungen auf somatischen, psychischen und sozialem Gebiet berücksichtigt werden, d. h., es genügt nicht, daß ein Test entsprechend sensibel ist, um einen möglichst großen Prozentsatz der alkoholbedingten Schäden zu erfassen. Er muß auch eine entsprechende Spezifität aufweisen, um alkoholbedingte von nicht alkoholbedingten Schäden zu differenzieren.

7.3.1 Screening-Tests

Die Erfassung der genannten pathologischen Trinkmuster, der alkoholbezogenen körperlichen und psychosozialen Schäden sowie des Syndroms körperlicher und psychischer Abhängigkeit erfolgt durch standardisierte Interviews oder durch Fragebogentests. Darüber hinaus gibt es einige medizinisch-klinische und klinisch-chemische Verfahren, die die somatischen alkoholbezogenen Schäden betreffen. Schließlich gibt es Instrumente, die eine Kombination dieser Verfahren darstellen.

7.3.1.1 Klinische Tests

Der wahrscheinlich älteste klinische Test ist ein Auswertungssystem („grid" von Le Gô 1968), das im französischen Sprachraum ziemlich weite Verbreitung gefunden hat. Es umfaßt vor allem klinisch relativ leicht erfaßbare Symptome des chronischen Alkoholmißbrauchs: Veränderungen an Haut und Schleimhäuten (z. B. Spider-Naevi), Körpergewicht, Blutdruck, Lebergröße, Tremor, aber auch einige psychologische und psychomotorische Kriterien.

Eine Weiterentwicklung dieses Ansatzes ist der **Alcohol Clinical Index** (Skinner u. Mitarb. 1986). Er enthält 17 klinische Symptome, die meist direkte Zeichen von alkoholbezogenen Störungen sind (z. B. Spider-Naevi, Palmarerythem), z. T. aber auch Zeichen betreffen, die mit Alkoholfolgekrankheiten nichts zu tun haben, aber statistisch mit ihnen hoch korrelieren (z. B. Tätowierungen, Verbrennungen mit Zigaretten). Außerdem werden 13 Symptome aus der medizinischen Vorgeschichte einbezogen, die auf Alkoholfolgekrankheiten hinweisen (z. B. Halluzinationen, Konzentrationsstörungen, morgendliches Zittern). Wenn jeweils mindestens 4 der klinischen und der anamnestischen Kriterien vorhanden waren, konnten mit einer Wahrscheinlichkeit von 0,88 Alkoholiker von sozialen Alkoholkonsumenten unterschieden werden.

Zur Beurteilung des **Schweregrads der Entzugssymptomatik** liegen einige Skalen wie die CIWA-A (Clinical Interview of Withdrawal Assessment-Alcohol) (Shaw u. Mitarb. 1981, Sullivan u. Mitarb. 1989) oder das AWIP (Assessment of Alcohol Withdrawal Psychopathology

[Bokström u. Bellding 1992]) vor. Es gibt auch eine deutsche Bearbeitung des CIWA (Tab. 7.**1**).

7.3.1.2   Klinisch-chemische Tests

Überblick: Durch die bloße Untersuchung von Körperflüssigkeiten lassen sich ebenfalls alkoholbezogene physiologische Störungen oder Folgekrankheiten mit hoher Wahrscheinlichkeit diagnostizieren. Von der großen Zahl der untersuchten Parameter sind die klinisch wichtigsten: γ-GT, GOT, GPT, MCV und neuerdings CDT (carbohydrate-deficient transferrin). Dazu kommen noch Kreatinin und Harnstoffstickstoff.

In Tab. 7.**2** ist ein Überblick über Sensitivität und Spezifität verschiedener Laborparameter dargestellt. Je nach Patientenstichprobe kommt es zu unterschiedlichen Werten für Sensitivität und Spezifität.

Angaben über die Kombination verschiedener Laborparameter für die Diagnosestellung liegen nur vereinzelt vor und sind für die klinische Anwendung der Alkoholismusdiagnose nicht ausreichend an repräsentativen klinischen Teilgruppen überprüft.

Methoden ohne definitiven Beweiswert für starken Alkoholkonsum: Die Kombination von γ-GT und High-density-lipoprotein-cholesterol erwies sich gegenüber der Beurteilung durch die γ-GT allein überlegen (Sanchez-Craig u. Annis 1981). Als Beispiel sei das Befundmuster von Stamm u. Mitarb. (1984) erwähnt, das eine spezielle nichtparametrische Diskriminationsmethode mit einer Optimierung der Entscheidungsgrenzen unter getrennter Berücksichtigung der Kriterien Sensitivität und Spezifität verwendet. Verglichen wurden Alkoholiker und klinisch behandelte Nichtalkoholiker. Zusammengefaßt ergab sich für Männer: Unter Verwendung der Parameter γ-GT, GOT, GPT, MCV, Kreatinin und Harnstoffstickstoff konnten 83 % der Alkoholiker und 89 % der Nichtalkoholiker richtig identifiziert werden. Bei Frauen (Parameter γ-GT, GOT, Erythrozytenzahl und Kreatinin) konnten 88 % der Alkoholiker und 90 % der Nichtalkoholiker richtig identifiziert werden (Zusammenfassung s. Feuerlein 1987). Es muß allerdings betont werden, daß mit diesen Untersuchungen (ohne Befragung des Patienten) zwar in einem hohen Prozentsatz der *Verdacht* auf das Vorliegen eines Alkohol-*mißbrauchs* ausgesprochen werden kann, daß aber diese Befundmuster keinen *Beweiswert* für die Erkennung oder den Ausschluß eines Alkoholmißbrauchs oder gar einer Alkoholabhängigkeit haben. Dem **CDT** kommt für den Nachweis eines starken Alkoholkonsums eine große Bedeutung zu. Nach einer Übersicht von Stibler (1991) hatten bei einem Alkoholkonsum von mehr als 50 – 80 g Ethanol pro Tag über mindestens 1 Woche 81 – 94 % der Fälle erhöhte CDT-Werte. Als Cut-off-Wert werden nach Soyka (1995) 30 IE/l vorgeschlagen. Nach Abstinenz tritt eine Nor-

Tabelle 7.1 Instrumente zur Erfassung des Alkoholismus

Instrument	Voller Name	Literatur	Zielsetzung	Art der Erhebung Anzahl der Items	Bemerkung/ Anwendungs- bereich
Standardisierte Interviews					
CIDI	Composite International Diagnostic Interview	WHO (1980)	voll standardisierte Erfassung psychischer Störungen	standardisiertes Interview	Training unbedingt erforderlich, Diagnosen auch ICD-10 und DSM-III-R, auch computergestützte Version erhältlich
CIDI-ISAM		Wittchen u. Mitarb. (in Vorber.)			
SKID	Strukturiertes Klinisches Interview		strukturierte Erfassung psychischer Störungen nach DSM-III-R	strukturiertes Interview	
SCAN	Schedules for Clinical Assessment in Neuropsychiatry				

Tabelle 7.1 (Fortsetzung)

Instrument	Voller Name	Literatur	Zielsetzung	Art der Erhebung Anzahl der Items	Bemerkung/ Anwendungs-bereich
Screening-Instrumente					
AUDIT	Alcohol Use Disorder Identification Test	Babor u. Mitarb. (1989)	Erfassung alkoholbedingter Schäden im letzten Jahr	Kernfragebogen 10 Items als klinisches Verfahren 8 Items	
BDA	Basler Drogen- und Alkoholfragebogen	Ladewig u. Mitarb. (1976)	Schweregrad bei Alkohol- und Drogenabhängigen		kein klarer Trennpunkt angegeben
CAGE	Cut down Annoyance Guilty Eye Opener	Mayfield u. Mitarb. (1979)	Screening		
DIRA	Differentielles Inventar von Rückfallsituationen	Klein u. Mitarb. (1995)	Erfassung von Rückfallsituationen	Selbstbeurteilung 54 Items	entwickelt in Anlehnung an den IDS von Annis (1982)
GABS	Göttinger Abhängigkeitsskala	Jacobi u. Mitarb. (1987)	Schweregrad der Abhängigkeit	Selbstbeurteilung 22 Items	
KFA	Kurzfragebogen für Alkoholgefährdete	Feuerlein u. Mitarb. (1989)	Screening Alkoholismus	Selbstbeurteilung 22 Items	Alkoholgefährdung bei einem Punktwert ≦ 6

LAS	Lübecker Abhängigkeitsskala	John (1992)	Schweregrad der Abhängigkeit	Selbstbeurteilung 29 Items	
LAST	Lübecker Alkoholismus-Screening-Test	Rumpf u. Mitarb. (1995)		9 Items	basierend auf Items des CAGE und des MAST
	Lübecker Craving-Fragebogen	Veltrup (1994)	Erfassung des starken Verlangens nach Alkohol	23 5stufige Items	4 Subskalen: 1. gedrückte Stimmungslage, 2. gehobene Stimmung, 3. Ärger und Anspannung, 4. Zufriedenheit
MAC	MacAndrew Alcoholism Scale	MacAndrew (1965)	Screening mit alkoholunspezifischen Fragen	Selbstbeurteilung 49 Items	wurde aus Items des Minnesota Multiphasic Personality Inventory entwickelt, keine direkt auf Alkohol bezogenen Fragen
MALT	Münchner Alkoholismustest	Feuerlein u. Mitarb. (1979)	Screening des Alkoholismus und der Alkoholgefährdung	Selbstbeurteilung 24 Items Fremdbeurteilung 7 Items (mit klinischen Befunden)	Gesamtscore wird als Fremd- und Selbstbeurteilung (stärker gewichtet) errechnet: Unterscheidung von kein Alkoholismus, Verdacht auf Alkoholismus und Alkoholismus

Tabelle 7.**1** (Fortsetzung)

Instrument	Voller Name	Literatur	Zielsetzung	Art der Erhebung Anzahl der Items	Bemerkung/Anwendungsbereich
MAST	Michigan Alcoholism Screening Test	Selzer (1967, 1971)	Screening	standardisiertes Interview und Selbstbeurteilungsform 25 Items	
ScreeT-9		Richter u. Mitarb. (1994)	Unterscheidung von Mißbrauch, Abhängigkeit und Normalkonsum	klinische Untersuchung 9 Items	– umfaßt auch klinisch-chemische Laborwerte – Sensibilität und Spezifität noch nicht ausreichend beurteilbar
RCQ	Readyness to Change Questionnaire	Rollnick u. Mitarb. (1992)	Erfassung der Stadien nach Prochaska u. DiClemente (1983)	Selbstbeurteilung 12 Items	Es werden die Phasen Precontemplation, Contemplation und Action unterschieden
VÄSE	Kürzel für 4 Items (Verringern des Konsums, Ärger durch Vorwürfe, Schuldgefühle, als erstes Alkohol am Morgen)	John (1996)	Screening	4 Items	deutsche Version des CAGE

Mehrdimensionale Instrumente

ASI	Addiction Severity Index	McLellan u. Mitarb. (1980, 1992)	Schweregrad in verschiedenen Bereichen (körperlicher Zustand, Arbeits- und Unterhaltssituation, Drogen- und Alkoholkonsum, rechtliche Situation, Familie und Sozialbeziehungen, psychische Probleme und Störungen)	standardisiertes Interview	– Manual (zur Anwendung) – Training erforderlich – Zeitaufwand ca. 40–50 Minuten – Schweregrad-Rating durch Interviewer in den einzelnen Bereichen – Berechnung von Composite-Scores für Veränderungen
AUI	Alcohol Use Inventory	Wanberg u. Mitarb. (1977)	Trinkverhalten	Selbstbeurteilung 160 Items und 16 Faktoren	funktionale Analyse des Trinkverhaltens
EuropASI		engl. Version: Blanken (1994) deutsche Version: Gsellhofer u. Mitarb.	Schweregrad in verschiedenen Bereichen		auch deutsche Fassung vorhanden

Tabelle 7.**1** (Fortsetzung)

Instrument	Voller Name	Literatur	Zielsetzung	Art der Erhebung Anzahl der Items	Bemerkung/ Anwendungsbereich
FTA	Fragebogen zur Klassifikation des Trinkverhaltens Alkoholabhängiger	Roth u. Mitarb. (1984)	Typen- und Schweregradbestimmung entsprechend den Phasen und Typen nach Jellinek	53 Items für Männer 43 Items für Frauen	ersetzt keinen Screening-Test
TAI	Trierer Alkoholismus-Inventar	Scheller u. Mitarb. (1984)	Alkoholkonsum in den letzten 6 Monaten	77 Items in 7 Skalen	basierend auf AUI
Entzugsskalen und Methoden zur Erfassung des Alkoholkonsums					
AWIP	Scale (revised) Assessment of Alcohol Withdrawal Psychopathology	Bokström u. Balldin (1992)			abgeleitet von der Skala: Comprehensive Psychopathological Rating Scale
AWS	Alcohol Withdrawal Scale	Wetterling u. Mitarb. (1995)	Erfassung der Verlaufsdynamik	6 Items für vegetative Dynamik, 5 Items für psychische Symptome	basierend auf dem CIWA-A 2 Subskalen: vegetative Symptomatik, psychische Probleme

CIWA-A, CIWA-Ar	Clinical Interview Withdrawal Assessment of Alcohol	Shaw u. Mitarb. (1981) Sullivan u. Mitarb. (1989)	Schweregrad des Entzugs	CIWA-A 15 Items CIWA-Ar 10 Items	Bei einem Wert ab 10 wird eine pharmakologische Behandlung empfohlen

Skalen für verschiedene alkoholismusspezifische Kontakte

FBB	Fragebogen zur Erfassung der Behandlungsmotivation	Petry (1993)	Erfassung von – Leidensdruck – Erwartungen des Patienten an die Therapie – Aufwand zur Zielerreichung – Bereitschaft, Hilfe anzunehmen		
KAZ-35	Kurzfragebogen zur Abstinenzzuversicht	Schindler u. Körkel (1994)	abstinenzorientierte Zuversicht	35 Items 4 Dimensionen – unangenehme Gefühle – sozialer Druck – Prüfen eigener Kontrollfähigkeit – positive emotionale Zustände	basiert auf dem Situational Confidence Questionnaire (SCQ-100) von Annis (1982)

Tabelle 7.2 Übersicht über eine Auswahl klinisch-chemischer und hämatologischer Parameter zur Diagnose von Alkoholismus bzw. Alkoholmißbrauch (nach Gilg u. Mitarb.)

	Normalwerte	Diagnostische Sensitivität (%)	Diagnostische Spezifität (%)	Praktikabilität	Normalisierung nach Entzug
Leberenzyme					
γ-GT	< 28 U/l	50–90	ca. 70	+ + + +	2–5 Wochen
GOT (ASAT)	< 18 U/l	30–50	ca. 90	+ + + +	1–3 Wochen
GPT (ALAT)	< 22 U/l	20–45	ca. 70	+ + + +	1–4 Wochen
GLDH	< 4 U/l	5–60	?	+ + +	?
β-Hexosaminidase	< 6,2 U/l	hoch	?	+	2–4 Tage
Hämatologische Parameter					
MCV	< 92/100 fl	40/70–96	ca. 60–90	+ + + +	1–3 Monate
CD-Transferrin	< 20/26 U/l	ca. 50–90	90–100	(+ +)	ca. 2 Wochen
HDL-Cholesterin	50 mg/dl (1,3 mmol/l)	ca. 50–90	hoch	+ + +	1–4 Wochen
Apolipoprotein A $1/2$		>45	hoch	+ +	ca. 2 Wochen

+ Speziallabor; ++ spezielle Methodik außerhalb Klinikroutine; +++ Sonderuntersuchung im Routinelabor; ++++ einfache Klinikroutine.
Sensitivität: prozentualer Ansatz positiver Befunde bei Alkoholikern.
Spezifität: prozentualer Anteil negativer Befunde bei Nichtalkoholikern.

malisierung der CDT-Werte nach 10–20 Tagen ein. Erhöhte Werte weisen nicht auf morphologische Leberveränderungen hin. Falsch positive Ergebnisse zeigten sich nur in seltenen Fällen bei ausgeprägter und chronischer Leberinsuffizienz, bei Schwangerschaft sowie extremem Eisenmangel (Soyka 1995 b).

7.3.1.3 Interviewverfahren

Durch den etwa seit 1980 einsetzenden Trend, die Diagnostik von psychischen Störungen objektiver und reliabler zu gestalten und in deskriptiver Weise Symptome und Syndrome ohne die mehr oder weniger hypothetisch angenommenen ätiologischen Faktoren zu erfassen, wurden eine Reihe von Interviewverfahren und Checklisten entwickelt, in denen Alkoholismus als Modul bzw. Sektion erfaßt wird. Wittchen u. Mitarb. (1990) unterscheiden hinsichtlich des Standardisierungsgrades 3 Generationen von Erhebungsinstrumenten:

–   1. Generation: Hierzu gehören **Checklisten** (z. B. Hiller u. Mitarb. 1995), für die keine ausformulierten Fragen vorgegeben sind und bei denen der Ablauf der Datenerhebung nicht eindeutig festgelegt ist.
–   2. Generation: Hierzu zählen **strukturierte Interviews,** die ein mittleres Maß an Strukturierung durch Einstiegs- und Zusatzfragen aufweisen. Außerdem werden die Kriterien nach einem Interview-Manual klinisch gewichtet und nach vorgegebenen Regeln kodiert, z. B. das SKID (Strukturiertes Klinisches Interview für DSM-III-R [Wittchen u. Mitarb. 1990]; englisch: SCID [Spitzer u. Mitarb. 1990]) oder das SCAN (Schedules for Clinical Assessment in Neuropsychiatry).
–   3. Generation: **standardisierte Interviews** wie das CIDI (Composite International Diagnostic Interview [WHO 1990, deutsche Bearbeitung durch Wittchen u. Pfister]). Es ist auf allen Ebenen standardisiert von den konkreten Fragen bis zu den Diagnosen. Es enthält Sektionen von A bis X. Alkoholismus gehört zur Sektion I. Das CIDI ermöglicht die Erfassung von Störungen nach ICD-10 oder DSM-III-R für den gesamten Lebensverlauf, ist aber auch für die Querschnittdiagnostik nach 3 Wochen, 1 Monat, 6 Monaten und 1 Jahr geeignet. Die einzelnen Symptome werden nach ihrer klinischen Relevanz beurteilt. Für die computergestützte Diagnose werden nur die als klinisch relevant eingestuften Kriterien benützt.
    Das CIDI kann auch von trainierten Laien angewandt werden, wenn diese ein einwöchiges standardisiertes Training durchlaufen haben. Folgende Komponenten sind dafür notwendig:

Manual, Trainingsunterlagen und Computerprogramm. Für Kliniker ist dieses hohe Ausmaß an Strukturierung bzw. Vorgaben schwer zu akzeptieren. Sie benützen eher Symptom- oder Checklisten, die ein größeres Maß an Freiheit, aber auch ein geringeres Maß an Objektivität und Reliabilität aufweisen. Für den Substanzmißbrauch wurde außerdem ein differenzierteres Modul, das CIDI-M, entwickelt (Wittchen u. Mitarb., in Druck).

In internationalen Untersuchungen aus dem Suchtbereich wird der **Addiction Severity Index** häufig verwendet (McLellan 1980, 5. Version McLellan u. Mitarb. 1992). Ziel des Verfahrens ist vor allem die Erfassung des Schweregrads der Störungen in den Bereichen körperlicher Zustand, rechtliche Situation, psychische Situation. Der Alkoholkonsum wird aber nur in den letzten 30 Tagen genauer erfaßt (s. auch Europ ASI, Tab. 7.**1**).

7.3.1.4   Fragebogentests zur Selbstbeurteilung

Zur Erfassung von diagnostischen Kriterien wurden seit den 40er Jahren eine kaum mehr überschaubare Anzahl von Fragebogentests entwickelt (z. B. Jacobson 1976, Günthner u. Stetter 1996). Eine Auswahl von Fragebogenverfahren ist in Tab. 7.1 zusammengestellt. Im **anglo-amerikanischen Sprachraum** sind derzeit am bekanntesten der Michigan Alcoholism Screening Test (MAST) (Selzer 1967) mit verschiedenen Abwandlungen (Kurzform bzw. Selbstbeurteilungsform s. Tab. 7.**1**). Der MAST ist seit seiner Einführung sehr genau untersucht worden. Er hat eine relativ hohe Rate falsch positiver Klassifikationen (*50%* Spezifität) bei einer relativ hohen Sensitivität (88%). Eine extreme Kurzform der Fragebogentests stellt der CAGE-Test (Mayfield u. Mitarb. 1979) dar, der nur vier Items umfaßt: Reduzierung des Alkoholkonsums (*cut-down*), Ärger über Kritik am eigenen Trinkverhalten (*annoyed by criticism*), Schuldgefühle (*guilt feelings*) und morgendliches Trinken (*eye opener*). Eine deutsche Version heißt VÄSE (John u. Mitarb. 1996) (Tab. 7.**1**). Einen Überblick über englischsprachige Screening-Tests gibt Connors (1995).

Im **deutschen Sprachraum** existieren ebenfalls eine Reihe von Screening-Tests, z. B. der Kurzfragebogen für Alkoholgefährdete (KFA) (Feuerlein u. Mitarb. 1976, 1989) mit 22 Fragen. Er ist auch vielfach zur Selbsteinschätzung der eigenen Alkoholgefährdung und zu epidemiologischen Untersuchungen verwendet worden.

In dem Maße, in dem das **Abhängigkeitssyndrom** als zentrales Konstrukt des Alkoholismus an Bedeutung gewonnen hat, vermehrte sich auch der Bedarf an objektivierenden Instrumenten zur quantitativen Messung der Alkoholabhängigkeit. Insbesondere in Großbritannien und

Kanada wurden mehrere Tests zu diesem Zweck entwickelt, die z. T. auch eine quantitative Erfassung der Alkoholabhängigkeit erlauben (Stockwell u. Mitarb. 1979). In Deutschland gibt es zwei Skalen, die den Schweregrad des Abhängigkeitssyndroms erfassen, nämlich die Göttinger Abhängigkeitsskala (GABS) (Jacobi u. Mitarb. 1987) und die Lübecker Abhängigkeitsskala (LAS) (John 1992).

Das Ziel der Identifikation des Alkoholikers ohne direkte Fragen nach Alkoholmißbrauch wird durch Benutzung von **Persönlichkeitsitems** zu erreichen versucht. Am meisten verwendet wird zu diesem Zweck der MMPI (Minnesota Multiphasic Personality Inventory). Aus diesem Persönlichkeitsfragebogen wurden von verschiedenen Autoren spezielle Skalen zusammengestellt (die bekannteste von ihnen ist die MacAndrew Scale, s. Tab. 7.**1**). Verschiedene Untersuchungen, die gerade in den letzten Jahren mit diesem Persönlichkeitstest gemacht worden sind, haben übereinstimmend ergeben, daß die Spezifität und die Sensitivität dieser 49 Items umfassenden Selbstbeurteilungsskala nicht sehr hoch zu veranschlagen ist. Dieser Test erscheint mehr für die Persönlichkeitsdiagnostik eines potentiellen Suchtgefährdeten geeignet, unabhängig davon, ob er zur Zeit von einer Droge abhängig ist oder ob lediglich früher eine solche Abhängigkeit bestanden hat (Apfeldorf u. Hunley 1981).

7.3.1.5 Umfassende Screening-Tests

1972 wurde von einem Expertenkomitee in den USA ein umfassendes Diagnoseschema entwickelt (**Criteria for the Diagnosis of Alcoholism**). Dieses Schema stellt den Versuch dar, die Diagnose des Alkoholismus durch Symptome zu verifizieren, die auf verschiedenen Ebenen (Verhaltensebene und physiologische Ebene) liegen. Die Symptome werden in Haupt- und Nebenkriterien eingeteilt, sie erfahren außerdem noch eine zusätzliche Gewichtung (Criteria Committee 1972). Dieser Test hat sich aber in der Anwendung an deutschen Patienten als zu aufwendig und sensibel erwiesen (Ringer u. Mitarb. 1977). Ein ähnlich umfassender, aber handlicher Test ist im deutschen Sprachraum der Münchner Alkoholismustest (**MALT**) (Feuerlein u. Mitarb. 1979). Er umfaßt zwei Teile: einen Selbstbeurteilungsteil mit 24 Items und einen Fremdbeurteilungsteil mit 7 Items. Der Test ergab bei Nachuntersuchungen eine Gesamteffizienz von 94%. Nichtalkoholiker wurden zu 95%, Alkoholiker zu 88% richtig klassifiziert. Ähnliche Ergebnisse wurden bei weiteren Nachuntersuchungen des In- und Auslands erzielt (Feuerlein 1987). Bei der Entwicklung dieses Tests, der für Ärzte und sonstige Therapeuten bestimmt ist, wurden die Akzente mehr auf die Spezifität als auf die Sensibilität gesetzt, um „falsch positive" Diagnosen nach Möglichkeit zu vermeiden. Ein weiterer Test, der ScreeT-9, wurde speziell zur Trennung von Alkoholmißbrauch und Abhängigkeit konzipiert (Richter u. Mitarb. 1994). Seine Validität kann bislang noch nicht ausreichend beurteilt werden.

7.3.2   Mehrdimensionale Erhebungsinstrumente

Einige Fragebögen sind mehrdimensional konzipiert. Sie sind nicht als Screening-Verfahren konstruiert, sondern sollen der Differentialdiagnostik und der Indikationsstellung für eine differentielle Therapie dienen. Der bekannteste ist das Alcohol Use Inventory (Wanberg u. Mitarb. 1977). Eine deutsche eigenständige Bearbeitung dieses Fragebogens ist das Trierer Alkoholismus-Inventar (TAI) mit 77 Items und 7 Skalen (Scheller u. Mitarb. 1984, Funke u. Mitarb. 1987) (Tab. 7.**1**). Mit Hilfe des TAI wurde eine Alkoholikertypologie entwickelt, für die auch unterschiedliche therapeutische Vorgehensweisen konzipiert worden sind. Die Validität kann noch nicht ausreichend beurteilt werden (weitere umfassende Skalen s. Tab. 7.**1**).

7.3.3   Spezielle Verfahren

Von dieser heterogenen Gruppe von Instrumenten werden hauptsächlich solche dargestellt, die versuchen, alkoholismusspezifisch verschiedene Konstrukte zu erfassen. Wegen der schwerpunktmäßigen Beschränkung auf deutschsprachige Skalen sei für englischsprachige Verfahren auf den umfassenden Überblick von Allen u. Columbus (1995) hingewiesen.

Erfassung des Craving: Das starke Verlangen nach Alkohol bzw. Drogen gilt neben der mangelhaften Kontrollfähigkeit als ein zentrales Suchtphänomen. Verschiedene Skalen versuchen, das Craving zu erfassen. Die Cocaine Craving Scale wurde in einer deutschen Version auf das Alkoholverlangen angewandt (Podschus u. Mitarb. 1995). Eine andere Skala ist der Lübecker Craving-Fragebogen (Veltrup 1994) mit 4 Subskalen (Craving in gedrückter Stimmung, in gehobener Stimmung, bei Ärger und Anspannung, bei Zufriedenheit und Entspannung). Die Bedeutung des Cravings für Prognose und Therapie ist noch nicht ausreichend geklärt (Veltrup u. Wetterling 1996).

Zum **Phasenverlauf** der Sucht nach dem Modell von Prochaska u. DiClemente (1986) wurde der Readiness to Change Questionnaire (Rollnick u. Mitarb. 1992) entwickelt, der die drei wichtigsten Phasen dieses Modells erfaßt, nämlich die Phasen „precontemplation", „contemplation" und „action". Deutschsprachige Untersuchungsergebnisse liegen bislang nicht vor (weitere Skalen zu diesem Ansatz s. Donovan 1995).

Zur Beschreibung von Risikosituationen für einen **Alkohol-rückfall** wurde basierend auf dem IDS (Inventory of Drinking Situations von Annis 1982) und dem RPI (Relapse Precipitants Inventory von Litman u. Mitarb. 1983) das Differentielle Inventar zur Erfassung von Rückfallsituationen für Alkoholabhängige (DIRA) entwickelt (Klein u. Mitarb. 1995). Es umfaßt die Skalenbereiche negative intrapsychische Befindlichkeit, soziale Trinksituationen und Austesten der eigenen Kontrollfähigkeit. Das Verfahren erscheint bislang vor allem für wissenschaftliche Untersuchungen im Bereich der Rückfallforschung geeignet.

Zur Erfassung der **Selbstwirksamkeitserwartung** bezüglich Alkoholkonsum gibt es den Kurzfragebogen zur Abstinenzzuversicht (KAZ-35) von Körkel u. Spindler (1996). Es liegen Angaben zu psychometrischen Kriterien sowie auch erste Ergebnisse zur Validität hinsichtlich der Vorhersage des Behandlungserfolgs vor. Weitere Überprüfungen sind jedoch erforderlich, um die Bedeutung für die praktische Anwendung besser beurteilen zu können. Für die Erfassung der Behandlungsmotivation wurden eine Reihe von Fragebögen entwickelt, über die aber bislang keine eigenen psychometrisch ausgerichteten Publikationen vorliegen (Brenk-Schulte u. Pfeiffer 1987, Petry 1993 b).

8 Therapie

8.1 Grundlagen

8.1.1 Allgemeines

Dem mehrdimensionalen Bedingungsgefüge bei der Entstehung und Aufrechterhaltung des Alkoholismus, der Inhomogenität der Alkoholikerpopulation und den Unterschieden in den Verläufen entsprechen die unterschiedlichen Konzepte der Therapie hinsichtlich ihrer Verfahren, aber auch hinsichtlich ihrer Ziele. Eine umfassende monokausale Therapie ist dementsprechend bisher nicht möglich und wohl auch, nach dem gegenwärtigen Stand des Wissens, kaum zu erwarten, wenngleich sich einzelne Teile des „Ursachenbündels" und einzelne Symptombereiche durchaus erfolgreich therapeutisch beeinflussen lassen. Es hat sich eine Vielfalt pragmatisch orientierter Therapiemethoden und -einrichtungen entwickelt, deren Effizienz in sehr unterschiedlichem Umfang belegt ist (Miller u. Mitarb. 1995) (s. 9.4). Verschiedentlich, vor allem im Bereich der Verhaltenstherapie und der medikamentösen Therapie, wurden mehr oder minder strenge experimentelle Versuchsanordnungen zur Objektivierung der Wirksamkeit der einzelnen Verfahren angewandt. Oft werden die Schwierigkeiten unterschätzt, die bei der Übertragung der in Therapiestudien gewonnenen Resultate und der Anwendung der Verfahren in der Praxis entstehen. Ein weiteres Problem gerade bei der Therapieforschung ist die Berücksichtigung ethischer Gesichtspunkte, die sich z.B. bei der (aus wissenschaftlichen Gründen für notwendig erachteten) Einbeziehung unbehandelter Kontrollgruppen ergeben.

Die Ergebnisse der Verlaufsforschung und Therapieevaluation werden nicht selten sehr unterschiedlich interpretiert, Hester u. Miller (1989) formulierten drei „Mythen" über die Behandlung des Alkoholismus, die wegen ihrer Generalisierung letztlich *alle falsch* sind (Edwards 1989):

- Alle Versuche, den Ablauf des Alkoholismus zu beeinflussen, sind unwirksam.
- Ein spezieller Behandlungsansatz ist allen anderen überlegen.
- Alle Behandlungsansätze haben letztlich die gleiche Wirkung.

8.1.1.1 Therapieziele

Bei der **Formulierung der Therapieziele** bzw. überhaupt bei der **Therapieplanung** sind verschiedene Gesichtspunkte zu berücksichtigen:

- Schwere des Alkoholismus, vor allem der Folgeschäden, wobei es hier angebracht ist, zwischen „Mißbrauch" (bzw. „schädlichem Gebrauch") und der Abhängigkeit von Alkohol zu unterscheiden,
- Eigenschaften des Patienten (Alter, Geschlecht, Biographie, Persönlichkeit),
- Wünsche und Bedürfnisse des Patienten, wobei nach Möglichkeit Alternativen zur Wahl gestellt werden sollten,
- in Betracht kommende Therapieverfahren und -einrichtungen.

Die Therapieziele sollten nicht starr und mit dem Anspruch der absoluten Allgemeingültigkeit aufgestellt werden. Sie sollen vielmehr als Leitlinien für Maßnahmen gelten, die die Krankheit oder deren manifeste Symptome vollständig oder in wesentlichem Umfang für immer oder zumindest für einen längeren Zeitraum beseitigen oder zumindest lindern sollen.

In Modifikation der Therapiezielpyramide nach Körkel (1988) läßt sich eine **Rangreihe** („Hierarchie") der Therapieziele aufstellen, die sich an medizinischen Gesichtspunkten orientiert:

- Sicherung des Überlebens,
- Schadensbegrenzung, d. h. Symptomminimierung,
- Heilung.

Heilung ist hier wie überall das höchstrangige Ziel. Sie meint im Idealfall die Wiederherstellung des ursprünglichen Zustandes vor Krankheitsbeginn („restitutio ad integrum"). Dies ist, im Gegensatz zu akuten Krankheiten, bei chronischen Leiden, wie es der Alkoholismus darstellt, nur in Ausnahmefällen zu erwarten. Heilung bedeutet hier einen langdauernden symptomfreien Zustand (d. h. im Regelfall keinerlei Konsum, in seltenen Einzelfällen dauerhaft kein schädlicher Gebrauch bzw. keine Abhängigkeit von Alkohol oder anderen Stoffen mit Suchtpotential) ohne gleichzeitige andere Störungen mit „Stellvertreterfunktion", wobei eine spezifische Gefährdung, hier ein Rückfall, weiterbesteht.

Die übrigen Ziele sind Zwischenstufen oder „Notlösungen", die angestrebt werden bzw. mit denen man sich zufriedengeben muß, wenn das Ziel der Heilung nicht erreicht werden kann oder vom Patienten nicht gewünscht wird. In diesem Zusammenhang sei ausdrücklich darauf hingewiesen, daß die Willensentscheidung des Patienten erfragt und auch respektiert werden muß, wie bei der Behandlung anderer Krankheiten auch. Dies bedeutet aber nicht, daß man von vornherein darauf verzichten sollte, ja verzichten dürfte, das Therapieziel einer Heilung anzustreben oder zumindest zu diskutieren.

Als **Wege zu diesen Zielen** kommt in Frage:
- *„Existenzsicherung"* (im weiteren Sinn): ärztliche und/oder psychosoziale Notfallmaßnahmen.
- Zur *„Symptomminimierung":* Linderung der körperlichen und/ oder psychosozialen Folgeprobleme (z.B. Behandlung alkoholbedingter Gesundheitsschäden, Sicherung des Arbeitsplatzes). In diesem Zusammenhang ist darauf hinzuweisen, daß hier u.U. eine Interessenkollision dadurch entstehen kann, daß oft das hautnahe Erleben der alkoholbedingten Folgeschäden wesentlich zur Motivierung für eine Behandlung beiträgt. Trotzdem ist schon aus ethisch-humanitären Gründen auf die Forderung der Symptomminimierung keinesfalls zu verzichten.
- Zur *„Ursachenbeseitigung":* Zwar ist das „Bedingungsgefüge" des Alkoholismus (s. 2) nur teilweise und im Einzelfall schwer zu erfassen. Dennoch lassen sich einige Aussagen zu korrigierenden Interventionen in dieses System machen: z.B. Entwicklung psychosozialer Kompetenz im Berufs- und Freizeitverhalten sowie im interpersonalen Kontakt (soziale Selbständigkeit, berufliche Integration, personale Bindungen), Änderung der Einstellung gegenüber der eigenen Befindlichkeit, Abbau des Leitbildes des genuß- und leistungsfähigen Menschen, Verbesserung der Affekt- und Frustrationstoleranz.
- *Gestaltung des Lebens in freier persönlicher Entscheidung* (Autonomie).

8.1.1.2   Therapieziele und Rehabilitation

Die Hierarchie von Therapiezielen ist prinzipiell abzutrennen von den Zielen der Rehabilitation.

Unter medizinischer Rehabilitation wird die „Gesamtheit aller Maßnahmen zur Wiederherstellung der körperlichen, psychischen und sozialen Funktionsfähigkeit" verstanden. Dies bezieht sich zunächst auf die umfassende medizinische Behandlung chronischer Krankheiten, wurde aber auch auf die Behandlung akuter Krankheiten ausgeweitet, die natürlich auch im Rahmen einer medizinischen Rehabilitation erforderlich werden kann (Schuntermann 1991). Des weiteren werden in der Regel neben rein medizinischen Verfahren auch Maßnahmen zur beruflichen und sozialen Rehabilitation eingesetzt. Aus juristischer Sicht ist hingegen das Ziel der Rehabilitation weniger umfassend. Sie dient ausschließlich der Wiederherstellung der Erwerbsfähigkeit (Beyer 1996). Aus medizinischer (und ethischer) Sicht kann die Therapie (des Alkoholismus wie anderer chronischer Krankheiten) aber keinesfalls ausschließlich auf die Wiederherstellung der Erwerbsfähigkeit ausgerichtet sein, sondern muß sich an den o. g. Therapiezielen (der Beseitigung bzw. Linderung der Beschwerden) orientieren. Wenn diese erreicht werden, sind damit auch implizit die Voraussetzungen für Erwerbsfähigkeit gegeben, sofern dieser nicht andere Hindernisse im Weg stehen (z. B. fortgeschrittenes Lebensalter).

8.1.1.3   Therapieziele und Abstinenz

Totale Abstinenz oder kontrolliertes Trinken? Wenn man die unter 8.1.1.1 genannte Therapiehierarchie berücksichtigt, zeigt sich, daß *Abstinenz von Alkohol* (und anderen psychoaktiven Substanzen) nicht das Ziel der Therapie darstellen kann. Bei *Alkoholabhängigkeit* stellt sie aber den *„Königsweg"* zu diesen Zielen dar. Bei bloßem *Alkoholmißbrauch,* also bei Fehlen von Zeichen der Abhängigkeit, kann eine Reduktion des Alkoholkonsums auf ein Maß vertretbar sein, das gesundheitlich unbedenklich ist (s. 7.2.1). In angloamerikanischen Ländern hat sich in den letzten Jahren eine intensive Diskussion über „harm reduction" als Therapieziel entwickelt (vgl. z. B. die Übersicht bei Heather u. Mitarb. 1993). Sie geht aus von der offenbar dort allgemein beobachteten Situation, daß die Mehrzahl der Klienten nach einer Behandlung wieder den Alkoholkonsum (auf „irgendeinem Niveau") aufnehmen.

Zur Erreichung der Existenzsicherung und Symptomminimierung kann allerdings schon eine (u. U. sogar nur) temporäre Reduktion des Alkoholkonsums ausreichen. Die Wahrscheinlichkeit der Rückfälle mit den Konsequenzen des Auftretens erneuter, möglicherweise noch größerer gesundheitlicher und psychosozialer Probleme ist allerdings erheblich. Die Prozentzahl der Alkoholabhängigen, die über Jahre hindurch *„kontrolliert trinken"* können, ist erfahrungsgemäß gering. Sie liegt zwischen 2 und 5 % (Übersicht bei Kunkel 1987) (s. 6.3). Es ist aber ebenso nicht zu bestreiten, daß totale Abstinenz nicht von allen Alkoholabhängigen über Jahre durchgehalten werden kann. Auch bei guter sozialer Eingliederung sind Rückfälle nicht selten, in vielen Fällen jedoch nur kurzzeitige Unterbrechungen einer grundsätzlich abstinenten Lebensführung. Deswegen ist auch insofern die Forderung nach Abstinenz berechtigt. Des weiteren sollte bedacht werden, daß die Alkoholabstinenzforderung ein normatives Ziel im Sinne einer Idealnorm darstellt und daß das Akzeptieren des Abstinenzzieles auf die Dauer nicht ohne Identifikation mit der Alkoholikerrolle auskommt.

Kritik an der Abstinenzforderung kam in den letzten Jahrzehnten von verschiedenen Seiten, besonders von der Verhaltenstherapie, deren Theorie die grundsätzliche Möglichkeit vorsieht, den Alkoholmißbrauch zu „erlernen" und damit auch wieder zu „verlernen". Diese Theorie wird durch Verhaltensbeobachtungen gestützt (Übersicht s. Heather u. Robertson 1983). Dabei wird vor allem von Experimenten an Alkoholikern berichtet, denen auf Krankenstationen Alkohol in unbegrenzten Mengen angeboten wurde und die trotzdem in der Lage waren, ihren Alkoholkonsum in Grenzen zu halten, wobei sie es zuerst erlernt hatten, die Höhe ihres Alkoholspiegels abzuschätzen. Andere Argumente beziehen sich auf Erfahrungen mit Alkoholikern, die es fertigbrachten, ihren Alkoholkonsum in sozial toleriertem und gesundheitlich unbedenklichem Rahmen zu halten. Faßt man die umfangreiche inzwischen darüber publizierte Literatur zusammen, so ergibt sich vor allem, daß es Patienten mit Alkohol*mißbrauch* waren, die von solchen Therapieprogrammen mit dem Ziel des „kontrollierten Trinkens" profitierten, während ein günstiges Behandlungsergebnis bei stark Abhängigen nur durch Abstinenz erreicht werden kann (Sobell u. Sobell 1995). Als zusätzlich mögliche Indikationskriterien für „kontrolliertes Trinken" werden (einschränkend) genannt: „hinreichend soziale Kompetenz und soziales Verstärkerrepertoire, hinreichende Umstrukturierungsfähigkeit zur Unterbrechung von Alkoholexzessen" (Revenstorf u. Metsch. 1986). Solche Kriterien sind aber kaum mit dem Begriff der Alkohol*abhängigkeit* vereinbar.

Kontraindikationen gegen kontrolliertes Trinken: Es zeigt sich in verschiedenen Studien auch immer mehr, daß nur sehr wenige Alkoholabhängige auf Dauer „kontrolliert" trinken können (Übersicht bei Kunkel 1987). Weitere Argumente gegen das „kontrollierte Trinken" sind folgende:

- Die meisten Studien sind methodisch uneinheitlich; ebenso ist die Definition des Begriffs des „kontrollierten Trinkens" oft unterschiedlich.
- Die meisten Alkoholfolgeschäden bilden sich erst nach mindestens einjähriger totaler Abstinenz zurück (wenn überhaupt) (s. 4.3).
- Die für die Nachsorge so wichtigen Selbsthilfegruppen (s. 8.8.3.2), vor allem die Anonymen Alkoholiker (AA), sind auf Abstinenz ausgerichtet.
- Es gibt keine sicheren Prädiktoren für den Behandlungserfolg.
- Alkoholabhängige trinken weniger wegen des „Drucks" des sozialen Umfeldes (wie oft behauptet wird), sondern um der erwarteten Wirkung des Alkohols willen, z. B. eines rauschartigen Zustands.

Bemerkenswerterweise hat in den USA das Therapieziel des „kontrollierten Trinkens" in den letzten Jahren offenbar erheblich an Bedeutung und Attraktivität verloren. Das Abstinenzziel wird offenbar von einer zunehmenden Zahl von Betroffenen akzeptiert. Es kam in den letzten Jahren zu einer erheblichen Zunahme der AA-Mitglieder und überhaupt der Personen, die eine Behandlung wegen Alkoholproblemen begonnen haben (Heather 1993).

8.1.2 Einstellung der Alkoholiker zur Therapie

Motivation (s. auch 8.2.2.): Die Einstellung der meisten Alkoholiker gegenüber der Behandlung und den Therapeuten ist, weit mehr als sonst bei Therapieangeboten zu erwarten, mindestens als ambivalent zu bezeichnen. Es kommt entscheidend darauf an, den Patienten und, was nicht minder wichtig ist, auch seine Bezugspersonen für eine Behandlung zu motivieren. Die Motivation für eine Behandlung ist kein statischer Zustand, sondern ein dynamischer Prozeß, bei dem etwas „bewegt" werden soll: eine Veränderung des gegenwärtigen Zustands. Hier können Parallelen zu den Verhältnissen bei der Motivation für die Psychotherapie im allgemeinen gezogen werden, wie dies Petry (1993) in Anlehnung an frühere Arbeiten von Riedel u. Ehinger (1979) getan hat. Als notwendige Bedingungen für die Durchführung einer Therapie werden angesehen:

- Der Patient muß die gegenwärtige Situation als unerträglich empfinden.
- Der Patient muß davon überzeugt sein, daß die angebotene Behandlung erfolgreich ist.
- Die angebotene Behandlung darf keine zu starken subjektiven Belastungen mit sich bringen.

40% der Patienten eines Lübecker Allgemeinkrankenhauses, bei denen Mißbrauch oder Abhängigkeit von Alkohol festgestellt worden war, gaben an, keine Änderung ihres (Trink-)Verhaltens zu planen. Jedoch 30% sprachen von einer „gedanklichen Planung" und die restlichen 30% von ihrer Absicht, in Zukunft abstinent zu leben (John 1997).

Schwoon (1990) fand bei einer Hamburger Alkoholikergruppe, daß die Wahrscheinlichkeit, an einer entsprechenden Therapie teilzunehmen, vor allem von den Folgekrankheiten und subjektiven Beschwerden, also vom Leidensdruck, abhängt, aber auch von vielen Vorbehandlungserfahrungen. Leidensdruck ist aber auch oft mit Hoffnungslosigkeit und Passivität verbunden. Demgegenüber waren unter den Patienten, die zu einer stationären Behandlung bereit waren, mehr

Personen mit geringerer allgemeiner Leistungsmotivation als unter Patienten, die sich für eine ambulante Behandlung entschieden hatten. Ähnliche Ergebnisse zeigt auch eine neuere amerikanische Untersuchung (Finney u. Moos 1995). Danach sind vor allem folgende Faktoren motivierend:

– Schwere und Zahl der Abhängigkeitssymptome,
– Schwere der negativen Folgeschäden,
– depressive Stimmung,
– negative Lebensereignisse („Schicksalsschläge") in den letzten Monaten.

Ferner wurde der Entschluß zur Einwilligung in eine Behandlung durch vorangegangene Entgiftung und durch frühere diesbezügliche Ratschläge (von Beratungsstellen usw.) begünstigt. Der Leidensdruck hat sich auch in den Untersuchungen von Petry (1993) (an einer relativ kleinen Stichprobe von chronifizierten Alkoholikern einer geschlossenen Abteilung) als zentrales Merkmal der Behandlungsbereitschaft erwiesen, das jedoch keine prognostische Aussagekraft hatte. Man kann aber davon ausgehen, daß auch bei Patienten, die anscheinend freiwillig zur Behandlung kommen, in der Regel irgendein Druck des soziales Umfelds im Hintergrund steht. Er spielt oft eine größere Rolle als das Wissen um gesundheitliche Folgeschäden.

Die **Widerstände** zeigen sich u. a. in den hohen Abbruchquoten der Therapie: Etwa die Hälfte brechen (bei ambulanter Therapie) die Behandlung wieder ab (Küfner 1984 b). Solche Verhaltensweisen sind oft als Ausdruck von Abwehrmechanismen (z. B. Verdrängung, Verleugnung, Rationalisierung, Projektion) anzusehen. Die Verleugnungstendenzen sind offenbar abhängig von der Behandlungsphase (s. 8.2). Sie sind am stärksten in der Kontaktphase, nehmen in der Entwöhnungsphase ab, können aber in der Nachsorgephase wieder ansteigen. Sie hängen zusammen mit

– dem Eingeständnis (vor sich und anderen), alkoholbedingte Probleme hervorgerufen zu haben,
– der Auseinandersetzung mit dem Erlebnis der eigenen Hilflosigkeit gegenüber der Droge Alkohol und der daraus resultierenden Hilflosigkeit, den Scham- und Schuldgefühlen sowie entsprechenden Kränkungen des Selbstwertgefühls,
– der Art der Krankheit Alkoholismus selbst: Sie ist zumindest mit ambivalenten Affekten besetzt, sogar weitgehend tabuisiert. Sie ist überdies (zumindest in den Anfangsstadien, s. 7.1) schwer zu diagnostizieren und bietet deswegen Anlaß, sie in Zweifel zu ziehen.

- Wegen des weitverbreiteten „Willensschwächekonzepts" begegnen therapeutische Fremdaktivitäten Mißtrauen (über Konzepte und Ergebnisse von Motivierungsmaßnahmen s. 8.4.3).

8.1.3 Therapeuten

8.1.3.1 Allgemeine Probleme

Die Vielfalt des therapeutischen Zugangs läßt erkennen, daß die Behandlung in der Regel nicht von einer einzigen Person geleistet werden kann. Vielmehr ist die Zusammenarbeit von professionellen Therapeuten verschiedener Fachrichtungen erforderlich (vor allem Ärzte, Psychologen, Sozialpädagogen, aber auch Arbeits- und Gestaltungstherapeuten, Physiotherapeuten), die eine entsprechende Aus- und Weiterbildung und längere praktische Erfahrung auf dem Gebiet der Suchtkrankheiten aufweisen sollen. Dies bringt aber einige Probleme mit sich:

- **Zusammenarbeit:** Die notwendige *Spezialisierung* der Therapeuten kann die Erfassung der gesamten Wirklichkeit des Suchtkranken, d. h. seiner medizinischen wie seiner psychologischen und sozialen Situation, beeinträchtigen. Am ehesten können dies vielleicht die Therapeuten der heimatlichen Beratungsstelle oder die Hausärzte. Daraus ergibt sich die Forderung, daß die Therapeuten verschiedener Fachgebiete miteinander kommunizieren sollen, nicht nur im Sinne eines Informationsaustausches, sondern auch der Abstimmung ihrer Konzepte und Erfahrungen.
- Die **Ärzte** sind häufig die ersten der professionellen Therapeuten, die von Alkoholikern in Anspruch genommen werden, meist wegen gesundheitlicher Folgeschäden. Ihre Aufgabe erschöpft sich aber nicht in deren Behandlung. Ihnen obliegt darüber hinaus vor allem die Klärung der Alkoholismusdiagnose. Die notwendige komplexe Behandlung der Alkoholkrankheit selbst können sie aber nicht allein durchführen, zumal im stationären Bereich (die Perspektiven, die sich durch die Entwicklung einer effektiven medikamentösen Behandlung ergeben können, lassen sich derzeit noch nicht klar absehen). Leider weist aber die Ausbildung der Mediziner (wie übrigens auch der Psychologen) im universitären und klinischen Bereich auf dem Gebiet der Suchtmedizin meist erhebliche Defizite auf, so daß sie vielfach auf zusätzliche Weiter-

und Fortbildung angewiesen sind (Feuerlein u. Haf 1985, Küfner u. Mitarb. 1989).

– **Ehemalige Alkoholiker** können ein wichtiges Therapeutenpotential darstellen. Besonders geeignet sind solche mit entsprechender hochqualifizierter Ausbildung, z.B. Ärzte, Psychologen, Sozialpädagogen. Ein Problem besteht aber darin, daß sie die von ihnen angestrebte Therapeutenqualifikation oft von ihrem „Expertentum des Betroffenseins" ableiten (Möller 1978). Zwar haben sie den Vorzug der intimen Kenntnis der Befindlichkeit und der spezifischen Verhaltensweisen (u.U. auch der „Tricks") der Alkoholiker. Andererseits besteht die Gefahr, daß ihre Aktionen mit denen der professionellen Therapeuten interferieren, was speziell bedacht werden sollte. Es besteht sonst die Gefahr, daß durch unreflektiertes Verhalten (z.B. Überidentifikation oder vorgefaßte Erklärungsmodelle) Schaden angerichtet wird. Für den professionellen Einsatz von ehemaligen Alkoholikern sollten deswegen einige Voraussetzungen gefordert werden:
  – absolute Abstinenz über einen mehrjährigen Zeitraum,
  – Abschluß einer entsprechenden Therapie,
  – über längere Zeit anhaltendes Interesse an Abhängigen,
  – stabile Persönlichkeitsstruktur und „soziale Kompetenz",
  – Absolvierung einer suchttherapeutischen Ausbildung.
– Schließlich ist auch die **therapeutische Funktion der Mitpatienten** zu bedenken, deren Rolle als „Kotherapeuten" viel zu wenig gewürdigt und auch erforscht wird.

8.1.3.2   Einstellungen gegenüber den Alkoholikern

Die Einstellung von Therapeuten gegenüber Alkoholikern ist meist ebenso ambivalent wie die von anderen Personen, die nicht mit dieser speziellen Aufgabe befaßt sind. Dies gilt offenbar für angloamerikanische Experten ebenso wie für deutsche (z.B. Antons 1976, Reimer u. Freisfeld 1984), für Ärzte ebenso wie für Psychologen. Aus diesen Ergebnissen läßt sich ableiten, daß sich z.B. die Ärzte vielfach in ihrem Rollenverständnis gegenüber dem Alkoholiker getäuscht sehen: Konflikt zwischen der erwarteten Rolle als Sachverständiger und Helfer auf der einen Seite und der vom Patienten widergespiegelten Rolle als „Kontrolleur", als Richter (oder zumindest als „Beichtvater/Beichtmutter"), manchmal sogar als uninteressierter Ignorant. Auch spezialisierte Alkoholikertherapeuten haben oft eine solche Einstellung. Aus der Analyse der einschlägigen Literatur wurde der Schluß gezogen, daß das Krankheitskonzept und das Willensschwächekonzept nebeneinander bestehen (Antons 1976).

8.1.3.3 Burn-out-Probleme der Therapeuten

Es handelt sich dabei um ein seit langem bekanntes, aber begrifflich schwer zu erfassendes Phänomen, das Anfang der 80er Jahre unter dem o. g. Namen vor allem durch amerikanische Autoren bekannt wurde.

Kardinalsymptome sind Erschöpfung, Überdruß an der Arbeit, Unzufriedenheit mit den Ergebnissen der therapeutischen Bemühungen, „Dehumanisierung" der Einstellung und des Verhaltens gegenüber den Klienten. Es wird bei relativ vielen Angehörigen sozialer Berufe beobachtet, nicht zuletzt auch bei Suchttherapeuten, von denen nach entsprechenden Erhebungen etwa *15 – 30 %* derartige Störungen aufweisen.

Psychodynamisch gesehen liegt ihm offenbar eine „anhaltende Überforderung durch das nicht nachlassende Anstreben von unerreichbaren Zielen" zugrunde (Körkel 1995). Die Ursachen sind offenbar vielfältig. Man nimmt ein Wechselspiel von Faktoren der 4 Ebenen Gesellschaft, Institution, zwischenmenschliche Interaktionen und Individuum an. Im einzelnen werden u. a. „narzißtische Störungen bei den Helfern" („Kränkungen des grandiosen Selbst"), Überforderung durch das Abstinenzziel und Führungsfehler der Institution genannt (Übersicht bei Missel u. Braukmann 1995).

8.1.3.4 Behandlung von Alkoholikern mit Beigebrauch anderer psychoaktiver Substanzen bzw. von polyvalenten Abhängigen

Suchtformen: Relativ viele Personen weisen außer Alkoholmißbrauch bzw. Abhängigkeit auch einen Beigebrauch verschiedener anderer psychoaktiver Substanzen (vor allem Medikamente und illegale Drogen) auf. Noch größer ist der Prozentsatz der Personen, bei denen neben der vorherrschenden Abhängigkeit von Medikamenten bzw. illegalen Drogen auch ein Beigebrauch von Alkohol besteht („polyvalente Abhängigkeit", s. 3.3.6). Dadurch entstehen auch für die Alkoholismustherapie zusätzliche Probleme. Alle diese Suchtformen haben zwar hinsichtlich ihrer Entstehung, aber auch in ihrem klinischen Erscheinungsformen viel Gemeinsames (s. 1.3). Andererseits bestehen zahlreiche Unterschiede zwischen diesen drei Gruppen von Abhängigen. Sie beziehen sich besonders auf die medizinischen und psychosozialen Folgen, aber auch auf Biographie und Lebensalter.

Integrierte Therapie: Unter diesen Umständen ergibt sich für die Behandlung vor allem die wichtige Frage, ob „reine" Alkoholiker und Alkoholiker mit Beigebrauch bzw. Alkoholiker und Personen mit polyvalenter Abhängigkeit gemeinsam (im Sinne einer „integrierten Therapie") behandelt werden sollen.

Bei dieser Therapie werden 3 Stufen unterschieden: Beratung bzw. Behandlung in ein und derselben Behandlungseinrichtung, Behandlung durch den gleichen Therapeuten, Behandlung nach den gleichen Therapiekonzepten in der gleichen Gruppe. Die „integrierte Therapie" ist übrigens begrifflich von der „integrativen Therapie" (im Sinne von Brenk-Schulte 1987) zu differenzieren, die Methoden unterschiedlicher Schulrichtungen umfaßt.

Indikationen und Kontraindikationen der integrierten Therapie: Aus theoretischen Gründen liegt es nahe, diese o.g. verschiedenen Gruppen von Abhängigen einer „integrierten Therapie" (in einer der drei genannten Stufen) zuzuführen. Bei Alkoholikern mit und ohne Beigebrauch gibt es im allgemeinen hier kaum Schwierigkeiten. Dagegen ergeben sich erhebliche Probleme bei der gemeinsamen Behandlung von Alkoholikern (mit und ohne Beigebrauch) und der anderweitig Süchtigen. Hier sind in vielen Fällen die genannten Unterschiede und vielfach auch die gegenseitigen Ressentiments so groß, daß bei einer „integrierten Therapie" mit erheblichen Spannungen gerechnet werden muß, die den Therapieerfolg gefährden. Deswegen werden in der Praxis in stationären und teilstationären Einrichtungen diese beiden letztgenannten Patientengruppen meist getrennt behandelt.

Ein besonders Problem bei der Therapie von Alkoholikern ist der Umgang mit dem Konsum von **Tabak**. Während bei ambulanter Therapie, besonders auch in Selbsthilfegruppen, das Rauchen vielfach toleriert wird, ist in den meisten stationären Einrichtungen das Rauchen verboten oder zumindest ausgegrenzt, d.h., das Abstinenzgebot wird nicht nur auf Alkohol, Medikamente und illegale Drogen bezogen, sondern auch auf die „Allerweltsdroge" Tabak.

8.1.4 Qualitätssicherung

Hinsichtlich der Qualität medizinischer Rehabilitationsbehandlungen wird üblicherweise zwischen Struktur (Personal, Unterbringung, Behandlungskonzepte), Prozeß (Durchführung der Interventionen, therapeutische Beziehungen) und Ergebnisqualität (Erreichen der Behandlungsziele) unterschieden. Auch Aspekte der Wirtschaftlichkeit werden dabei berücksichtigt. Maßnahmen der Qualitätssicherung beruhen auf der Anwendung gegenwärtiger Erkenntnisse im Sinne von Routineverfahren zur Optimierung der Behandlung und der Sicherung des Behandlungserfolgs in den genannten drei Qualitätsbereichen (s. Buschmann-Steinhage 1995).

Zur Qualitätssicherung in der medizinischen Rehabilitation hat die gesetzliche Rentenversicherung in Deutschland ein sog. 5-Punkte-Programm mit folgenden Schwerpunkten beschlossen:

- Klinikkonzept,
- Patiententherapiepläne,
- Qualitäts-Screening,
- Patientenbefragung,
- Qualitätszirkel.

Für die Umsetzung dieses Programms wurden umfangreiche Maßnahmen eingeleitet, die gegenwärtig noch nicht ausreichend beurteilt werden können (Müller-Fahrnow u. Spyra 1995). Für die Dokumentation von Behandlungszielen und Therapieplänen gibt es Strukturerhebungsbögen und einen Katalog der Klassifikation therapeutischer Leistungen (KTL, Müller-Fahrnow u. Mitarb. 1993). Zum Qualitäts-Screening werden Zufallsstichproben von Patienten hinsichtlich des Erreichens der Therapieziele bewertet und analysiert. Durch die Patientenbefragungen sollen Ergebnisse der Behandlung dokumentiert werden. Die Umsetzung und Diskussion von Ergebnissen dieser Dokumentationsbögen sowie von Problemen und Schwierigkeiten der Behandlung sollen in sogenannten internen und klinikübergreifenden Qualitätszirkeln erfolgen.

8.2 Behandlungsablauf

8.2.1 Beginn und Dauer der Behandlung

Die Alkoholikerbehandlung erstreckt sich häufig je nach Motivation und Schweregrad der Abhängigkeit über Jahre, auch wenn Kurztherapien durchaus nachweisbare positive Effekte zeigen und als Frühinterventionen eingesetzt werden können (s. 8.4.3). Insgesamt überwiegen ambulante Behandlungsphasen. Die stationäre Behandlung wird, falls erforderlich, in der Regel nur eine relativ kurze Zeit in Anspruch genommen.

Entscheidung zur Therapie: Grundsätzlich ist es wünschenswert, mit der Behandlung des Alkoholismus wie mit der Behandlung jeder anderen Krankheit so früh wie möglich zu beginnen, nämlich bevor schwerwiegende Schäden entstanden sind (zur Frühintervention s. John u. Mitarb. 1996). Aus den oben genannten Gründen (s. 8.1.2) ist es jedoch verständlich, daß die meisten Alkoholiker am Anfang ihrer Krankheit nicht veränderungsbereit sind. Häufig wird der Zusammenhang zwischen negativen Folgen und Alkoholmißbrauch nicht gesehen, der Leidensdruck ist noch zu gering, und die positive Wirkung des Alkoholkonsums überwiegt noch. In vielen Fällen kommt es erst dann zu einer Behandlung, wenn der Alkoholmißbrauch zu einem persönlichen Tiefpunkt in gesundheitlicher und/oder sozialer Hinsicht geführt hat („hit the bottom") und der Leidensdruck so stark geworden ist, daß er die Widerstände gegen eine Therapie überwiegt (Glatt 1957, Rubes 1969). Der Leidensdruck allein reicht aber zum Verständnis der Änderungs- und Behandlungsmotivation nicht aus. Hinzu kommen muß eine positive Erwartung, diesen Zustand mit eigener Kraft und mit therapeutischer Hilfe ändern zu können. Deshalb wurde die Hypothese eines erforderlichen Tiefpunkts in Frage gestellt (Petry 1993 u. a.). Auch sollte der angestrebte Abstinenzzustand als wertvoll und attraktiv eingeschätzt werden. Alle drei Aspekte Tiefpunkt, Attraktivität des Lebens unter Alkoholabstinenz und Wirksamkeitserwartung ergänzen sich zur Veränderungsbereitschaft.

Unter der Perspektive des Therapieablaufs läßt sich die Alkoholikerbehandlung in vier idealtypische **Phasen** einteilen, die manchmal ohne klare Abgrenzung ineinander übergehen und in unterschiedlicher Weise durchlaufen werden können. Rückfälle können zu zirkulären Behandlungsabläufen führen, wobei aber nicht immer alle Behandlungsphasen durchlaufen werden müssen:

- Kontaktphase,
- Entgiftungs- oder Entzugsphase,
- Entwöhnungsphase,
- Weiterbehandlungs- und Nachsorgephase.

Unter der Perspektive des individuellen Veränderungsprozesses hat das Veränderungsmodell von Prochaska u. DiClemente (1983), ursprünglich für Nicotinmißbrauch entwickelt, große Verbreitung gefunden. Der Betroffene kann sich in unterschiedlichen Phasen seines Veränderungsprozesses befinden. Es wird zunächst eine Vorahnungsphase (pre-contemplation) unterschieden, in der der Betroffene die Alkoholbedingtheit seiner Probleme und Störungen noch nicht sieht und noch keine Bereitschaft zeigt, sich mit dem Problem des eigenen Alkoholmißbrauchs auseinanderzusetzen. In der Überlegungsphase (contemplation) erfolgt die Erkenntnis eines Zusammenhangs zwischen dem eigenen Alkoholkonsum und dessen negativen kurz- und langfristigen Folgen. Danach kommt es zu einer Entscheidungsphase, in der eine Festlegung und Gewichtung oft schwer miteinander zu vereinbarender Ziele erfolgt und die Bereitschaft zur Annahme von Hilfe wächst. Anschließend folgt die Durchführung und Umsetzung (Handlung = change) mit konkreten Änderungsansätzen und der Ausführung einzelner Schritte. Die nächste Phase der Aufrechterhaltung (maintenance) ist als Stabilisierungsphase zu verstehen und entspricht der Nachsorge- bzw. Nachbehandlungsphase. Durch einen Rückfall kann der zirkuläre Prozeß von neuem, vielleicht in abgewandelter Form, beginnen. Der Vorteil des

Modells liegt in seiner Plausibilität und der dynamischen Sichtweise der Behandlung (s. 6.3 und Abb. 6.**1**).

Zwischen beiden Modellen besteht ein enger Bezug. Die Kontaktphase entspricht der Problematisierungsphase und einer ersten Entscheidungsphase. Die Entzugs- und Entwöhnungsphase kann weitgehend als Änderungsphase für das gesamte Verhalten angesehen werden. Die Stabilisierung (bzw. Aufrechterhaltung) erfolgt schließlich in der Nachsorge- bzw. Nachbehandlungsphase.

8.2.2 Kontaktphase

Die Kontaktphase dauert nur in seltenen Fällen wenige Tage, meist einige Wochen, manchmal Monate oder Jahre.

Ziele: Sie dient vor allem

- der Bewältigung aktueller Krisen und Probleme,
- der Klärung der Diagnose, der somatischen Folgekrankheiten und der psychosozialen Situation,
- der Klärung der Behandlungsbereitschaft des Patienten und seiner Bezugspersonen,
- der Motivierung des Patienten und seiner Bezugspersonen, die auf verschiedenen Ebenen erfolgen (kognitive und emotionale Ebene) und vor allem auf die Selbstverantwortlichkeit und Selbstbestimmung des Patienten abheben soll,
- der Indikationsstellung für die nachfolgenden Behandlungsmaßnahmen (s. 8.3 – 8.8, 9.5).

Vorgehen: Um diese Ziele zu erreichen, bedarf es in der Kontaktphase einer eingehenden Beschäftigung mit dem Patienten, die über eine internistische Anamneseerhebung, auch über eine übliche psychiatrische Exploration hinausgeht. Viele Alkoholabhängige kommen erst in einer aktuellen Krisensituation von sich aus oder durch den Druck des Ehepartners oder des behandelnden Arztes zu einer Beratungsstelle oder einem niedergelassenen Therapeuten. Deshalb sind neben der Motivation häufig Kriseninterventionen erforderlich. In manchen Fällen empfiehlt es sich, nicht sofort mit dem Hauptproblem Alkoholismus zu beginnen, auch wenn es „auf der Hand liegt", sondern erst die allgemeine körperliche und psychosoziale Situation abzuklären. Grundlegend ist ein tragender Kontakt mit dem Patienten, wobei neben einer notwendigen Problemorientierung auch Ressourcen und Fähigkeiten des Patienten angesprochen werden sollten (s. systemische Therapie, 8.4.9). Sobald wie möglich sollte auch mit den Bezugspersonen ein Kontakt hergestellt werden. Des weiteren ist es von Vorteil, direkten Kontakt mit dem Hausarzt, mit Suchtberatungsstellen und evtl. mit Behörden und Betrieben aufzunehmen, soweit diese mit dem Problem des Patienten befaßt sind. Nach dieser Kontaktaufnahme und allgemeinen Abklärung, die natürlich eine sorgfältige körperliche Untersuchung einschließen müssen, sollen der Patient und seine Bezugspersonen über die Diagnose und das weitere therapeutische Vorgehen aufgeklärt werden. Nach einigen wenigen Einzelgesprächen kann die weitere Klärung auch im Rahmen von Gruppensitzungen durchgeführt werden, wo mehrere Alkoholiker, die sich im gleichen Stadium (der Kontaktphase) befinden, gemeinsam informiert werden.

Motivation: Es ist wesentlich, die vorhandenen motivierenden kognitiven und emotionalen Faktoren (z.B. Einsicht, Leidensdruck) zu verstärken und motivationshemmende Einflüsse (positives Erleben der Alkoholwirkung, Ängste und Vorurteile) abzubauen. Das gesamte Vorgehen kann als eine eigenständige Therapieform im Sinne einer Kurztherapie und Motivationsbehandlung angesehen werden. Auch bei der Gesprächsführung als therapeutische Basismethode sind motivationale Aspekte wesentlich (s. 8.4.2).

Die Motivation erstreckt sich, genau genommen, über alle Behandlungsphasen. Dabei sollte zumindest zwischen einer allgemeinen Veränderungsmotivation, der Abstinenzmotivation und der Behandlungsmotivation unterschieden werden. Die Motivation ist nicht ein statischer Zustand im Sinne eines Persönlichkeitsmerkmals, sondern ein dynamischer Prozeß, bei dem unterschiedliche Motivationen in Wechselwirkung stehen, wie es für einen ambivalenten Zustand charakteristisch ist. Deshalb ist es wichtig, daß die Veränderungsziele klar erkennbar, attraktiv und (prinzipiell) erreichbar sind. In der Alkoholismusbehandlung sind 5 Stufen des Motivationsprozesses beschrieben worden (Hänsel 1981):

– erste Ahnungen zur Problematik des Trinkverhaltens,
– Problematisierung des Trinkverhaltens,
– Akzeptieren der Abhängigkeit – Krankheitseinsicht,
– Therapiebereitschaft,
– Bereitschaft zur dauerhaften und zufriedenen Abstinenz.

Für die praktische Durchführung der Motivierung empfiehlt sich eine Konkretisierung in 6 Zielvorstellungen:

– Erkennung der Notwendigkeit einer Änderung der gegenwärtigen Situation („so geht es nicht mehr weiter"),
– Anerkennung der Hilfsbedürftigkeit („ich schaffe es nicht mehr allein"),

- Akzeptieren der angebotenen Hilfe („ich lasse mir helfen"),
- Anerkennung des Alkoholikerstatus („ich bin ein Alkoholiker"),
- Anerkennung des Abstinenzzieles („ich darf überhaupt keinen Alkohol mehr trinken"),
- Anerkennung des Ziels des allgemeinen Verhaltenswandels („ich muß mein Leben anders gestalten, wenn ich nicht mehr rückfällig werden soll").

Zur **Reduzierung der Abbruchrate,** die nach einer amerikanischen Sammelstatistik in den ersten 5 Sitzungen ambulanter Therapie bei 49 % liegt (Küfner 1981 a), wurde ein Katalog von Maßnahmen empfohlen (Baekeland u. Mitarb. 1971): fester Termin zum Erstgespräch, breites Behandlungsangebot, Klarstellung von Zielsetzung und Therapieablauf, Kontakt zu Bezugspersonen, rasche Hilfe bei psychischen und körperlichen Symptomen. Verschiedene therapeutische Ansätze zur Motivation werden in den Abschnitten 8.4.2 und 8.4.3 dargestellt.

In der Regel hat sich mit dem Ende der Kontaktphase (oder der Problematisierungsphase) eine wenn auch nur vorläufige und wenig stabile Entscheidung bezüglich Alkoholabstinenz und Behandlungsbereitschaft entwickelt. Dieser Übergang kann im Rahmen einer Kurztherapie oder Motivationsbehandlung erfolgen oder sich deutlich durch Beginn einer stationären Behandlung abgrenzen.

8.2.3   Entgiftungs- bzw. Entzugsphase

Hauptziel der Entzugsphase ist eine Unterbrechung des bisherigen Alkoholkonsums bzw. das Erreichen einer vorläufigen Alkoholabstinenz. Dabei kann es zu mehr oder weniger ausgeprägten Entzugserscheinungen kommen. Die vorwiegend körperliche Entgiftungs- oder Entzugsphase dauert in der Regel nur einige Tage, höchstens wenige Wochen. Eine medikamentöse Behandlung ist immer dann nötig, wenn der Patient unter der Dauereinwirkung von erheblichen Mengen alkoholischer Getränke steht und aufgrund früherer Erfahrungen des Patienten mit dem Auftreten von beträchtlichen Entzugserscheinungen zu rechnen ist. Dies ist nur bei einem Teil der Alkoholiker, die zur Behandlung erscheinen, der Fall. Sie kann meist ambulant durchgeführt werden. Nur bei schweren Entzugserscheinungen ist eine stationäre Behandlung in einem Allgemeinkrankenhaus oder auf einer speziellen Entgiftungs- bzw. Entzugsstation nicht zu umgehen. Auch bei zusätzlichem Medikamentenmißbrauch ist verstärkt mit Komplikationen zu rechnen. Der Alkoholentzug ist primär Aufgabe des Patienten. In der Regel ist ein totaler, nicht ausschleichender Alkoholentzug angezeigt. Therapeutische Aufgaben sind die Klärung und Unterstützung einer unter Umständen nur vorläufigen Abstinenzmotivation sowie die Planung und Durchführung einzelner Schritte zur Bewältigung von Suchtverlangen und Trinkimpulsen. Bei einer stationären Entzugsbehandlung sollte über die somatische Behandlung hinaus bereits auf die notwendige weitere Behandlung zur Entwöhnung im Sinne einer qualifizierten Entgiftung hingewirkt werden (s. 8.4.3). Dabei ist es zweckmäßig, mit Sozialarbeitern bzw. Psychologen zusammenzuarbeiten.

In der Regel ist eine Entzugsbehandlung nicht ausreichend, um einen länger dauernden Erfolg zu erreichen. So waren nach einer Untersuchung in einem Berliner psychiatrischen Krankenhaus von den Patienten, bei denen nur eine Entgiftungsbehandlung vorgenommen worden war, nach einem Jahr nur 11% abstinent geblieben. Bei 70,5% war diese Behandlung, auf Dauer gesehen, „völlig erfolglos" (Bonsels-Götz u. Bess 1984).

8.2.4   Entwöhnungsphase

Vorgehen: Das Ziel der Entwöhnungsphase ist es, die vorläufige Abstinenzphase zu stabilisieren und langfristig den Mißbrauchs- bzw. Abhängigkeitsprozeß abzubrechen. Das kann auf mehreren Wegen geschehen:

- durch Bewußtmachen der Folgen, falls das problematische Verhalten fortgesetzt wird;
- durch Bewußtmachen (soweit nötig und möglich) der somatischen, psychischen und sozialen Entstehungsbedingungen;
- durch Erlernen neuer Bewältigungsstrategien und Sozialisationsformen eines zufriedenen Lebens ohne Alkohol;
- evtl. durch Anwendung von Medikamenten zur Minderung des Verlangens nach Alkohol oder zur vermehrten Sensibilisierung gegenüber der Alkoholwirkung.

Behandlungsformen und Dauer: Um dies zu erreichen, bedarf es umfassender Maßnahmen. Sie sind vorwiegend psychotherapeutisch und pädagogisch, aber auch soziotherapeutisch orientiert. Dies schließt normative Aspekte mit ein, die in bestimmten Verfahren bzw. Institutionen eine besondere Akzentuierung erfahren haben (z.B. bei den Anonymen Alkoholikern) (s. 8.8.3.2). Wegen der Bedeutung der Familie für die Entstehung und Aufrechterhaltung des Alkoholismus, aber auch wegen der Konsequenzen, unter denen sie zu leiden hat, ist häufig die Einbeziehung der Familienangehörigen erforderlich.

Die Entwöhnungsbehandlung kann ambulant, teilstationär oder stationär durchgeführt werden. Es werden je nach Dauer der stationären Behandlung drei Formen unterschieden:

- kurzfristige Behandlung: 4 – 8 Wochen,
- mittelfristige Behandlung: 2 – 4 Monate,
- langfristige Behandlung: 5 – 6 Monate, manchmal auch mehr.

Im nicht deutschsprachigen Ausland ist eine kurzfristige Behandlung die Regel, schon aus Kostengründen. Die ausschließlich ambulante Behandlung gewinnt zunehmend an Bedeutung. Sie wird berufsbegleitend durchgeführt und erstreckt sich in individueller Weise meist über mehrere Monate (z. B. Arend 1994). Über die Indikation zu den jeweiligen Behandlungsformen s. 9.5.

8.2.5 Weiterbehandlungs- und Nachsorgephase

Ziele: Die Aktivitäten dieser Phase haben das Ziel, die Entwöhnung zu stabilisieren, insbesondere den abstinenten Lebensstil bei Wiedereingliederung in die sozialen Bezüge der Arbeitsstelle und der Familie einzuüben. Weiterbestehende Störungen, z. B. Phobien, können zum Ziel einer Nachbehandlung gemacht werden. Eine weitere wichtige Aufgabe ist es, eventuelle Rückfälle aufzufangen (s. 8.4.11.2).

Vorgehen: Die Weiterbehandlungs- bzw. Nachsorgephase dauert unter Umständen mehrere Jahre und wird grundsätzlich ambulant durchgeführt. Ein beträchtlicher Teil der Nachsorge wird durch Selbsthilfegruppen vorgenommen (McCrady u. DeLaney 1995). Nur bei Patienten mit ungünstiger Sozialstruktur und starker psychischer Labilität ist eine vorübergehende Unterbringung in Übergangsheimen angezeigt. Bei schwer beeinflußbaren körperlichen und psychischen Schäden ist manchmal eine stationäre Weiterbehandlung (unter mehr kustodialen Aspekten) nicht zu umgehen.

Eigene Aktivitäten der Patienten: Für viele Alkoholiker ist die Teilnahme an Aktivitäten in der Weiterbehandlungs- und Nachsorgephase hilfreich. In einer Metaanalyse von Untersuchungen über die Anonymen Alkoholiker von Emrick u. Mitarb. (1993) konnte gezeigt werden, daß der zusätzliche Besuch von AA-Gruppen während oder nach der Behandlung in einem positiven Zusammenhang mit einem größeren Behandlungserfolg steht. Der Zusammenhang ist allerdings bescheiden. Allerdings scheint es auch eine Gruppe von Alkoholikern zu geben, die auch ohne Nachsorge eine günstige Prognose haben (Küfner u. Feuerlein

1989). Als wesentlicher Wirkfaktor gilt die wiederholte Konfrontation mit eigenem oder fremdem Suchtverhalten. Dabei erfolgt ein Wiederauffrischen von negativen Erinnerungen, das die eigene Abstinenzhaltung bestärkt (Vaillant 1989).

8.3   Somatische (medikamentöse) Therapie

8.3.1   Akute Alkoholintoxikation

Die Behandlung der akuten Alkoholintoxikation erfolgt nach den Grundsätzen der klinischen Toxikologie. Schwere Alkoholintoxikationen mit Bewußtseinsstörungen machen eine stationäre Behandlung unumgänglich, vorzugsweise auf einer toxikologischen Station. Diagnostisch sind zunächst Polyintoxikationen mit anderen Medikamenten oder Drogen auszuschließen. In Zweifelsfällen sind Asservate des Erbrochenen und des Urins sicherzustellen und möglichst Blutalkoholproben abzunehmen. Grundsätzlich gelten die gleichen Prinzipien wie bei der Behandlung der Schlafmittelvergiftung, doch vereinfacht sich beim Alkoholrausch die Behandlung, weil die Halbwertszeit des Alkohols im Vergleich mit den meisten Hypnotika und Tranquilizern wesentlich kürzer ist. In den meisten Fällen sind keine spezifischen medikamentösen Behandlungsmaßnahmen erforderlich. In der Resorptionsphase kommt nur bei schwersten Alkoholintoxikationen evtl. eine Magenspülung in Frage. In der Schlafphase bei Schwerintoxikationen ist die Infusion von Plasmaexpandern sowie Schnellinfusionen von 30- bis 50%iger Glucoselösung (1 g/kg Körpergewicht pro Stunde) sinnvoll. Fructose hat offensichtlich keinen entscheidenden Effekt auf den Alkoholabbau und sollte wegen der Verstärkung der Gewebshypoxie und einer möglichen Hypoglykämie nicht eingesetzt werden. Außerdem kann es zu einer Erhöhung des Acetaldehyds mit Lactatazidose kommen. Stimulantien wie z.B. Coffein führen zu einer relativ raschen Vigilanzaufhellung, haben aber den Nachteil der Erniedrigung der Krampfschwelle.

Nur theoretisches Interesse hat das Benzodiazepinderivat Ro 15/4513, ein partieller Benzodiazepinagonist, der in der Lage ist, die alkoholbedingte Sedierung aufzuheben. Die Mortalität schwerer Alkoholintoxikationen wird durch Ro 15/4513 aber offensichtlich nicht entscheidend verbessert. Andere negative Wirkungen des Alkohols (z.B. toxische Wirkung auf innere Organe) werden ebenfalls nicht beeinflußt. Das Präparat ist nicht im Handel und eine klinische Anwendung bei Alkoholabhängigen nicht in Sicht.

8.3.2   Pathologischer Rausch

(Liskow u. Goodwin 1987)

Der pathologische Rausch mit seinen Leitsymptomen wie Erregungszuständen und Aggressivität erfordert eine intensive Behandlung. Sofern sich Patienten noch in der Resorptionsphase befinden, ist neben der Sedierung noch eine Magenentleerung angebracht, um eine Nachresorption zu verhindern. Dies kann durch Apomorphin (übliche Dosierung: 10 mg), evtl. in Verbindung mit 10 mg Norfenefrin (Novadral), geleistet werden. Naloxon (Narcanti) hat sich als Antidot bei schweren Ethanolintoxikationen nicht bewährt. In Einzelfällen konnte lediglich eine günstige Beeinflussung der Vigilanz bei alkoholbedingten komatösen Zuständen gezeigt werden. Als weitere Sedierungsmittel kommen Benzodiazepine (z. B. Diazepam = Valium) oder auch Neuroleptika vom Typ der Butyrophenone (z. B. Haloperidol = Haldol) in Frage.

8.3.3   Entzugserscheinungen und Alkoholdelir

Leichte und mittelschwere Entzugserscheinungen: Bei leichteren Entzugserscheinungen mit rein vegetativer Symptomatik ist in der Regel keine medikamentöse Behandlung notwendig. Bei mittelschweren Entzugserscheinungen kann die Behandlung auf die Sedierung, evtl. zusätzlich auf die Erhöhung der Krampfschwelle gerichtet sein. Hier kommen verschiedene Stoffgruppen in Frage, die ein entsprechendes Wirkungsspektrum aufweisen, in erster Linie die Benzodiazepine sowie das Clomethiazol (Distraneurin). Erst in zweiter Linie sind Medikamente wie Clonidin (Catapresan), Tiaprid (Tiapridex), β-Blocker vom Typ des Propranolols (Dociton) und Antikonvulsiva, insbesondere das Carbamazepin (Tegretal, Timonil), indiziert (Übersicht bei Busch u. Frings 1988, Soyka 1995).

Ziele und wichtigste Substanzen bei schweren Entzugserscheinungen: Bei schweren Entzugserscheinungen, insbesondere im Übergang zum Alkoholdelir, sind folgende Ziele zu berücksichtigen:

- Dämpfung der psychomotorischen Unruhe,
- antikonvulsive Wirkung,
- antipsychotische Wirkung,
- Dämpfung der vegetativen Symptome.

Hierbei stehen eine große Anzahl von Substanzen zur Verfügung, die diese 4 Wirkungen in mehr oder minder ausgeprägter Weise haben. Einige davon, insbesondere die Substanzen mit starkem sedativen und anxiolytischen Potential, haben eine nicht zu unterschätzende Suchtpotenz. Im klinischen Alltag haben sich insbesondere Benzodiazepine und Clomethiazol bewährt, die ein vergleichbares Wirkspektrum aufweisen.

Bei **Clomethiazol** sind als wichtigste Nebenwirkungen vor allem die Atemdepression sowie die vermehrte Bronchialsekretion zu bedenken. Die Dosierung des Clomethiazols erfolgt grundsätzlich nach der Wirkung, wobei initial meist 2–4 Kapseln (192 mg) oder 10 bis 20 ml Mixtur (1 ml = 31,5 mg) gegeben werden. Wenn die Wirkung (leichter Schlafzustand mit Erweckbarkeit) nach 30 bis 60 Minuten nicht erreicht wurde, können zusätzlich 2 Kapseln oder 10 ml Mixtur gegeben werden. Nur bei schwersten Erregungs- und Unruhezuständen sollte eine Infusionsbehandlung mit Clomethiazol erwogen werden, die grundsätzlich wegen der damit verbundenen Risiken (Atemdepression!) auf einer Intensivstation durchzuführen ist.

Die Behandlung mit **Benzodiazepinen** erfolgt nach ähnlichen Richtlinien, wobei sie sowohl oral wie auch in schweren Fällen parenteral per Infusion gegeben werden können. Mögliche Dosierungsschemata sind in Tab. 8.1 zusammenfassend dargestellt. Die therapeutische Breite

Tabelle 8.**1**   Benzodiazepine in der Therapie des Alkoholentzugssyndroms (aus Soyka, M.: Die Alkoholkrankheit. Chapman u. Hall, Weinheim 1995)

Substanz	Handelsname	Halbwerts-zeiten	Dosis/Tag (mg)
Alprazolam	Tafil	10–15 h[1]	2–8
Chlordiazepoxid	Librium Mutum	36–96 h[1,3]	100–300
Diazepam	Valium u. v. a.	20–40 h[1,3]	20–80 z. T. 500–1000
Dikaliumclorazepat	Tranxilium	50–100 h[1,3]	20–80 z. T. 500–1000
Oxazepam	Adumbran Praxiten u. v. a.	4–15 h[2]	60–240
Lorazepam	Tavor Laubeel u. v. a.	12–15 h[2]	4–16

[1] Abbau durch Oxidation.
[2] Konjugation.
[3] Aktive Metaboliten mit z. T. erheblich längeren Halbwertszeiten (z. B. Chlordiazepoxid, Dikaliumclorazepat und Diazepam zu Nordiazepam HW 50–100 h).

bei Benzodiazepinen ist sehr hoch, und in Einzelfällen bei schwerem Alkoholdelir kann z. B. Diazepam bis in den Grammbereich hinein dosiert werden.

Haloperidol: Zur Einsparung von Clomethiazol und Benzodiazepinen hat sich insbesondere bei schweren Alkoholdelirien und somatischen Begleiterkrankungen wie z. B. Pankreatitis die Kombination mit Haloperidol (Haldol) bewährt, das zu einer Reduktion der Dosis von Sedativa führen kann. Als Monotherapie sind Neuroleptika vom Typ des Haloperidols zur Behandlung des Alkoholentzugssymptoms und des Alkoholdelirs aber ungeeignet. Bei schweren Deliren sind Dosen bis zu 60 mg/Tag indiziert.

Gegenüber den Benzodiazepinen und Clomethiazol sind **ältere Hypnotika** wie die Barbiturate in den Hintergrund getreten, die zwar auch wirksam sind, aber eine geringere therapeutische Breite aufweisen bzw. toxischer sind.

Für Entzüge bei Patienten mit einer Vorgeschichte von Entzugskrampfanfällen bietet sich **Carbamazepin** als Monotherapie an, evtl. auch in Kombination mit Benzodiazepinen. Die Dosierung sollte dabei in einem Bereich von 600 bis 1200 mg/Tag liegen. Eine ambulante Behandlung mit Carbamazepin sollte wegen wiederholt aufgetretener Intoxikationen auf begründete Ausnahmefälle beschränkt bleiben.

β-Blocker und Clonidin: β-Blocker haben sich nur bei leichten Entzugserscheinungen, insbesondere bei Tremor, bewährt. Vor allem von Intensivmedizinern wird die Gabe von Clonidin, einem α_2-Rezeptoragonisten, propagiert, der vor allem die Symptome einer adrenergen Überfunktion wie z. B. Hypertonus günstig beeinflußt. Zur Monotherapie des Alkoholdelirs ist Clonidin allerdings nicht geeignet.

Wenig bewährte und kontraindizierte Substanzen: Andere mögliche Substanzen wie Calciumantagonisten vom Typ des Nifedipins oder Flunarizins sind im Alkoholentzug noch nicht ausreichend untersucht worden (Übersicht bei Soyka 1995). Opioide sind kontraindiziert, und auch Phenothiazine oder andere Neuroleptika (Ausnahme: Haloperidol) sind nicht zuletzt wegen der Senkung der Krampfschwelle eher ungünstig.

Wichtig ist bei allen Patienten mit schwerem Alkoholentzug oder Alkoholdelir der behutsame **Ausgleich von Störungen des Wasser- und Mineralhaushaltes** (Natrium, Kalium, Magnesium) sowie die eventuelle Vermeidung einer Hypoglykämie. Magnesiummangel ist bei Alkoholabhängigen häufig und sollte, obwohl die Wirksamkeit der Zufuhr von Magnesium im Alkoholentzug empirisch nicht ausreichend belegt ist, ausgeglichen werden, schon um Herzarrhythmien vorzubeugen.

Von Anästhesisten und Chirurgen wird häufig noch **Ethanol** zur Vorbeugung eines Alkoholentzugssyndroms in Form von Infusionen gegeben (s. 2.2.11). Die Vorteile werden in der guten Steuerbarkeit gesehen. Nachteile sind die hohe Toxizität und das Suchtpotential sowie mögliche postoperative Komplikationen nach Absetzen des Alkohols, weswegen aus psychiatrischer Sicht von einer Anwendung abzuraten ist.

Eine gewisse Besonderheit betrifft **ambulante Alkoholentzüge**: Hier sind Benzodiazepine und Clomethiazol wegen ihrer Suchtpotenz zu meiden. Am sinnvollsten erscheint hier bei leichteren Entzügen, sofern eine Medikation überhaupt notwendig ist, die Gabe von sedierenden Trizyklika vom Typ des Doxepins (Aponal, Sinquan), von β-Blockern, in Ausnahmefällen auch von Carbamazepin.

Vitamin B: Bei Alkoholikern in der Entgiftungsphase, insbesondere bei denen mit Alkoholpsychosen oder anderen neuropsychiatrischen Störungen, sollte eine großzügige Substitution mit B-Vitaminen, insbesondere Vitamin B_1 (100 bis 200 mg/Tag), zur Prophylaxe eines Wernicke-Korsakow-Syndroms durchgeführt werden.

Bei schweren Entzugssyndromen, insbesondere beim Vollbild des Alkoholdelirs, kann die zusätzliche Behandlung nach den Grundsätzen der **Intensivmedizin** notwendig werden. Hierauf kann aus Platzgründen nicht im Detail eingegangen werden. Indikationen für die Aufnahme in einer Intensivstation sind vor allem die Notwendigkeit parenteraler Behandlung, ferner die Bronchialtoilette und die Überwachung pulmonaler und kardiovaskulärer Funktionen, das Vorliegen von Polyintoxikationen sowie das häufige Auftreten von Krampfanfällen.

Verschiedentlich wurde der Einfluß von **Akupunktur** zur Behandlung des Alkohol- und Drogenentzugssyndroms propagiert. Ihre Wirksamkeit wird auf die durch sie verursachte Reizung anticholinerger Rezeptoren zurückgeführt (Mendelson 1978), ist empirisch aber nicht gesichert. Möglicherweise spielt eine Freisetzung von Endorphinen eine Rolle.

8.3.4   Alkoholhalluzinose

Hier ist wegen der Akuität des Krankheitsbildes meist eine neuroleptische Behandlung, vorzugsweise mit Neuroleptika vom Typ der Butyrophenone, nicht zu umgehen. In der Regel sind Dosen von 5 – 10 mg/Tag ausreichend, um zu einer raschen Remission der Halluzinationen zu führen. Bei weiterer Alkoholabstinenz ist die Prognose gut und eine neuroleptische Dauertherapie nicht indiziert.

8.3.5 Therapie suchtkranker Schizophrener

Die Behandlung suchtkranker Schizophrener ist schwierig, nicht nur wegen der angesprochenen häufigen Non-Compliance, sondern auch einer vermehrten Rate von Dyskinesien bei neuroleptikabehandelten alkoholkranken Schizophrenen. Disulfiram ist bei Schizophrenen wegen der häufigen psychotischen Reaktionen kontraindiziert (s. 8.3.8). Neben der vermehrten Anwendung von Depotneuroleptika und ausreichender Behandlung neuroleptikainduzierter Nebenwirkungen kommt vor allem einer adäquaten psychotherapeutischen und psychosozialen Betreuung dieser Patienten eine große Bedeutung zu. Selbsthilfegruppen sind wegen der besonderen Verwundbarkeit dieser Patienten häufig weniger sinnvoll, stützende oder psychoedukative Therapien dagegen vorzuziehen. In den letzten Jahren wurden wegen der Häufung sog. „Dual-diagnosis"-Schizophrenen in vielen psychiatrischen Kliniken spezielle Therapiestationen eingerichtet.

8.3.6 Wernicke-Korsakow-Syndrom

Die Therapie der Wahl stellt die Gabe hoher Dosen von B-Vitaminen, insbesondere von Thiamin (300 mg tgl.), dar. Vorsicht bei i. v. Injektionen: Gelegentlich kann es zu anaphylaktischen Reaktionen kommen. Die Therapie kann bei Patienten mit initialen Symptomen der Wernicke-Korsakow-Erkrankung das Auftreten eines manifesten amnestischen Syndroms verhindern. Augenmuskelstörungen sprechen meist dramatisch rasch innerhalb von wenigen Stunden auf die Gabe von Thiamin an. Eine besondere Gefahr stellt die Anwendung von Glucoseinfusionen bei Alkoholikern in schlechtem Ernährungszustand dar: Durch diese Maßnahme kann eine Wernicke-Korsakow-Erkrankung ausgelöst oder die Frühform der Erkrankung wesentlich verschlechtert werden, da Glucose zu einem erhöhten Bedarf an Vitamin B_1 führt. Deshalb ist es zwingend notwendig, der Glucoselösung Vitamine der B-Gruppe hinzuzufügen (Victor u. Mitarb. 1971). Einige vorläufige Befunde lassen eine günstige Beeinflussung amnestischer Störungen durch Clonidin und vor allem Fluvoxamin erkennen (Martin u. Mitarb. 1995). Diese Untersuchungsergebnisse bedürfen aber noch einer weiteren Bestätigung.

8.3.7   Epileptische Anfälle

Einmalige epileptische Anfälle im Rahmen eines Entzugs-
krampfanfalls bedürfen *keiner* spezifischen medikamentösen Behandlung. Nach diagnostischer Abklärung (Ausschluß einer andersartigen
Ursache) kommen die üblichen therapeutischen Maßnahmen zur Anwendung. Bei bekannter Neigung zu Entzugskrampfanfällen ist entweder die Gabe von Benzodiazepinen oder Clomethiazol oder aber von
Carbamazepin notwendig. Nur die eigentliche Alkoholepilepsie zwingt
zu einer antiepileptischen Dauerbehandlung.

8.3.8   Entwöhnungsbehandlung mit alkoholsensibilisierenden Medikamenten
(s. 2.2.10.3)

**Eigenschaften, Voraussetzungen zur Applikation und Kon-
traindikation:** Diese Medikamente sind dadurch ausgezeichnet, daß sie
bei gleichzeitiger Einnahme von Alkohol zum Auftreten von erheblichen
subjektiven und objektiven aversiven Reaktionen führen. Die Anwendung von alkoholsensibilisierenden Medikamenten ist an eine Reihe
von Bedingungen geknüpft:

Die Patienten müssen über die Art ihrer Behandlung und ihrer
möglichen Komplikationen genau aufgeklärt sein (diese Aufklärung soll
sich der Arzt nach Möglichkeit schriftlich bestätigen lassen).

– Die Patienten müssen kooperativ sein.
– Eine Bezugsperson sollte vorhanden sein, die die Einnahme
  überwacht. Es hat sich bewährt, die Einnahme als ein Ritual zu
  vollziehen, das täglich zur gleichen Zeit (z.B. beim Frühstück)
  unter Überwachung erfolgt, aber ohne jeglichen Kommentar
  des Partners.
– Die Therapie muß über längere Zeit (mindestens über mehrere Monate) durchgeführt werden können.
– Die Behandlung sollte nur in Kombination mit anderen (psy-
  chologisch-psychotherapeutischen) Verfahren durchgeführt
  werden.
– Kontraindikationen sind streng zu beachten: Leber- und Koro-
  narschäden, floride Magen- und Duodenalulzera, Enzephalopathien mit schwerem psychoorganischen Abbau, Epilepsien
  und Psychosen in der Vorgeschichte. Eine weitere Kontraindikation ist der fortgesetzte Alkoholkonsum trotz Behandlung
  mit Disulfiram (mit oder ohne Auftreten der typischen Alkohol-Disulfiram-Reaktion).

Zeitpunkt der Applikation: Die Behandlung mit alkoholsensibilisierenden Medikamenten kann grundsätzlich in der Kontakt-, Entwöhnungs- und Nachsorgephase der Alkoholismustherapie erfolgen: in der Kontaktphase zur Erziehlung einer vorläufigen Abstinenz, in der Entwöhnungsphase, wenn aus bestimmten Gründen keine stationäre oder ambulante psychotherapeutische Behandlung möglich ist, in der Nachfolgephase, wenn in schweren Fällen diese sich psychotherapierefraktär erwiesen haben, jedoch grundsätzlich therapiemotiviert sind.

Disulfiram (Antabus) (Banys 1988): Disulfiram ist das mit Abstand am weitesten verbreitete und bekannteste Medikament dieser Gruppe. Disulfiram blockiert die Acetaldehyddehydrogenase reversibel, so daß es beim Konsum von Alkohol zu hohen Spiegeln von Acetaldehyd mit den daraus resultierenden Symptomen der Disulfiram-Alkohol-Reaktionen kommt. Die Reaktion tritt dabei bei einer Dosierung von 500–1000 mg pro Tag und gleichzeitiger Gabe von Alkohol oft schon bei einer Blutalkoholkonzentration von 0,1‰ nach 10–30 Minuten auf. Disulfiram wirkt in der Regel 3–5 Tage nach der Einnahme weiter. Zu den häufigsten Nebenwirkungen gehören Müdigkeit und Schwindel.

Die Wirksamkeit von Disulfiram in der Alkoholismusbehandlung ist recht umstritten und wird durch neuere Therapieansätze mit Anti-Craving-Substanzen (s. u.) weiter in Frage gestellt. Die größeren zu dieser Frage durchgeführten plazebokontrollierten Doppelblinduntersuchungen haben enttäuschende Ergebnisse gezeigt (Fuller u. Mitarb. 1986). Die erheblichen Nebenwirkungen von Disulfiram (vereinzelte Auslösung von Entzugskrampfanfällen, Hepatopathien, in Einzelfällen auch teratogene Schädigungen, Phokomelien [bei Kindern von Müttern, die im ersten Trimenon der Schwangerschaft unter Disulfirambehandlung standen], symptomatische Psychosen, Polyneuropathien, Geschmacksveränderungen, Artikulationsstörungen, Opticusneuritis und Ataxien, Nachlassen von Libido und Potenz) engen den Indikationsspielraum weiter ein. Am ehesten dürfte Disulfiram bei sozial gut integrierten, hochmotivierten Patienten indiziert sein (Übersicht bei Soyka 1995).

Dosierung: In der Regel sind Dosierungen von 500 mg/Tag ausreichend. Die früher durchgeführten Therapieversuche mit Implantation von Disulfiram in die Bauchhaut sind wieder verlassen worden. Antihistaminika und Neuroleptika vom Typ der Phenothiazine sowie Antikonvulsiva sollten bei einer Anwendung von Disulfiram nicht gegeben werden, da sie die Wirkung des Disulfirams teilweise aufheben und so die Behandlung nutzlos machen. Zudem interagiert Disulfiram mit verschiedenen anderen Drogen und Medikamenten, wie z. B. Isoniazid, Phenothiazinen, oralen Antikoagulantien und Amitriptylin, wodurch es zum Auftreten toxischer Interaktionen kommen kann.

Calciumcyanamid = Calciumcarbamid (Dipsan) blockiert die Acetaldehyddehydrogenase reversibel. Die Wirkung dieser Substanz ist gegenüber Disulfiram geringer und kürzer. Ein Vorteil ist die konstantere Wirkung und die leichtere Handhabung. Das Präparat ist in Deutschland nicht im Handel, aber in Österreich.

Metronidazol (Clont): Das Präparat wird zur Behandlung von Trichomonadeninfektionen eingesetzt. Seine Unverträglichkeit mit Alkohol wurde wiederholt beschrieben. In der Alkoholismusbehandlung spielt die Substanz in deutschsprachigen Ländern keine Rolle.

8.3.9   Antidipsotropika (= Anti-Craving-Substanzen)

Übersicht: Aussichtsreicher erscheinen neuere Behandlungsansätze mit Antidipsotropika oder sog. Anti-Craving-Substanzen. Hier wurden in den letzten Jahren zahlreiche Therapiestudien mit sehr verschiedenen Substanzen durchgeführt (Übersicht bei Soyka 1995 a, Soyka 1997 a, b), wobei neben Serotonin-Wiederaufnahmehemmern auch Serotoninagonisten und -antagonisten sowie dopaminerge Pharmaka eingesetzt wurden. Klinische Bedeutung haben aber bislang nur zwei Substanzen, nämlich der NMDA-Modulator Acamprosat (Campral) sowie der Opioidantagonist Naltrexon (Nemexin). Offene klinische Fragen betreffen dabei unter anderem die Kombination neuer pharmakologischer Ansätze mit den bisher dominierenden psychotherapeutischen Maßnahmen und das Fehlen einer differentiellen Indikationsstellung für bestimmte Subtypen von Alkoholabhängigen.

Acamprosat (Campral) beeinflußt das glutamaterge System (Zieglgänsberger u. Zeise 1992), hat einen NMDA-antagonistischen Effekt und moduliert indirekt durch die Beeinflussung spannungsabhängiger Calciumkanäle die neuronale Erregbarkeit. Die Substanz ist seit 1989 in Frankreich und seit 1996 in Deutschland und vielen anderen europäischen Ländern zur Behandlung (Rückfallprophylaxe) Alkoholabhängiger zugelassen. Wegen der relativ schlechten Resorption ist die Einnahme von 1,3 – 2 g/Tag (entsprechen 4 – 6 Tabletten) notwendig. In zahlreichen plazebokontrollierten Doppelblindstudien (6 – 12 Monate) hat sich die Substanz als effektives Pharmakon in der Rückfallprophylaxe der Alkoholabhängigkeit erwiesen (Übersicht bei Soyka 1995 b, Saß u. Mitarb. 1996, Whitworth u. Mitarb. 1996). Psychotrope Wirkung hat die Substanz offensichtlich nicht. Sie verstärkt auch nicht die toxische Wirkung von Alkohol und hat keine Suchtpotenz. Die wichtigsten Nebenwirkungen betreffen den Gastrointestinaltrakt: meist Diarrhöen, außerdem Schwindel und Kopfschmerzen. Acamprosat ist insgesamt gut verträglich und interagiert offensichtlich auch nicht mit Hypnotika und Sedativa vom Typ der Benzodiazepine. Kontraindikation ist das Vorliegen einer Hyperkalzämie. Besonders indiziert dürfte eine Behandlung mit Antidipsotropika vom Typ des Acamprosats in der Frühphase der Alkoholabstinenz (erste 6–12 Monate) sein. Generell ist zur Behandlung mit Anti-Craving-Substanzen festzustellen, daß diese – ähnlich wie das Disulfiram – nur eingebettet in eine breiter angelegte ärztlich-psychotherapeutisch geführte Behandlung sinnvoll sind, dann allerdings insbesondere bei Patienten mit starkem Alkoholverlangen oder häufigen Rückfällen eine interessante Ergänzung zu den bisher etablierten Therapieverfahren darstellen.

Eine mögliche Alternative stellen Opioidantagonisten vom Typ des **Naltrexons** (Nemexin) dar. Die rückfallprophylaktische Wirkung von Naltrexon konnte in zwei plazebokontrollierten randomisierten Doppelblindstudien mit einer 3monatigen Prüfdauer gezeigt werden (O'Malley u. Mitarb. 1992, Volpicelli u. Mitarb. 1992). Eine Reihe weiterer Untersuchungen werden derzeit durchgeführt und dürften Aufschluß über die klinische Wirksamkeit von Naltrexon geben. Die wichtigsten Nebenwirkungen betreffen den Gastrointestinaltrakt (Obstipation, vor allem Übelkeit). Außerdem kommt es in einzelnen Fällen zu Transaminasenerhöhungen. Insbesondere bei gleichzeitiger Gabe von anderen Psychopharmaka wie z. B. Antidepressiva können darüber hinaus zahlreiche andere Nebenwirkungen auftreten (Croop u. Mitarb. 1995). Naltrexon dürfte im Vergleich mit anderen Antidipsotropika einen ausgeprägten „Anti-Craving-Effekt" haben (vermindertes Alkoholverlangen oder verminderte Alkoholwirkung). Besonders wirksam war die Substanz in den oben genannten Studien bei denjenigen Patienten, die einen kurzen Alkoholrückfall hatten, dann aber nicht in ihr altes Trinkverhalten zurückfielen. Naltrexon ist in Deutschland bisher nicht als Anti-Craving-Substanz zugelassen.

Weitere Substanzen: Neben Naltrexon hat sich in einer Pilotuntersuchung auch ein anderer Opioidantagonist, Nalmefen, als potentiell wirksame Anti-Craving-Substanz erwiesen (Mason u. Mitarb. 1994). Hier sind allerdings noch weitere Untersuchungen notwendig. Die Substanz ist in Europa nicht zugelassen. Darüber hinaus wurden eine Reihe anderer Substanzen zur Rückfallprophylaxe bei Alkoholabhängigen eingesetzt (Tab. 9.5, 9.4). Eine gewisse Bedeutung könnte dabei unter anderem dem atypischen Anxiolytikum Buspiron (Bespar) zukommen, das sich bei Alkoholabhängigen mit Angststörungen in einigen Untersuchungen als effektiv erwiesen hat (Kranzler u. Mitarb. 1994). Von den verschiedenen dopaminergen Substanzen spielt derzeit neben Bromocriptin (wenige Studien verfügbar) nur noch das Neuroleptikum Flupentixol (laufende Untersuchungen) eine Rolle.

8.3.10 Sonstige Pharmaka und Methoden

Bei Alkoholabhängigen wurden zahlreiche **Psychopharmaka** zur Verbesserung der Abstinenzraten eingesetzt, darunter trizyklische Antidepressiva, z. B. Amitriptylin und Desipramin, Neuroleptika vom Typ der Butyrophenone (z. B. Haloperidol), ferner β-Blocker vom Typ des Propranolols und viele andere (Übersicht bei Soyka 1995, 1997). Keine der genannten Substanzen bzw. Substanzgruppen hat dabei einen überzeugenden Wirknachweis geliefert. Am ehesten dürften trizyklische Antidepressiva oder Serotonin-Wiederaufnahmehemmer bei depressiven Alkoholabhängigen indiziert sein. Der Hauptwert liegt in einer Unterstützung der übrigen Therapie.

Die prophylaktische Behandlung mit **Lithiumsalzen** hat sich ebenfalls nicht bewährt und dürfte nur bei Patienten mit bipolaren affektiven Erkrankungen in Frage kommen (Merry u. Mitarb. 1976). Die wichtigsten zur Frage der Wirksamkeit von Lithium in der Rückfallprophylaxe von Alkoholabhängigen durchgeführten Untersuchungen haben enttäuschende Ergebnisse gezeigt (Dorus u. Mitarb. 1989).

Einige Hoffnung knüpfte sich auch an die Therapie von Alkoholabhängigen mit **Akupunktur.** Verschiedene Autoren (vor allem Marx 1978) setzten die Akupunktur im Rahmen der eigentlichen Entwöhnungstherapie ein, wobei individuell vorgegangen wurde. Ursprünglich wurde nur eine allgemeine Akupunktur vorgenommen; die Hautpunkte wurden elektrisch stimuliert. Später wurde zur Ohrakupunktur übergegangen. In den meisten Fällen wurden 6 – 12 Sitzungen im Abstand von 5 Tagen durchgeführt. Nach neueren Untersuchungen von Worner u. Mitarb. (1992) ist die Akupunktur bei der Beeinflussung der Rückfallrate allerdings wirkungslos.

8.4 Psychotherapie

8.4.1 Begriffserklärung und Überblick

Definition: Der Begriff Psychotherapie wird hier im weiteren Sinne verwendet. Gemeint sind damit alle therapeutischen Interventionen, die mit Methoden der verbalen und nonverbalen Kommunikation durchgeführt werden, einschließlich der Wissensvermittlung zur Selbstveränderung. In Abgrenzung von soziotherapeutischen Maßnahmen (s. 8.5) steht die Beeinflussung des Betroffenen selbst im Vordergrund, nicht die strukturelle Veränderung seines sozialen Umfeldes.

Psychosoziale Interventionen können sich sowohl auf psychotherapeutische wie auch auf soziotherapeutische Maßnahmen beziehen. Der Schwerpunkt psychoedukativer Verfahren liegt auf Änderungen des Lebensstils (z.B. Ernährung) und auf pädagogischen Methoden der Wissensvermittlung und des Einübens bestimmter Verhaltensweisen. Er wird hier dem Begriff der Psychotherapie zugeordnet, weil dabei der einzelne im Mittelpunkt steht und nicht so sehr das soziale Umfeld.

Zwischen psychosozialer Beratung und Psychotherapie gibt es keine klare inhaltliche und methodische Abgrenzung. Deshalb wird hier unter dem Begriff Psychotherapie beides verstanden. Psychotherapie läßt sich beschreiben durch Ziele, Methoden (bestehend aus einzelnen Strategien und Techniken) und die Störungen, die sie behandeln soll. Ein Therapiekonzept bzw. -programm steuert den Behandlungsprozeß in einer strukturierenden Weise. Behandlungsprogramme sind meist komplex strukturiert und umfassen zahlreiche Behandlungsmethoden und -phasen. Die Durchführung eines Behandlungsprogramms erfolgt durch die Anwendung therapeutischer Strategien (Ziele und Therapiemethoden) und durch die einzelnen therapeutischen Interventionen als Handlungseinheiten.

Überblick: Nach einer kurzen Charakterisierung des therapeutischen Gesprächs als Basismethode werden suchtspezifische Kurztherapien und Konzepte der Frühintervention und der Motivationsbehandlung dargestellt, die als eigener Typus von Behandlungskonzepten aufgefaßt werden können, der sich gegenüber der üblichen Entwöhnungsbehandlung durch die meist unmittelbare Verbindung mit einer Entzugsbehandlung und durch eine geringe zeitliche Dauer (Kurztherapie) auszeichnet. Bei der Darstellung psychotherapeutischer Methoden steht die Anwendung im Suchtbereich im Vordergrund, auch wenn, soweit erforderlich, allgemeine therapeutische Prinzipien mit einbezogen werden. Die Grundformen psychotherapeutischer Interventionen (Einzeltherapie, Gruppentherapie, Familien- bzw. Paartherapie) werden zunächst unabhängig von Therapieschulen dargestellt. Danach werden als Schulrichtungen die Psychoanalyse, die Verhaltenstherapie und die systemische Therapie in ihren wesentlichen Charakteristika und mit ausgewählten Verfahren (Techniken) beschrieben.

Grundsätzliche Fragen der Anwendung psychotherapeutischer Verfahren auf den Suchtbereich beziehen sich einmal auf das Problem der Spezifität für das Suchtverhalten (für Abstinenzmotivation, Rückfälle, Suchtverlangen und dessen Kontrolle u.a.); zum anderen auf das einer allgemeinen Problem-, Konflikt- oder Streßverarbeitung. Zum anderen gilt es, den Aspekt der Individualisierung des Therapiekonzepts und des psychotherapeutischen Vorgehens, bezogen auf den jeweiligen Patienten, zu beachten. Besonders in der Anfangsphase der Therapie von Alkoholabhängigen erscheint ein suchtspezifischer Ansatz wichtig. Wahrscheinlich ist auch ein individualisiertes Vorgehen erfolgreicher, auch wenn dafür bislang keine klaren empirischen Befunde vorliegen.

8.4.2   Therapeutisches Gespräch als Basismethode

Das Einzelgespräch gehört zu den therapeutischen Basismethoden und wird deshalb von der Einzeltherapie abgegrenzt.

Ziel: Zunächst erscheint der Grundsatz nützlich, den Patienten dort „abzuholen", wo er gerade in seinem Veränderungsprozeß steht. Das heißt, ihn bei der Bewältigung seiner gerade aktuellen Probleme, Störungen und Ziele zu unterstützen, ohne das Therapieziel der Abstinenz oder – unter Umständen bei Patienten mit schädlichem Gebrauch –, die deutliche Reduktion des Alkoholkonsums aus dem Blickfeld zu verlieren.

Gesprächsgrundlagen: Empirisch ist die Nützlichkeit der in der klientenzentrierten Gesprächspsychotherapie herausgearbeiteten Basisvariablen Empathie, Echtheit (authenticity) und Wärme gut abgesichert. Die Bedeutung für die suchtspezifische Anwendung erfordert aber darüber hinaus eine Spezifizierung und Ergänzung. Zusammenfassend erscheinen drei Gesprächseinstellungen hilfreich:

– *Empathie und Wärme:* Wesentlich ist eine Haltung der Offenheit für die Probleme, aber auch für die Stärken des Patienten und der Versuch, das Verhalten des Abhängigen soweit als möglich innerlich nachzuvollziehen. Dies gilt insbesondere für die zu erwartenden Verleugnungs- und Bagatellisierungstendenzen bezüglich des Alkoholmißbrauchs und der alkoholbedingten Schwierigkeiten, besonders in der Anfangsphase der Therapie.
– Eine *konsequente und gleichzeitig flexible Grundhaltung:* Damit ist die in der Gesprächstherapie geforderte Echtheit des Therapeuten angesprochen. Konsequentes therapeutisches Verhalten versucht immer wieder, aber dosiert und flexibel einen Zusammenhang mit dem Alkoholmißbrauch herzustellen. Außerdem ist auch bei einer raschen Besserung der meist erforderliche langfristige Veränderungsprozeß zu berücksichtigen.
– *Gelassenheit und Zuversicht:* Der Abhängige braucht in der Anfangsphase Zeit, um sich seine mangelnde Kontrollfähigkeit bezüglich des Alkoholkonsums einzugestehen und daraus Konsequenzen für eine Behandlung und für eine Haltung der Alkoholabstinenz zu ziehen. Dies kann sich in späteren Therapiephasen wiederholen. Gelassenheit betrifft auch die Hoffnung, trotz aller Schwierigkeiten die Probleme letztendlich in den Griff zu bekommen.

Das von Miller u. Rollnick (1991) entwickelte **Konzept der motivationalen Gesprächsführung** (motivational interviewing) ist eine

Basismethode, die speziell aus den Erfahrungen mit Abhängigen entwikkelt wurde. Die theoretische Basis wird einmal gebildet von der Grundannahme der Ambivalenz bezüglich einer Veränderung und zum anderen durch das Konzept der Selbstregulation. Fünf allgemeine Prinzipien bilden die Grundlage für das Gesprächsverhalten:

- Zeige Empathie!
  Akzeptieren des Klienten erleichtert Veränderungen. Ambivalenz gegenüber Veränderungen ist normal. Ein geschicktes reflektierendes Zuhören ist wesentlich.
- Zeige mangelnde Übereinstimmungen zwischen Zielen, Wünschen und Verhalten!
  Zwischen der gegenwärtigen Situation, dem tatsächlichen Verhalten und den Zielen und Wünschen des Klienten bestehen Widersprüche und mangelnde Übereinstimmung. Die Folgen problematischer Verhaltensweisen sollen bewußt werden. Der Klient soll die Argumente für Veränderungen selbst entwickeln, nicht der Therapeut.
- Vermeide Argumentieren!
  Argumente sind nicht produktiv. Abwehr erzeugt wiederum nur Abwehr. Widerstand ist ein Signal, die Strategie zu ändern. Etikettierungen sind im Sinne von Diagnosen unnötig.
- Gehe mit dem Widerstand!
  Eine Verhaltenstendenz sollte nicht blockiert, sondern als gute Chance genützt werden. Der Fokus der Wahrnehmung kann auf anderes verschoben werden. Neue Sichtweisen werden angeregt oder vorgeschlagen; sie werden nicht aufgezwungen. Der Klient hat bereits nützliche Ressourcen, um Lösungen zu finden.
- Unterstütze Selbstwirksamkeit!
  Der Glaube an die Möglichkeit von Veränderungen ist ein wichtiger Motivator. Der Klient ist selbst verantwortlich für die Wahl von Zielen und deren Realisierung. Ein Spektrum alternativer Ansätze, die verfügbar sind, stellt eine Hoffnung dar.

In diesen allgemeinen Prinzipien werden Elemente der klientenzentrierten und der systemischen lösungsorientierten Therapie deutlich. Erfahrungen aus dem Bereich der Selbsthilfe, z.B. der Anonymen Alkoholiker, werden dagegen ausgeklammert (z.B. der Schritt der „Kapitulation" im Sinne der AA). Über Ergebnisse dieses Therapieansatzes werden in der MATCH-Studie Aussagen gemacht (s. 9.2).

8.4.3   Frühintervention, Motivationsbehandlung, Kurztherapien

Frühinterventionen sind dadurch charakterisiert, daß Therapeuten auf Alkoholgefährdete und -abhängige aktiv zugehen, bevor diese selbst wegen des Alkoholproblems auf Therapeuten zukommen. Mit Ansätzen der Frühintervention, z. B. in Allgemeinkrankenhäusern (John u. Mitarb. 1996), soll versucht werden, chronische Verläufe abzukürzen, wiederholte Behandlungen zu vermeiden und schneller das Fernziel der Alkoholabstinenz zu erreichen. Formen der Frühintervention können Ratschläge wie ein Informationsblatt oder ein kurzes Gespräch sein, aber auch eine kurze Folge von Gesprächen oder ein kurzer stationärer Aufenthalt bis zu 3 Wochen. In einer Studie von John u. Mitarb. (1996) konnte gezeigt werden, daß im Jahr nach der Frühintervention die Inanspruchnahme von Selbsthilfegruppen, Entzugsbehandlungen, Suchtberatung und Entwöhnungsbehandlungen drastisch angestiegen ist (insgesamt von 28,9% auf 51,1%).

Zur **Motivation** haben zahlreiche Untersuchungen nachweisen können, daß eine Reihe therapeutischer Interventionen des Therapeuten einen Einfluß auf den Motivationsprozeß ausüben. Miller u. Sanchez (1993) haben zusammenfassend 6 Faktoren als wirksam herausgearbeitet, die durch das Akronym FRAMES charakterisiert sind:

- *F*eedback (Rückmeldung bezüglich negativer Folgen),
- *R*esponsibility (Verantwortung für das eigene Verhalten tragen),
- *A*dvice (Beratung hinsichtlich Ziele und Vorgehensweise),
- *M*enu (Wahlmöglichkeiten zwischen verschiedenen Therapieformen),
- *E*mpathy (einfühlendes Verstehen),
- *S*elf-efficacy (Förderung der Selbstwirksamkeitserwartung bezüglich Veränderungen).

Diese Faktoren gelten vermutlich auch für die Entwöhnungsbehandlung. Zur Förderung der „Compliance" hat sich eine aktive Kontaktaufnahme (Briefe, Telephonanrufe durch den Therapeuten) als hilfreich herausgestellt.

Kurztherapie: Ambulante kurzfristige Therapieformen wurden hauptsächlich in den angelsächsischen Ländern entwickelt und empirisch analysiert (Marlatt u. Gordon 1985, Miller 1985, Ritson 1986, Heather 1989, Bien u. Mitarb. 1993, Heather 1995). Die wichtigsten Ergebnisse aus diesen Studien sind in die Formulierung des oben beschriebenen Akronyms FRAMES eingegangen. Außerdem wurden im Zusammenhang mit der Diskussion über kontrolliertes Trinken als Therapieziel auch Kurztherapien für nicht abhängige Problemtrinker (definiert durch die tägliche Alkoholkonsummenge oder durch die Häufigkeit von Rauschtrinken) entwickelt. In einer randomisierten Untersuchung in 10 Ländern (n = 1661) ergab sich kein Unterschied hinsichtlich der Reduktion des Alkoholkonsums zwischen einer Therapiegruppe mit einem Ratschlag von 5 Minuten Dauer und einer 20-Minuten-Beratung einschließlich eines Selbsthilfemanuals. Den Interventionen ist jeweils ein allgemeines 20minütiges Gesundheitsinterview vorausgegangen (Babor u. Mitarb. 1994).

Ein weiterer Entwicklungstrend der Kurztherapie ergibt sich aus der Erweiterung und Intensivierung der Entzugsbehandlung über eine **„qualifizierte Entgiftung"** (Mann u. Stetter 1991, Stetter u. Mitarb. 1995) hinaus. Zentrale Komponenten sind Informationsvermittlung, Motivationsentwicklung und Rückfallprophylaxe (z.B. Veltrup u. Driesen 1993, Veltrup 1993). Weitere Therapiekonzepte für die Kontakt- bzw. Entzugsphase zur Förderung der Motivationsentwicklung im deutschsprachigen Raum wurden entwickelt von Petry (1993), Pfeiffer u. Mitarb. (1987), Schwoon (1990), Mann u. Stetter (1991) bzw. Zähres u. Mitarb. (1993). Petry (1993) hat auf verhaltenstheoretischer Grundlage 4 gruppentherapeutische Programme zur Behandlungsmotivierung konzipiert, nämlich

- zur Informationsvermittlung,
- zur Verhaltensdiagnostik,
- zur kognitiven Umstrukturierung,
- zur Rückfallprävention.

Diese Komponenten sind über eine reine Motivationsbehandlung hinaus auch wesentliche Bausteine einer alkoholismusspezifischen Entwöhnungsbehandlung auf verhaltenstheoretischer Grundlage und können daher als Programm einer Kurztherapie verstanden werden. Das Problem einer Abgrenzung der Motivationsentwicklung (Therapie- und Abstinenzmotivation) von der Entwöhnungsbehandlung ergibt sich daraus, daß eine Reihe von Patienten das Motivationsprogramm bereits als ausreichende Therapie ansehen, obwohl sie, gemessen am Behandlungserfolg, eine umfassendere Entwöhnungsbehandlung bräuchten (Pfeiffer u. Mitarb. 1987).

8.4.4   Einzeltherapie

Definition: Im Gegensatz zum therapeutischen Gespräch, das in unterschiedlichen Kontexten der Suchttherapie eingesetzt wird, ist mit Einzeltherapie die regelmäßige Anwendung von Einzelgesprächen als eigenständige Methode gemeint, die neben anderen Methoden zum Beispiel im Rahmen einer Gruppentherapie eingesetzt werden kann.

Im Vergleich zu Gruppenverfahren werden Einzelgespräche als individueller und mehr stützend eingeschätzt. Für hilfreiche Erfahrungen in Gruppen ist eine größere Stabilität und Selbstsicherheit in den sozialen Beziehungen erforderlich.

Anwendungsweise und Methodik: In der stationären Entwöhnungsphase wird die Einzeltherapie relativ selten als hauptsächliches, regelmäßiges Verfahren angewandt, obwohl sie sich hier (zumindest für prognostisch günstige Patienten) als eine effektive Behandlungskomponente erwiesen hat (Küfner u. Mitarb. 1988). In der ambulanten Therapie überwiegt die Einzeltherapie schon aus Gründen der Praktikabilität. Zur Methodik der Einzeltherapie gibt es nur wenig systematische Arbeiten. Meist wird auf die Methoden verwiesen, die die Gesprächspsychotherapie (nach Rogers 1977) entwickelt hat. Dabei stehen im Vordergrund das Bemühen um Selbstexploration des Patienten sowie die bereits in 8.4.2 dargestellten Basisvariablen (Verbalisierung emotionaler Erlebnisinhalte, Wärme und Echtheit) sowie der Verzicht auf direkte Ratschläge und analytische Deutungen.

Im Vergleich zur klassischen Psychoanalyse empfehlen verschiedene Autoren (Zimberg 1982) ein mehr aktives Vorgehen mit weniger Konfrontation und mit mehr Unterstützung der Abwehrmechanismen des Patienten (zumindest am Anfang). Außerdem wird auf die häufige starke Übertragung des Patienten hingewiesen, die den Therapeuten in die Gefahr einer entsprechenden Gegenübertragung bringe. Dieses Problem trifft aber nur für einen Teil der Patienten zu; bei vielen kommt es nicht zu einer intensiven Übertragungsbeziehung.

Vellemann (1992) beschreibt in seiner als Beratung bezeichneten **Vorgehensweise** (entsprechend dem Veränderungsmodell von Prochaska und Di Clemente 1983, s. 6.3) 6 Stadien:

- Entwicklung von Vertrauen: Das bedeutet Aufbau einer tragfähigen Patient-Therapeut-Beziehung.
- Klären von Problembereichen: Schwierigkeiten und Konflikte werden konkret und differenziert analysiert.
- Hilfe, um Ziele zu finden: Realisierbare Ziele zu finden umfaßt auch die Entscheidung, ein Verhalten zu ändern.

- Unterstützung für Handlungen, die zu Verhaltensänderungen führen.
- Hilfe, um Veränderungen aufrechtzuerhalten: Neue erfolgreiche Verhaltensweisen bedürfen der Stabilisierung.
- Übereinkunft über die Beendigung der Therapie.

Damit ergibt sich für den Therapieprozeß eine globale, vereinfachte Struktur, deren Umsetzung die Anwendung verschiedenster Techniken erfordert (s. Verhaltenstherapie und systemische Therapie).

Das Vorgehen in der Einzeltherapie ist in der Anfangsphase stärker auf das spezifische Suchtverhalten ausgerichtet, während in späteren Phasen andere Problembereiche und Aufgaben dominieren. Der zusätzliche Besuch von Selbsthilfegruppen ist wünschenswert, wenn dadurch nicht eine strikte Abtrennung alkoholismusbezogener Probleme intendiert wird.

Vorteile: Die Einzeltherapie kann in größerem Maße als Gruppenverfahren auf die spezielle Situation des Abhängigen eingehen. Sie setzt keine so großen sozialen Kompetenzen des Abhängigen voraus wie eine Gruppenbehandlung und kann daher stärker stützend wirken, wenn der Therapeut in seiner helfenden Funktion akzeptiert wird. Entscheidend ist das Prinzip: so wenig Konfrontation als möglich. Außerdem ist als Ergänzung zu einer Problemorientierung, die allgemein üblich ist, eine stärkere Lösungsorientierung unter Einbeziehung der positiven Ressourcen des Patienten hilfreich (s. systemische Therapie, 8.4.9).

8.4.5 Gruppentherapie

8.4.5.1 Allgemeines

Gruppentherapeutische Aktivitäten sind vor allem bei der stationären Behandlung von Alkoholikern die zentrale Therapiemethode. Dafür spricht nicht nur die ökonomischere Anwendung von Therapieverfahren in einem Gruppenkontext, sondern auch eine Reihe gruppenspezifischer Faktoren. Yalom unterscheidet 9 **Heilfaktoren** in der Gruppentherapie:

- *Aufklärung über Ziele und Ablauf der Gruppe:* Dies erleichtert den Einstieg in den Gruppenprozeß und die Nutzung der damit verbundenen Anregungen.
- *Entwicklung von Hoffnung:* Die Gruppenmitglieder sind meist in verschiedenen Stadien ihres Veränderungsprozesses. Einige haben bereits einige Ziele oder Schritte dorthin erreicht, so daß daraus Hoffnung für andere gestärkt werden kann.

- *„Universalität des Leidens"*: Auch andere haben gleiche oder zumindest ähnliche Probleme, und dies erleichtert die eigenen Probleme.
- *„Altruismus"*: Damit ist die Erfahrung gemeint, von anderen gebraucht zu werden. Dies stärkt das eigene Selbstwertgefühl.
- *Korrigierende Wiederholung der primären Familiengruppe*: Die in der eigenen Familie gemachten Erfahrungen werden wieder aktiviert und können besser verarbeitet werden.
- *Erlernen sozialer Kompetenzen*: Sozial ungünstige Verhaltensweisen können leichter erkannt und die Wirksamkeit anderer Verhaltensweisen überprüft werden.
- *Beobachtungslernen*: Erfolgreiche Verhaltensmuster anderer Gruppenmitglieder können gelernt werden.
- *Interpersonales Lernen*: Im Mikrokosmos der Gruppe entstehen Konflikte und werden verarbeitet. Positive Erfahrungen stärken soziale Kompetenzen im Sinn der Selbstwirksamkeit.
- *Gruppenkohäsion*: Durch die Bindung an die Gruppe erfolgt die Übernahme der Gruppenregeln und Normen. Es entwickelt sich ein Wir-Gefühl, das die Bewältigung von Aufgaben und die Übernahme der Alkoholikerrolle erleichtert.

Vielfach wird für alle Arten von Therapie in geschlossenen Gruppen ein Behandlungsvertrag abgeschlossen, in dem die Rollen und Pflichten von Therapeuten und Patienten festgelegt werden.

Indikation und Effektivität: Die Gruppentherapie ist aber nicht für alle Alkoholiker geeignet. Während verbal kompetente und introspektionsfähige Patienten meist davon profitieren, sind ich-schwache und gehemmte Personen nur beschränkt gruppenfähig, ebensowenig Geltungsbedürftige, die die Gruppe als Szenerie für ihre Selbstdarstellung benutzen. Beide Patiententypen brauchen zunächst oder ausschließlich Einzeltherapie, die einerseits stärker stützend wirkt und andererseits differenzierter und genauer Bedürfnisse nach Selbstdarstellung analysieren kann.

Über die Effektivität der Gruppentherapie als solcher (unter Ausblendung anderer Basismethoden) gibt es verhältnismäßig wenig methodisch ausreichende Studien. Dies mag auch damit zusammenhängen, daß gruppentherapeutische Aktivitäten im stationären Behandlungsbereich verhältnismäßig rasch ubiquitär wurden, so daß Vergleiche mit und ohne Gruppenbehandlung in Felduntersuchungen kaum realisierbar sind.

8.4.5.2 Analytisch orientierte Gruppentherapien

Die analytische Gruppenpsychotherapie im engeren Sinn (Slavson 1977) hat die gleiche Zielsetzung der Veränderung der Persönlichkeitsstruktur wie die psychoanalytische Einzeltherapie. Die verschiedenen Ansätze variieren zwischen Einzeltherapie in der Gruppe und Therapie der Gruppe als Ganzem (z. B. Bion 1974). Analytische Gruppenpsychotherapie ist durch eine im Vergleich zu anderen Therapieformen minimale Strukturierung charakterisiert.

Im **Göttinger Modell** von Heigl-Evers und Heigl (Heigl u. Mitarb. 1993, Böhle u. Vattes 1993) wird versucht, sozialpsychologische Aspekte und Psychoanalyse zu integrieren. Auf der interaktionellen Ebene entspricht die „freie Interaktionsregel" der freien Assoziation in der Einzeltherapie. In der analytisch-interaktionellen Therapie soll das Prinzip „Deuten" durch das Prinzip "Antwort" (Therapeut beurteilt und bewertet in selektiver Weise) mit einer stärker supportiven Wirkung ergänzt werden, was besonders bei der Behandlung von Abhängigen wichtig sei. Die Gruppe wird auch als Modell der Primärfamilie betrachtet, so daß verschiedene Arten von Übertragungsbeziehungen (Eltern-, Geschwisterübertragung) im Gruppenprozeß auftreten und verarbeitet werden können. Auf der Ebene der Persönlichkeit sind vor allem Identifizierungsprozesse hilfreich zur Übernahme von Normen, Einstellungen und Verhaltensweisen anderer Gruppenmitglieder oder der Gruppe als Ganzem. Speziell für Alkoholabhängige wurden verschiedene Konzepte entwickelt (Küfner 1984a, Busch 1986, Böhle u. Vattes 1993).

Für die analytische Gruppenpsychotherapie beschrieb Fox (1967) 3 **Phasen:**

- Die Einleitungsphase umfaßt mehr didaktisch-informative Momente, spricht aber auch schon den emotionalen Bereich an.
- Die Hauptphase wird als Durcharbeitungsphase bezeichnet und analysiert vor allen Dingen die Abwehrmechanismen (Regression, Verleugnung, Introjektion und Projektion sowie Rationalisierung), und zwar auf der innerpsychischen wie auf der zwischenmenschlichen Ebene. Weitere Aufgaben dieser Phase sind kathartische Ableitungen von Emotionen, die Kommunikation von Problemen, die Prüfung der Phantasien und Illusionen an der Realität, der Versuch der Einübung des Verzichts auf narzißtische Befriedigung zugunsten gegenseitiger Gemeinsamkeit.
- In der Beendigungsphase soll der Alkoholiker lernen, die dauernde Abstinenz vom Alkohol ohne Ressentiment zu akzeptieren und von neurotischen Beschränkungen und Umklammerungen frei zu werden.

Ziele und Methodik: Die analytische Gruppentherapie kann auch ambulant angewandt werden (Brown u. Yalom 1977, Küfner 1978). Sie verfolgt u. a. folgende Ziele:

- erhöhte Sensibilität für eigene und fremde Gefühle,
- Verbesserung der Affekt- und Frustrationstoleranz,
- Verbesserung des Selbstbildes (dazu gehört Akzeptieren der eigenen Abhängigkeit),
- Veränderung der Objektrepräsentanzen durch Abbau eines idealen Elternbilds.

Die Therapie arbeitet nicht mit vorgegebenen Themen, sondern mit der Dynamik in der Gruppe und den Problemen des einzelnen. Dabei werden folgende Interventionstechniken eingesetzt:

- Leiten,
- Anregen,
- Konfrontieren,
- Einüben und Klären,
- Deuten.

Ausgehend von dem Gruppentherapiekonzept von Yalom, hat Flores (1988, 1996) eine Modifikation in Richtung tiefenpsychologischer Konzepte vorgenommen und auf den Bereich Alkoholismus übertragen.

8.4.5.3 Verhaltenstherapeutische Gruppenarbeit

In verhaltenstherapeutischen Gruppen werden einerseits Behandlungstechniken eingesetzt, die auch in der Einzeltherapie angewandt werden. Andererseits gibt es aber auch die Techniken, wie das Rollenspiel im Rahmen eines sozialen Kompetenztrainings oder des Alkohol-Ablehnungstrainings, die nur in Interaktion mit anderen durchgeführt werden können. Die Gruppe wird meist als Umfeld betrachtet, in dem die verschiedensten Techniken zur Anwendung kommen (Rose 1977). Darüber hinaus werden Charakteristika des Mediums Gruppe nicht systematisch genutzt. Praktische Gründe der Durchführung einzelner Verfahren sind ausschlaggebend für die Anwendung in Gruppen. Solche auf Gruppen basierenden Therapieprogramme wurden für den ambulanten Bereich beispielsweise von Dittmar u. Mitarb. (1978) oder Arend (1996) und für den stationären Bereich z. B. von Schneider (1982) entwickelt.

8.4.5.4 Andere Formen der Gruppentherapie

Themenzentrierte Interaktion: Das Konzept der themenzentrierten, interaktionellen Methode (TZI) (nach Cohn 1973) wird in vereinfachter, weniger explizierter Art schon lange in pragmatischen Formen der Gruppentherapie der Alkoholiker praktiziert. Dies geht beispielsweise aus einer Studie hervor (Sands u. Mitarb. 1967), in der die Themen der Gruppentherapien mit Alkoholikern zusammengestellt wurden. Die Hauptthemen, z. B. bestrafende Mutter, das rebellische Kind, Unfähigkeit, Gefühle auszudrücken, unterscheiden sich kaum von denen anderer Psychotherapiepatienten. Hervorzuheben sind bestimmte praktische Regeln (z. B. „Störungen haben Vorrang").

Gestalttherapeutische Gruppenarbeit: Die Gestalttherapie nach Perls (1975) geht von der Psychoanalyse, der Existentialanalyse und der Gestaltpsychologie aus. Als das zentrale Konzept lassen sich eine „Bewußtseinshaltung" (awareness), d. h. bewußte Wahrnehmung seiner selbst und der anderen, ferner das Streben nach Gleichgewicht (Selbstverwirklichung) bezeichnen. Ziel der Therapie ist es, die gestörte „Bewußtheit", die Entfremdung aufzuheben, ungelöste Konflikte („unfinished business") zu Ende zu bringen und die Verantwortung dafür zu übernehmen. Schwerpunkte der therapeutischen Intervention sind die Arbeit im „Hier und Jetzt", Wahrnehmen des augenblicklichen Geschehens, Beachtung der Körpergefühle, Identifizierung mit Symptomen, Arbeit am Widerstand und an Abwehrmechanismen, Arbeit auf dem „heißen Stuhl" (Boylin 1975). Typische Fragen sind u. a.: Was könnte das Gefühl der Scham oder Angst sagen, wenn es sprechen könnte? Wie fühlt sich das an, wenn sie diese Körperbewegung machen?

Psychodrama und Soziodrama: Mit dem Psychodrama nach Moreno wurden bei Alkoholikern und anderen Suchtkranken umfangreiche Erfahrungen gewonnen (Petzold 1970, Weiner 1965). Störungen und Symptome werden hauptsächlich als Ausdruck von Rollendefiziten in sozialen Beziehungen verstanden. Für die Entstehung der Sucht ist die Beziehungskonstellation von entscheidender Bedeutung. Im Psychodrama wird Innerpsychisches erlebbar gemacht und neu gestaltet (Wöhrle 1994). Psychisches Erleben wird durch szenische Darstellung aktiviert. Die Psychodramatherapie vollzieht sich in einer „semirealen Welt"; gerade diese Semirealität ermöglicht dem gestörten Protagonisten (dem Alkoholiker) die Auseinandersetzung mit seiner traumatisierenden Vergangenheit und mit den für ihn problematischen Bezugspersonen auf realitätsnahe und erlebnisstarke Art und Weise (Leutz 1973). Der Protagonist soll im Psychodrama in kathartischer Weise eine Freisetzung seiner Affekte erfahren und in imitierten Schlüsselsituationen agieren. Das bloße Verbalisieren von intrapsychischen Konflikten und Sozialkonflikten tritt demgegenüber zurück. Der Protagonist wird im Psychodrama von anderen Gruppenmitgliedern („Hilfs-Ich" bzw. „Doppel") unterstützt. Entscheidend ist der Rollenwandel von der Rolle des Protagonisten in die Rolle des Antagonisten, was eine neue „Rollenflexibilität und Bewußtseinserweiterung" bewirkt. Man unterscheidet drei Phasen: die Erwärmungsphase, die Spielphase und die anschließende Gesprächsphase. In dieser letzten Phase verbalisiert zunächst das „Hilfs-Ich" seine Gefühle, während im anschließenden Identifikations-Feedback die übrigen Gruppenmitglieder dem Protagonisten ihre Gefühle kundgeben. Weitere besondere Techniken sind die „Hinter-dem-Rücken-Technik" und die Technik des „Spiegelerlebnisses", wodurch der Protagonist von den übrigen Gruppenmitgliedern scheinbar indirekt weitere Informationen über sein Verhalten erhält. Das Psychodrama wurde verschiedentlich modifiziert, u. a. von Petzold (1970), der es mit Elementen der Verhaltenstherapie anreicherte (Behaviordrama); außerdem wurde es mit Hypnose, mit Signalbildern und mit dem katathymen Bilderleben nach Leuner (1957) kombiniert (Symboldrama).

8.4.5.5 Kombinierte Verfahren

In den meisten stationären und auch ambulanten Behandlungsprogrammen werden mehrere der bisher genannten Methoden kombiniert bzw. zu einer neuen Therapieform integriert. Einige Programme legen besonderen Wert auf milieutherapeutische Aspekte, die auf eine Förderung von Aktivität und Selbstverantwortung sowie Verwirklichung der Zusammenarbeit von Therapeuten und Patienten zielen (z. B. integrative Behandlung nach Brenk-Schulte 1978). Wesentlich ist die enge Verbindung von stationärer mit ambulanter Therapie, wie zum Beispiel im Tübinger Modell (Mann u. Günthner 1994). Ein derartig integratives Behandlungsprogramm kann auch ausschließlich ambulant durchgeführt werden, wobei sich an eine initiale, mehrwöchige Intensivphase (mit Wochenendblocktherapie) für den Rest der auf ein Jahr konzipierten Behandlungszeit wöchentliche Vertiefungsphasen anschließen.

8.4.6 Partner- und Familientherapie

Ausgehend von der Annahme, daß das Verhalten der Familienmitglieder eine wesentliche Bedingung für die Entstehung und Aufrechterhaltung des Alkoholismus sein kann (als „enabler" oder „co-alcoholic"), werden seit langem verschiedene Versuche gemacht, die Familienangehörigen in die Behandlung mit einzubeziehen (Übersichtsarbeiten zur Familientherapie bei Alkoholkranken s. Kaufman 1983, Paolino u. McCrady 1977, Steinglass 1977, 1983 a, Fichter u. Frick 1992, O'Farrell 1995). Die Wirksamkeit ist aber nicht generell gesichert (s. u.).

Vorgehen: Es gehört zur Routine einer Alkoholikerbehandlung, mit den Ehepartnern ausführlich zur Erhebung der Fremdanamnese und zur Klärung von aktuellen Konflikten zu sprechen. Bei den meisten stationären Behandlungen von Alkoholikern werden die Partner darüber hinaus in eigenen, meist mehrtägigen Besuchen („Eheseminaren") über die wichtigsten Formen ihres Fehlverhaltens informiert (Brenk u. Mitarb. 1978, Kuypers 1980, Obert 1982, Sandmann 1974, Fichter u. Frick 1992). Gegebenenfalls finden auch (meist psychagogisch-supportive) Einzelberatungen statt. Dieses Vorgehen, das in der Nachsorge durch therapeutische Maßnahmen mit den Partnern ergänzt werden muß, hat die Therapie der Alkoholiker auf eine breitere Basis gestellt (Howard u. Howard 1978).

Grundkonzeptionen: Für die Betreuung der gesunden Partner von Alkoholikern haben die Anonymen Alkoholiker die eigene Organisationsformen „Al-Anon", „Al-teen" und „Al-Afam" entwickelt, wobei die ersten beiden Formen den Alkoholkranken ausschließen und mit den Angehörigen und Kindern gearbeitet wird, „Al-Afam" jedoch die gesamte Familie einschließt.

Eine interessante, die Entwicklungsgeschichte einbeziehende Konzeption entwirft ein **„lebensgeschichtliches Modell"** der Alkoholikerfamilie (Steinglass 1983 b). Es werden Schlüsselkonzepte des systemischen Ansatzes beschrieben, die die Familientherapie von anderen Behandlungsformen unterscheiden: Im Mittelpunkt steht das Schlüsselkonzept, daß die Familie ein System darstellt. Dazu kommen noch weitere 5 Konzepte:

- das Konzept der Homöostase (bezüglich Zusammenhalt und Nähe),
- das Konzept des „identifizierten Patienten" oder „Sündenbocks",
- das Konzept der Kommunikation zwischen den Familienmitgliedern,
- die Bedeutung der Kommunikation zwischen den Familienmitgliedern,
- die Bedeutung der individuellen Grenzen im Kontext der Familieninteraktionen.

Als *„Familientherapie im engeren Sinne"* wird die „conjoint family therapy" (Luthman u. Kirschenbaum 1977, Satir 1970) oder simultane Mehrgenerationstherapie bezeichnet. Hier werden möglichst alle in Lebensgemeinschaft wohnenden Personen gleichzeitig von demselben Therapeuten behandelt. Gemeinsam ist allen Formen, daß sie nicht das symptomtragende Individuum („identifizierter Patient") als krank und behandlungsbedürftig ansehen, sondern das gesamte System als dysfunktional und veränderungsbedürftig betrachten und ihr therapeutisches Handeln an dieser Sehweise orientieren.

Partner- und Familientherapie bei Suchtkranken ist nicht an eine bestimmte Einrichtung oder Form gebunden. Die einzige Vorbedingung, die allgemein anerkannt wird, ist das Vorhandensein einer intakten (auch de facto) Familie.

Mehrere, aus unterschiedlichen theoretischen Richtungen kommende Therapieformen werden, z.T. kombiniert, angewandt. Die wichtigsten Richtungen sind:

– **Systemtheoretisch orientierter Ansatz** (Steinglass 1977, 1982, 1983 a, b, Welter-Enderlin 1992): Hier wird z.T. mit paradoxen Symptomverschreibungen eine vom – sehr direktiv sich verhaltenden – Therapeuten induzierte Blockade der bisherigen Systemregeln angestrebt, welche die Beteiligten zwingt, neue Formen und Regeln miteinander zu entdecken und zu erproben.

– **Kommunikationspsychologischer Ansatz** (Satir 1970, 1975): Hier wird, am Kommunikationsverhalten der Partner ansetzend, das typische konflikthafte Verhalten der Partner im Sinn eines Kommunikationstrainings dadurch verändert, daß im Rahmen eines stark strukturierten Settings alternative Erfahrungen ermöglicht und eingeübt werden.

– **Verhaltensmodifizierender Ansatz** (Weiss 1980, O'Farrell 1995): In dem Ansatz von O'Farrell werden zwei Hauptziele unterschieden:
    – Reduzierung des Alkoholkonsums bzw. Abstinenz des abhängigen Partners, wozu auch die Reduzierung alkoholbezogener Interaktionen zwischen den Familienmitgliedern gehört;
    – Verbesserung des allgemein partnerschaftlichen oder familiären Kommunikationsverhaltens.
    Für beide Ziele werden eine Reihe von Techniken eingesetzt, wie sie sonst auch im Rahmen der Verhaltenstherapie für die Reduzierung des Suchtverhaltens und für Paartherapien verwendet werden.

– **Psychodynamischer Ansatz** (Paolino u. McCrady 1977, Richter 1972, Stierlin 1975, Willi 1978): Diese Therapieform, die sich als aufdeckend oder konfliktverarbeitend versteht, ver-

sucht, unbewußte, komplexhafte und dem Wiederholungs-
zwang unterliegende Konfliktkonstellationen aufzuzeigen,
insbesondere soweit sie für die Eheproblematik von Bedeutung sind (z. B. Kindheitskonflikte mit einem Elternteil, die
später unbewußt auf den Partner übertragen werden).

– Der **transaktionale Ansatz** (Steiner 1971, in Weiterentwicklung des Ansatzes von Berne 1967) wendet die Transaktions-
analyse auf das Alkoholproblem an. Mit der Spielanalogie beschreibt er eine Serie sich wiederholender, interaktionaler Se-
quenzen, die für den Alkoholkranken charakteristisch sind.

Fördernde Bedingungen: Nach O'Farrell (1995) können Alkoholiker unter folgenden Bedingungen am meisten von einer Partner-
und Familientherapie profitieren:

– Personen mit mindestens „High-school"-Ausbildung,
– Vollzeitbeschäftigte, sofern arbeitsfähig,
– Paare, die zusammenleben oder die sich für die Zeit der Therapie zumindest versöhnt haben,
– ältere Personen,
– solche mit schwerwiegenderen Alkoholproblemen von längerer Dauer,
– solche mit dem Beginn der Therapie nach einer persönlichen
Krise,
– beteiligte Ehepartner und andere Familienmitglieder, sofern
sie nicht alkoholabhängig sind,
– Personen ohne ernsthafte psychische Störung und ohne Drogenmißbrauch,
– keine Gewalttätigkeit in der Familie, die zu ernsthaften Verletzungen führt oder lebensbedrohend ist.

In einer Untersuchung an 20 Alkoholikerfamilien (Vielliez
1986) hat sich gezeigt, daß diese keine einheitliche Struktur aufwiesen.
Allerdings war der Alkoholismus ein zentrales Organisationsprinzip in
diesen Familien.

Der **Nutzen** der Einbeziehung von Bezugspersonen in die Therapie ist aus empirischer Sicht umstritten. Fichter u. Frick (1993) konnten keinen bedeutsamen Effekt einer Paartherapie im Vergleich zur Teilnahme an einer Selbsthilfegruppe nachweisen. In einer Patientenbeur-
teilung von „Angehörigengesprächen" vor und nach einer stationären
Therapie für Frauen zeigte sich eine eher ungünstige Bewertung (Watzl
u. Rist 1987). Auch im Rahmen einer qualifizierten Entzugsbehandlung
wurden die Angehörigengespräche als wenig hilfreich beurteilt (Zähres
u. Mitarb. 1993). In der MEAT-Studie mit zahlreichen Einrichtungen län-

gerer Behandlungsdauer zeigte sich dagegen, daß eine zeitlich intensivere Einbeziehung von Angehörigen ein Charakteristikum erfolgreicherer Einrichtungen war. Ein Erklärungsansatz für die unterschiedlichen Ergebnisse könnte darin bestehen, daß in einer Anfangsphase der Therapie die Distanz zu Angehörigen günstig ist, um die eigene Situation und die Rolle eines abstinenten Alkoholabhängigen zu festigen, und erst in einer späteren Therapiephase ausreichend Stabilität für eine Auseinandersetzung mit Angehörigen erreicht wird (Küfner u. Mitarb. 1988).

O'Farrell (1995) kommt in einem Literaturüberblick zu dem Ergebnis, daß behaviorale Partner- bzw. Familientherapien, die sowohl das Suchtverhalten als auch das allgemeine Beziehungsverhalten zum Ziel haben, am erfolgreichsten sind. Der am weitesten verbreitete systemische Ansatz sei kaum empirisch gesichert.

8.4.7 Verhaltenstherapie

8.4.7.1 Allgemeines

Grundkonzepte und Störungsebenen: Die Verhaltenstherapie basiert ursprünglich auf den Ergebnissen der experimentellen Psychologie zum Lernen, z.B. der Lehre Pawlows von bedingten Reflexen. Grundlegende Lernprinzipien sind die klassische und die operante Konditionierung, auch als instrumentelles Lernen oder als Lernen am Erfolg beschrieben. Hinzu kamen Konzepte des sozialen Lernens (Bandura 1979 u.a.), wie das Modellernen und das Einüben von psychischen und sozialen Kompetenzen in Form von Rollentrainings. Zwei weitere wichtige Entwicklungslinien sind die kognitiven Therapieansätze (Beck u. Mitarb. 1993) und das Konzept der Selbstregulation und des Selbstmanagements (Kanfer 1986). Auch wurde die Beziehung zwischen Patient und Therapeut stärker als Therapiefaktor beachtet (Zimmer 1983, Schulz 1993).

Nach Auffassung der Verhaltenstherapie äußern sich psychische Störungen auf drei Ebenen:

- der physiologischen Ebene (z.B. vegetative Störungen),
- der motorischen (Verhaltens-)Ebene (beobachtbares äußeres Verhalten),
- der subjektiven Ebene (Wahrnehmungen, Phantasien, Kognition). Die subjektive Ebene tritt vorwiegend durch verbale Äußerungen in Erscheinung.

Die Verhaltenstherapie läßt sich durch folgende **Merkmale** charakterisieren:

- Ihre Therapiekonzepte sind klar zu definieren und empirischwissenschaftlich zu evaluieren.
- Sie erklärt Verhalten (V) (Handeln, Denken, Gefühle) aus Persönlichkeits- (P) und aus Umfeldvariablen (U) sowie deren Interaktionen. Ein ähnliches Modell ist das SORKC-Modell (S = Stimulus, O = Organismus, R = Reaktion, K = Konsequenzen und C = Kontingenz).
- Fehlangepaßtes Verhalten ist zum großen Teil erlernt und kann daher auch wieder verlernt werden.
- Die Verhaltenstherapie folgt für die Modifikation gestörten Verhaltens den Lernprinzipien und den Konzepten der Selbstregulation.
- Sie legt klar definierte, spezifische Behandlungsziele fest.
- Sie paßt sich in ihren Methoden den jeweiligen Problemen und Ressourcen des Patienten an.
- Sie konzentriert sich auf Veränderungen der aufrechterhaltenen Bedingungen, wobei sie ihr Vorgehen in einzelne Teilkomponenten aufgliedert, die operational definiert werden.

Folgende **Hauptschritte** einer Verhaltensanalyse lassen sich nach Hautzinger (1993) unterscheiden:

- Analyse der symptomatischen Verhaltensweisen: Für jedes symptomatische Verhalten wird nach dem SORKC Modell ein Bedingungsmodell erstellt und miteinander in Zusammenhang gebracht.
- Zielanalyse: Ausgehend von der Lebenssituation, werden Ziele in verschiedenen Verhaltensbereichen festgelegt und die Auswirkungen ihrer Realisierung mit dem Patienten und seinen Bezugspersonen besprochen.
- Therapieplanung: Aufgrund der Bedingungsanalyse und des Änderungswissens (Therapietechniken und deren Indikation) werden die einzelnen Therapieschritte geplant. Die Erfolgskriterien ergeben sich aus der Zielbestimmung.

Bei der Analyse der Verhaltensweisen kommen auch biographische Faktoren ins Spiel, allerdings nur insoweit, als sie einen Anhalt für die Aufrechterhaltung des Alkoholismus geben.

Aus diesen stark vereinfachten Darstellungen der Grundprinzipien der Verhaltenstherapie ergeben sich hinsichtlich des Alkoholismus folgende **Konsequenzen:**

- Alkoholismus wird als ein erlerntes, deviantes Verhalten aufgefaßt. Dabei können die unterschiedlichsten Lernprinzipien beteiligt sein.

– Der Behandlungserfolg wird in der Modifikation des unerwünschten Verhaltens bzw. im Erreichen der Therapieziele gesehen. Der Veränderungsprozeß wird zum einen als Selbstregulation und Selbstmanagement oder als Veränderung äußerer Bedingungsfaktoren (soziales Umfeld) konzipiert.

– Der Patient wird für die ätiologischen Bedingungen, die zu seiner Störung geführt haben, nicht verantwortlich gemacht. Für die Veränderung seiner Problemlage wird aber eine persönliche Verantwortung und Mitarbeit vorausgesetzt. Dabei werden die Wünsche und Ziele des Patienten als vorrangig betrachtet (Miller u. Rollnick 1991).

Bei der Anwendung der Verhaltenstherapie auf Alkoholismus wurden viele Techniken eingesetzt. Es werden nachfolgend nur eine kleine Auswahl beschrieben, die als wichtig herausgestellt wurden oder relativ häufig angewandt wurden. Die Wirksamkeit der einzelnen Verfahren ist relativ gut überprüft und wird jeweils kurz erwähnt (Miller u. Mitarb. 1995) (s. 9.4).

8.4.7.2   Aversionstherapie

Emetika und Disulfiram: Die Aversionstherapie geht von der in früheren Jahrzehnten üblichen Emetikabehandlung aus. Damals wurde versucht, den Probanden den Alkoholkonsum durch Beigabe von Brechreiz erregenden Mitteln (z. B. Emetin) zu verleiden. Nach empirischen Untersuchungen zum Behandlungserfolg sind von den verschiedenen Formen der Aversionstherapie solche mit Emetika noch am erfolgreichsten einzuschätzen (Miller u. Mitarb. 1995). Auch das Erlebnis einer Alkohol-Disulfiram-Reaktion beim sog. Alkoholprobetrunk stellt für den Patienten einen aversiven Reiz dar. Die verbale Darstellung der Alkohol-Disulfiram-Reaktion, wie sie bei der Aufklärung der Patienten vor Beginn der Disulfiramtherapie gefordert wird, kann als eine „Aversionstherapie in der Vorstellung" verstanden werden. Eine moderne Form bedient sich des **elektrischen Schmerzreizes,** der im Zusammenhang mit dem zu erlernenden Verhalten gegeben wird, d. h., sobald der Patient nach seinem Lieblingsgetränk greift bzw. den Alkohol in den Mund nimmt, wenn über Alkohol gesprochen oder wenn die Flasche angeschaut wird. Die elektrische Aversionstherapie hat gute Kurzzeitergebnisse (Vogler u. Mitarb. 1970), weist aber insgesamt keine guten Ergebnisse auf (Miller u. Mitarb. 1995). Alternative Behandlungsmethoden haben bei gleicher Wirksamkeit keine der unangenehmen subjektiven Begleiterscheinungen und Nebenwirkungen.

Die Therapie der **aversiven Vorstellung** wurde von Cautela (1967) entwickelt (covered sensitization) und in verschiedenen Studien, häufig allerdings als Komponente umfassenderer Therapieprogramme, bei Alkoholikern eingesetzt (z. B. Dittmar u. Mitarb. 1978). Der Proband stellt sich eine zum Alkoholkonsum verführende Situation vor, um bei Beginn von Alkoholgedanken sofort aversive Vorstellungen von negativen Folgen in Form von Bildern, Gefühlen oder Gedanken zu entwickeln. Die Methode der operanten Konditionierung hat den Vorteil, daß man auf Drogen oder elektrische Apparaturen verzichten kann und daß sie der Patient auch zu Hause üben kann. Ein Nachteil besteht darin, daß nicht alle Patienten über eine genügend ausgebildete Vorstellungsfähigkeit verfügen. In der Anwendung als einzelnes Behandlungsverfahren erscheinen die Erfolge wenig überzeugend (Miller u. Mitarb. 1995).

Mit einer weiteren Methode wird die Aversion durch eine **Selbstkonfrontation des Alkoholikers** mit seinem eigenen Fehlverhalten angestrebt, indem man ihm dieses Fehlverhalten auf einem Videoband vorspielt, das während seines betrunkenen Zustandes aufgenommen worden war. Die Methode hat aber ihre Probleme. Die dadurch ausgelösten Reize führen eher zu einem vorzeitigen Abbruch der Behandlung (Baker u. Mitarb. 1972). Die Ergebnisse sind negativ zu bewerten (Miller u. Mitarb. 1995).

Erfolgsaussichten: Die Aversionstherapie als einziges therapeutisches Mittel erscheint wenig erfolgversprechend. Am ehesten kann bei der Anwendung von Emetika ein Erfolg erwartet werden; allerdings bestehen gegen eine solche Behandlung erhebliche ethische Bedenken.

8.4.7.3 Coping und soziales Kompetenztraining

Nach Monti u. Mitarb. (1995) gehören dazu eine Reihe von Behandlungskomponenten:
- Kompetenzen zur Verbesserung sozialer Beziehungen (Kommunikationstrainings),
- kognitiv-emotionale Stimmungsregulation,
- Kompetenzen zur Verbesserung des Alltags und des Umgangs mit Lebensereignissen,
- Coping von Situationen im Kontext von Trinkstimuli (Cueexposure) (s. auch 8.4.7.4).

Einzelne Programme sind hinsichtlich der Behandlungskomponenten unterschiedlich zusammengesetzt. In dem Literaturüberblick von Miller u. Mitarb. (1995) ergaben sich für Coping und soziale Kompetenztrainings nach den Kurztherapien die höchsten Effektwerte. Über die Bedeutung einzelner Komponenten lassen sich aber noch keine ausreichenden Aussagen machen (Monti u. Mitarb. 1995).

8.4.7.4   Expositionsverfahren

Als Expositionsbehandlung wird eine Gruppe von Verfahren bezeichnet wie systematische Desensibilisierung (Exposition in der Vorstellung) oder Reizüberflutung (Exposition in vivo), die hauptsächlich zur Bewältigung von Angstreaktionen entwickelt wurden (Hand 1993). Dabei kommen Wirkmechanismen der Löschung bzw. Habituation von emotionalen Reaktionen, aber darüber hinaus auch andere, z. B. kognitive Bewältigungsreaktionen zum Einsatz. Entscheidend dabei ist, daß Vermeidungsreaktionen verhindert bzw. überflüssig werden. Entspannungstrainings allein sind nicht erfolgreich.

Mit der systematischen **Desensibilisierung** wird versucht, die dem Trinkverhalten zugrundeliegenden Angst- und Streßstimuli zu löschen. Das Grundprinzip dieser Methode ist die reziproke Hemmung der Angstreaktion durch eine Entspannungsreaktion, wie sie von Wolpe (1966) eingeführt wurde. Bei der Desensibilisierungsbehandlung wird zunächst eine Hierarchie der Ängste aufgestellt, die bei Patienten zum Alkoholkonsum führen. In der Behandlung selbst werden dann die einzelnen Angstreize in der Vorstellung oder in vivo gegeben, beginnend bei den Stimuli, die am geringsten mit Angst besetzt sind. Wenn dann Angst auftritt, so wird sofort die Entspannung (z. B. mit der Methode nach Jacobsen) durchgeführt. Die Behandlung wird so lange fortgesetzt, bis eine Desensibilisierung gegen das Item erreicht ist, das in der Angsthierarchie an erster Stelle steht (Kraft 1969, Kraft u. Wijesinghe 1970). Die wenigen Evaluationsstudien zu diesem Verfahren (im Alkoholbereich) zeigen keinen klaren Behandlungserfolg (Miller u. Mitarb. 1995).

Im Rahmen eines stationären Therapieprogramms der Rückfallbehandlung wurde der **Exposition in vivo** eine zentrale Stellung zugeordnet (Lindenmeyer u. Mitarb. 1995). Dabei begeben sich Therapeuten mit ihren Klienten in deren persönlich relevante Versuchungssituation für Rückfälle, um suchtbezogene Verhaltensweisen, wie z. B. Trinkimpulse, zu bewältigen und alternative Verhaltensweisen zu entwikkeln. Erste Ergebnisse nach einer 6wöchigen Erprobungsphase im Anschluß an den stationären Aufenthalt zeigen eine deutlich gestiegene Abstinenzzuversicht.

8.4.7.5   Münz- bzw. Punktebelohnungsverfahren

In stationären Therapieprogrammen gibt es immer ein Regelsystem für die Organisation des Zusammenlebens und der Begrenzung von Außenkontakten. Einhaltung oder Verstöße gegen diese Regeln können therapeutisch genutzt werden. Die in der Verhaltenstherapie entwickelten Münz- bzw. Punktesysteme stellen dafür einen Ansatz dar. Dieses Verfahren arbeitet mit dem operanten Konditionieren durch positive und negative Verstärker. Es wird vor allen Dingen bei chronischen, wenig motivierten Alkoholikern angewandt, die sich in stationärer Behandlung befinden. Hier werden zum Sozialtraining Punktverstärkungssysteme und externe Verstärkungssysteme (durch die Gruppe) eingesetzt. Als Verstärker werden z. B. Ausgang, Urlaub, Teilnahme an Spiel und Sport usw. benützt. Das Programm kann in Stufen gegliedert werden mit dem Ziel einer immer differenzierteren Aufgabenstellung und stärkeren Selbstkontrolle (Zeisel 1977).

8.4.7.6   Selbstkontrolle, Selbstmanagement

Unter diesem Begriff werden eine Reihe von Verfahren zusammengefaßt, die der Anleitung zur Selbstveränderung oder Selbsttherapie dienen, zum Teil im Rahmen eines professionellen Behandlungsprogramms, zum Teil auch als eigenständiges Verfahren im Sinne einer Bibliotherapie eingesetzt werden. Die wichtigsten Techniken sind folgende (Hester 1995):

- Techniken der Zielfindung, z. B. kleine Schritte,
- Selbstüberwachung des Alkoholkonsums durch Selbstdokumentation („Alkoholtagebuch"),
- funktionale Analyse des eigenen Trinkverhaltens (Umstände der Situation, Folgen),
- Konzeption und Einübung von Verhaltensweisen, die eine Alternative zum Alkoholtrinkverhalten darstellen,
- Selbstbelohnung beim Erreichen von Zielen.

Bei Effektivitätsstudien (Litman u. Topham 1983) ergaben sich keine Differenzen zwischen den verschiedenen Selbstkontrolltechniken. Der Literaturüberblick von Miller u. Mitarb. (1995) kann bislang keine Wirksamkeit dieser Verfahren belegen.

8.4.7.7   Breitbandprogramme

Wenn mehrere der genannten Verfahren kombiniert werden, spricht man von „Breitbandverfahren". Dabei werden oft auch noch weitere Methoden wie „Gedankenstopp" und systematische Reduktion der Fremdkontrolle sowie „flankierende Maßnahmen" wie Entspannungsübungen, Rollenspiel, Sport und Spiel, Kreativitätsübungen eingesetzt. Wesentlich ist, daß möglichst auf die individuellen Bedürfnisse des Patienten eingegangen wird (Übersicht bei Hester u. Miller 1995). Verhaltenstherapeutisch ausgerichtete stationäre Behandlungsprogramme können in der Regel als Breitbandprogramme charakterisiert werden. Ein wesentlicher Vorteil wird in der geringeren Abbruchrate gesehen.

Außerdem sollen sie erfolgreicher als die Monotechniken sein (70% Besserungen [Litman u. Topham 1983]).

8.4.7.8   Kognitive Therapie

Ursprünglich aufbauend auf der rational-emotiven Therapie von Ellis (1962), wurden von Beck (1976) und anderen im Rahmen der Verhaltenstherapie kognitive Verfahren zunächst vor allem zur Behandlung von Depressionen entwickelt und später auf den Bereich des Mißbrauchs psychotroper Substanzen übertragen (Beck u. Mitarb. 1993).

Das **Grundkonzept** besteht darin, daß die Informationsverarbeitung des Menschen und seine Verhaltensreaktionen hauptsächlich durch Grundannahmen (basic beliefs) im Sinne von Regeln („Wenn nötig, kann ich meinen Alkoholkonsum jederzeit kontrollieren") gesteuert werden, die mehr oder weniger gut mit der Realität übereinstimmen können. Ursache von Verhaltensproblemen sind vielfach irrationale Annahmen, die zu fehlangepaßtem Verhalten führen und die durch die Therapie verändert werden sollen (Beck 1976). Solche Strategien und Techniken haben auch bei der Behandlung von Alkoholikern im deutschen Sprachraum Anwendung gefunden (Merkle u. Wolf 1982, Schneider 1982, Beck u. Mitarb. 1990).

Dabei sind folgende **Therapieschritte** vorgeschlagen worden:
- Die irrationalen Annahmen und Einschätzungen, z.B. von sich selbst oder anderen, müssen aufgedeckt und deren Konsequenzen geklärt werden.
- Diese irrationalen Annahmen werden zu neuen Bewertungsschemata (Regeln) verändert.
- Die neuen Bewertungsschemata müssen in verschiedenen problematischen Situationen und unter unterschiedlichen Streßsituationen eingeübt werden.

Die wichtigsten Richtungen der kognitiven Therapie sind folgende:

Rational-emotive Therapie: Sie ist eine integrative Therapieform, die rationale, emotional-expressive und verhaltenszentrierte Techniken anwendet. Sie ist von (z.T. antiken) philosophischen Prinzipien, z.B. dem Konstruktivismus, beeinflußt. Entsprechend dem „ABC-Modell" werden bei einem Problemverhalten als Komponenten die äußere Situation (A), die Bewertung dieser Situation (B) und schließlich die Folgen (C) unterschieden.

Kognitive Verhaltenstherapie: Sie hat eine Reihe von verhaltensorientierten Verfahren (Linden u. Hautzinger 1993) entwickelt, z. B. ein Selbstinstruktionstraining, wobei handlungsadäquate „innere Dialoge" aufgebaut werden sollen, oder ein kognitives Neubenennen (Hautzinger 1993): Dabei geht es darum, durch schrittweises Vorgehen nach einer Konfrontation mit realitätsadäquaten Annahmen eine rationale Problembewertung herbeizuführen und zu einer Modifikation der aufgedeckten irrationalen Annahmen zu kommen. Hautzinger (1993) unterscheidet 3 Aspekte:

– Prüfung des Realitätsgehalts von Kognitionen,
– Klärung der Ursachenzuschreibung,
– Suche nach alternativen Klärungen.

8.4.8 Analytische Psychotherapie

Der Mißbrauch von Alkohol wird als Ausdruck und Symptom zugrundeliegender Konflikte, Defizite und Persönlichkeitsstörungen angesehen. Diese Grundstörungen sind aber nicht völlig spezifisch für eine Suchtentwicklung.

Verschiedene Ansätze: Schon die frühe Psychoanalyse beschäftigte sich mit Alkoholikern (Knight 1937, Rado 1975). Nachdem im klassischen analytischen Verfahren (hochfrequente Einzeltherapie) keine Erfolge erzielt werden konnten, wurden modifizierte Verfahren entwickelt. In der klassischen psychoanalytischen Therapie steht die Analyse von Übertragung und Widerstand im Mittelpunkt. Bei der Behandlung von Abhängigen werden die psychotherapeutischen Schwerpunkte anders gesetzt. Statt der Förderung der Regression durch geringe therapeutische Aktivitäten (minimale Strukturierung der Therapie) werden verstärkt supportive Techniken eingesetzt, um die defizitären Ichfunktionen der Alkoholiker zu stützen sowie die Frustrationstoleranz und die emotionale Reife zu stärken. Dabei wurde in den frühen Studien keine totale Abstinenz gefordert. Die Schwierigkeiten der Behandlung werden auf die Persönlichkeitsstruktur der Alkoholiker zurückgeführt.

Nach Rost (1994) werden 3 süchtige **Grundstörungen** unterschieden:

– *Neurotische Grundstörung:* Die zugrundeliegenden Konflikte entstehen auf einem ödipalen Niveau (Konflikte zwischen 3 Personen), das eine relativ gute Bewältigung vorhergehender Entwicklungsphasen voraussetzt. Exzessives Trinken tritt oft nur zeitweise auf; ein chronischer Alkoholismus ist eher selten.

– *Ichschwache Persönlichkeit als Grundstörung:* Ichdefizite können als mangelnde Affekt- und Frustrationstoleranz und als
ungenügende Problemlösungsfähigkeiten verstanden werden. Alkoholmißbrauch ist als Selbstheilungsversuch zu verstehen. Der Alkohol dämpft die bedrohlichen Affekte und
schützt vor einer Reizüberflutung.

– *Tendenz zur Selbstzerstörung auf dem Borderline-Niveau:* Der
Alkoholmißbrauch wird als Ausdruck einer selbstdestruktiven
Tendenz verstanden.

Weitere Schwierigkeiten in der Psychoanalyse liegen in der
Gegenübertragung der Therapeuten. Der infantil-abhängige Alkoholiker
provoziert beim Therapeuten ungeduldigte Abwehr und Reaktionsbil-
dungen.

Wichtige Impulse für die Entwicklung von **Psychotherapie-
konzepten** bei Suchtpatienten stammen z.B. von Krystal u. Raskin 1970,
Wurmser 1972, im deutschen Sprachraum von Heigl-Evers u. Schultze-
Dierbach 1981, Rost 1987, Bilitza 1993. Ausgehend von den Ichstörungen
der Suchtkranken wurde empfohlen, daß der Therapeut quasi eine Hilfs-
Ichfunktion übernehmen solle, um die Wahrnehmung von Eigen- und
Fremdaffekten zu fördern sowie Realitätsprüfungen und Urteilskorrek-
turen einzuleiten. Bei einem Mangel an Affekt- und Impulskontrolle und
ungenügendem antizipierenden Urteilsvermögen seien Konfrontatio-
nen notwendig. Neben dem Prinzip „Deuten" wurde das Prinzip „Antworten" (Heigl u. Mitarb. 1993) entwickelt. Dabei bringt der Therapeut
auch Kenntnisse, Bewertungen und Affekte in gezielter Weise in den Therapieprozeß ein. In ähnliche Richtung weisen die Arbeiten verschiedener
psychoanalytisch orientierter Alkoholismustherapeuten (Hutschenreuter 1981, Rieth 1978). Dabei wird auf die bewußte Übernahme der Über-
Ich-Funktion durch den Therapeuten hingewiesen. Nach wie vor bedeutsam ist die Bewältigung der Probleme von Übertragung und Gegenübertragung. Entscheidend für den Therapieerfolg ist die Frage, inwieweit
auch alkoholismusspezifische Probleme, z.B. der konkrete Umgang mit
Rückfällen, in die psychoanalytische Therapie integriert werden.

Anwendungsformen: Ambulante analytische Einzelthera-
pien sind eher selten. Analytisch orientierte Gruppentherapien (s.
8.4.5.2) werden hauptsächlich im Rahmen stationärer Therapien eingesetzt. Bei einer Stabilisierung der Abstinenz kann auch eine analytische
Einzeltherapie erfolgreich angewandt werden (Rost 1987). Eine therapeutische Trennung des Alkoholproblems, das beispielsweise in Selbsthilfegruppen bearbeitet wird, und der Arbeit an Konflikten und Persönlichkeitsstruktur erscheint auf Dauer problematisch. Empirische Ergebnisse dazu sind jedoch nicht bekannt.

8.4.9 Systemische Therapie
(s. auch 8.4.6)

Grundkonzept: Charakteristisch für systemische Therapieansätze ist eine betonte Lösungsorientierung, d. h. eine Fokussierung auf Ressourcen und erfolgreiche Lösungsansätze des Klienten und damit eine deutlich geringere Problemorientierung als in anderen Therapien üblich. Die Bezeichnung systemische Therapie wird hier als Sammelbegriff für unterschiedliche Ansätze verstanden. Der Alkoholabhängige wird als Symptomträger im System der Familie oder in einem anderen sozialen System betrachtet. Das Suchtverhalten des Symptomträgers ist ein beziehungsregulierender Faktor, auf den sich das Umfeld eingestellt hat. Der Alkoholkonsum kann zum Beispiel die Nähe bzw. Distanz zum Partner regulieren. Wenn daher auf der Ebene der interaktionellen Beziehungen etwas therapeutisch geändert wird, führt das auch zu Veränderungen des Symptomverhaltens. Entscheidend ist, welche Bedeutung einzelnen Verhaltensweisen und Ereignissen in der Familie zugeordnet wird. Dadurch wird jeweils das Antwortverhalten gesteuert. Durch die Technik des „zirkulären" Fragens werden diese Bedeutungszuweisungen aufgedeckt. Übergeordnetes Prinzip ist die Selbsterhaltung des Systems Familie.

Berg u. Miller (1993) haben 8 **Prinzipien** eines lösungsorientierten Ansatzes für die Behandlung von Alkoholabhängigen zusammengestellt:

1. Betonung der geistig-seelischen Gesundheit: Im Mittelpunkt des Interesses stehen Erfolge des Patienten im Umgang mit seinen Problemen. Dadurch werden persönliche und soziale Ressourcen herausgearbeitet.
2. Utilisation: Erfolgreiche Ressourcen und Fähigkeiten sollten genutzt werden, um die gemeinsam ausgehandelten Ziele zu erreichen.
3. Atheoretische, nicht normative, klientenbestimmte Sichtweise: Jeder Fall ist einmalig und nur individuell zu verstehen.
4. Sparsamkeit: Man sollte nicht Umwege gehen, wenn es eine direkte Lösung gibt.
5. Veränderungen sind unvermeidlich: Sie sind ein Teil des Lebens. Klienten können nicht anders, als sich ändern. Zu jedem Problem gibt es eine Zeit, wo dieses noch nicht bestand.
6. Gegenwarts- und Zukunftsorientierung: Die Beschäftigung mit der Vergangenheit wird eher als verwirrend angesehen. Es kommt auf das Hier und Jetzt an.
7. Kooperation: Ein guter Kontakt zu dem Klienten ist eine wesentliche Voraussetzung für die Anwendung systemischen Denkens.

8. Die zentrale „Philosophie" läßt sich in 3 Regeln ausdrücken:
   - Wenn etwas kaputt geht, mache es nicht ganz!
   - Wenn du einmal weißt, wie es funktioniert, mache mehr von denselben!
   - Wenn etwas nicht funktioniert, laß es sein, mache etwas anders!

Empirische Untersuchungen über die Wirkungen dieser systemischen Prinzipien und Techniken im Suchtbereich sind bislang nicht bekannt.

8.4.10 Sonstige Methoden

8.4.10.1 Entspannungsverfahren, Suggestivverfahren

Unter pragmatischer Psychotherapie werden Entspannungsverfahren und Formen einer Suggestivtherapie verstanden.

Das **autogene Training** (nach Schultz) und ähnliche Entspannungsverfahren (z. B. das Relaxationstraining nach Jacobsen) vermögen als unspezifische therapeutische Maßnahmen durch ihren entspannenden Effekt auf die Muskulatur und durch eine Affektdämpfung wesentlich zur Lockerung und Beruhigung der oft innerlich sehr erregten und gespannten Patienten beizutragen. Als Zusatzbehandlung haben solche Entspannungsverfahren erhebliche Bedeutung. Sie werden oft in Gruppensitzungen angewandt.

Hypnose: Auf dem autogenen Training baut die gestufte Aktivhypnose auf, die zu einer vertieften Entspannung und Lockerung führt. Außerdem sind bei ihr formelhafte Vorsatzbildungen möglich, die gegen den Alkoholkonsum gerichtet sind, aber positiv formuliert werden sollen, z. B. „Alkohol völlig gleichgültig". Auch die Fremdhypnose wird in der Behandlung des Alkoholismus eingesetzt, insbesondere wieder in Verbindung mit formelhaften Vorsatzbildungen. Darüber hinaus ist es durch fremdhypnotische Maßnahmen möglich, eine Aversion gegen den Alkohol zu erreichen, die während der Hypnose selbst erlebbar gemacht wird und die als posthypnotischer Auftrag gegeben werden kann. Bei der Aversionsbehandlung während der Hypnose selbst wird durch Suggestion (durch verbales Konditionieren) ein bedingter Reflex erreicht, der Übelkeit und Erbrechen bei sinnlichen Wahrnehmungen von alkoholischen Getränken (Sehen, Riechen, Schmecken) und auch bei der bloßen Vorstellung von Alkohol erzeugt. Diese Aversionen können auch in Gruppensitzungen erzielt werden. Nach 5–8 Sitzungen sind sie in der Regel völlig eingeschliffen, bedürfen aber wegen der Tendenz zur spontanen

Löschung einer Wiederholungstherapie im Abstand von 2 – 3 Wochen. Dies gilt übrigens auch für alle anderen Hypnosebehandlungen.

Die Hypnosebehandlung kann in einzelnen Fällen sehr gute Ergebnisse bringen, wie in zahlreichen Mitteilungen dargelegt wird. Fremdhypnose wird vor allen Dingen für Gewohnheitstrinker empfohlen, während für süchtige Alkoholiker ein variiertes, aktiv-autohypnoides Verfahren vorgeschlagen wird (Langen 1972).

Bei Auswertung größerer Fallzahlen sind die Ergebnisse der Hypnotherapie weniger ermutigend, wie eine kontrollierte Studie (Edwards 1966) zeigt, in der sich keine Vorteile gegenüber anderen Verfahren erkennen ließen. Auch in der Literaturanalyse von Miller u. Mitarb. (1995) bleibt die Wirksamkeit der Hypnose bei der Alkoholismusbehandlung nicht belegt.

8.4.10.2 Psychotherapie in Verbindung mit Halluzinogenen

Zu den psychotherapeutischen Verfahren ist auch die Behandlung mit LSD und anderen Halluzinogenen zu rechnen (Leuner 1981).

Ziel und Vorgehen: Das Ziel dieser Therapie ist es, die pathologische Alkoholikerpersönlichkeit durch das sehr eindrucksvolle Erlebnis der Halluzinogenpsychose aufzubrechen, das als ein „Gipfelerlebnis" wirken soll. Wesentlich ist dabei, daß die Patienten auf diese experimentellen Psychosen entsprechend vorbereitet werden und daß die psychotischen Erlebnisse dann während des Rausches und hinterher aufgearbeitet werden.

Die **Ergebnisse** werden unterschiedlich beurteilt: Die meisten Autoren (Bryce 1970, Ludwig u. Mitarb. 1969) raten aufgrund sehr sorgfältiger Katamnesen von einer LSD-Behandlung ab, weil die Ergebnisse nicht besser seien als die der konventionellen Behandlung, zum Teil sogar schlechter. Außerdem sei die Behandlung umständlich und nicht risikofrei.

8.4.10.3 Kunst- und Gestaltungstherapie

Zeichnen, Malen, Gestalten: Der kreative Umgang mit verschiedenen Materialien kann mit unterschiedlichen Zielen verbunden sein. Am wichtigsten sind ein erstes Kennenlernen von gestalterischen Techniken und das Erlernen von Fertigkeiten zur künstlerischen und kunsthandwerklichen Gestaltung, die Anregung zu kreativer Entfaltung sowie die Erfahrung eigener Fähigkeiten und eigener Ausdrucksmöglichkeiten von Phantasien und inneren Bildern, von Konflikten und Spannungen sowie deren Bearbeitung und Lösung. Durch die Vorgabe bestimmter Themen bzw. Motive, z. B. der eigene Körper oder ein Baum, können elementare Erfahrungen und Haltungen erlebbar und zusammen mit deren Verbalisierung auch leichter beeinflußt werden. Die Arbeit an einem gemeinsamen Bild kann beispielsweise den wechselseitigen Bezug, d. h. Kooperation, Verständnis und Bindung, fördern. Empirische Untersuchungen über die Auswirkungen dieser Ansätze fehlen.

Musiktherapie: Das Medium Musik eignet sich besonders zum Ausdruck von Stimmungen und Gefühlen und deren Beeinflussung. Verbal schwer zu beschreibende Erfahrungen können hier unter Umständen besser ausgedrückt werden. Musiktherapie wurde verschiedentlich auch bei Alkoholikern (und Drogenabhängigen) zur Therapie angewandt (Formann-Radl u. Kryspin-Exner 1973, Radl 1967, Leist 1994). Die regulative Musiktherapie (Schwabe 1972) stellt ein Trainingsverfahren dar, bei dem es durch Rezeption von harmonischer Musik zu Entspannung und verbesserter Körperwahrnehmung kommen soll. Bei einem mehr unstrukturierten Vorgehen können Patienten frei zwischen verschiedenen Musikinstrumenten wählen und sie erproben. Dabei können sie ein gemeinsames Musikerleben in der Gruppe oder die individuelle Musikerfahrung in den Mittelpunkt stellen. Durch Verbalisieren erfolgt eine Aufarbeitung der erlebten Gefühle und Stimmungen (Leist 1994).

8.4.11 Verfahren für alkoholismusspezifische Behandlungsziele

8.4.11.1 Einübung des kontrollierten Trinkens bei Alkoholikern (vgl. 8.1.1.1)

Abwägen zwischen kontrolliertem Trinken und Abstinenz: Vor allem im Rahmen von Kurztherapien bei Patienten mit schädlichem Gebrauch, nicht aber mit einer Abhängigkeitsdiagnose kann ein kontrolliertes Trinken in Erwägung gezogen werden. In der Typologie von Jellinek kann bei Alpha- oder Betaalkoholikern an ein kontrolliertes Trinken gedacht werden. Für den Zeitraum einer stationären Therapie ist in jedem Fall Alkoholabstinenz zu fordern, um die Bedeutung des Alkoholkonsums deutlich zu relativieren, mehr Abstand zum Alkoholkonsum zu bekommen und neue, positive Erfahrungen ohne Zusammenhang mit Alkohol machen zu können. Die Frage, ob bei chronisch mehrfachgeschädigten Alkoholabhängigen, die nicht mehr in der Lage sind, in einem natürlichen sozialen Umfeld zu leben, das Therapieziel Abstinenz als unerreichbar aufgegeben werden soll, erscheint umstritten (Körkel 1995). Empirische Ergebnisse dazu fehlen.

Weitere Aspekte zum Problem des kontrollierten Trinkens als Behandlungsziel wurden bereits in 8.1.1.3 näher diskutiert. Hier soll kurz auf die dafür verwendeten **Verfahren** eingegangen werden. 1970 wurden erstmals Konzepte zur Einübung des kontrollierten Trinkens entwickelt (Lovibond u. Caddy 1970). Voraussetzung war die Selbsteinschätzung des eigenen Blutalkoholspiegels. Als Außenkriterium diente der gemessene Wert des Atemalkohols. Es zeigte sich aber, daß die Probanden meist dazu nicht in der Lage sind (Huber u. Mitarb. 1976, Silverstein u. Mitarb. 1974). Die Patienten sollten dann lernen, beim Alkoholkonsum ihren Blutalkoholspiegel unterhalb eines vorgegebenen Wertes (z.B. 0,65‰ [Cohen 1971]) zu halten. Wenn ihnen das nicht gelang, wurden sie mit aversiven Reizen sanktioniert.

8.4.11.2 Umgang mit und Vermeidung von Rückfällen

Bedeutung und Häufigkeit: Der Umgang mit möglichen oder tatsächlichen Rückfällen während stationärer oder ambulanter Behandlung ist zentraler Bestandteil jeder Alkoholismusbehandlung. Der Ansatz der Rückfalltherapie bzw. -prävention hat sich jedoch aufgrund systematischer Analysen (Marlatt u. Gordon 1985) eigenständig entwickelt (Körkel 1988, 1995, Körkel u. Mitarb. 1995). Rückfälle während der Behandlung sind keine seltenen Ereignisse. Die Häufigkeit von Rückfällen bei stationärer Behandlung beträgt zwischen 10 und 30% (Körkel u. Lauer 1995). Über Rückfälle wird in katamnestischen Untersuchungen berichtet (s. 9.1).

Die therapeutischen **Interventionen** richten sich in erster Linie nach dem zugrundegelegten theoretischen Modell der Rückfallentstehung (s. 6.4). Es werden hier 3 Modelle kurz dargestellt. Von Litman u. Mitarb. (1977) werden folgende Bewältigungsstrategien empfohlen (wobei der Flexibilität in ihrer Anwendung besondere Bedeutung beigemessen wird):

- „positives Denken",
- Ablenkung bzw. Ersatzhandlungen,
- Denken an negative Konsequenzen des Rückfalls.

Marlatt u. Gordon (1978) geben ein ganzes Bündel von therapeutischen Interventionsstrategien an. Sie unterscheiden zwischen spezifischen und globalen Interventionen. Die spezifischen Interventionen vollziehen sich in 5 Schritten:

- Sensibilisierung für das Rückfallrisiko durch Selbstbeobachtungstraining, wobei auch alkoholbezogene Träume hierzu Hinweise geben können,
- Vermittlung allgemeiner Problemlösungsfähigkeiten und sozialer Kompetenz,

– Stärkung der Meinung, daß es möglich sei, den Alkoholkonsum unter Kontrolle zu halten, Reduzierung der positiven Erwartungen an die Wirkung des Alkohols,
– Einüben von Notfallmaßnahmen für den Fall des „Ausrutschers" (z. B. Anruf beim Therapeuten, Trinkpause von mindestens 20 Minuten),
– kognitive Verarbeitung des „Abstinenzverletzungseffekts" (Abwehr von Schuldzuweisungen, s. 6.4).

Die globalen Interventionen dienen der Reduktion der allgemeinen Rückfallbereitschaft (z. B. durch Aufbau positiv wirkender Aktivitäten wie Meditation und Jogging).

Bei Rückfällen schlagen Körkel (1995) und Wohlfahrt (1995) ein 4-Stufen-Modell vor, das im stationären Bereich entwickelt und erprobt wurde:

– 1. Stufe: Einzelgespräch mit dem Patienten,
– 2. Stufe: Therapiegruppengespräch,
– 3. Stufe: Gespräch im therapeutischen Team mit dem Patienten zusammen,
– 4. Stufe: Großgruppengespräch über den Rückfall.

Empirische Untersuchungsergebnisse dazu liegen bislang nicht vor.

Wichtige Faktoren zur Bewältigung eines Rückfalls: Therapeutisch erscheint die subjektive Verarbeitung des Rückfalls entscheidend. Von zentraler Bedeutung ist die Einschätzung der eigenen Kontrollfähigkeit für weitere Trinksituationen (Selbstwirksamkeit: hier die Überzeugung, den eigenen Alkoholkonsum durch Abstinenz oder durch dosierten Konsum kontrollieren zu können). Auch Vorstellungen, wie ein Rückfall geschieht, durch einen automatisch ablaufenden biologisch determinierten Prozeß im ZNS, der subjektiv als unwiderstehliches Suchtverlangen erlebt wird, oder durch affektive und kognitive Überbelastung (Streßsituation) oder durch die subjektive Bewertung unterschiedlicher Bewältigungsstrategien in Streßsituationen und von deren zu erwartenden Folgen, bestimmen die Verarbeitung eines Rückfalls (Veltrup 1995, Körkel 1988, 1995). Gleichzeitig werden entsprechende Einstellungen und Bewältigungsstrategien gegen ein Suchtverlangen bzw. für Risikosituationen entwickelt.

Aus den Studien über Rückfälle und ihre Prävention können einige **Folgerungen für die Alkoholikertherapie** abgeleitet werden:

– Der Umgang mit Rückfällen ist notwendiger Bestandteil jedes spezifischen Therapiekonzepts für Alkoholiker.

– Die Verhütung von Rückfällen sollte ein Schwerpunkt einer alkoholismusspezifischen Behandlung sein.
– Die verschiedenen Bewältigungsstrategien sollen in Beziehung zu der jeweiligen Lebenssituation des Betroffenen erarbeitet und eingeübt werden, so daß ein Patient auf Rückfälle gefaßt ist und diese Strategien „zur Hand" hat.

8.5 Soziotherapie

8.5.1 Allgemeines

Definition: Bei soziotherapeutischen Maßnahmen steht das soziale Umfeld mit seinen strukturellen Bedingungen (Wohnung, Beruf, Lebensunterhalt, soziale Rollen u. a.) und den damit zusammenhängenden Aufgaben und Anforderungen an den Patienten (z. B. Selbstversorgung, familiäre Pflichten, soziale Regeln und Normen) im Mittelpunkt.

Maßnahmen: Entweder durch direkte Veränderungen der vorgegebenen Umfeldbedingungen (z. B. Wohnung, Arbeit) oder durch ein künstlich-therapeutisches Umfeld (Milieutherapie, therapeutische Gemeinschaft) wird das Umfeld so verändert, daß die gestellten Aufgaben und Anforderungen besser gelöst werden können. Eine therapeutische Gemeinschaft, die Stationsgruppe zusammen mit alten Patienten, Tageskliniken, beschütztes Wohnen, verschiedene Maßnahmen der Sozialarbeit, z. B. Schuldenberatung oder Bewerbungstraining, sind primär soziotherapeutische Maßnahmen, bei denen natürlich auch in unterschiedlichem Ausmaß psychotherapeutische Interventionen eine Rolle spielen. Eine völlige Abgrenzung von der Psychotherapie gibt es nicht.

Die **Wirkmechanismen** sind hauptsächlich die Übernahme (Internalisierung, Modellernen) sozialer Regeln und Normen durch zunehmende Bindung an Mitpatienten, Therapeuten und Therapieziele, ein Gewinn an Zuversicht und Selbstvertrauen durch die Bewältigung konkreter sozialer Aufgaben sowie eine zeitweilige oder permanente Erleichterung und Entlastung bei sozialen Pflichten und Anforderungen.

8.5.2 Milieutherapie, therapeutische Gemeinschaft

Definition: Die Begriffe Milieutherapie und therapeutische Gemeinschaft (ursprünglich von Jones 1956 entwickelt) werden hier weitgehend synonym verstanden, auch wenn bei therapeutischen Gemeinschaften Selbstverwaltung und Selbstorganisation (z. B. hinsichtlich Verpflegung und Freizeitgestaltung) sowie vor allem eine gleichberechtigte Selbstbestimmung der Patienten stärker betont wird.

Das **Ziel** einer Milieutherapie ist das Hineinwachsen in eine Gemeinschaft (soziale Integration) durch Übernahme von Aufgaben und Pflichten sowie Rechten und Ansprüchen (z. B. hinsichtlich Verpflegung). Patienten sollen aus einer passiven Krankenrolle herausgeführt und zu selbständiger, verantwortlicher Lebensführung angeleitet werden. Dabei auftauchende Schwierigkeiten und Probleme werden besprochen und nach einer Lösung gesucht. Dies kann im Kontext einer stationären oder teilstationären Therapie (Tagesklinik) oder im Kontext einer Lebensgemeinschaft, z. B. einer Selbsthilfeorganisation (wie SYNANON), erfolgen. Die Aufgaben der Selbstorganisation in der therapeutischen Gemeinschaft sind Übungsfelder für die Bewältigung späterer sozialer Aufgaben. Viele stationäre Therapieprogramme enthalten zumindest einige Aspekte einer therapeutischen Gemeinschaft. Für Suchtkranke erscheint dieser Ansatz von besonderer Bedeutung, wenn sich im Verlauf der Abhängigkeitsentwicklung eine zunehmende soziale Desintegration (ungeregelter Tagesablauf, soziale Isolierung u. a.) entwickelt hat.

8.5.3   Arbeitstherapie (Ergotherapie)

Die Sicherstellung bzw. Wiederherstellung der Erwerbsfähigkeit ist ein zentrales, aber nicht alleiniges Ziel der medizinischen Rehabilitation (Beyer 1996). Die Aufnahme der Erwerbstätigkeit ist dagegen von zahlreichen anderen Bedingungen, hauptsächlich der wirtschaftlichen Situation und dem Angebot von Arbeitsplätzen, abhängig.

Ziele, Bedeutung und Angebote: Ziele der Arbeitstherapie sind die Förderung von Ausdauer, Durchhaltevermögen, Sorgfalt, Pünktlichkeit und Flexibilität. Arbeitstherapie ist ein Baustein der Strukturierung des Alltags in stationären Einrichtungen oder in einer Tagesklinik. Sie ist auch ein Ausgleich für stärker interaktionell und verbal ausgerichtete Therapieansätze.

Arbeitstherapie erfordert eine gewisse Therapielänge, um überhaupt in sinnvoller Weise organisiert werden zu können.

Über die isolierte Wirkung der Arbeitstherapie bei Alkoholikern sind keine empirischen Untersuchungsergebnisse bekannt (s. 8.8.2.1).

Maßnahmen: Die Angebote beziehen sich meist auf Holz- und Metallverarbeitung, auf Bürotätigkeiten sowie auch gelegentlich auf Gartenarbeit und Tierhaltung. Einzelne Konzepte zur Wiederherstellung der Erwerbsfähigkeit gehen weit über eine klassische Arbeitstherapie hinaus. Die Maßnahmen umfassen eine berufliche Anamnese, das Thema Arbeitslosigkeit in Einzel- und Gruppengesprächen, einzelne Trainings-

bzw. Bewerbungsgespräche bis hin zu einer externen Arbeitserprobung (Missel u. Mitarb. 1996, Jahrreiss 1996). Dabei erfolgt eine zunehmende Individualisierung hinsichtlich der Situation der Abhängigen.

Bei der Wiederherstellung der Erwerbsfähigkeit sollen folgende **Aspekte** berücksichtigt werden:

1. der Zusammenhang zwischen Arbeitssituation und Suchtmittelkonsum,
2. die Bedeutung von Leistung und Arbeit für den einzelnen,
3. Konflikte und Probleme am Arbeitsplatz mit Kollegen, Vorgesetzten und Mitarbeitern,
4. Probleme der Ausdauer, der Konzentration und Aufmerksamkeit, der Pünktlichkeit und Flexibilität,
5. Entwicklung von Kenntnissen und Fertigkeiten.

Die Arbeitstherapie im engeren Sinn konzentriert sich auf Punkt 4 und 5 und bezieht auch noch Punkt 3 (Beziehungsprobleme am Arbeitsplatz) mit ein. Die Punkte 1, 2 und auch 3 sind Bereiche, die im psychotherapeutischen Prozeß thematisiert werden sollten.

In einer Untersuchung von Murk u. Knauf (1996) wurde ein Bündel von **berufsfördernden Maßnahmen** (zusätzlich zu dem sonst üblichen Programm) durchgeführt und mit den Ergebnissen einer bis auf die berufsfördernden Maßnahmen ebenfalls stationär behandelten Kontrollgruppe von Arbeitslosen verglichen. Die Ergebnisse zeigten, daß im ersten Jahr nach der Entwöhnungsbehandlung signifikant mehr Personen eine Förderungsmaßnahme hinsichtlich Arbeit und Beruf erhalten haben. Die Frage, ob die Teilnehmer der Modellgruppe in der Katamnese häufiger erwerbstätig waren, sowie die Frage nach der Abstinenz im ersten Jahr danach und in späteren Jahren sind deshalb kaum zu beantworten, weil die Datenausfälle sehr hoch waren und dies wahrscheinlich zu erheblichen Veränderungen geführt hat. Bei der Beurteilung der Abstinenz werden häufig die nicht Erreichten (Nonresponder) als rückfällig deklariert. Bei dieser Berechnungsmethode ergibt sich eine höhere Abstinenzrate in der Modellgruppe (63,0 % vs. 38,8 % nach eigener Berechnung im Gegensatz zu den Aussagen der Autoren).

8.5.4   Einzelne Maßnahmen der Sozialarbeit

Dazu gehört die Einübung konkreter sozialer Lebensaufgaben (z. B. Bewerbungen), aber auch eine Schuldenberatung sowie eine Beratung in Wohnungs-, Berufs- und Ausbildungsfragen. Die Klärung von Unterkunft, Lebensunterhalt und Arbeit ist eine notwendige Bedingung für eine langfristige Stabilität. Über die isolierte Wirkung dieser Maßnahmen ist aber im einzelnen wenig bekannt. In der MEAT-Studie hat sich beispielsweise gezeigt, daß Gruppen zur konkreten Lebensplanung bei den erfolgreicheren Therapieeinrichtungen häufiger gebildet worden waren (Küfner u. Feuerlein 1989).

8.5.5   Sporttherapie

Wirkungsweise: Ein Grundbaustein eines gesunden Lebensstils ist ausreichend Bewegung. Dies kann im Rahmen der Arbeit erfolgen; meist sind jedoch zusätzliche Aktivitäten sportlicher Art erforderlich. Im Sport stehen Erfahrungen mit dem Körper, mit sportlichen Leistungen als einzelner oder in einem Team, als Spiel und als Wettbewerb im Mittelpunkt. Vor allem wegen der gruppendynamischen Aspekte kann man Sporttherapie als soziotherapeutische Maßnahme bezeichnen. Die Erfahrung körperlicher Leistungsfähigkeit stärkt das Selbstvertrauen. Außerdem kann sportliche Aktivität als Spiel und als Spannungsabfuhr zur körperlich-psychischen Entlastung beitragen (Geyer 1994). Diskutiert wird auch eine antidepressive Wirkung durch Aktivierung des Endorphinsystems.

In einer **Evaluationsstudie** eines Lauftrainings wurde eine Versuchsgruppe (n = 13), bei der zusätzlich zu dem sonst üblichen Therapieprogramm einer Suchtfachklinik ein Lauftraining angeboten wurde, mit einer Kontrollgruppe ohne dieses Lauftraining verglichen. Nach 4monatigem Klinikaufenthalt zeigten sich bei beiden Gruppen signifikante Verbesserungen. Die Versuchsgruppe mit Lauftraining hatte jedoch in allen Variablen günstigere Werte. Signifikant günstigere Werte ergaben sich bei den Variablen „Zustandsangst" und „Streß" (Weber 1984). Katamnestische Ergebnisse lagen nicht vor.

8.5.6   Erlebnispädagogische Maßnahmen

Im Rahmen länger dauernder Therapien werden auch Freizeitaktivitäten wie Hüttenaufenthalte, Segeln oder Abenteueraktivitäten, z. B. Segelfliegen u. a., durchgeführt. Durch solche erlebnispädagogische Maßnahmen kommt es zu stärkeren Bindungen der Patienten untereinander sowie zur Erfahrung alternativer alkoholunabhängiger intensiver Erlebnisweisen.

Die Bedeutung dieser Verfahren ist für die Alkoholismusbehandlung nicht belegt. Bei der Behandlung von Drogenabhängigen gibt es jedoch Hinweise einer günstigen Wirkung auf die Haltequote von Therapieeinrichtungen mit solchen Angeboten (Küfner u. Mitarb. 1994).

8.6 Behandlung spezieller Teilgruppen
(Scholz 1996)

8.6.1 Jugendliche und junge Erwachsene

Die Behandlungsergebnisse jugendlicher Alkoholabhängiger erscheinen insgesamt ungünstiger als die der älteren Alkoholabhängigen. In der MEAT-Studie betrug die 18-Monats-Abstinenzrate Jugendlicher bis 24 Jahre 32,5 % im Vergleich zu 54 % der Patienten mit 25 Jahren und darüber (Küfner u. Feuerlein 1989). Bei jungen Abhängigen liegt die Schwelle für eine stationäre Therapie höher als bei älteren (an der Heiden u. Kistner 1983). Therapieangebote und -ziele sollten auf die spezielle Situation von Jugendlichen abgestimmt sein.

Das niedrigere Alter weist auf verschiedene **Unterschiede im Vergleich zu den älteren Alkoholikern** hin:

- Bei Jugendlichen ist in zahlreichen Fällen unklar, ob eine Alkoholabhängigkeit oder ein schädlicher Gebrauch vorliegt. Ein phasenweiser Mißbrauch, der sich nur auf diese kritische Lebensphase mit ihren besonderen Entwicklungsaufgaben bezieht, ist relativ häufig (Miller u. Mitarb. 1995 b). Dementsprechend müssen auch die Ziele hinsichtlich der Abstinenz unterschiedlich sein. Dies erfordert eine größere Flexibilität auf seiten der Therapeuten.
- Daß jemand bereits im Alter bis zu 24 Jahren hinsichtlich des Alkoholkonsums auffällig wird, hängt wahrscheinlich mit einem früheren Beginn des Alkoholmißbrauchs und mit größeren Defiziten der Persönlichkeit (größere Komorbidität) zusammen. Das heißt, der Schweregrad der Abhängigkeit dürfte durchschnittlich größer sein (s. 3.3.2). Andererseits sind die Folgen in körperlicher und psychosozialer Hinsicht weniger ausgeprägt, so daß der dadurch bedingte Leidensdruck geringer einzuschätzen ist (Drießen u. Veltrup 1994).
- Die Lebenssituation Jugendlicher und junger Erwachsener unterscheidet sich erheblich von der älterer Alkoholiker. Jugendliche haben eine Reihe von Entwicklungsaufgaben zu bewältigen, wie z. B. die Ablösung vom Elternhaus, eine berufliche Integration, den Aufbau eines Freundeskreises, die Geschlechtsidentität sowie die Entwicklung von Partner- und Familienbeziehungen.
- Abhängige Jugendliche haben häufiger noch nicht ausreichend die Erfahrung gemacht, daß bestimmte Vorstellungen und Wege zu einem kontrollierten Alkoholkonsum für sie nicht hilfreich und verfügbar sind (z. B. Versuche des kontrollierten Trinkens).

– Für die Behandlung stellt sich die Frage, ob junge Alkoholiker in eigenen Einrichtungen erfolgreicher behandelt werden können als zusammen mit älteren Alkoholabhängigen. Empirische Ergebnisse dazu sind nicht bekannt. Vereinzelt gibt es Therapieeinrichtungen, die sich speziell an Jugendliche und junge Erwachsene richten. In manchen dieser Einrichtungen ist der Anteil Jugendlicher mit delinquenten Verhaltensweisen und polyvalentem Drogengebrauch besonders hoch (Müller 1996).

Zur Frage der **Einbeziehung der Familie** in die Therapie jugendlicher Abhängiger ergibt sich aus einer Überblicksarbeit (Baer 1993) der Hinweis, daß Familien, in denen kein sonstiger Alkohol- oder Drogenmißbrauch außer bei dem Betroffenen vorliegt, in die Therapie erfolgreich mit eingebunden werden können, während stark problembelastete Familien mit Alkohol- oder Drogenmißbrauch anderer Familienmitglieder keine Hilfe und Unterstützung für die Bewältigung des Suchtproblems Jugendlicher darstellen. Für diese Gruppe erscheint ein Engagement im Bereich Arbeit, Schule und Freizeit hilfreicher.

8.6.2 Behandlung von alkoholabhängigen Frauen

Alkoholismus bei Frauen ist genauso wenig homogen wie bei Männern (Schwoon u. Saake 1997). Trotzdem läßt sich eine Reihe von **Besonderheiten der Behandlungssituation** weiblicher Alkoholabhängiger beschreiben (Vogt 1986, Berger u. Mitarb. 1983, Feselmayer u. Beiglböck 1990, Collins 1993). Empirisch können hauptsächlich 5 Ergebnisbereiche dafür herangezogen werden:

– Alle epidemiologischen und klinischen Studien zeigen, daß deutlich weniger Frauen alkoholabhängig werden als Männer. Therapeutisch bedeutet dies, daß Frauen in den Therapieeinrichtungen, die sowohl Männer als auch Frauen aufnehmen, eine Minderheit darstellen und dadurch Probleme einer ausreichenden Berücksichtigung frauenspezifischer Fragen entstehen.
– Wahrscheinlich liegt auch eine unterschiedliche Komorbidität vor, z.B. mehr depressive Syndrome, häufiger Sexualmißbrauch und Opfer von Gewaltanwendungen, häufiger geschieden u.a. Therapeutisch bedeutet dies, daß ein Eingehen auf die damit zusammenhängenden speziellen Störungen und Probleme erforderlich ist.

– Die Lebenssituation von Frauen ist im Vergleich zu Männern durch eine geringere Bedeutung des Berufsbereichs und gleichzeitig eine größere Bedeutung des familiären Bereichs charakterisiert. Familiäre und gleichzeitig berufliche Aufgaben können zu erheblichen Belastungen führen (Eisenbach-Stangl 1997).

– Untersuchungen zur Prädiktion der Behandlungsergebnisse bei Frauen und Männern ergaben deutliche Unterschiede, auch wenn sich zum Teil eine Überlappung zeigt (Küfner u. Feuerlein 1989, Watzl 1986 u. a.). Dies weist auf unterschiedliche Bedingungsgefüge bei Männern und Frauen hin.

– Nicht zuletzt bestehen auch biologische Unterschiede, z. B. im Alkoholstoffwechsel oder im Einfluß des Hormonsystems auf die Alkoholwirkung, bei einer Schwangerschaft (Hill 1980).

Hinsichtlich des **Hilfesuchverhaltens** wird angenommen, daß bei alkoholabhängigen Frauen die Schwelle für das Aufsuchen von Hilfe höher liegt als bei Männern (Collins 1993). Dies zeigt sich jedoch nicht in unterschiedlichen Belegungsraten von Suchtfachkliniken im Vergleich zu dem Zahlenverhältnis alkoholabhängiger Männer und Frauen.

Der **globale Behandlungserfolg** bei Männern und Frauen erscheint insgesamt etwa gleich (Collins 1993). Relativ häufig werden in stationären Einrichtungen Frauengruppen eingerichtet, um dort spezielle Probleme ansprechen zu können. Besonders günstig scheint der Einstieg in die Abstinenz in der Zeit einer Schwangerschaft zu sein. Ob spezielle Einrichtungen nur für Frauen bessere Behandlungsergebnisse erbringen als sog. gemischtgeschlechtliche Behandlungsformen, ist nicht eindeutig belegt. Aus der MEAT-Studie (Küfner u. Feuerlein 1989) ergeben sich jedoch Hinweise, daß eine getrennt-geschlechtliche Behandlung sowohl bei Männern als auch bei Frauen zu leicht günstigeren Ergebnissen führt, allerdings nur bei der prognostisch ungünstigen Gruppe. Wahrscheinlich erfolgt bei getrenntgeschlechtlicher Behandlung eine stärkere Ichstützung. Durch den Wegfall von Problemen in der Beziehung zum jeweils anderen Geschlecht kann auch eine stärkere Bearbeitung spezieller Suchtprobleme erfolgen.

8.6.3 Ältere Menschen mit Alkoholmißbrauch bzw. -abhängigkeit

Mit der Zunahme des Anteils der älteren Menschen in der Gesamtbevölkerung kommt auch den Alkoholproblemen dieser Bevölkerungsgruppe eine größere Bedeutung zu. Voraussichtlich wird die Zahl der älteren Alkoholiker in den nächsten Jahrzehnten weiter zunehmen, besonders bei Männern. Im allgemeinen sind die Behandlungsergebnisse des Alkoholismus bei älteren Menschen günstiger als bei jüngeren. Sie haben eine höhere Abstinenzrate, brechen seltener die Behandlung ab, wie auch aus der MEAT-Studie hervorgeht (Küfner u. Feuerlein 1989). Für die Therapie stellt sich die Aufgabe, auf die altersspezifischen Probleme der älteren Alkoholiker einzugehen. Es ist zu überlegen, ob nicht für diese Altersgruppe spezielle Behandlungsprogramme aufgestellt werden sollten. Dafür sprechen neben der günstigeren Prognose verschiedene andere Gründe. Ältere Alkoholiker sind zwar ganz allgemein selten in klassische Entwöhnungsbehandlungen zu vermitteln. Bei Anwendung altersspezifischer Programme ist aber die Durchhaltequote und die „Compliance" besser als ohne solche. Während Spätbeginner eher bereit sind, weiterführende Behandlungsangebote anzunehmen, haben Frühbeginner eher Kontakt zu Beratungsstellen und Selbsthilfegruppen (Fleischmann 1997). Konkrete Konzepte für spezifische Behandlungsprogramme für alte Alkoholiker sind aber offenbar bisher kaum entwickelt und nicht im größeren Umfang erprobt worden. Zu denken wäre u. a. daran, die Behandlung mehr ambulant oder teilstationär, also in der Nähe des Wohnsitzes, durchzuführen. Das Behandlungsprogramm sollte an die besonderen psychosozialen Verhältnisse der älteren Alkoholiker angepaßt werden. Zum Beispiel spielen hier, im Gegensatz zu jüngeren Patienten, berufliche Wiedereingliederungsprobleme kaum eine Rolle. Im Vordergrund stehen vielmehr die häufigeren chronischen Krankheiten oder Behinderungen, die Ängste vor dem Verlust der körperlichen und geistigen Leistungsfähigkeit, die soziale Isolation. Schließlich besteht bei ihnen eine größere Gefahr für einen zusätzlichen Medikamentenabusus, z. B. wegen der häufigen Schlafstörungen (Näheres s. Kofoeld u. Mitarb. 1987, Feuerlein 1995).

8.7   Behandlungsinstitutionen

8.7.1   Behandlungsnetz (Behandlungsverbund)

Da sich die Alkoholismustherapie meist über Jahre erstrecken muß und in unterschiedlichen Phasen vollzieht, sind in der Regel verschiedene Arten von Einrichtungen in die Behandlung mit einbezogen. Das ursprüngliche sequentielle Modell der mehrstufigen Behandlungskette wurde später durch ein interaktionelles Modell (Behandlungsnetz) erweitert (Abb. 8.**1**). Es sieht je nach Behandlungsverlauf Quer- und Rückverweisungen zwischen den einzelnen Einrichtungen vor. Zwischen den beiden klassischen Formen der Behandlung (ambulant und stationär) sind fakultativ sog. teilstationäre Einrichtungen (z. B. Übergangsheime oder Tageskliniken) eingefügt. Vereinzelt bestehen institu-

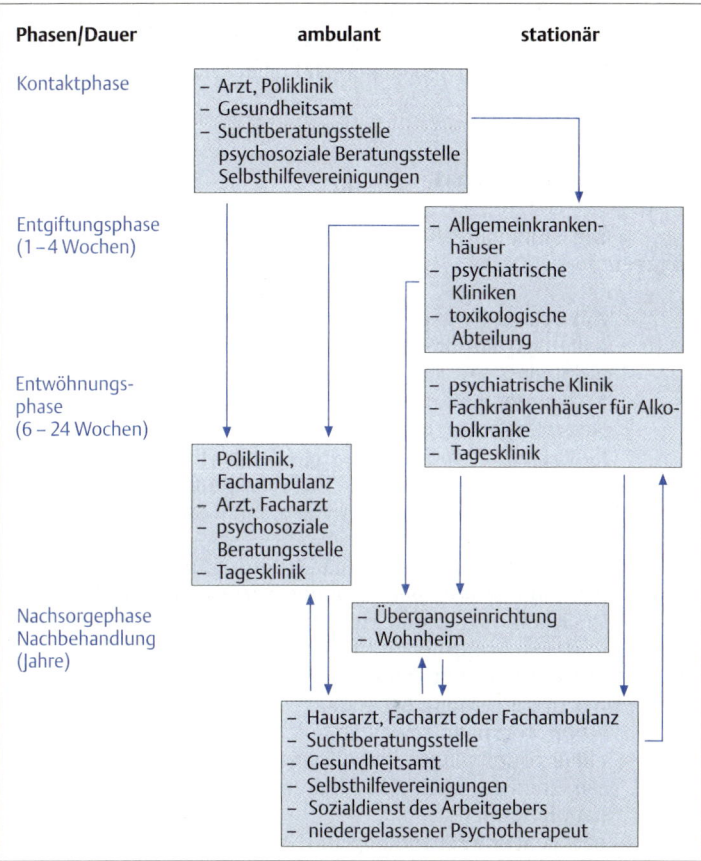

Phasen/Dauer	ambulant	stationär

Kontaktphase	– Arzt, Poliklinik
	– Gesundheitsamt
	– Suchtberatungsstelle
	  psychosoziale Beratungsstelle
	  Selbsthilfevereinigungen	

Entgiftungsphase
(1–4 Wochen)
		– Allgemeinkranken-
		  häuser
		– psychiatrische
		  Kliniken
		– toxikologische
		  Abteilung

Entwöhnungs-
phase
(6 – 24 Wochen)
	– Poliklinik,
	  Fachambulanz
	– Arzt, Facharzt
	– psychosoziale
	  Beratungsstelle
	– Tagesklinik
		– psychiatrische Klinik
		– Fachkrankenhäuser für Alko-
		  holkranke
		– Tagesklinik

Nachsorgephase Nachbehandlung (Jahre)	– Übergangseinrichtung – Wohnheim	
	– Hausarzt, Facharzt oder Fachambulanz – Suchtberatungsstelle – Gesundheitsamt – Selbsthilfevereinigungen – Sozialdienst des Arbeitgebers – niedergelassener Psychotherapeut	

Abb. 8.**1**   Mehrstufige Behandlungskette für Alkoholkranke (nach Athen)

tionalisierte Programme für eine kombinierte ambulante, stationäre und teilstationäre Behandlung (z.B. das Tübinger Modell, Mann u. Günthner 1994, Gordis u. Mitarb. 1981). Ob eine sog. Intervalltherapie, d.h. ein im vorhinein geplanter Wechsel von kurzen stationären und ambulanten Behandlungsphasen, wirksam ist, erscheint nach den Ergebnissen eines Modellversuchs eher fraglich. Wahrscheinlich sind damit zu viele Entscheidungsschritte verbunden, vor allem hinsichtlich einer erneuten stationären Behandlung mit einer relativ hohen Entscheidungsschwelle.

8.7.2   Ambulante Behandlung

Die ambulante Behandlung hat im wesentlichen folgende **Aufgaben**:

- Abklärung der gegenwärtigen Situation: aktuelles Suchtverhalten, gegenwärtige Lebenssituation und diagnostische Einordnung;
- Kriseninterventionen falls erforderlich (Küfner 1991);
- Herstellen eines tragfähigen Kontakts mit einem Abhängigen; Kontaktaufnahme mit den Angehörigen, Betrieben, Behörden, Selbsthilfeorganisationen, Suchtberatungsstellen, vor allen Dingen aber mit den überweisenden Ärzten und Sozialarbeitern;
- Vorbereitung einer stationären Behandlung (falls erforderlich): Information über Grundbegriffe der Abhängigkeit, über Ursachen, Folgen und Therapiemöglichkeiten des Alkoholismus; Förderung der Motivation für die stationäre Behandlung (Entzug oder Entwöhnung); Versuch, eine vorläufige Abstinenz zu erreichen; Behandlung der körperlichen und psychischen Störungen, soweit ambulant möglich;
- alleinige ambulante Entwöhnungsbehandlung ohne Einschalten einer stationären Behandlungsphase: Erstellen eines Behandlungsplans;
- nachgehende Behandlung und Nachsorge nach Entlassung aus der stationären Behandlung; Vertiefung des in stationärer Behandlung Erlernten, insbesondere durch Anwendung auf das praktische Verhalten.

Institutionen: Die ambulante Behandlung von Alkoholikern wird hauptsächlich von Beratungsstellen (psychosoziale und sozialpsychiatrische Beratungsstellen) sowie von niedergelassenen Ärzten, Psychotherapeuten und Polikliniken in Form von Einzel- und Gruppentherapien durchgeführt (Fuchtmann 1994, Tasseit 1992, Arend 1994). Des weiteren kommen sonstige Einrichtungen von Selbsthilfegruppen dafür in Frage (s. auch 8.8.3.2).

Die ambulante Entwöhnungsbehandlung hat gegenüber der stationären eine Reihe von **Vorzügen**:

– Es werden Personen einbezogen, die zu einer stationären Therapie nicht bereit gewesen wären.
– Der Patient verbleibt in seinem sozialen Umfeld (Beruf und Familie). Das bedeutet, es entfallen die durch einen stationären Aufenthalt bedingten Probleme der Wiedereingliederung in Beruf und Familie ebenso wie die der Lösung von der stationären Einrichtung.
– Die in der Therapie erarbeiteten Erkenntnisse und Fertigkeiten können unmittelbar auf die realen Alltagsbedingungen übertragen und dort erprobt werden.
– Probleme des Alltags, die zum Alkoholmißbrauch beitragen, können im Sinne einer Rückfallprophylaxe therapeutisch bearbeitet werden.

Demgegenüber sind auch einige **Nachteile** zu berücksichtigen:
– In ambulanter Therapie kann in der Regel kein so breites Spektrum an Therapieformen angeboten werden wie bei stationärer Therapie. Eine Vielfalt an therapeutischen Angeboten erhöht die Wahrscheinlichkeit für einen Behandlungserfolg (MEAT-Studie, Küfner u. Feuerlein 1989).
– Wenn Bedingungen des sozialen Umfeldes zur Aufrechterhaltung der Alkoholabhängigkeit beitragen (Überlastungssituationen, zunächst nicht lösbare familiäre und partnerschaftliche Probleme u. a.), dann kann eine ambulante Behandlung als zusätzliche Belastung erlebt werden.
– Aktuelle Aufgaben und Probleme des Alltags können den Patienten zu sehr von therapeutischer Reflexion und aktiver Änderung des Verhaltens ablenken.
– Das Risiko einer vorzeitigen Therapiebeendigung ist im allgemeinen größer als bei stationärer Behandlung (s. 9).

Bei allen aufgeführten Vor- und Nachteilen ist immer der Einzelfall zu beachten. Was in einem Fall als Vorteil für eine ambulante Therapie gelten kann, z. B. der Verbleib im alten sozialen Umfeld, kann unter Umständen im anderen Fall ein großer Nachteil sein.

8.7.2.1 Niedergelassener Arzt

Der niedergelassene Arzt ist häufig mit der Aufgabe der alleinigen Behandlung des Alkohols überfordert, schon aus zeitlichen Gründen. Jedoch ist er ein wichtiger und oft ausschlaggebender Teil im Behandlungsnetz (Feuerlein 1975, Schmidt 1970). Zu seinen Aufgaben gehört vor allem:

- **Diagnosestellung:** Sie ist in Initialfällen und bei der Neigung des Alkoholikers zur Dissimulation oft keineswegs einfach: Hier obliegt ihm besonders, aus dem vielfältigen Beschwerdekatalog der Patienten, das auf den ersten Blick überhaupt nichts mit Alkoholismus zu tun haben scheint, den richtigen diagnostischen Schluß zu ziehen, nämlich in diesem Fall Alkoholismus.

- **Weckung und Aufrechterhaltung der Motivation und Mitarbeiter in ambulanten Beratungsstellen:** Der niedergelassene Arzt hat in den meisten Fällen die „Initialzündung" für die Behandlung zu geben und diese Motivation gegenüber allen Anfechtungen und Zweifeln der Patienten und seiner Angehörigen aufrechtzuerhalten. Die Ärzte wissen zwar vielfach um die Alkoholprobleme der Patienten, ziehen daraus aber oft keine Konsequenzen. Als solche kämen in Frage: schriftliche Informationen (z. B. Handzettel) sowie mündliche Beratungen, die von kurzen konkreten Hinweisen auf Verhaltensänderungen bis hin zu etwa einstündigen Beratungsgesprächen reichen können (John u. Mitarb. 1996). Die nachweisbaren Effekte kurzer Beratungen bestärken die Wichtigkeit solcher Gespräche. Im übrigen können dem niedergelassenen Arzt alle die Anforderungen und Aufgaben zuwachsen, die im Abschnitt Kontaktphase (8.2.2) genannt wurden. Der niedergelassene Arzt ist vor allen Dingen (bei entsprechenden Spezialkenntnissen) aufgerufen, in ambulanten Beratungsstellen mitzuarbeiten. Dies gilt vor allen Dingen für den niedergelassenen Nervenarzt bzw. Psychiater.

Unter Mitarbeit von Sozialarbeitern und Psychologen können Nervenärzte bzw. Psychiater in einem großen Einzugsbereich mit hoher Alkoholismusprävalenz eine intensive Alkoholikerbetreuung und -behandlung durchführen.

8.7.2.2   Ambulante Beratungs- und Behandlungsstellen

Bedeutung, Träger und Voraussetzungen: Die ambulanten Beratungsstellen, die von verschiedenen Institutionen getragen werden (Wohlfahrtsverbände, Selbsthilfegruppen, Gesundheitsämter, Polikliniken, Universitätskliniken und Fachkrankenhäuser), betreuen bzw. behandeln den größten Anteil von Alkoholikern (nach Wienberg 1992 ca. 9 % pro Jahr). Für die Anerkennung als medizinische Rehabilitationsbehandlung durch die Rentenversicherungsträger sind eine Reihe von Bedingungen zu erfüllen (Empfehlungsvereinbarung ambulante Behandlung, Sucht [Beyer 1991]):

- Das Therapiekonzept soll sowohl für Alkohol- als auch für Medikamenten- und Drogenabhängige gelten.
- Zusätzlich zur Betreuung und Behandlung soll auch Präventionsarbeit geleistet werden.
- Hinsichtlich des Personals wird gefordert, daß in jeder Beratungsstelle in der Suchttherapie qualifizierte Ärzte, Diplompsychologen und Sozialarbeiter mitarbeiten. Es sollen mindestens 3 therapeutische Mitarbeiter hauptamtlich tätig sein, darunter ein Diplompsychologe und ein Sozialarbeiter/Sozialpädagoge.

Aufgaben und Versorgungsnetz: Die Aufgaben der ambulanten Beratungsstellen entsprechen im wesentlichen den im Abschnitt 8.1.1 genannten. Am häufigsten werden Einzel- und Gruppentherapie angeboten (Küfner u. Hallmaier 1992, Küfner u. Mitarb. 1996). Umfassende Therapieangebote ähnlich der stationären Behandlung sind eher selten (z. B. Arend 1994). Um den vielfältigen Aufgaben, die sich für die ambulanten Einrichtungen stellen, besser gerecht zu werden, hat die Psychiatrie-Enquete-Kommission der Bundesregierung bereits 1975 die Einrichtung von sog. Fachambulanzen in jedem Standardversorgungsgebiet (ca. 250 000 Einwohner) gefordert, die in engem Kontakt mit allen anderen Trägern der Suchtkrankenfürsorge stehen sollen. In Gebieten mit größerer Bevölkerungsdichte und hohem Bedarf an Behandlungsplätzen sollen mehrere Fachambulanzen zu Schwerpunktambulanzen zusammengeschlossen werden. Nach Ziegler (1992) gab es zu Beginn der 90er Jahre in Deutschland ca. 900–950 ambulante Beratungs- und Behandlungsstellen. Außerdem bieten noch ca. 6700 Selbsthilfegruppen ihre Beratungs- und Betreuungsdienste an (zur Indikation s. 9.5).

8.7.3 Stationäre Behandlung

Bedeutung: Alkoholiker werden häufig in Allgemeinkrankenhäuser eingeliefert. Nach Wienberg (1992) befinden sich pro Jahr ca. 24 % der Alkoholiker mindestens einmal in einem Allgemeinkrankenhaus. Nach der Behandlung bei niedergelassenen Ärzten ist eine Krankenhausbehandlung (Allgemeinkrankenhäuser) am zweithäufigsten. In psychiatrischen Kliniken werden pro Jahr 2,5 % aufgenommen, in Suchtfachkliniken ca. 0,8 %.

Internistische Kliniken und Allgemeinkrankenhäuser: Abgesehen von psychiatrischen Kliniken, finden sich wohl die meisten Alkoholiker auf internistischen Abteilungen (s. 3.3.4). Internistische Kliniken und Abteilungen sind häufig auch Aufnahmeabteilungen für die

Entgiftungs- bzw. Entzugsbehandlung, die optimalerweise in eigenen Stationen durchgeführt werden soll, in denen neben Internisten auch Psychiater und andere Berufsgruppen tätig sind. Zahlreiche Patienten kommen aber auch mit Alkoholfolgekrankheiten auf internistische Abteilungen. Auch in Allgemeinkrankenhäusern können im Rahmen von sozialmedizinischen Stationen zum Einsatz verschiedener Verfahren kurzfristige Entzugsbehandlungen durchgeführt werden, wenn dazu entsprechend ausgebildete Therapeuten zur Verfügung stehen (Hapke u. Mitarb. 1996, Kremer u. Mitarb. 1996).

Spezialkliniken: Die stationäre Behandlung wird hauptsächlich in spezialisierten Suchtfachkliniken sowie in psychiatrischen Krankenhäusern durchgeführt, von denen mehr als die Hälfte eigene Suchtabteilungen aufweisen. In Deutschland gab es Ende 1992 ca. 330 Suchtfachkliniken mit etwa 17 500 Therapieplätzen, in denen aber neben Alkoholikern auch Medikamentenabhängige und zum Teil auch Drogenabhängige behandelt werden. In einigen psychosomatischen Kliniken werden teilweise hochdifferenzierte Programme durchgeführt, in denen eine große Zahl von therapeutischen Verfahren zur Anwendung kommt (Zielke 1994). Die Behandlungsdauer ist hier nur kurz oder mittellang. Diese psychosomatischen Kliniken bilden den Übergang zu den Fachkliniken für Alkoholkranke, die zum Teil auch andere Suchtkranke aufnehmen.

Die stationäre Entwöhnungsbehandlung hat (ebenso wie umgekehrt die ambulante Behandlung) ihre spezifischen **Vorteile**:

– Der Patient wird zeitlich begrenzt aus einer Lebenssituation herausgenommen, die infolge ihrer Belastungen und Versuchungen den Alkoholmißbrauch begünstigen kann.
– Die nur in stationärer Behandlung mögliche therapeutische Gesamtatmosphäre fördert den Erwerb neuer Einsichten und Erfahrungen und die Übernahme von sozialen Regeln und Normen.
– Der ständige Kontakt mit Therapeuten und Mitpatienten begünstigt durch seine Modellfunktion das Einüben neuer Verhaltensmuster in zwischenmenschlichen Beziehungen (8.1.3.2).

Nachteile stationärer Behandlungsformen sind:

– Die natürlichen Umfeldbedingungen des Betroffenen bleiben zunächst unverändert und können nach Entlassung aus stationärer Therapie weiterhin eine schwere Belastung darstellen.

– Ein stationärer Klinikaufenthalt wegen des Alkoholproblems erfordert die Überwindung einer größeren Hemmschwelle als bei ambulanter Therapie.
– Die ständige Nähe und Rücksichtnahme auf andere stellt für manche eine zunächst schwere ertragbare Einengung und Belastung dar.
– Eine Hospitalisierung führt zu mehr regressiven Verhaltensweisen und zu weniger Selbstverantwortlichkeit.

8.7.3.1 Fachkliniken für Suchtkranke

Angebote: In den Suchtkliniken wurden umfassende Programme für die Entwöhnungsbehandlung (medizinische Rehabilitationsmaßnahmen) entwickelt. Zum Kern der stationären Behandlung gehören Gruppentherapie, Einzeltherapie, Arbeitstherapie und Sport. Aber auch Gestaltungstherapie (Beschäftigungstherapie), Familientherapie, Entspannungstechniken und physikalische Therapien werden häufig eingesetzt. Hinzu kommt vielfach ein Angebot zur Erarbeitung von Sinn- und Wertbezügen in themenorientierten Gruppen.

Die **Behandlungsdauer** (kurz-, mittel- oder langfristig) wird zum Teil als Charakteristikum des jeweiligen Behandlungsprogrammes von vornherein festgesetzt. Es gibt aber auch zahlreiche Einrichtungen, die die Behandlungszeit mehr oder weniger systematisch von dem Zustand der Patienten und dem Fortgang der Therapie abhängig machen, wie z. B. die österreichischen Heilstätten. Zur variablen Behandlungsdauer wurden von Missel u. Zemlin (1986) sowie Zemlin (1993) komplexe Indikationsverfahren erarbeitet (s. 9.5).

Klinikformen: Die Kliniken sind in ihrem therapeutischen Angebot sowie in ihrer Führung oft recht unterschiedlich strukturiert, so daß ein Vergleich zwischen ihnen schwierig ist (für einen internationalen Vergleich von Therapiesystemen s. Klingemann 1992). Sonderformen der Fachkliniken sind Tag- und Nachtkliniken für Suchtkranke, wie sie vereinzelt eingerichtet wurden (z. B. in Bremen [Wagner u. Mitarb. 1996]). Tageskliniken können auch der ambulanten Therapie zugeordnet werden, werden hier aber unter dem Begriff teilstationäre Einrichtungen (s. 8.7.4) beschrieben.

8.7.3.2 Psychiatrische Krankenhäuser
(s. auch 3.3.5)

Patientengruppen: 1972 waren 24 % aller Aufnahmen in deutsche psychiatrische Landeskrankenhäuser Alkoholkranke (oder Mischtypen, d. h. Mehrfachabhängige) (Keup 1975), vor allem aber auch mit mehr oder minder schweren Alkoholfolgekrankheiten auf psychiatrischem und neurologischem Gebiet. Manchmal sind die Schäden in somatischer und psychischer Hinsicht nicht mehr behebbar. Aber auch weniger geschädigte, häufig rückfällige Alkoholiker werden dort untergebracht, nachdem alle anderen Behandlungsversuche erfolglos waren.

Behandlungsprogramme und -prinzipien: In einer zunehmenden Zahl von Landeskrankenhäusern sind inzwischen differenzierte Behandlungsprogramme für unterschiedliche Alkoholikergruppen entwickelt worden. Ein qualifizierter Entzug, Therapieangebote für die noch nicht mehrfach erfolglos behandelten Abhängigen (Motivationstherapien, übliche mittel- und langfristige Entwöhnung) und schließlich Programme für den chronisch mehrfachgeschädigten oder mehrfach erfolglos behandelten Alkoholiker (Rothenbacher u. Truöl 1981, Ruf u. Andritsch 1986, Fleischmann u. Klein 1995). Eine Behandlung von Alkoholikern zusammen mit anderen Patientengruppen erscheint wenig erfolgversprechend, da in diesem Fall unbedingt notwendige alkoholismusspezifische Therapiekomponenten nicht berücksichtigt werden können (vgl. 8.1.3.4). Bei Vergleichen mit den Behandlungserfolgen von Suchtfachkliniken sind die prognostisch unterschiedlichen Patientengruppen zu berücksichtigen. Hinsichtlich der Weiterbehandlung bzw. Nachsorge hat sich gezeigt, daß das bloße Anbieten von Nachsorgeeinrichtungen wie AA-Gruppen, Blaukreuzgruppen usw. nicht genügt, die Mehrzahl der Patienten dafür zu motivieren. Als Mindestforderung sollte für psychiatrische Krankenhäuser gelten, die Alkoholiker und die übrigen Suchtkranken auf eigenen Stationen unterzubringen, so daß eine Zusammenfassung der Patienten nach Gesichtspunkten der Behandlungsphase und der Prognose möglich wird.

8.7.3.3   Behandlung im Maßregelvollzug
(s. auch 11.2 und 11.6)

Unter den Bedingungen 1. einer Alkoholabhängigkeit (oder starken schädlichen Gebrauchs) und 2. im Zusammenhang mit einer rechtswidrigen Tat kann ein alkoholkranker Straftäter unter Umständen parallel zur Strafe in eine Entwöhnungsbehandlung eingewiesen werden, wenn im Zusammenhang mit der Abhängigkeit die Gefahr weiterer Straftaten gegeben ist. Außerdem muß eine hinreichend konkrete Aussicht auf einen Behandlungserfolg bestehen. Die Maßregel ist zeitlich auf 2 Jahre begrenzt. Die Behandlung kann jederzeit beendet werden, wenn kein ausreichender Behandlungserfolg erwartet werden kann. 1994 wurden nach Leygraf (zit. bei Noeres 1996) 1195 Patienten nach §64 StGB behandelt. Davon waren schätzungsweise $^2/_3$ alkoholabhängig. Die Unterbringung und Behandlung erfolgt häufig in eigenen Abteilungen eines Maßregelvollzugskrankenhauses oder einer allgemeinpsychiatrischen Klinik. Dabei kommt es auch zu einer gemeinsamen Behandlung mit anderen psychisch kranken Straftätern.

Neben der Behandlung des Patienten ist der Aspekt Sicherheit der Gesellschaft vor dem kranken Straftäter zu beachten. Die einzelnen Therapieangebote sind ähnlich strukturiert wie in Suchtfachkliniken; allerdings können unter den Bedingungen der Haft kaum Elemente der therapeutischen Gemeinschaft realisiert werden.

8.7.4   Teilstationäre Einrichtungen

Zu dieser Gruppe von Einrichtungen gehören Tages- und Nachtkliniken, Übergangswohnheime, beschütztes Wohnen und therapeutische Wohngemeinschaften.

Tageskliniken ermöglichen ein breiteres Behandlungsangebot als eine ambulante Behandlung und lassen mehr Möglichkeiten des Rückzugs aus der therapeutischen Gemeinschaft zu als eine stationäre Behandlung. In Deutschland gibt es nur vereinzelt Tageskliniken (Wagner u. Mitarb. 1996). In der Literatur werden gegenüber einer stationären Therapie folgende *Vorzüge* einer tagesklinischen Behandlung angeführt (Wagner 1996):

- Der Eingriff in den Lebensablauf des Patienten ist geringer.
- Tagesklinische Behandlungen werden leichter akzeptiert als eine stationäre Behandlung.
- Die Patienten können sich den anstehenden Familienproblemen weniger leicht entziehen.
- Sie werden weniger leicht von einer Institution abhängig, und der Übergang zur Nachsorge fällt leichter.
- Arbeit und finanzielles Überleben sind leichter zu sichern als bei stationärer Behandlung.
- Tageskliniken können kostengünstiger betrieben werden.

Gegenüber einer ambulanten Therapie ergeben sich vor allem Vorteile durch ein größeres Therapieangebot, das die Breite einer stationären Behandlung erreichen kann. Außerdem können intensivere Beziehungen zu Mitpatienten entstehen, die therapeutisch genutzt werden können. Die Behandlungsergebnisse im Vergleich zu stationärer und ambulanter Behandlung können noch nicht ausreichend beurteilt werden (Wagner 1996). In einer Vergleichsstudie von Patienten mit einer Suchtdiagnose allein und solchen mit einer zusätzlichen Diagnose zeigte sich eine höhere Rate vorzeitiger Beendigungen in der Patientengruppe mit Doppeldiagnosen (33 % vs. 23 %). Die Rückfallquote während der

Behandlung betrug 33%. In einer Katamnese nach 1 Jahr waren allerdings nur 27% abstinent (Alfs u. McLelland 1992). In einer Untersuchung
von Kielstein (1994) an 76 Patienten in einer tagesklinischen Behandlung (4 – 5 Wochen Intensivbehandlung, sofortiger Behandlungsbeginn)
ergaben sich 20 Monate nach der tagesklinischen Behandlung 59% Ge-
besserte. Die Therapieabbrüche betrugen etwa 12%. Es wurden auch
prognostische Aussagen mit Hilfe von Patientenmerkmalen gemacht,
die aber wegen der kleinen Stichprobe nicht als ausreichend gesichert
gelten können (Kielstein u. Mitarb. 1996). Besonders schwierig ist die Indikationsstellung im Vergleich zu ambulanter und stationärer Therapie
(s. auch 9.5).

Übergangsheime sind für die Klienten vorgesehen, die über
keine eigene Wohnung verfügen und Schwierigkeiten in der Beschaf-
fung von Wohnraum sowie mit der Gestaltung des Alltags haben. Die Patienten werden für mehrere Monate, maximal für ein Jahr in den Übergangsheimen, unter den Bedingungen des beschützten Wohnens oder
in therapeutischen Wohngemeinschaften untergebracht, die ein Sozialarbeiter betreut. Er hat die Aufgabe, das Zusammenleben der Klienten
im Wohnbereich zu koordinieren, Angebote für die Freizeitgestaltung zu
machen und ggf. bei Krisensituationen zu intervenieren (besonders bei
eventuellen Rückfällen).

8.8   Weiterbehandlung, soziale Rehabilitation bzw. Adaption und Nachsorge

8.8.1   Weiterbehandlung

In manchen Therapiekonzepten wie z. B. dem Tübinger Modell
(Mann u. Günthner 1994) ist unabhängig vom Verlauf eine ambulante
Weiterbehandlung nach einer relativ kurzen stationären Entwöhnungsbehandlung vorgesehen. Bei Patienten mit zusätzlichen Störungen, die
nach einer Entwöhnungsbehandlung weiterbestehen, ist in jedem Fall
eine professionelle Weiterbehandlung angezeigt. Von den Patienten in
der MEAT-Studie (Küfner u. Mitarb. 1986) haben innerhalb der ersten 18
Monate nach Abschluß der stationären Behandlung 8% an einer Gruppenpsychotherapie und 31% an einer Einzelpsychotherapie teilgenommen. Allerdings werden diese Therapien oft nicht lange fortgesetzt. Ergänzend sei noch darauf hingewiesen, daß 14% dieser Patienten innerhalb des genannten Zeitraumes wieder eine stationäre Behandlung in
einer psychiatrischen Klinik oder einer Suchtfachklinik begonnen haben. Bei stabiler Abstinenz können auch Therapien durchgeführt werden, die nicht suchtspezifisch sind.

8.8.2 Soziale Rehabilitation und Adaption

Bei der sozialen Rehabilitation steht, im Unterschied zur medizinischen Rehabilitation, die soziale Wiedereingliederung in Beruf, Familie und soziales Umfeld im Mittelpunkt der Maßnahmen.

Durch die Verkürzung der Entwöhnungsbehandlungszeit sowie die Abschaffung stationärer Übergangseinrichtungen ergaben sich verstärkt Probleme der sozialen Rehabilitation, so daß im Anschluß an eine Entwöhnung eine Adaptionsphase als Übergangsmaßnahme konzipiert wurde (Beyer 1995). Die Dauer beträgt im Regelfall 3 Monate, im Einzelfall bis 6 Monate. Entwöhnung und Adaption sollen als eine zusammengehörige Gesamtmaßnahme verstanden werden, auch wenn sie in verschiedenen Einrichtungen durchgeführt werden. Häufig ist neben Gruppentherapie, Einzelgesprächen, Sport und anderen Aktivitäten ein externes Praktikum zur Vorbereitung auf die berufliche Tätigkeit vorgesehen (Verstege 1996). Bei ungeklärter Wohnsituation, fraglicher Erwerbs- oder Berufsfähigkeit, wenig sozialen Kontakten und relativ hoher Rückfallgefahr ist an eine Vermittlung der vorher dargestellten Angebote von Übergangswohnheimen, beschütztem Wohnen (kleine Wohngemeinschaften mit Betreuung) und therapeutischen Wohngemeinschaften (größere Anforderungen bezüglich der Interaktion mit anderen Patienten) zu denken.

Wie bei anderen chronischen Krankheiten verbinden sich sozial-rehabilitative und therapeutische Maßnahmen, so daß es oft schwer ist, sie genau auseinanderzuhalten. Grundsätzlich sind die Methoden der Rehabilitation die gleichen wie bei anderen psychisch Kranken. Vor allen Dingen ist zu beachten, daß die Alkoholabstinenz nicht Ziel, sondern Voraussetzung der sozialen Rehabilitation darstellt. Sie vollzieht sich in mehreren Stufen:

- Stufe der Erprobung,
- Stufe der Belastung,
- Stufe der Verselbständigung.

Soziale Rehabilitationsmaßnahmen können schon mit der Entwöhnungsbehandlung beginnen bzw. dort bereits vorbereitet werden.

8.8.2.1 Berufliche Rehabilitation

Hauptziel der medizinischen Rehabilitation ist aus Sicht der Rentenversicherungsträger die Wiederherstellung der Erwerbsfähigkeit (Beyer 1996).

Maßnahmen: Wenn der Patient (z. B. ein jugendlicher Alkoholiker) noch keinen Beruf erlernt hat, wenn aus gesundheitlichen (z. B. wegen Allergien) oder anderen Gründen oder bei Langzeitarbeitslosen eine Umschulung oder intensive Fortbildung notwendig ist, kann eine berufliche Rehabilitationsmaßnahme angezeigt sein. Bei sog. Alkoholberufen (Produktion, Vertrieb von Alkohol) kann es erforderlich sein, von einer Fortsetzung dieser beruflichen Tätigkeit abzuraten. In einigen Entwöhnungsprogrammen wird ein spezieller Therapiebaustein (Modul) „Arbeit und Arbeitslosigkeit" angeboten (Jahrreiss 1996). Dazu gehören realistische Selbstwahrnehmung, Trainings für Bewerbungen, Klärung von beruflichen Zielvorstellungen und Erwartungen. Zum Teil ist auch eine Arbeitserprobung vorgesehen (Missel u. Mitarb. 1996).

Nach Rückkehr an alten Arbeitsplatz: Wenn Alkoholiker an ihren alten Arbeitsplatz zurückkehren, sollten in der Regel Arbeitskollegen im engeren Kreis und, wenn nötig, auch die Vorgesetzten über das Alkoholismusproblem informiert sein, was häufig durch die längere Vorgeschichte bereits bekannt ist. Insbesondere sollten sie über die Notwendigkeit der Alkoholabstinenz Bescheid wissen, um nicht durch Alkoholangebote und provokante Äußerungen den Abhängigen zu belasten und die Rückfallwahrscheinlichkeit zu erhöhen. Dabei ist auch zu bedenken, daß viele Alkoholiker gerade im Betrieb durch das oft unbedachte Verhalten von Kollegen wieder rückfallgefährdet werden: „Verbindungsleute" stecken Alkohol zu, „stumme Helfer" decken alkoholbedingte Ausfälle oder fordern durch Wort und Tat zu weiterem Alkoholkonsum auf.

8.8.2.2 Rehabilitation im Bereich der Primärgruppen

Ehepartner und andere Familienangehörige werden häufig mehr oder weniger intensiv in die Behandlung mit einbezogen. Die wichtigsten Bezugspersonen sollten über wesentliche Charakteristika der Alkoholkrankheit (Abstinenz, Umgang mit Rückfällen), über ihr eigenes problematisches Verhalten (im Sinne von „Koalkoholikern") und über die Schwierigkeiten bei der Wiedereingliederung des Alkoholikers in den Beruf und in die Familie aufgeklärt werden. Insbesondere ist es hilfreich, ihnen Einsicht und Verständnis für Änderungen des Rollenverhaltens trockener Alkoholiker zu vermitteln. Der abstinente Partner ist nun stärker belastbar, beansprucht mehr Einfluß, verhält sich unabhängiger und kann mehr Verantwortung übernehmen. Gleichzeitig ist eine Änderung der negativen Erwartungshaltung gegenüber den Alkoholikern anzustreben.

8.8.2.3   Rehabilitation im Wohnbereich

In manchen Fällen der Alkoholabhängigkeit entwickelt sich eine zunehmende soziale Desintegration, die sich in der Trennung von der Familie, in Arbeitslosigkeit und Schulden, in rechtlichen Problemen und schließlich im Verlust von Wohnung und Unterkunft zeigt.

Für diesen Personenkreis ist die Besorgung einer entsprechenden Wohnung von entscheidender Bedeutung. Sie muß spätestens nach der Entlassung aus der stationären Behandlung oder schon während der ambulanten Behandlung erfolgen. Je nach Ausmaß der Selbständigkeit empfehlen sich Übergangsheime (halfway houses), wo Patienten für einige Zeit untergebracht werden können, beschütztes Wohnen oder therapeutische Wohngemeinschaften mit einer stärkeren soziotherapeutischen Komponente.

8.8.2.4   Rehabilitation im Freizeitbereich

Infolge der Alkoholabstinenz und eines veränderten Lebensstils stehen viele Alkoholiker vor der Aufgabe, ihre Freizeit neu zu gestalten. Besonders an Feiertagen und Wochenenden kommt es zu einer Situation des Alleinseins und der Leere, so daß sich das Rückfallrisiko erhöht. Rehabilitation umfaßt deswegen auch unterschiedlichste Methoden der Freizeitgestaltung, die häufig von Selbsthilfeorganisationen durchgeführt werden. Dazu gehören Angebote zur Unterhaltung, Sport und musische Aktivitäten. Vielfach haben Patientenclubs solche Aufgaben übernommen.

Zusammenfassend kann man als Forderung formulieren: Kein Alkoholiker sollte aus einer Behandlung entlassen werden, der nicht eine Wohnung, eine positive Arbeitsperspektive, d. h. einen Arbeitsplatz, eine berufliche Rehabilitationsmaßnahme oder eine konkrete aktive Arbeitssuche aufweist und einen engen Kontakt zu einer Selbsthilfeorganisation hat.

8.8.3   Nachsorge, Nachbehandlung

8.8.3.1   Allgemeines

Bedeutung und Schwerpunkte: Die Nachsorge hat in den verschiedenen deutschsprachigen Ländern unterschiedliche Schwerpunkte entwickelt. In Deutschland spielen die Selbsthilfegruppen (s. 8.8.3.2) neben den Beratungsstellen und niedergelassenen Ärzten eine Hauptrolle. Dabei ist zu erwähnen, daß viele Selbsthilfegruppen eigene Beratungsstellen eingerichtet haben. In Österreich dürfte die Bedeutung der

Selbsthilfegruppen geringer sein (Eisenbach-Stangl 1992). In der Schweiz liegt ein vielfältiges Angebot von Nachsorge und Nachbehandlungen vor: Gesundheitsämter, Außenstellen von psychiatrischen Krankenhäusern, psychosoziale Beratungsstellen, niedergelassene Ärzte und Psychotherapeuten, nichtprofessionelle Selbsthilfegruppen (Klingemann 1992).

Prozentuale Teilnahme: Der Großteil der Patienten, die überhaupt an einer Nachsorge teilnehmen (in der MEAT-Studie über 75%), haben Selbsthilfegruppen aufgesucht. Allerdings haben nur 25% dies regelmäßig über 18 Monate hindurch getan. Nach anderen Erhebungen ist dieser Prozentsatz höher (*39–50%* im ersten Jahr) (Keup 1985, Bonsels-Goetz u. Bess 1984). Allerdings zeigen andere Studien, daß es einen beträchtlichen Prozentsatz von Alkoholikern gibt, die nach stationärer oder ambulanter Entwöhnungsbehandlung abstinent geblieben sind, obwohl sie an keinen Nachsorgeaktivitäten teilgenommen haben (Küfner u. Feuerlein 1989, Pfeiffer u. Mitarb. 1988).

8.8.3.2 Nachsorgeeinrichtungen (Selbsthilfegruppen)[*]

Ziele, Wirkungsweise und angeschlossene Institutionen: Die Selbsthilfegruppen (Anonyme Alkoholiker, Blaues Kreuz, Kreuzbund, Guttempler, Freundeskreis) bestehen vorwiegend aus ehemaligen Alkoholikern, die ihre Expertenschaft aus ihrem Betroffensein ableiten. Ihr Ziel ist es vor allem, eine Solidargemeinschaft (nicht eine bloße Interessengemeinschaft) zu sein. Sie haben meist eine weltanschauliche Basis (humanitäre, oft auch christliche Konzepte). Die meisten Selbsthilfegruppen unterhalten neben den Mitgliedergruppen auch Beratungsstellen, z.T. auch Suchtfachkliniken, in denen neben Exalkoholikern auch Fachkräfte beschäftigt werden.

Die wichtigsten Wirkfaktoren sind die Förderung einer neuen, alle Lebensbereiche umfassenden Lebensperspektive, die Möglichkeit, selbst in helfender Weise aktiv zu werden, aber auch selbst Hilfe und Anregungen zu bekommen, sowie das Angebot persönlicher Kontakte und Beziehungen.

Das **Blaue Kreuz** (gegründet 1877 in Genf durch den Pfarrer Rochat) will auf evangelisch-christlicher Grundlage Suchtgefährdeten und ihren Angehörigen umfassend helfen sowie dem Mißbrauch des Alkohols entgegenwirken (Klement 1994). Seine Angebote der vorbeugenden, beratenden und nachgehenden Suchtkrankenhilfe (Begegnungsgruppen, Vereine, Beratungsstellen usw.) sowie seine Einrichtungen

---

[*] Adressen s. DHS (Hrsg): Jahrbuch Sucht '98

(Fachkrankenhäuser, Rehabilitationsheime und ein Familienferien-heim) verstehen sich als Teil eines Behandlungsnetzes. Das Blaue Kreuz Deutschland (BKD) ist als selbständiger Fachverband Mitglied des Dia-konischen Werkes (der Evangelischen Kirche) und arbeitet überkonfes-sionell. Gegenwärtig wird die Zahl der Selbsthilfegruppen im BKD auf ca. 1000 mit etwa 16000 Teilnehmern geschätzt.

Der 1896 in Aachen gegründete **Kreuzbund** ist ein katholisch orientierter Abstinenzverband. Er ist ein freier Zusammenschluß von Betroffenen, die als Angehörige oder selbst Abhängige anderen zu helfen bereit sind. Die Hilfeangebote sind wiederum Teil des Behandlungsnet-zes. Sie beziehen sich auf die Behandlungsmotivation, auf eine beglei-tende Hilfe während der ambulanten bzw. stationären Behandlung und ganz besonders auf den Bereich der Nachsorge durch Gruppenangebote verschiedenster Art. Inhaltliche Schwerpunkte in der Arbeit des Kreuz-bundes sind das Angebot persönlicher Hilfe für Suchtgefährdete und Suchtkranke und ihre Angehörigen, die sachliche Information über Hilfsmöglichkeiten, eine wertorientierte Gestaltung des eigenen Le-bensbereiches sowie die Förderung sozialer Bindungen. Man schätzt, daß der Kreuzbund mit diesen Aktivitäten wöchentlich ca. 25000 Teil-nehmer erreicht.

Der **Guttemplerorden** (IOGT) ist eine Gemeinschaft alkohol-frei lebender Menschen. Seit seiner Gründung 1851 in den USA (in Deutschland seit 1889) hilft er Alkoholgefährdeten, Alkoholkranken und deren Angehörigen. Er ist religiös-weltanschaulich unabhängig. Der Guttemplerorden sieht seine Aufgabe darin,

- durch bewußte alkoholfreie Lebenseinstellung des einzelnen zu verhindern, daß eine Abhängigkeit eintritt;
- Abhängigen aus ihrer Krankheit herauszuhelfen;
- Hilfestellung bei der Entwicklung der Persönlichkeit zu geben.

Man rechnet zur Zeit mit etwa 500 Guttemplergemeinschaf-ten in Deutschland.

Eine neuere Gründung von Selbsthilfeorganisation ist die Bundesarbeitsgemeinschaft der **Freundeskreise**, die 1956 in Baden-Württemberg auf Initiative einzelner Fachkliniken entstanden ist und in engem Kontakt mit den jeweiligen Fachkliniken steht. Grundprinzipien sind Freiwilligkeit, Selbstbetroffenheit, Gleichberechtigung, Selbstbe-stimmung und Eigenverantwortung. Zu Beginn der 90er Jahre wurden 790 Freundeskreisgruppen mit ca. 20000 Gruppenteilnehmern ge-schätzt (Körtel 1994).

Die **Anonymen Alkoholiker (AA)** nehmen unter den Selbst-hilfegruppen eine gewisse Sonderstellung ein. Sie sind die weltweit ver-breitetste Selbsthilfeorganisation und haben wohl auch in Deutschland die meisten Besucher (1994 etwa 2500 Gruppen [Deutsche Hauptstelle gegen die Suchtgefahren]). Sie werden seit ihrer Gründung in den 30er Jahren in den USA ausschließlich durch Exalkoholiker getragen, deren Ziel es ist, „nüchtern" zu werden bzw. zu bleiben und anderen Alkoholikern auf diesem Weg zu helfen. Sie versuchen dies ohne Beiziehung von nicht betroffenen Experten. Sie verzichten auf jegliche rechtliche Institutionalisierung. Sie erheben auch keine Beiträge und finanzieren sich ausschließlich durch Spenden und den Verkauf von Schriften. Die Gruppen treffen sich zu wöchentlichen Meetings, an denen nur Personen teilnehmen dürfen, die eine „Trinkerkarriere" hinter sich haben und bereit sind, sich als Alkoholiker zu bezeichnen. Die Anonymität wird durch ausschließlichen Gebrauch von Vornamen und Verzicht auf sonstige Identifikationsangaben gewahrt. Neulinge werden durch erfahrene Mitglieder betreut („Sponsoren"). Die Notwendigkeit, auch Familienmitglieder anzusprechen, führte zur Bildung von eigenen Gruppen für Familienmitglieder (Al-Anon bzw. Fam-Anon) und Kinder von Alkoholikern (Al-Teen). Die Ideologie der AA basiert auf den Prinzipien der englischen (neuen) Oxford-Bewegung (erste Hälfte des 19. Jahrhunderts).* Sie ist in den sog. 12 Schritten niedergelegt:

- Wir geben zu, daß wir dem Alkohol gegenüber machtlos sind und unser Leben nicht mehr meistern können.
- Wir glauben, daß nur eine Macht – größer als wir selbst – uns unsere geistige Gesundheit wiedergeben kann.
- Wir entschließen uns, unseren Willen und unser ganzes Leben der Sorge Gottes – wir wir ihn verstehen – anzuvertrauen.
- Wir machen gewissenhaft und furchtlos Inventur in unserem Inneren.
- Wir gestehen Gott, uns selbst und einem anderen Menschen die genaue Art unserer Fehler ein.
- Wir sind vorbehaltlos bereit, unsere Charakterfehler von Gott ausmerzen zu lassen.
- Demütig bitten wir ihn, uns von unseren Mängeln zu befreien.
- Wir machen eine Liste aller Personen, denen wir Unrecht zugefügt haben, und nehmen uns vor, es an ihnen allen wiedergutzumachen.
- Wenn immer möglich, bemühen wir uns aufrichtig um direkte Wiedergutmachung an ihnen, ausgenommen, sie oder andere würden dadurch verletzt.

---

* Eine eingehende geistesgeschichtliche Analyse der AA-Idedologie gibt E. Kurtz (1982).

- Wir machen täglich Gewissensinventur, und wenn wir unrecht haben, geben wir es sofort zu.
- Durch Gebet und Meditation versuchen wir, die bewußte Verbindung zu Gott – wie wir ihn verstehen – zu vertiefen, und bitten ihn um die Fähigkeit, seinen Willen für uns zu erkennen, und um die Kraft, ihn auszuführen.
- Nachdem wir durch diese Schritte ein inneres Erwachen erlebt haben, versuchen wir, diese Botschaft an andere weiterzugeben und uns in all unseren Angelegenheiten nach diesen Grundsätzen zu richten.

Wesentlich für den Erfolg erscheinen noch einige andere Punkte, auf die die AA aufmerksam gemacht haben: Der Alkoholiker bleibt lebenslang gefährdet; es wird nur zwischen „nassem" und „trockenem" Alkoholikerstatus unterschieden. Der Alkoholiker kann sich nicht mehr allein helfen. Der Weg zur Abstinenz vollzieht sich in kleinen Schritten: z. B. „Garantie" nur für einen Tag (24-Stunden-Regel)!

In einer Literaturübersicht von McCrady u. DeLaney (1995) werden Evaluationsstudien über AA-Aktivitäten dargestellt. Randomisierte Studien zum Vergleich von AA und alternativen Behandlungen ergaben keine Unterschiede im Behandlungserfolg. In Umfragen von Teilnehmern an AA-Gruppen waren ca. 65 % der Anwortenden mindestens 1 Jahr abstinent. Es zeigte sich aber auch, daß die Mehrzahl der Teilnehmer innerhalb eines Jahres die AA-Besuche einstellten. In einer Metaanalyse von Emrick u. Mitarb. (1993) wurde empirisch belegt, daß der Besuch von AA vor Beginn einer professionellen Therapie keinen Zusammenhang mit dem Behandlungserfolg aufweist. Es ergab sich dagegen ein positiver Zusammenhang zwischen AA-Besuchen während und nach der Behandlung und dem späteren Therapieerfolg.

Zwischen Selbsthilfeorganisationen und professionellen Helfern kann es zu Spannungen und Konflikten kommen, wenn die Erfahrungen und Konzepte gegenseitig wenig bekannt sind und die Meinung besteht, daß jeweils der eigene Standpunkt die Patentlösung für das Suchtproblem darstellt. Auch bei unterschiedlichen Vorstellungen von der Bedeutung von Abstinenz oder von Rückfällen sollten auf der Basis der Erfahrung, daß Alkoholiker sehr unterschiedlich sind und verschiedene Angebote helfen können, gegenseitiger Respekt, Akzeptanz und Kooperation vorherrschen.

9   Behandlungsergebnisse und -indikation

9.1   Aufgaben und Probleme der Evaluation

Zur Einschätzung der Möglichkeiten und Grenzen empirischer Untersuchungen über die Behandlung von Alkoholikern werden zunächst **Aufgaben und Ziele von Evaluationsstudien** in einem breiteren Kontext dargestellt: Evaluation umfaßt die Analyse und Bewertung von Konzepten und Maßnahmen der Behandlung, aber auch der Prävention. Evaluationsstudien haben hauptsächlich folgende Aufgaben und Ziele:

– *Überprüfung der Durchführbarkeit eines Behandlungskonzeptes:* Welche bzw. wie viele Patienten werden von dem Behandlungskonzept angesprochen? – Akzeptanz durch Therapeuten und Klienten? – Übereinstimmung mit zeitlichen, personellen und finanziellen Rahmenbedingungen?

– Erfassung *globaler Behandlungsergebnisse:* Kann im Vergleich zur Spontanremission ein Behandlungseffekt nachgewiesen werden (Emrick 1993, Süß 1995)?

– *Behandlungsergebnisse in Abhängigkeit von Patientenmerkmalen:* Sind die Behandlungsergebnisse für verschiedene Teilgruppen von Patienten unterschiedlich? – Welche Patientenmerkmale erlauben prognostische Aussagen (Institute of Medicine 1990)?

– *Behandlungsergebnisse in Abhängigkeit von Behandlungsmerkmalen:* Führen verschiedene Behandlungsmethoden zu unterschiedlichen Ergebnissen? – Welche Behandlungsmethoden sind wirksam (Miller u. Mitarb. 1995)?

– *Indikationsfragen:* Für welche Patientengruppe ist welche Behandlungsform geeignet? – Dazu müssen sowohl Patienten- als auch Behandlungsmerkmale berücksichtigt werden (Institute of Medicine 1990, Lindström 1992, Allen u. Kadden 1995).

– *Erfassung des Therapieprozesses:* Welche Interventionen führen zu welchen Reaktionen des Patienten? – Wie läßt sich der Ablauf beschreiben (Phasen, Stadien, verschiedene Verlaufsgruppen)?

– *Metaanalysen:* Hierbei geht es um die empirisch-statistische Zusammenfassung der Behandlungsergebnisse aus verschiedenen Studien (Süss 1995).

– *Kosten-Nutzen-Analysen:* Die Kostenbeurteilung verschiedener Therapiekonzepte wird dem in Geld umgerechneten Nutzen gegenübergestellt (Holder u. Mitarb. 1992, Finney u. Monahan 1996).

– *Szenarien und Simulationstechniken:* Wir wirken sich Maßnahmen der Behandlung bzw. der Prävention auf den Behandlungserfolg bzw. auf den Alkoholkonsum aus? – Zur Beantwortung dieser Fragen werden verbal, graphisch oder mittels EDV Modelle für die Modellvariablen und deren Verknüpfungen entwickelt und die Auswirkungen bestimmter Bedingungskonstellationen in diesem Modell, zum Teil als Simulation, überprüft (z. B. Küfner u. Yassouridis 1994).

Für die **Bewertung von Ergebnissen** empirischer Studien wird nachfolgend auf einige grundlegende Aspekte hingewiesen:

1. Untersuchungsansatz: Damit Behandlungsergebnisse auf unterschiedliche Behandlungsmaßnahmen zurückgeführt werden können, muß gewährleistet sein, daß die jeweils zu vergleichenden Patienten in den verschiedenen Behandlungsgruppen sich nicht voneinander unterscheiden. Zur Klärung dieses Problems dienen die nachfolgenden Fragen und Lösungsmöglichkeiten:
   – Liegt eine kontrollierte Studie mit einer Randomisierung der Patientenstichproben vor, oder erfolgt die Sicherstellung vergleichbarer Patientenstichproben durch Parallelisierung der zu vergleichenden Patientengruppen (z. B. als Fallkontrollstudie), oder handelt es sich um eine Feldstudie (naturalistische Studie) ohne Kontrolle über evtl. unterschiedliche Patientenselektionen?
   – Bei Untersuchungen zur Pharmakotherapie wird vorzugsweise eine placebokontrollierte Doppelblindstudie einschließlich einer adäquaten Erfassung der psychosozialen Basistherapie als methodisch bester Ansatz angesehen.
   – Bei sog. quasiexperimentellen Untersuchungen erfolgt die Zuweisung der Patienten zu unterschiedlichen Behandlungsgruppen nach klinisch-praktischen Gesichtspunkten, nicht durch eine Randomisierung. Die Unterschiede der selektierten Patientengruppen müssen dann statistisch beim Vergleich der verschiedenen Behandlungsgruppen berücksichtigt werden. Quasi-experimentelle Studien und Felduntersuchungen haben eine größere externale Validität, randomisierte Studien eine größere internale Validität.

- Für die externale Validität, d. h. die Generalisierung der Ergebnisse, ist neben den erfaßten Patienten- und Behandlungsmerkmalen die Repräsentativität der untersuchten Patientenstichprobe insgesamt für Alkoholabhängige oder für bestimmte Teilgruppen von Abhängigen entscheidend.
- Ein weiterer Aspekt ist die Unterscheidung prospektiver oder retrospektiver Datenerhebungen. Bei retrospektiven Untersuchungen ergeben sich meist Probleme mit der Vollständigkeit der zu erhebenden Daten.

2. Patientenselektion: Alkoholiker unterscheiden sich u. a. hinsichtlich des Schweregrades der Abhängigkeit, wie er z. B. mit dem Addiction Severity Index (ASI) (s. 9.3) erfaßt wird. Bei manchen Evaluationstudien werden neben Patienten mit Abhängigkeit auch solche mit schädlichem Gebrauch in die Untersuchung einbezogen. Dies ist wichtig für die Frage der externalen Gültigkeit (Generalisierbarkeit) der Ergebnisse.

3. Behandlungsmerkmale: Ist das zu überprüfende Behandlungsmerkmal (z. B. die Behandlungsdauer) ausreichend repräsentiert, d. h., sind die unterschiedlichen Ausprägungen des zu untersuchenden Merkmals ausreichend vertreten? – Nur wenn dies gegeben ist, kann eine entsprechende Generalisierung der Behandlungsergebnisse erfolgen.

4. Berechnung von Erfolgsraten: Neben der Frage, in welchen Bereichen Erfolgskriterien erfaßt werden sollen (Deutsche Gesellsch. für Suchtforschung und Suchttherapie 1992), sei vor allem auf drei Aspekte hingewiesen. Der erste Aspekt bezieht sich auf die Einbeziehung auch der vorzeitigen Beender in die Berechnung von Erfolgsraten. Bei einer hohen Rate vorzeitiger Beender kann die Ausschaltung dieser Teilgruppe zu einem erheblichen, rein rechnerischen Anstieg der Erfolgsraten führen.
Der zweite Aspekt bezieht sich auf das erfaßte Zeitfenster, das zwischen dem letzten Monat vor der Erhebung bis hin zum gesamten katamnestischen Zeitraum variieren kann. Je größer die erfaßten Zeiträume, desto niedriger sind im allgemeinen die Erfolgsraten, und desto weniger reliabel sind die erhobenen Daten. Andererseits läßt u. U. ein kurzes Zeitfenster kritische Ereignisse und Verhaltensweisen in der Zeit davor übersehen. In katamnestischen Untersuchungen sollte immer auch der gesamte Katamnesenzeitraum beachtet werden. Ein dritter Aspekt betrifft die Wahl der Bezugsgruppe für die Be-

rechnung der Erfolgsraten. Die Zahl der Abstinenten beispielsweise läßt sich auf die Gesamtheit von Patienten in der Ausgangsstichprobe oder auf die in der Katamnesenerhebung erreichten Patienten (Antwortende) beziehen. Bei einer nicht ausreichenden Ausschöpfung in der katamnestischen Erhebung kann es zu erheblichen Unterschieden z. B. der Abstinenzraten dieser beiden unterschiedlichen Berechnungsformen kommen (Deutsche Gesellschaft für Suchtforschung und Suchttherapie 1992). Der „wahre" Wert liegt irgendwo zwischen diesen beiden Werten.

Methodische Probleme: Anders als bei der Evaluation von Psychotherapiestudien besteht bislang hinsichtlich der Durchführung und Auswertung von *Pharmakotherapiestudien* bei Alkoholabhängigen, speziell im Indikationsbereich Rückfallprophylaxe, kein ausreichender Konsensus. Die bislang durchgeführten Untersuchungen sind hinsichtlich der gewählten Methodik zum Teil sehr kritisch diskutiert worden (Moncrieff u. Drummond 1997). Zum einen ist hier auf die unterschiedliche Definition von „Rückfall" in verschiedenen Untersuchungen hinzuweisen. Während z. B. in den europäischen Untersuchungen meistens *jede* Alkoholaufnahme als Rückfall gewertet wurde, wurde in amerikanischen Untersuchungen oft erst eine massive Alkoholisierung (z. B. eine Blutalkoholkonzentration von 1‰) als echter „Relapse" gewertet (O'Malley u. Mitarb. 1992, Volpicelli u. Mitarb. 1992). Einige Untersuchungen wurden mit dem Ansatz einer „Harm-reduction"-Strategie durchgeführt, d. h., daß die Reduktion der Trinkmenge als wesentlicher Erfolgsparameter angesehen wurde. Die Reduktion der Trinkmenge um z. B. 20% mag zwar ein statistisch signifikantes Ergebnis sein; der klinische Nutzen ist aber durchaus fraglich.

Andere methodische Probleme seien nur stichwortartig angesprochen: Dazu gehört, daß der Begriff „Craving" weder konzeptionell noch psychometrisch bislang ausreichend konzeptualisiert werden konnte. Außerdem hat die Art der Patientenselektion (z. B. durch Zeitungsannoncen) sowie die wahrscheinlich unvermeidbar hohe Abbruchquote in vielen Studien erhebliche methodische Kritik erfahren. Auch die adäquate Statistik zur Auswertung entsprechender Pharmakotherapiestudien ist wiederholt kritisch gesehen worden, wobei insbesondere die Vernachlässigung von Intention-to-treat-Analysen kritisch beurteilt wurde (Moncrieff u. Drummond 1997). Konkrete Vorschläge für die Durchführung entsprechender Untersuchungen wurden z. B. von der Plinius Major Society (1994) vorgelegt.

9.2 Globale Behandlungsergebnisse

Zeitlicher und regionaler Vergleich: In einer älteren Überblicksarbeit über den stationären Behandlungserfolg bei Alkoholabhängigen von Emrick (1974, 1975) über 265 Studien ergab sich eine Bestätigung der in der allgemeinen Psychotherapieforschung bekannten Ein-Drittel-Regel: Ein Drittel der Patienten zeigte einen sehr guten Behandlungserfolg (abstinent), ein weiteres Drittel konnte als gebessert eingestuft werden, und beim letzten Drittel ergab sich kein Behandlungserfolg. Demgegenüber wird die Spontanremissionsrate (abstinent und gebessert) pro Jahr auf ca. 19 % geschätzt (Miller u. Hester 1980). Eine Überblicksarbeit über ältere Langzeitkatamnesen erbrachte sehr niedrige Abstinenzraten zwischen 7 und 23 % (Feuerlein 1984). Nach einer multizentrischen Schweizer Studie (Maffli 1996) waren von 915 stationär behandelten Alkoholkranken nach 7 Jahren 12 % durchgehend abstinent, 25 % gebessert (kein Rückfall in die Abhängigkeit). In einer metaanalyti-

Tabelle 9.1   Überblicksarbeiten zur Behandlung von Alkoholabhängigen

Studie	Abstinent	Abstinent oder gebessert	Unge- bessert
Stationäre Behandlung			
Emrick (1974/1975) (113 bzw. 114 Studien mit variabler Katamnesedauer)	33,8 %	67,2 %	32,8 %
Baekeland u. Mitarb. (1975) (30 Studien)		48,8 %	51,2 %
Costello u. Mitarb. (1977) (80 Studien mit 1-Jahres-Katamnesen)		26,0 %	74,0 %
Feuerlein (1984) (15 Studien mit mindestens 4-Jahres-Katamnesen)	7–23 %		
Süß (1995) (36 Studien, mittlere Katamnesedauer 15,2 Monate)	34,9 %	76,6 %	23,4 %
Ambulante Behandlung (variable Katamnesendauer)			
Baekeland (1977)		41,6 %	58,4 %
Küfner (1981) (variable Katamnesedauer)		46,8 %	53,2 %

schen Übersicht über Behandlungsergebnisse bei Alkoholabhängigen von Süß (1995) ergab sich wiederum in etwa die Ein-Drittel-Regel. Für Untersuchungen in Deutschland zeigten sich höhere Erfolgsquoten als in den Studien aus dem angelsächsischen Raum, bei allerdings deutlich längerer Behandlungsdauer.

Als Beispiel für eine Einzelstudie werden einige Ergebnisse der MEAT-Studie berichtet (Münchner Evaluation der Alkoholismustherapie, Küfner u. Feuerlein 1989, Küfner u. Mitarb. 1988). Danach betrug die Abstinenzrate nach 18 Monaten 53% und nach 4 Jahren 46% (jeweils bezogen auf Patienten mit entsprechenden Daten; Ausgangsstichprobe n = 1410). Bislang sind nur sehr wenige katamnestische Untersuchungen zur Effizienz ambulanter Entwöhnungstherapien vorgelegt worden (Soyka u. Mitarb. 1997).

Vergleich zwischen ambulanter und stationärer Therapie:
In älteren Übersichtsarbeiten (Studien mit unterschiedlicher Methodik) zeigen ambulante Therapien von Alkoholabhängigen etwas geringere Erfolgsquoten (abstinent und gebessert) von 42 bzw. 47% (Baekeland 1977, Küfner 1981) als stationäre Therapien, mit Besserungsraten von 48 bzw. 67% (Baekeland 1977, Emrick 1974). Ähnliche Ergebnisse ambulanter und stationärer Therapien werden in der CATOR-Studie (Harrison u. Mitarb. 1991) berichtet. Nach der metaanalytischen Studie von Süß (1995) weisen ambulante Therapien nur geringfügig niedrige Besserungsraten als stationäre Therapien in Fachkrankenhäusern auf (57 versus 63%). Allerdings werden bei diesen Vergleichen ambulanter und stationärer Therapie unterschiedliche Patientenselektionen nicht

Tabelle 9.**2** Ergebnisse zur Abstinenz in der MEAT-Studie (M = Männer, F = Frauen) (aus Küfner, H., W. Feuerlein, M. Huber: Suchtgefahren 34 [1988] 157)

| | | Katamnesen nach | | |
		6 Monaten	18 Monaten	48 Monaten
Ausschöpfungsquote		85%	84%	81%
abstinent	M + F	67%	53%	46%
(gesamter Kata-	M	69%	55%	48,5%
mnesezeitraum)	F	60,5%	47%	41%
gebessert	M + F	11%	8,5%	3%
	M	10%	9%	3%
	F	14%	8%	2%
ungebessert	M + F	22%	38%	51%
	M	20%	36%	48%
	F	25,5%	44,5%	57,5%

berücksichtigt. Die Annahme lautet, daß die soziale Stabilität bei den Klienten in ambulanter Therapie durchschnittlich höher ist als bei jenen in stationärer Therapie. In einer Übersichtsarbeit von Finney u. Mitarb. (1996) wurden 14 Studien ausgewertet, die jeweils über einen Vergleich stationärer und ambulanter (einschließlich tagesklinischer Therapie) Behandlung berichteten. In 7 Studien fand sich kein Unterschied in den Ergebnissen, in 5 Untersuchungen war die stationäre Behandlung etwas erfolgreicher und in 2 Studien die ambulante Behandlung. Die Autoren sprechen nach genauer Analyse möglicher Bedingungsfaktoren von leicht günstigeren Ergebnissen bei stationärer Therapie.

Für den **Behandlungsverlauf** sind ein regulärer Therapieabschluß bzw. eine vorzeitige Therapiebeendigung sowie Rückfälle während der Therapie die am einfachsten zu dokumentierenden Erfolgskriterien. Wegen der Abhängigkeit von der jeweiligen Patientenselektion und von der Behandlungsdauer ist allerdings ein direkter Vergleich zwischen verschiedenen Therapieeinrichtungen problematisch, aber als interner Indikator für Veränderungen von Therapieprozessen oder der Patientenselektion sehr hilfreich.

Vorzeitige Therapiebeendigung und Rückfälle: Bei stationärer Entwöhnungsbehandlung variieren die Quoten vorzeitiger Therapiebeendigung (Therapieabbruch aufgrund eigener Entscheidung des Patienten, disziplinarisch durch die Therapieeinrichtung oder aus sonstigen Gründen) zwischen 4,6 und ca. 31,6% (im Durchschnitt 17%, MEAT-Studie). Eine vorzeitige Therapiebeendigung ist in der Regel ein negativer, wenn auch schwacher Prädiktor für den Behandlungserfolg (Korrelationskoeffizient $r = 0,2$). Rückfälle während der Behandlung sind kritische Ereignisse im Therapieprozeß. Die Häufigkeit von Rückfällen mit Alkohol, Medikamenten oder Drogen beträgt beispielsweise in der MEAT-Studie 10%. In der SEDOS-Dokumentation 1995 (Lehnitzk-Keiler u. Simon 1996) betrug die Rückfallquote 9,4%.

Vergleich von verschiedenen Therapieformen: Die bislang umfangreichste und methodisch anspruchvollste Untersuchung stellt die vor kurzem abgeschlossene MATCH-Studie in den USA dar (Project Match Research Group 1997). Die Ergebnisse sind aber bislang noch nicht völlig ausgewertet und publiziert. Die Studie besteht aus zwei unabhängig voneinander durchgeführten Teilstudien über die ambulante Entwöhnungstherapie von Alkoholabhängigen (Teilstudie 1) sowie über die Nachbehandlung (Teilstudie 2). In der Teilstudie 1 werden 3 verschiedene, jeweils über ein Therapiemanual strukturierte ambulante Therapieformen miteinander verglichen (n = 952, 72% Männer). In der Teilstudie 2 geht es ebenfalls um drei verschiedene in ähnlicher Weise wie bei der

Entwöhnungstherapie strukturierte Formen der Nachbehandlung nach einer kurzen stationären oder tagesklinischen Behandlung (n = 774, 80% Männer). Die Patienten werden jeweils einer von drei Therapieformen mit Einzelsitzungen über 12 Wochen zufallsgesteuert zugewiesen:

- kognitive Verhaltenstherapie der Problembewältigung mit 12 Einzeltherapiesitzungen,
- Motivationsentwicklungstherapie mit insgesamt nur 4 Sitzungen (nach dem Motivational Interviewing, s. 8.4.2),
- 12-Stufen-Programm, basierend auf AA-Konzepten mit wiederum 12 Einzelsitzungen.

Nachuntersuchungen wurden nach 3, 6, 9 und 12 Monaten durchgeführt. Primäres Untersuchungsziel war die Untersuchung von Indikationsvariablen mit 10 primären Hypothesen (z. B. Schweregrad psychischer Störungen, Motivation) sowie eine Reihe anderer Indikationsvariablen.

Ergebnisse: Bei der ambulanten Entwöhnungstherapie wurden 68% der geplanten Therapiesitzungen durchgeführt; bei der Nachbehandlung waren es 66%. Die Rate vorzeitiger Therapiebeendigung wurde nicht angegeben.

Teilstudie 1: Bei der ambulanten Entwöhnungsbehandlung waren nur 19% völlig abstinent über ein Jahr, und 46% hatten einen Rückfall mit mindestens 3 Trinktagen hintereinander. In der Teilstudie 2 über die Nachbehandlung waren 35% während der gesamten Katamnesezeit von einem Jahr abstinent; 40% tranken mindestens 3 Tage hintereinander, wiesen also einen schwerwiegenderen Rückfall auf.

Zum Vergleich der drei Behandlungsformen: Bei der ambulanten Entwöhnungstherapie (Teilstudie 1) ergab sich nach Berücksichtigung von Indikationsvariablen, daß über die verschiedenen Erhebungszeitpunkte die kognitive Verhaltenstherapie eine leicht höhere Rate von Alkoholtagen aufwies als die beiden anderen Behandlungsformen. Dieser Unterschied war aber nicht zu einem bestimmten Erhebungszeitpunkt signifikant, sondern ergab sich als Trend über die verschiedenen Erhebungszeitpunkte hinweg. Die Projektgruppe folgerte, daß die Unterschiede klinisch nicht relevant seien.

Bei der Nachbehandlung (Teilstudie 2) ergab sich nach Berücksichtigung der Indikationsvariablen ein kleiner, statistisch signifikanter Effekt über die Erhebungszeitpunkte hinweg in der Weise, daß Patienten des 12-Stufen-Programms etwas mehr Tage ohne Alkohol gegen Ende der Katamnesezeit hatten als die übrigen beiden Therapieformen. Bezüglich der Trinkintensität waren keine Unterschiede festzustellen. Der Unterschied bezüglich der Tage mit Alkohol wird aber von der Projektgruppe als klinisch nicht bedeutsam erachtet. Männer zeigten insgesamt weniger alkoholfreie Tage als Frauen. 24 % der Alkoholiker in dem 12-Stufen-Programm waren katamnestisch 1 Jahr abstinent im Vergleich zu 15 % in der kognitiven Verhaltenstherapie und 14 % in der Motivationsentwicklungstherapie.

Interpretation, Folgerungen: In der Tendenz erscheinen die Behandlungserfolge des 12-Stufen-Programms etwas besser als die der beiden anderen Therapieformen. Unabhängig von der klinischen Bedeutsamkeit der quantitativen Unterschiede könnte dies ein Hinweis sein, daß in dem 12-Stufen-Programm, das auf den Erfahrungen der Anonymen Alkoholiker aufbaut, wichtige Therapieelemente enthalten sind, die in den beiden anderen Therapieprogrammen vermutlich nicht ausreichend berücksichtigt sind. Zur Indikation läßt sich aus den Ergebnissen ableiten, daß Klienten ohne psychiatrische Störungen bei dem 12-Stufen-Programm einen größeren Behandlungserfolg erwarten können, aber bei den schwerer gestörten ein solcher Unterschied nicht besteht. Die praktische Anwendung erscheint aber unklar. Eine Übertragung auf das Behandlungssystem in deutschsprachigen Ländern erscheint kaum möglich, da die angewandten Therapieformen in dieser Weise kaum durchgeführt werden (mangelnde Generalisierbarkeit) und der insgesamt niedrige Behandlungserfolg auch keine Übernahme der Programme begründen kann. Viele Daten sind aber noch nicht publiziert, so daß eine abschließende Beurteilung derzeit noch nicht möglich ist.

9.3   Patientenmerkmale als Prognosefaktoren

Für die **Aufnahme einer Behandlung** sind nach Finney u. Moos (1995) vor allem folgende Faktoren motivierend (s. auch Schwoon 1990).

- Schwere und Zahl der Abhängigkeitssymptome,
- Schwere der negativen Folgeschäden,
- depressive Stimmung,
- negative Lebensereignisse („Schicksalsschläge") in den letzten Monaten.

Als **Prognosemerkmale eines Behandlungserfolgs** werden hauptsächlich Aspekte der sozialen Stabilität und des Schweregrads der Abhängigkeit (zusätzliche psychiatrische Störungen, psychosoziale Folgen) diskutiert. Außerdem sind erfolglose Entwöhnungsbehandlungen in der Vorgeschichte als ungünstige Prädiktoren anzusehen. Zur sozialen Stabilität gehören zum Beispiel Merkmale wie verheiratet oder mit Lebenspartner zusammenlebend, in einem Arbeitsverhältnis stehend, stabile berufliche Lebensgeschichte und ähnliches mehr. Der Schweregrad der Abhängigkeit wird nicht einheitlich definiert. Aspekte des Schweregrads sind das Ausmaß des Alkoholkonsums, zusätzliche psychiatrische Störungen und das Ausmaß somatisch-psychosozialer Folgeschäden. Im Bereich der Persönlichkeit kann das Konstrukt der Selbstwirksamkeitserwartung, hauptsächlich wenn es auf die Kontrolle des Alkoholkonsums bezogen wird, als Prädiktor für den Behandlungserfolg angesehen werden. Als konkretes Beispiel für Prognosemerkmale werden wiederum einige Ergebnisse aus der MEAT-Studie angeführt. Dort wurden für die Männergruppe 9 Merkmale gefunden:

- mit Ehepartner lebend,
- Wohnortgröße unter 100 000,
- genau eine Arbeitsstelle in den letzten zwei Jahren,
- keine Arbeitslosigkeit,
- Wohnsituation: in Eigenheim oder Wohneigentum,
- Wohnsituation: nicht in Wohnheim oder obdachlos,
- kein Arbeitsplatzwechsel wegen Alkoholmißbrauch,
- kein Suizidversuch,
- nicht vorher in einer Suchtfachklinik.

Die Effektgrößen dieser Prognosemerkmale weisen sehr niedrige, aber kreuzvalidierte Korrelationen von 0,1 – 0,2 auf. Die Berechnung eines Prognoseindex mit diesen 9 Items erbrachte für das Erfolgskriterium der Abstinenz nach 18 Monaten einen korrelativen Zusammenhang von r = 0,31. Bei der Entlassungsuntersuchung waren ungünstige Prädiktoren ein Therapieabbruch (sowohl bei Männern als auch bei Frauen) sowie ein Alkoholrückfall während der Behandlung. Durch Einbeziehung dieser Prognosefaktoren am Ende der Behandlung erhöhte sich der korrelative Zusammenhang mit der Abstinenz auf r = 0,40. Andere Erfolgskriterien wie z.B. der Beschwerdenscore konnten besser vorhergesagt werden, wobei allerdings der jeweilige Ausgangswert zu Beginn der Behandlung den größten Zusammenhang aufwies.

In der MATCH-Studie waren allgemeine Prognosefaktoren größere Motivation und geringere soziale Unterstützung bezüglich des Alkoholkonsums, was jeweils mit einem größeren Behandlungserfolg verbunden war. Höhere Soziopathiewerte korrelierten bei den ersten Katamneseerhebungen mit einem schlechteren Therapieerfolg; später ergab sich jedoch kein Zusammenhang mehr (MATCH Research Group 1997).

Einfluß der spezifischen Therapiebedingungen: Wenn in katamnestischen Untersuchungen über eine einzelne Behandlungseinrichtung (z.B. Süß 1988) zum Teil andere Prädiktoren gewonnen werden als in multizentrischen Studien (s. MEAT-Studie), dann ist der Grund wahrscheinlich darin zu sehen, daß die spezifischen Therapiebedingungen einer Einrichtung die Ergebnisse über Prognosefaktoren in spezifischer Weise beeinflussen. Bei empirisch gewonnenen Prädiktoren sollte daher immer auch angegeben werden, unter welchen therapeutischen Bedingungen diese gewonnen wurden, z.B. unter der Bedingung einer stationären Kurzzeittherapie mit einem bestimmten Therapieprogramm. Es sollte also zwischen allgemeinen, relativ therapieunabhängigen und therapiespezifischen Prognosefaktoren unterschieden werden.

Insgesamt sind die Zusammenhänge zwischen Patientenmerkmalen und Behandlungserfolg gering (Überblicksarbeiten s. Küfner 1981, Costello 1982) (s. 9.4). Es mangelt an theoretischen Modellen, welche zwischen den empirisch gefundenen Variablen, den zugrundeliegenden Konstrukten und den empirischen Abläufen einen Zusammenhang herstellen.

9.4   Effekte von Behandlungsmerkmalen

Vergleich des Effekts von Patienten- und Therapiemerkmalen: Längere Zeit ist man davon ausgegangen, daß für die Prognose des Behandlungserfolgs bei Abhängigen den Patientenmerkmalen weitaus die größte Bedeutung zukommt und die Effekte von Behandlungsmerkmalen als sekundär anzusehen sind. Denn eine Reihe von Vergleichsstudien über verschiedene Therapieformen konnte keine oder nur minimale Unterschiede feststellen (Miller u. Hester 1980, 1986).

In einem pfadanalytischen Modell von Costello (1980) mit 45 verschiedenen Alkoholikergruppen als Analyseeinheiten wurden die Effekte von Patientenmerkmalen (reduziert auf einen Index für soziale Stabilität) und von Therapiemerkmalen (reduziert auf die Extensität der Therapie) auf den Behandlungserfolg (Trinkverhalten) analysiert. Demnach konnte der Index für soziale Stabilität (basierend auf den Items Arbeitslosenquote und Anteil der Verheirateten) 49% der Ergebnisvarianz des Behandlungserfolgs der verschiedenen Gruppen erklären, während der Anteil der Therapiefaktoren nur 6% betrug. Allerdings ergab sich noch ein indirekter Effekt der Therapiefaktoren von 15% (über den Effekt auf andere Variablen) und ein beiden Faktoren gemeinsamer Varianzanteil von 11%. In der MEAT-Studie können durch Behandlungsmerkmale auf der Patientenebene (Patienten als Untersuchungseinheiten) zwar nur 6% der Varianz, aber auf der Einrichtungsebene 63% der Varianz der unterschiedlichen Abstinenzquoten der Einrichtungen erklärt werden (Küfner u. Feuerlein 1989).

Die Kontroverse über die Bedeutung der **Behandlungsdauer** geht zurück auf Ergebnisse einer Überblicksarbeit von Miller u. Hester (1980, 1986a) und einzelne Untersuchungsergebnisse (z.B. Orford u. Edwards 1977), die gezeigt haben, daß die Behandlungsergebnisse von Kurzinterventionen (1 – 3 Sitzungen) und von längerfristigen Therapien (bis zu 6 Monaten, aber meist wesentlich kürzer) sich nicht voneinander unterscheiden. Außerdem wurden der ambulanten Therapie gleiche Effekte wie der stationären zugesprochen. Die Haupteinwände gegen die Aussagen von Miller u. Hester über die Behandlungsdauer beziehen sich 1. auf positiv selektierte Patientengruppen mit hoher sozialer Stabilität (familiäre Situation und Beruf) und einem geringeren Ausmaß an psychosozialen und psychopathologischen Störungen, 2. auf andere Kurzinterventionen mit nicht ausreichender Variation der Behandlungsdauer in den ausgewählten Studien im Sinne einer ungenügenden Repräsentativität.

In einem Überblick über 27 Studien über die Effekte unterschiedlicher Behandlungsdauer (Küfner u. Feuerlein 1989) zeigten 16 Studien günstigere Ergebnisse bei längerer Behandlungsdauer, 2 Studien bessere Ergebnisse bei kürzerer Therapie und 9 keinen Zusammenhang. Auch die Ergebnisse der Literaturübersicht von Süß (1995) sprechen zusammengefaßt für einen positiven Effekt zugunsten längerer Behandlungsdauer. Bemerkenswert ist dabei, daß der korrelative Zusammenhang (Rangkorrelation) unter Ausschluß der deutschen Untersuchungen nur sehr gering ist ($r = 0{,}12$), während er in den deutschen Studien mit $r = 0{,}50$ eine mittlere Größe erreicht. Im Durchschnitt ergab sich zwischen Behandlungsdauer und Behandlungserfolg eine Korrelation von $r = 0{,}35$ (Tab. 9.**3**). Die Behandlungsdauer ist in den deutschen Untersuchungen ca. 4mal so lang als in Studien angelsächsischer Länder.

Hinsichtlich der Effektgröße kommt vermutlich Patientenmerkmalen eine differentielle Bedeutung im Sinne von Moderatorvariablen zu. So stellten Miller u. Hester (1986 b) fest, daß bei schwereren Formen der Alkoholabhängigkeit eher eine längere Therapieform erfolgversprechend ist (s. 9.5).

Hinsichtlich der Wirksamkeit unterschiedlicher **Interventionen und Behandlungsmodalitäten** wurden entsprechende Ergebnisse

Tabelle 9.**3**   Behandlungsdauer und Abstinenz- bzw. Besserungsraten bei stationärer Behandlung (aus Süß, H.-M.: Psychol. Rdsch. 46 [1995] 248)

Untersuchungsgruppe	Abstinenz Rangkorrelation (n Gruppen)	Besserung Rangkorrelation (n Gruppen)
alle Behandlungsgruppen	0,35 (38)	0,14 (40)
Deutschland	0,50 (19)	0,33 (10)
andere Länder	0,12 (28)	0,03 (39)

bei der Darstellung einzelner Behandlungsverfahren (s. 8.2 – 8.4) bereits dargestellt, aber miteinander in Beziehung gesetzt. Zum Vergleich unterschiedlicher Behandlungsmodalitäten gibt es eine umfassende, zum Teil schon zitierte Literaturzusammenstellung und darauf aufbauend eine metaanalytische, d. h. quantitative Auswertung der Literatur von Miller u. Mitarb. (1995). Die Ergebnisse dieses Literaturüberblicks basieren auf 219 Studien, die folgende Kriterien erfüllten:

- Eine Studie sollte als Vergleichsgruppe eine alternative Behandlungsform oder eine Kontrollgruppe umfassen.
- Es sollte ein geeignetes methodisches Verfahren vorhanden sein, z. B. Randomisierung oder ein entsprechendes Matching der Patienten, um die Vergleichsgruppen vor Beginn der Therapie zu parallelisieren.
- Eine Studie sollte wenigstens ein Erfolgsmaß bezüglich Trinken und/oder bezüglich alkoholbezogener Probleme beinhalten. Die Ergebnisse beziehen sich auf insgesamt 43 Behandlungsmodalitäten. Bei 13 dieser Modalitäten liegen jedoch nur ein oder zwei Untersuchungsergebnisse vor, so daß daraus keine Folgerungen gezogen werden können. Wichtig erscheint, daß auch sog. Problemtrinker und nicht nur Abhängige in den ausgewählten Studien erfaßt wurden.

Bezüglich der Methodik der Ergebnisbeurteilung sei hauptsächlich auf die ersten beiden Spalten in Tab. 9.4 verwiesen, weil die Differenz der signifikant positiven Studien abzüglich der Studien ohne signifikanten oder sogar negativen Zusammenhang in fast idealer Weise, nämlich mit r = 0,98, mit einem komplexen Effektindex (CES) korreliert. In diesen Effektindex gingen sowohl die Stärke des überprüften Effekts als auch die Qualität der Untersuchung mit ein. Bei der Beurteilung der einzelnen Behandlungsmodalitäten ist insgesamt zu berücksichtigen, daß in diesen Überblick nur Untersuchungen aus dem angelsächsischen Raum aufgenommen wurden. Nach diesen Ergebnissen ist die Wirksamkeit von **Kurzinterventionen** am klarsten: 74% der Untersuchungen konnten einen signifikant positiven Effekt nachweisen. Kurztherapien bestehen aber meist aus ganz unterschiedlichen Teilkomponenten und sind insofern mit den einzelnen nachfolgend dargestellten Interventionen in dem mittleren Abschnitt der Tab. 9.4 nur bedingt zu vergleichen. Vermutlich schneiden Kurztherapien in dieser Literaturanalyse auch deshalb besonders gut ab, weil diese methodisch besser überprüfbar sind und auch häufiger untersucht worden sind.

Verhaltens- und Aversionstherapie: Die weiteren Interventionen sind zum großen Teil spezifische verhaltenstherapeutische Techniken, deren isolierter Effekt nachgewiesen werden konnte, die aber in einer klinischen Situation immer nur als Teil eines umfassenderen Behandlungsspektrums angesehen werden können. Hinsichtlich der gegenwärtig nicht mehr eingesetzten Aversionstherapien läßt sich sagen, daß solche mit dem Einsatz von Elektroschock nicht erfolgreich waren, eher noch solche mit dem Einsatz von Emetika, die einen mäßig positiven Effekt aufweisen (Tab. 9.**4**).

Die Untersuchungsergebnisse über **Familientherapie** können die zentrale Bedeutung nicht generell bestätigen. Behaviorale Partnertherapien werden als effektiver eingeschätzt als andere Formen. In einer ähnlich konzipierten Bewertung von Ergebnisstudien (Finney u. Mahoney 1996) wurden die Effekte der Familientherapie höher eingeschätzt.

Relativ unabhängig von solchen metaanalytischen Auswertungen können im Einzelfall oder für bestimmte Teilgruppen von Abhängigen auch insgesamt wenig erfolgreiche Interventionen wirksam sein.

Weitere Verfahren: Von den verschiedenen anderen Psychotherapieformen, soweit genügend Untersuchungsergebnisse vorhanden waren, konnte lediglich die klientenzentrierte Gesprächspsychotherapie als erfolgreich nachgewiesen werden. Für den tiefenpsychologischen Ansatz der Alkoholismusbehandlung liegen solche Nachweise eines allgemeinen Effekts nicht vor. Dabei bleibt offen, inwieweit die untersuchten psychodynamischen Therapien repräsentativ sind für psychodynamische Ansätze der Alkoholismusbehandlung in Deutschland. Besonders ungünstig sind die Ergebnisse einer in den USA üblichen allgemeinen ambulanten Alkoholismusberatung, einer auf Konfrontation basierenden Therapie sowie Ansätze der Aufklärung durch Information und Film. Auch Entspannungstherapien sind wenig erfolgreich. Dagegen können Selbsthilfemanuale im Sinne einer Bibliotherapie relativ erfolgreich eingesetzt werden.

In diesem Literaturüberblick wurden auch Effektivitätsstudien über **Pharmakotherapien** (Tab. 9.**5**) einbezogen (s. auch 8.3.9). Die Ergebnisse über Acamprosat wurden nach einem Literaturüberblick von Soyka (1995) noch ergänzend angefügt. Die Medikamentengruppe der Antidepressiva fehlt hier deshalb, weil es zu wenig Studien über Alkoholabhängige gab. Medikamente gegen Angst und psychedelische Substanzen erscheinen demnach wenig wirksam. Bei Lithium weisen zwei Untersuchungen positive Effekte auf; in zwei anderen Untersuchungen konnte kein Effekt festgestellt werden.

Von den alkoholsensibilisierenden Substanzen erscheint die in Deutschland noch gelegentlich angewandte Antabustherapie insgesamt wenig erfolgreich (für gegensätzliche Ergebnisse s. 2.2.3). Ebenfalls wenig erfolgversprechend ist die Anwendung von Metronidazol (Clont).

Tabelle 9.**4** Effekte sozio- und psychotherapeutischer Interventionen bei der Behandlung von Alkoholismus (aus Miller u. Mitarb. in Hester, R. K., W. R. Miller: Handbook of Alcoholism Treatment Approaches. Allyn & Bacon, Boston 1995)

Behandlungsmodalität	Positive Effekte		Negative/keine Effekte		Mittlerer Schweregrad der Patienten	Komplexer Effektindex CES
	n	%	n	%		
Kurzintervention	17	73,9	6	25,1	2,5	+ 239
soziales Kompetenztraining	11	68,8	5	31,3	3,8	+ 128
Motivationstherapien	5	71,4	2	28,6	3,0	+ 87
Gemeindeprogramme	4	100,0	0	0,0	3,0	+ 80
kognitive Therapie	3	42,9	4	57,1	3,6	+ 22
verdeckte Sensibilisierung	3	37,5	5	62,5	3,5	+ 18
Kontrakttherapie	4	100,0	0	0,0	3,8	+ 73
Rückfallprävention	3	42,9	4	57,1	3,0	+ 34
Selbstkontrollprogramm	14	46,7	16	53,3	2,9	7
systematische Desensibilisierung	1	33,3	2	66,7	3,0	– 7
Elektroschocktherapie	6	40,0	9	60,0	3,8	– 25
Aversionstherapie mit Emetika	3	50,0	3	50,0	3,8	+ 34
Partner- und Familientherapie (Verhaltenstherapie)	3	42,9	4	57,1	3,7	– 22
Partner- und Familientherapie (andere Methoden)	3	60,0	2	40,0	3,6	+ 15
psychodynamische Psychotherapie	1	10,0	9	90,0	3,1	– 127

klientenzentrierte Therapie	3	75,0	1	25,0	3,3	+ 34
Hypnose	0	0,0	4	100,0	3,8	– 41
Milieutherapie	3	30,0	7	70,0	3,6	– 41
Konfrontationstherapie	0	0,0	7	100,0	2,9	– 125
allgemeine Alkoholismusberatung	1	6,2	15	93,8	3,4	– 214
unspezifische Standardbehandlung	0	0,0	3	100,0	3,0	– 53
Aufklärung/Filme	3	14,3	18	85,7	2,2	– 239
Selbsthilfe-Manuale (Bibliotherapie)	2	66,7	1	33,3	3,0	+ 33
Videoselbstkonfrontation	0	0,0	6	100,0	3,8	– 77
Entspannungstherapien: Muskel-entspannungstraining	3	21,4	11	78,6	2,8	– 109

Tabelle 9.**5** Pharmakotherapie des Alkoholismus (nach Miller u. Mitarb.)

Pharmaka	Positive Effekte		Negative/ keine Effekte		Mittlerer Schweregrad der Patienten	Komplexer Effektindex CES
	n	%	n	%		
Disulfiram (Antabus)	10	47,6	11	52,4	3,8	+ 9
Medikamente gegen Angst (z. B. Buspiron)	1	12,5	7	87,5	3,3	– 79
psychedelische Substanzen (z. B. LSD)	2	25,0	6	75,0	3,6	– 45
Lithium	3	50,0	3	50,0	3,8	– 8
Metronidazol	1	9,1	10	90,0	3,7	– 102
Acamprosat (Soyka 1995 a)	8	100,0	0	0,0	–	–

Zusammengefaßt läßt sich hinsichtlich der Wirksamkeit einzelner Therapiemodalitäten folgendes sagen:

- Kurztherapien, die auf die individuelle Situation des Patienten eingehen, sind als eindeutig effektiv nachgewiesen.
- Herkömmliche Alkoholismusberatungen in den USA sowie psychodynamische, d. h. tiefenpsychologisch orientierte Therapieansätze erscheinen danach weniger erfolgreich.
- Eine Reihe von Interventionstechniken der Verhaltenstherapie sind als wirksam nachgewiesen.
- Generell kann man interpretieren, daß Techniken und Hilfen, die zu einer Stärkung der Ich-Fähigkeiten und Coping-Strategien führen, d. h., welche die Fähigkeiten zur Lebens- und Problembewältigung der Patienten unterstützen, als wirksam angesehen werden können. Vermutlich erklärt dies auch die positiven Effekte behavioraler Interventionsformen.
- Von den verschiedenen Pharmakotherapien ist lediglich beim Acamprosat ein Effekt nachgewiesen.

Kritisch muß jedoch in dem Literaturüberblick von Miller u. Mitarb. (1995) die Auswahl der Untersuchungen beachtet werden, die z. B. gegenüber der Bedeutung einer intensiveren Therapie nicht ausreichend repräsentativ ist, so daß deshalb Schlußfolgerungen unangemessen sind, wie andere Analysen gezeigt haben (Süß 1995, Monahan u. Finney 1996).

9.5   Indikation

Zur Behandlungsindikation stellen sich folgende **Fragen**:

1. Braucht der Patient wegen seiner Alkoholprobleme überhaupt professionelle Hilfe?
2. Ist eine ambulante, teilstationäre oder stationäre Behandlung erforderlich, und welche Art der Behandlung einschließlich einer Pharmakotherapie ist am günstigsten?
3. Wie lange soll die Behandlung dauern?
4. Ist eine Nachsorge bzw. Nachbehandlung erforderlich?

Bevor auf die einzelnen Indikationsfragen eingegangen wird, werden vier idealtypische Indikationsstrategien dargestellt:

Indikationsstrategie A („minimale Behandlung"): Unter der Annahme, daß wir kein gesichertes Wissen über differentielle Aspekte des Behandlungserfolgs bei Alkoholabhängigen vorliegen haben und gleichzeitig verschiedene Formen der Alkoholismustherapie zur Verfügung stehen, wird man aus Gründen der Effektivität nach dem Prinzip der minimalen Intervention vorgehen. Dieser Strategie kommt bei zunehmendem Kostendruck und unsicherem Wissen zur differentiellen Indikation eine zunehmende Bedeutung zu. Die Verbindung von Behandlungserfolg, dem sozialen Nutzen für die Gesellschaft und den Kosten führt zu schwierigen Bewertungsfragen, deren Lösung erst am Anfang steht (Holder u. Mitarb. 1991, Monahan u. Finney 1996).

Indikationsstrategie B („erfolgreichste Behandlung"): Diese erfolgt nach dem Prinzip der allgemeinen, d. h. bei allen Alkoholabhängigen erfolgreichsten Behandlung, was natürlich zur Voraussetzung hat, daß eine solche überhaupt existiert. Nun kann man dazu klar sagen, daß es diese allgemein beste Behandlungsform nicht gibt und deshalb Strategie B nicht anwendbar sei. Im klinischen Alltag kommt dieser Strategie dennoch eine gewisse Bedeutung zu. Man stelle sich in einem Einzelfall vor, daß Geld und Zeit zunächst nur eine untergeordnete Rolle spielen und gleichzeitig angenommen wird, daß, wie oben diskutiert, eine längere Behandlungsdauer oder eine stationäre Behandlung tendenziell mit größerer Wahrscheinlichkeit zu etwas besseren Ergebnissen führt. Außerdem kann angenommen werden, daß im ungünstigsten Fall keine Verschlechterung, sondern lediglich kein zusätzlicher Gewinn zu erwarten ist. Bei einer sehr unsicheren Entscheidungslage können solche Überlegungen zu einer größeren Sicherheit des erwarteten Behandlungserfolgs beitragen und den Ausschlag für eine Therapieentscheidung geben.

Indikationsstrategie C („störungsspezifische Behandlung"): Für jede Störungsgruppe, z. B. Phobien, wird eine spezifische Therapie angeboten. Unabhängig von empirischen Indikationsergebnissen erfolgt diese nach dem Prinzip: Jedes einzelne Verhaltensproblem braucht eine spezifische Intervention. Diese Haltung führt z. b. im Rahmen einer verhaltenstherapeutischen Entwöhnungstherapie zur Entwicklung verschiedener indikativer Therapiebausteine. Missel u. Zemlin (1987) haben diese Strategie systematisch angewandt. Die Behandlungsergebnisse waren durchaus günstig, z. B. waren 77 % der Alkoholiker nach einem halben Jahr abstinent. Ob die Ergebnisse insgesamt besser sind als andere Therapieansätze der adaptiven Indikation, bleibt eine offene Frage (Zemlin 1994). Das Problem dieses Vorgehens ergibt sich im Extrem aus der Aufsplitterung in viele Einzelstörungen und der Konsequenz, für jede auch eine spezifische Therapie anzubieten.

Indikationsstrategie D („differentielle Behandlung"): Diese geht von Ergebnissen über eine Wechselwirkung zwischen Patienten- und Behandlungsmerkmalen aus. Gegenwärtig wird hauptsächlich das globale Prinzip diskutiert: Je stärker die Abhängigkeit, desto intensiver sollte die Therapie sein. Probleme ergeben sich aber bei der Feststellung des Schweregrads der Abhängigkeit und der Intensität der Behandlung. Als gut abgesicherte Indikationsvariable in der MATCH-Studie kann lediglich der Schweregrad psychiatrischer Störungen angesehen werden. Die Ergebnisse dazu zeigen, daß Alkoholabhängige mit geringerem Schweregrad psychiatrischer Störungen im 12-Stufen-Programm mehr Tage ohne Alkohol aufwiesen als die Gruppe mit kognitiver Verhaltenstherapie. Als weiteres Behandlungsmerkmal, das für indikative Entscheidungen bedeutsam sein könnte, wird die Unterscheidung von interaktionsorientierten Therapien und coping-orientierten Therapien diskutiert (Allen u. Kadden 1995).

Indikationsfaktoren: Zur Beantwortung der anfangs gestellten Indikationsfragen sind zusammengefaßt eine Reihe von Faktoren zu berücksichtigen:

- Schweregrad der Abhängigkeit (psychiatrische Störungen),
- Schwere der alkoholbedingten Schäden,
- Persönlichkeit des Alkoholikers (z.B. soziale Kompetenzen), evtl. Komorbidität (andere psychische Störungen),
- Rahmenbedingungen (z.B. sozioökonomische Situation, räumliche Gegebenheiten).

Zur Indikationsfrage 1: In der Regel kann man davon ausgehen, daß bei Alkoholabhängigkeit **professionelle Hilfe** erforderlich ist. Es ist Aufgabe der Motivationsarbeit, darauf hinzuwirken (s. 8.4.2).

Zur Indikationsfrage 2: Die **Wahl der Behandlungsform** sollte sich in erster Linie nach dem Schweregrad der Abhängigkeit und den alkoholbedingten Schäden richten: Je schwerer die Probleme, desto intensiver die Behandlung (s. auch Miller u. Hester 1986, Soyka 1995).

Teilweise wird zwischen einer selektiven, d. h. vor Beginn der Therapie erfolgenden Zuweisung und einer adaptiven, im Verlauf der Therapie erfolgenden Zuweisung unterschieden.

Nach klinisch-pragmatischen Gesichtspunkten lassen sich für eine Indikation zu stationärer und ambulanter Behandlung folgende Kriterien heranziehen.

Für eine stationäre Behandlung sprechen:

– langjährige Dauer der Alkoholkrankheit,
– schwere körperliche und/oder psychische Begleiterscheinungen,
– schwere soziale Folgeschäden,
– prämorbide Störungen der Persönlichkeit,
– wiederholte Suizidbehandlungen.

Für eine ambulante Behandlung sprechen:

– Erstbehandlung,
– gute soziale Einbettung und Kompetenz,
– hohe Therapiemotivation,
– eher zwanghafte Persönlichkeit.

Bislang ist es nicht gelungen, verläßliche Kriterien für die Indikation oder Kontraindikation zur Durchführung einer **pharmakologisch gestützten Rückfallprophylaxe** bei Alkoholabhängigen zu etablieren. Es existieren keine verläßlichen psychologischen oder biologischen Parameter, die als Prädiktoren für den späteren Therapieerfolg bzw. Therapieversagen angesehen werden könnten. Aus klinischer Sicht erscheinen heute vor allem folgende Indikationsbereiche für den Einsatz sog. Antidipsotropika (Anti-Craving-Substanzen) denkbar (Soyka 1996 b):

– Patienten mit wiederholten Alkoholrückfällen,
– Patienten mit subjektiv starkem „Suchtdruck" (Craving),
– Frühfälle von Alkoholabhängigkeit,
– hochmotivierte Patienten mit guter Compliance für eine entsprechende Behandlung.

Stets ist aber darauf zu achten, daß eine Pharmakotherapie mit dem bislang etablierten psychotherapeutischen Verfahren kombiniert wird bzw. eine adäquate psychosoziale Betreuung der Patients gewährleistet ist.

Zur Indikationsfrage 3: Was die **Dauer** einer stationären Behandlung anbelangt, so lassen sich aus der MEAT-Studie globale Hinweise entnehmen. Getrennt für Männer und Frauen wurden Prognoseindizes gebildet, die sich zum großen Teil bei der 48-Monats-Katamnese bestätigen ließen.

Männer (9 soziodemographische Merkmale): günstige Prognose: 0–3 Merkmale, mittlere Prognose: 4–6 Merkmale, ungünstige Prognose: 7–9 Merkmale.

Frauen (2 soziodemographische Merkmale): 1 Merkmal bezüglich Trinkverhalten, 2 psychologische Merkmale; günstige Prognose: 0–1 Merkmal, mittlere Prognose: 2 Merkmale, ungünstige Prognose: 3–5 Merkmale.

Unter Berücksichtigung dieser Prognoseindizes ergaben sich folgende Indikationsempfehlungen für die Behandlungsdauer:

- Kurzbehandlung (6–12 Wochen): bei Männern mit mittlerer Prognose und Frauen mit günstiger Prognose, nicht bei Männern und Frauen mit ungünstiger Prognose,
- Behandlung mittlerer Dauer (4–5 Monate): bei Frauen mit mittlerer Prognose, nicht bei Männern mit günstiger Prognose und prognostisch ungünstigen Patients,
- Langzeitbehandlung (6 Monate): bei Frauen mit ungünstiger Prognose; Männer mit günstiger Prognose profitieren jedoch von dieser Behandlung am meisten!

Dieses Vorgehen war aus verschiedenen Gründen nicht ganz befriedigend. Deswegen wurden genauere Indikationskriterien aufgestellt, die auch psychologische Merkmale sowie Daten über Alkohol- und Medikamentenabusus sowie Alkoholfolgekrankheiten einbezogen. Mit ihrer Hilfe wurde ein Indikationsmodell entwickelt, das eine Neueinschätzung der prognostizierten Abstinenzraten für die jeweilige Behandlungsdauer gestattet. Dabei wurde gefunden, daß sich die Abstinenzraten bei Männern um 13%, bei Frauen um 19% verbessern ließen, wenn die Indikationsstellung nach diesem Modell erfolgte.

Zur Indikationsfrage 4: Der **regelmäßige Besuch von Selbsthilfegruppen** scheint besonders für die Patients, die innerhalb der ersten 6 Monate nach Abschluß der stationären Behandlung rückfällig werden, besonders hilfreich zu sein. Als Beispiel seien Ergebnisse der MEAT-Studie erwähnt. Von den Patients, die trotz Rückfall weiter Selbsthilfegruppen aufsuchten, waren nach 4 Jahren 56% abstinent, von denen, die nur unregelmäßig oder gar nicht Selbsthilfegruppen aufsuchten, waren aber nur 30% abstinent geworden (Monti u. Mitarb. 1995)!

9.6   Kosten und Nutzen
(s. auch 5.4.4)

Bei der Abschätzung von Kosten und Nutzen der Alkoholismusbehandlung werden zwei Ansätze unterschieden (Institute of Medicine 1990, Holder u. Mitarb. 1992). In sog. Kosten-Effektivitäts-Analysen werden die Effekte als Verhaltensänderung, z.B. als Änderung des Trinkverhaltens, definiert; die Kosten sind die Ausgaben für die Behandlung. Entscheidend dabei ist, daß die Effektivität für verschiedene Behandlungsmodalitäten berechnet wird. Die Berücksichtigung unterschiedlichen Schweregrads des Alkoholismus in den einzelnen Untersuchungen sowie der unterschiedlichen Größe der Effekte erscheint noch nicht ausreichend gelungen (Finney u. Monahan 1996). Bei Kosten-Nutzen-Analysen wird der Nutzen als Reduzierung der Kosten aller gesundheitlichen Maßnahmen bei den untersuchten Patienten aufgefaßt.

Nach Holder u. Mitarb. (1992) lassen sich die Ergebnisse von Kosten-Nutzen-Analysen in folgenden Aussagen zusammenfassen:

- Unbehandelte Alkoholiker verursachen doppelt so hohe Kosten für das Gesundheitssystem wie Vergleichsgruppen (behandelte Alkoholiker) gleichen Alters und Geschlechts.
- 2–4 Jahre nach einer Behandlung kommt es zu einer Reduzierung der Kosten unterhalb des Ausgangsniveaus der gesundheitlichen Kosten der Patienten.
- Es gibt keine Unterschiede zwischen Alkoholikern männlichen und weiblichen Geschlechts.
- Der Nutzeneffekt ist bei jüngeren Alkoholikern deutlich günstiger als bei älteren (55 Jahre und älter) und unterstreicht die Wichtigkeit früher Interventionen.

10 Prävention

10.1 Allgemeines

Man kann die Prävention psychischer Störungen in 3 **Maßnahmengruppen** einteilen (nach Caplan 1954):

- Primärprävention (Generalprävention): Darunter versteht man wie in der somatischen Medizin die Verhütung des Erstausbruchs einer Krankheit, z.B. durch Verbesserung der Ernährung und der allgemeinen hygienischen Maßnahmen (ihre Effektivität läßt sich vordergründig nach dem Rückgang der Prävalenz- und Inzidenzzahlen einer Krankheit beurteilen). Nach neueren Definitionen gehen die Ziele der Primärprävention psychischer Störungen aber darüber hinaus (z.B. WHO 1973). Sie beinhalten eine Verbesserung der Lebensqualität, eine Reform sozialer und gesellschaftlicher Strukturen und eine Förderung der Toleranz der Gesellschaft für individuelle Lebensformen.
- Sekundärprävention: Damit ist die Früherkennung und Verkürzung der Dauer von Krankheiten gemeint.
- Tertiärprävention: Darunter versteht man die individualisierte Verhütung von Rückfällen und weiteren ungünstigen Spätfolgen.

Sekundär- und Tertiärprävention überschneiden bzw. decken sich weitgehend mit therapeutischen und rehabilitativen Maßnahmen und werden deswegen im folgenden nicht weiter besprochen. Krankheitsverhütung im engeren Sinne meint also Primärprävention. Grundsätzlich gibt es zwei mögliche Ansätze: 1. die Erhöhung der Resistenz gegen krankmachende Faktoren, 2. die Ausschaltung von solchen Faktoren.

Problematik: Die Primärprävention des Alkoholismus ist aus verschiedenen Gründen sehr schwierig. Abgesehen von den historisch begründeten Voreingenommenheiten, ist zu bedenken, daß sich die Wirksamkeit entsprechender präventiver Maßnahmen aus methodischen Gründen nur schwer mit genügender Zuverlässigkeit und Validität überprüfen läßt. Eine sehr gute Übersicht über Verhältnisse in anglo-amerikanischen Ländern gibt Edwards (1997), die sich aller Spekulationen enthalten. Allerdings zeigt sich, daß wegen der soziokulturellen Unterschiede Generalisierungen noch problematischer als auf anderen Gebieten sind.

Die zu planenden Präventionsmaßnahmen bedürfen einer möglichst breiten sozialen Akzeptanz in der Bevölkerung, sonst wird ihre Durchführung erschwert und ihr Effekt in Frage gestellt.

Bei der *Planung präventiver Maßnahmen* in deutschsprachigen Ländern sollte man von der *derzeitigen Situation in Mitteleuropa* ausgehen, die sich in den letzten Jahrzehnten nicht unwesentlich verändert hat.

- Die **„Griffnähe" des Alkohols** ist in den meisten Ländern nahezu unbeschränkt, praktisch an jedem Ort und zu jeder Zeit. Mit der Zunahme des allgemeinen Wohlstands in vielen Ländern ist auch das „freie Geld", das für Alkohol einsetzbar ist, wesentlich vermehrt.
- Die **Trinkgewohnheiten** haben sich geändert: Es wird häufiger zu Hause getrunken, d. h. ohne oder zumindest weitgehend ohne soziale Kontrolle. Bei Frauen hat der Alkoholkonsum zugenommen. Der Verbrauch von Bier und Spirituosen ist rückläufig. Dagegen hat der Weinkonsum zugenommen, vor allem in Ländern, in denen früher harte Getränke bevorzugt wurden (s. 3.2).
- Mit der **Zunahme mancher verstärkender Bedingungen** wie Spannung, Angst, Langeweile und unbewältigte Freizeit, oft unfreiwillig durch Arbeitslosigkeit bedingt, steigt die Versuchung, Alkohol (und andere Drogen mit Mißbrauchspotential) zu konsumieren.
- Einstellungen haben sich verfestigt, die sich mit dem Schlagwort: **„Recht auf Rausch"** bezeichnen lassen. Ihnen ist z. T. auch die Rechtsprechung gefolgt. Weitergedacht kommt man zu dem Prinzip des Rechts auf maximalen Lustgewinn. Damit ist die Gefahr verbunden, daß das Suchtproblem verharmlost wird.
- Es hat sich eine intensive *Wertediskussion* entwickelt. Auf der einen Seite steht das **Recht auf Selbstverwirklichung**, das in einen schrankenlosen Individualismus münden kann, der alle Sachverhalte, einschließlich der Grundrechte, lediglich nach pragmatisch-utilitaristischen Gesichtspunkten beurteilen will.
- Auf der anderen Seite läßt sich ein zunehmendes Bedürfnis nach **Berücksichtigung ethischer Gesichtspunkte** feststellen, wobei allerdings deren Ausrichtung je nach Weltanschauung sehr unterschiedlich sein kann. Diese beiden Extremposi-

tionen können auch nebeneinander existieren, wie sich tendenziell auch und gerade im Bereich der Heilkunde beobachten läßt. Auch bei der Einstellung zu Sucht und Suchtbekämpfung kann man solche Vermischungen beobachten, z. B. in der Diskussion um die Freigabe von Drogen. Bemerkenswert ist, daß diesen beiden Extrempositionen eine sozusagen liberal-agnostische Auffassung gegenübersteht, wonach alle Werte gleichermaßen Geltung beanspruchen dürfen.

– In den letzten Jahrzehnten haben sich besonders in den Industrieländern die **Einstellungen der breiten Öffentlichkeit** wesentlich verändert. Es sollen 3 meist stark wertbesetzte Gebiete herausgegriffen werden, die für Primärprävention von Bedeutung sein können: die Einstellungen gegenüber der Wissenschaft und dem Rationalismus überhaupt, gegenüber der Umwelt und gegenüber der eigenen Gesundheit. Die Hochachtung vor der Wissenschaft ist weithin in eine *Wissenschaftsfeindlichkeit* und in eine Betonung der subjektiven Erfahrung umgeschlagen, was auch auf dem Gebiet der stoffbezogenen Abhängigkeit Konsequenzen haben kann. Dies kann zusammen mit Selbstverwirklichungstendenzen den Nährboden für die Anwendung sog. bewußtseinserweiternder Drogen abgeben. Der grundlegende Wandel der *Einstellung gegenüber der Umwelt* beeinflußt auch die Einstellung des Individuums zu sich selbst. Da die Konsequenzen des Drogenkonsums auf weite Strecken nicht mit einem umweltbezogenen Verhalten vereinbar sind, sind hier primärpräventive Ansätze möglich. Erst recht sind sie von dem neuen *Gesundheitsbewußtsein* zu erwarten, das andere Qualitäten hat als das frühere. Dem Zeitgeist entsprechend lassen sich auch hier wissenschaftsfeindliche Züge erkennen. Es rückt aber auch die aktive Mitarbeit und die Gestaltungsmöglichkeit des einzelnen in den Vordergrund, z. B. durch Diät, körperliche Betätigung und Vermeidung von Schadstoffen.

10.2　Ziele

Allgemeine Reduktion des Alkoholangebots: Als generelles Ziel der Alkoholismusprävention (wie der Drogenprävention überhaupt) kann gelten: Verhinderung von Alkoholfolgeschäden und der Entstehung von Abhängigkeit durch Auflösung von abhängig machenden personalen und gesellschaftlichen Strukturen (Classen u. Rennert 1980). Dieses sehr allgemein formulierte Ziel bedarf der Konkretisierung. Es geht zunächst um die Frage, ob das Ziel ausschließlich in der

Verminderung der Zahl der Personen bestehen soll, die von Alkohol abhängig sind oder Alkoholmißbrauch betreiben oder ob der Alkoholkonsum als solcher generell reduziert werden soll. In den letzten Jahren wird vor allem im angloamerikanischen Raum dem letztgenannten Prinzip der Vorrang eingeräumt (Edwards 1997). Man geht dabei von dem „preventive paradox" (Kreitman 1986, zit. bei Heather 1993) aus. Es besagt, daß wegen der generellen und vielfältigen Alkoholfolgeschäden eine Reduktion des Alkoholkonsums der „starken Trinker" für die Volksgesundheit insgesamt weniger Nutzen hätte als eine durch primärpräventive Maßnahmen herbeigeführte allgemeine Verminderung des Alkoholkonsums, also auch bei den Konsumenten geringer Mengen. So strebt die WHO in ihrem Aktionsplan von 1991 eine generelle Verminderung des Alkoholverbrauchs um 25% bis zum Jahr 2000 an. Dabei werden neben primärpräventiven Maßnahmen für Personen mit Alkoholproblemen auch solche der Sekundär- und Tertiärprävention vorgeschlagen: Kurzinterventionen (z.B. verhaltenstherapeutische Maßnahmen, Beratungen usw.), von denen man sich eine Verminderung der Alkoholprobleme in der Allgemeinbevölkerung erwartet.

Nach dem Konsumverteilungsmodell von Ledermann (s. 3.1) korreliert die Alkoholismusrate und der Alkoholmißbrauch mit dem Pro-Kopf-Verbrauch von Alkohol in der jeweiligen Gesellschaft. Vielfach bestätigt ist auch, daß mit dem Anstieg des Alkoholverbrauchs eine Zunahme bestimmter Alkoholfolgekrankheiten (z.B. der Leberzirrhose) verbunden ist. Daraus kann aber zunächst nur gefolgert werden, daß die Verfügbarkeit von Alkohol eine notwendige Bedingung für das Auftreten von Alkoholfolgeschäden darstellt. Ob sie hinreichend ist, ist eine andere Frage. Es ist aber auch bekannt, daß der Alkoholverbrauch innerhalb der Gesellschaft ungleich verteilt ist: Nur relativ wenige Personen trinken viel; die große Mehrzahl trinkt relativ wenig (s. 3.2.2). 50% des verbrauchten Alkohols werden in der Schweiz von weniger als 10% der Bevölkerung getrunken (Schweizer Fachstelle 1985/86). Es wäre denkbar, daß Verschiebungen des Durchschnittskonsums durch Änderung der Trinkgewohnheiten der Wenigtrinker bedingt sind, während die gefährdeten Vieltrinker ihren hohen Alkoholkonsum stabil halten. Allerdings zeigen einige angloamerikanische Untersuchungen, daß auch der Konsum der Vieltrinker auf Preiserhöhungen und Einschränkungen elastisch reagieren kann (Edwards 1997).

Probleme der Prohibition: Es ist allerdings, zumindest im mitteleuropäischen Bereich, unrealistisch, eine alkoholfreie Gesellschaft etablieren zu wollen. Dies hat historische wie praktisch-empirische Gründe. Hier ist nicht zuletzt darauf hinzuweisen, daß im europäischen Kulturkreis mit den uralten Alkoholtraditionen in der Bevölkerung kein Verständnis für generelle prohibitive Maßnahmen zu gewinnen ist. Außerdem ist hierzulande die große Mehrzahl der Menschen in der Lage, ihren Alkoholkonsum in gesundheitlichen und sozial vertretbaren Grenzen zu halten, allerdings mit der Einschränkung: unter den gegenwärtigen sozialen, wirtschaftlichen und psychologischen Bedingungen. Deswegen ist in Deutschland eine Prohibition, also ein generelles Verbot von alkoholischen Getränken, nicht diskutabel. Dies um so mehr, als man in anderen Ländern, z. B. in den USA, mit solchen Maßnahmen die Erfahrung gemacht hat, daß deren negative Konsequenzen die positiven überwiegen, so daß man schließlich wieder davon abkam. Es hatte sich vor allem herausgestellt, daß es in freiheitlichen Flächenstaaten relativ einfach ist, heimlich auf privater Basis größere Mengen alkoholischer Getränke zu produzieren. Außerdem ist ein Schmuggel alkoholischer Getränke aus Nachbarländern ohne Prohibition kaum zu verhindern. Das bedeutet jedoch nicht, daß nicht bestimmte Beschränkungen in der Produktion und vor allem im Vertrieb von alkoholischen Getränken eine Wirkung auf die Bekämpfung des Alkoholismus haben. So ist eine Reduktion des Alkoholangebots durchaus in der Lage, die Häufigkeit des Alkoholismus und dessen Folgekrankheiten zu reduzieren (Edwards 1997). Dies zeigt das Beispiel von Schweden, wo es (nach einer Alkoholverknappung wegen eines Streiks) zu einem deutlichen Rückgang der Alkoholpsychosen unter den Krankenhausaufnahmen kam (Hemer 1972).

10.3 Maßnahmen der Primärprävention
(Künzel-Böhmer u. Mitarb. 1993, Edwards 1997)

10.3.1 Strukturelle Maßnahmen

Überblick: Darunter werden ganz allgemein Maßnahmen und Techniken verstanden, die der Reduktion von schädigenden Einflüssen von seiten der Umwelt dienen. Im Zusammenhang mit dem Alkohol sind vor allem restriktive Maßnahmen indiziert, die die allgemeine Verfügbarkeit und, spezieller, die „Griffnähe" des Alkohols vermindern sollen. Die Verfügbarkeit umfaßt eine Reihe von Bedingungen, wie ökonomische Faktoren (z. B. das Preis-Einkommens-Verhältnis), „technische" Faktoren (z. B. Einkaufsmöglichkeiten), sozialkommunikative Faktoren (z. B. Werbung), informelle Regeln (z. B. Trinkgewohnheiten). In der neueren Geschichte wurden vor allem in englischsprachigen Ländern und in Skandinavien wiederholt Versuche unternommen, den Alkoholkonsum zu regulieren, vor allem durch Monopolisierung des Verkaufs und Rationierung des Angebots durch Reduktion der Verkaufsstellen und der Verkaufszeiten. Die Einschätzung der Wirksamkeit solcher Maßnahmen wurde vor allem von Moskowitz (1989) dargestellt (Tab. 10.**1**).

Tabelle 10.**1** Primärprävention durch Regulierung der Verfügbarkeit (aus Moskowitz, J. M.: J. Stud. Alcohol 50 [1989] 54)

Maßnahmen	Effekte
Preiserhöhung	Reduktion des Gesamtkonsums (deutliche Verringerung bei Spirituosen, geringer bei Wein und Bier)
	Abnahme der Zirrhosemortalität im folgenden Jahr
	Abnahme von Autounfällen und Verkehrstoten
Erschwerung von Kauf und Konsum	Reduktion des Gesamtkonsums (vor allem Spirituosen- und Bierkonsum)
	Verringerung der Zirrhosemortalität
	Verringerung von Verkehrsunfällen
Beschränkung von Öffnungs- und Verkaufszeiten	Einfluß auf Gesamtkonsum
Mindestalter für Kauf und Konsum	Einfluß auf Bierkonsum
	Einfluß auf Trinkmuster
	Einfluß auf alkoholbedingte und nächtliche Verkehrsunfälle
Verschärfung von „drinking driving laws" und/oder ihrer Kontrollen	Abnahme von Verkehrsunfällen (vor allem nächtliche) über einen beschränkten Zeitraum
Werbungseinschränkungen	keine kurzfristigen Effekte auf Gesamtkonsum; möglicher Einfluß auf Konsum bei Jugendlichen

Dabei verglich man meist Perioden vor und nach der Einführung bzw. Aufhebung bestimmter Maßnahmen, oder man verglich Regionen mit unterschiedlichen Alkoholbestimmungen. Die Bewertung erfolgte anhand von Statistiken über den Alkoholverbrauch, die Zirrhosemortalität und Verkehrsunfälle.

Nachfrage- und Angebotsreduzierung: Dafür sind (nach Edwards 1997) zwei grundsätzliche politische Maßnahmen erforderlich:
– Schaffung eines Umfelds, das den Menschen hilft, gesundheitsfördernde Maßnahmen zu treffen und gesundheitsschädigende Entscheidungen schwieriger oder teurer zu machen;

– Einflußnahme auf spezifische Bedingungen oder Verhaltensmuster mit hohem Risikopotential.

Die Effekte der Preiserhöhung sind häufig und gut dokumentiert. Zur Beschreibung des Zusammenhangs zwischen „Preisänderung
und Konsumänderung" wurden sog. „Preiselastizitätskoeffizienten"
eingeführt. Dafür gilt folgende Formel: Preiselastizität = Preisänderung
in %. Werte von – 1 bedeuten, daß bei einer 10%igen Preiserhöhung der
Konsum um 10% zurückginge. Dieser Koeffizient wird für die einzelnen
Getränkearten und für die einzelnen Länder getrennt berechnet (Edwards u. Mitarb. 1994). In den ersten 1 – 2 Jahren nach einer Preiserhöhung verringern sich die Konsummengen, vor allem für Spirituosen und
Wein, weniger für Bier. Bemerkenswert ist, daß nicht nur der Alkoholkonsum moderater Trinker zurückgeht, sondern auch der von „starken"
Trinkern bzw. Alkoholabhängigen (Bühringer 1995). Auch nach Er-
schwerung der Kaufmöglichkeiten kam es zu einer Reduktion der Konsummengen und, wohl dadurch, zu einer Verringerung der Zirrhosemortalität und Zahl der Verkehrsunfälle. Dagegen sind die Konsequenzen nach Reduzierung des Mindestalters (Verkauf auch an Personen unter 21 Jahren) weniger einheitlich als die Ergebnisse der Preisgestaltung
bzw. der Verkaufsstellenreduktion. Insgesamt hat sich erwiesen, daß die
Maßnahmen zur Angebotsreduzierung wesentlich effektiver sind als die
zur Nachfragereduzierung. So gab es keinen nennesworten Zusammenhang zwischen der Höhe der Werbeausgaben und dem Konsummengen.

In Deutschland sind **gesetzgeberische Maßnahmen**, wie sie
der Aktionsplan der WHO (in Ziel 17) fordert, bisher nicht durchgeführt
worden! (Näheres s. Hüllinghorst 1996). In diesem Zusammenhang ist
darauf hinzuweisen, daß der Umfang des Fahrens unter Alkoholeinfluß
bzw. der alkoholbezogenen Folgeschäden von zwei Faktoren abhängig
ist (Bühringer 1996): 1. der erlaubten Blutalkoholkonzentration, 2. dem
Grad der Abschreckung. Der Grad der Abschreckung wird beeinflußt
durch die Wahrscheinlichkeit, beim Fahren unter Alkoholeinfluß von
der Polizei entdeckt zu werden, und von der Wahrscheinlichkeit und der
Höhe der Bestrafung. Der höchste Grad der Abschreckung könnte durch
Zufallskontrollen im Straßenverkehr erreicht werden, wobei es wichtig
ist, daß diese von möglichst vielen Personen beobachtet werden können. Dies ließ sich schon feststellen, als solche Maßnahmen in den Medien vorweg diskutiert wurden. Als Beispiel für die Wirksamkeit solcher
Vorgehensweisen wird auf eine Untersuchung aus Australien verwiesen,
wo durch Senkung der Promillegrenze auf 0,5 und häufige Kontrollen im
Straßenverkehr die Unfallrate um 36% und die mit Todesfolge um 22%
gesenkt werden konnte (Edwards 1997).

10.3.2   Edukativ-kommunikative Maßnahmen

Das Ziel solcher Maßnahmen sollte sein, eine Einstellungsänderung der Bevölkerung gegenüber der Allerweltsdroge Alkohol zu erreichen. Dies müßte auch mit dem Abbau des positiven Images von alkoholischen Getränken und von Alkoholkonsumenten in der Öffentlichkeit verbunden sein, das vor allem durch die indirekte Werbung aufrechterhalten und gepflegt wird.

Zielgruppen sollten sein:
- Meinungsführer bzw. Multiplikatoren der Gesellschaft, also Journalisten, Schauspieler und sonstige Künstler, Politiker, Lehrer, Richter, Sportler
- Personen, die beruflich direkt mit dem Problem Alkohol zu tun haben, z. B. Ärzte, Sozialpädagogen, Psychologen, Polizeibeamte.
- besonders unfallträchtige Betriebe,
- temporär alle Personen, die ein Fahrzeug führen.

Weiter Zielgruppen sollten Risikopersonen sein. Als solche kommen vor allem in Betracht:

- Kinder, bei denen mindestens ein Elternteil erhebliche Alkoholprobleme hat (Lachner u. Wittchen 1995);
- Kinder, deren Anpassungsstörungen in der Schule auf eine geringe Impulskontrolle hinweisen;
- schwangere Frauen, bei denen stärkerer Alkoholmißbrauch ein hohes Risiko mit sich bringt, Kinder mit Alkoholembryopathie zu gebären, aber auch schon relativ geringe Mengen Alkohol wahrscheinlich zu kognitiven Beeinträchtigungen des Kindes führen können („Alkoholeffekte", s. 4.3).

Die edukativen Maßnahmen sollen neben der Verminderung des Alkoholverbrauchs vorrangig folgende **Ziele** haben:

- Schutz Minderjähriger und junger Erwachsener,
- Schutz unbeteiligter Dritter (z. B. Unfallopfer),
- Stärkung des eigenen Verantwortungsgefühls und Veränderung der Einstellung gegenüber dem Alkohol als „besonderer Saft".

Für edukative Maßnahmen bieten sich vor allem folgende Konzepte an:

- Informationsvermittlung: Dadurch kommt es zwar zu einem Wissenszuwachs (vor allem bei Erwachsenen), aber kaum zur Änderung des Verhaltens und der Einstellungen.
- Affektive Erziehung und Lebenskompetenztraining (life skills) sind weniger suchtspezifische Maßnahmen; sie dienen ganz allgemein mehr der Entwicklung der Fähigkeiten in Kommunikation, Entscheidungsfindung, Problemlösung, Selbstbehauptung, Umgang mit Streß und Angst usw. Insofern können sie auch der Prävention von Suchtmittelmißbrauch dienen.
- Standfestigkeitstraining („Neinsagen"): Durch die hier in Frage kommenden Methoden (vorwiegend Rollenspiel und Modellernen) soll das Verhalten in Situationen eingeübt werden, in denen Widerstand gegen drogenspezifischen Gruppendruck gefordert ist.
- Massenmedienkampagnen mit Fernsehspots, Anzeigenreihen, Plakatwerbung usw. erreichen zwar einen hohen Bekanntheitsgrad, vor allem wenn sie häufig wiederholt und durch lokale Veranstaltungen (z. B. Diskussionen) unterstützt werden. Wenn auch der Nachweis von dadurch verursachten Verhaltensänderungen nur selten erbracht werden kann, kann auf sie kaum verzichtet werden, wenn auf Dauer gesehen das Bild des Wenigtrinkers (oder Nichtrauchers) in der Öffentlichkeit verbessert werden soll (Hallmaier 1995).

Die Präventionskampagnen sollten auf die Einstellungs- und Motivationsstruktur der Zielgruppen optimal abgestimmt sein. Leider ist das bisherige Angebot an spezifischer Information während der beruflichen Ausbildung der beiden erstgenannten Berufsgruppen völlig unzureichend.

Ferner sind Aktivitäten in den Schulen wichtig, obwohl die großen Hoffnungen, die man in früheren Jahren in angloamerikanischen Ländern darauf gesetzt hatte (z. B. Moore u. Gerstein 1981), jetzt gedämpft sind (Botvin u. Botvin 1992). Sie sollen auch das Verhalten der Schüler in Familie und Freizeit berücksichtigen. Sie haben eine multifaktorielle Strategie mit dem Ziel der Erweiterung der individuellen psychosozialen Kompetenz, der Übermittlung von suchtspezifischer Information und der Schaffung und Bereitstellung alternativer Angebote (z. B. Erlebnispädagogik) (Hallmann 1988).

In Deutschland gibt es mehrere Lebenskompetenzprogramme (z. B. Leppin u. Mitarb. 1994, Kutza 1997).

Für die **Evaluation von Präventionsmaßnahmen** im Sucht-bereich wurden von der Europäischen Drogen-Beobachtungsstelle **Leitlinien aufgestellt** (Kröger u. Mitarb. 1998). Metaanalysen der Ergebnisse von Präventionsprogrammen an Schulen wiesen eine geringe Effektgröße (0,2–0,3) auf (Brunold 1993, Tobler u. Stratton 1997).

11 Rechtsfragen

Das Thema wurde für Deutschland von M. Soyka, für Österreich von R. Haller und für die Schweiz von V. Dittmann abgehandelt.

11.1 Zivilrechtliche Aspekte

11.1.1 Entmündigung, Vormundschaft und Betreuungsrecht

11.1.1.1 Deutschland

Alte Bestimmungen: Seit 1. 1. 1992 gilt in Deutschland das neue Betreuungsrecht, das die alten Regelungen zu Entmündigung, Vormundschaft und Pflegschaft ersetzt hat. Früher konnte ein Alkoholiker wegen Trunksucht entmündigt werden, wenn er wegen Abhängigkeit von Alkohol seine Angelegenheiten nicht zu besorgen vermochte oder infolge Trunksucht sich oder seine Familie der Gefahr des Notstands aussetzte oder die Sicherheit anderer gefährdete (früherer §6 BGB). Außerdem konnte bei chronisch Alkoholabhängigen unter bestimmten Voraussetzungen eine Pflegschaft nach §1910 BGB eingerichtet werden (Übersicht in Nedopil 1996).

Voraussetzung für die Einrichtung einer Betreuung von Amts wegen (sog. Zwangsbetreuung) ist nach §1896 BGB, daß der Betroffene „aufgrund einer psychischen Erkrankung oder geistiger oder seelischer Behinderung" seine Angelegenheiten ganz oder teilweise nicht erledigen kann. Unter den Begriff „seelische Behinderung" kann auch die Alkoholabhängigkeit fallen. Sie alleine reicht allerdings im Regelfall nicht aus, um eine Betreuung zu rechtfertigen. Hierfür ist das Vorliegen weiterer schwerer neuropsychiatrischer Folgeschäden, z.B. einer Alkoholdemenz oder einer Korsakow-Psychose, notwendig.

Im Betreuungsfall wird von Amts wegen ein **Betreuer** bestellt, dessen Willenserklärungen gemäß §164 BGB unmittelbar für oder gegen den Betreuten, der aber grundsätzlich in vollem Umfang handlungsfähig bleibt, gelten. Das Gericht *kann* aber nach §1903 Abs. 1 BGB einen sog. Einwilligungsvorbehalt für bestimmte Bereiche (z.B. Vermögensangelegenheiten) anordnen. In diesen Bereichen sind Rechtshandlungen des zu Betreuenden nur nach Genehmigung seitens des Betreuers wirksam.

Auch zur medizinischen Behandlung einer Alkoholkrankheit kann eine Betreuung (Zuführung zur ärztlichen Behandlung) eingerichtet werden.

11.1.1.2 Österreich

Das am 1. Juli 1984 in Kraft getretene Bundesgesetz über die **Sachwalterschaft** für behinderte Personen ermöglicht im Gegensatz zur früheren Entmündigungsordnung, die nur die Alternative einer beschränkten oder vollen Entmündigung vorgesehen hat, differenziertere Abstufungen und flexiblere Formen der Rechtsfürsorgemaßnahmen. Grundvoraussetzung für die Bestellung eines Sachwalters ist nach § 273 des Allgemeinen Bürgerlichen Gesetzbuches (ABGB), daß eine Person an einer psychischen Erkrankung leidet oder geistig behindert ist. Mit der Verwendung des fachspezifischen Begriffes der psychischen Erkrankung wird, obwohl von einem rechtlichen Krankheitsbegriff ausgegangen wird, auf die Definitionen und Konzeptionen der Psychiatrie verwiesen.

Psychische Erkrankungen entsprechen endogenen und exogenen Psychosen. Geistige Behinderungen umfassen im wesentlichen die Gruppen der mittel- und höhergradigen Intelligenzminderungen. Die Besachwalterung wegen Alkoholismus oder Rauschgiftsucht ist nicht zulässig, sofern nicht sekundär eine (symptomatische) Psychose oder gleichwertige Störung ausgelöst worden ist.

Die zweite Voraussetzung für die Bestellung eines Sachwalters ist, daß die psychisch kranke oder geistig behinderte Person alle oder einzelne ihrer Angelegenheiten nicht ohne Gefahr eines Nachteils für sich selbst zu besorgen vermag. Je nach Ausmaß der Behinderung sowie Art und Umfang der zu regelnden Aufgaben ist der Sachwalter mit der Besorgung einzelner Angelegenheiten (etwa der Durchsetzung oder Abwehr eines Anspruchs oder der Eingehung und der Abwicklung eines Rechtsgeschäftes), eines bestimmten Aufgabenkreises (z. B. der Verwaltung eines Teils oder des gesamten Vermögens) oder aller Angelegenheiten der behinderten Person zu betrauen. Die besachwalterte Person kann innerhalb des Wirkungskreises des Sachwalters ohne dessen ausdrückliche oder stillschweigende Einwilligung rechtsgeschäftlich weder verfügen noch sich verpflichten. Es steht ihr aber das Recht zu, von beabsichtigten Maßnahmen betreffend ihre Person oder ihr Vermögen vom Sachwalter verständigt zu werden und sich hierzu zu äußern.

Unzulässigkeit und Änderung der Sachwalterschaft: Die Bestellung eines Sachwalters ist unzulässig, wenn der Betreffende durch andere Hilfestellungen, besonders im Rahmen seiner Familie oder von Einrichtungen der öffentlichen oder privaten Behindertenhilfe, in die Lage versetzt werden kann, seine Angelegenheiten im erforderlichen Ausmaß zu besorgen. Bei Personen mit Alkoholpsychosen oder schweren Wesensänderungen kann dies in manchen Fällen die Unterbringung in einer betreuten Wohngemeinschaft mit kontrollierter Abstinenz und gesicherter Medikamenteneinnahme sein.

sches, der zu einer aufgehobenen Schuldfähigkeit im Sinne des § 20 StGB führen muß, ernsthaft diskutieren.

11.2.2 Österreich

Mit dem Begriff der **Zurechnungsunfähigkeit** – wie die Schuldunfähigkeit in dem seit 1975 geltenden Österreichischen Strafgesetzbuch genannt wird – befaßt sich der § 11 StGB, welcher taxativ vier verschiedene Krankheits- und Störungsgruppen für die Annahme fehlender Selbstbestimmungsfähigkeit nennt: Geisteskrankheit, Schwachsinn, tiefgreifende Bewußtseinsstörung und andere schwere, einem dieser Zustände gleichwertige seelische Störungen. Wenn diese psychischen Störungen so schwer ausgeprägt sind, daß der Betroffene unfähig ist, das Unrecht seiner Tat einzusehen (Diskretionsfähigkeit) oder nach dieser Einsicht zu handeln (Dispositionsfähigkeit), liegt Zurechnungsunfähigkeit vor. Alkoholbedingte Rauschzustände gehören – im Gegensatz zum Verständnis der deutschen Rechtsprechung – zur Untergruppe der tiefgreifenden Bewußtseinsstörungen. Zu diesen zählen neben den krankhaften affektiven Ausnahmezuständen auch alle Syndrome, die zu einer vorübergehenden Trübung oder partiellen Ausschaltung (Einengung) des Bewußtseins führen, so daß „das seelische Gefüge des Betroffenen zeitweise außer Funktion tritt". Neben Fieberdelirien, Übermüdung, hypnotischen und posthypnotischen Erscheinungen werden auch die durch Alkohol oder Drogen bewirkten vollen Berauschungen angeführt. Hingegen sind alkoholbedingte organische Psychosen unter die Gruppe der „Geisteskrankheiten" zu subsumieren. Durch chronischen Alkoholmißbrauch ausgelöste Residualsyndrome und Persönlichkeits- oder Verhaltensstörungen können bei schweren Ausprägungen den „gleichwertigen seelischen Störungen" zugeordnet werden.

Auch der Begriff der **„partiellen Zurechnungsunfähigkeit"**, nach welchem Diskretions- und/oder Dispositionsunfähigkeit nur für bestimmte Delikte möglich ist, wird im österreichischen Strafgesetz verwendet. So kann beim Vorliegen einer Alkoholparanoia oder einer Alkoholhalluzinose bei manchen Straftaten Zurechnungsunfähigkeit gegeben sein, während andere, die mit der psychotischen Symptomatik in keinem Zusammenhang stehen, nicht exkulpiert werden. Das österreichische Strafrecht kennt den Begriff der „verminderten" Zurechnungs- bzw. Schuldfähigkeit nicht. Umstände, die das Diskretions- oder Dispositionsvermögen beeinträchtigen, jedoch nicht aufheben, können jedoch bei der Strafzumessung nach § 34 Z. 1 als besondere Milderungsgründe Berücksichtigung finden.

Sofern mit Strafe bedrohte Handlungen im Zustand der **vollen Berauschung** verübt werden, tritt der § 287 StGB in Kraft. Dieser lautet:

„Wer sich, wenn auch nur fahrlässig, durch den Genuß von Alkohol oder den Gebrauch eines anderen berauschenden Mittels in einen die Zurechnungsfähigkeit ausschließenden Rausch versetzt, ist, wenn er im Rausch eine Handlung begeht, die ihm außer diesem Zustand als Verbrechen oder Vergehen zugerechnet würde, mit Freiheitsstrafe bis zu drei Jahren oder mit Geldstrafe bis zu 360 Tagessätzen zu bestrafen. Die Strafe darf jedoch nach Art und Maß nicht strenger sein, als sie das Gesetz für die im Rausch begangene Tat vorsieht." Da qualitativ oder quantitativ abnorme Rauschzustände zu den tiefgreifenden Bewußtseinsstörungen im Sinne des § 11 StGB zählen und Zurechnungsunfähigkeit bedingen, bedeutet die Herbeiführung eines solchen Zustandes gerade darum einen Mangel an sozialem Verantwortungsgefühl. Vorsätzlich versetzt sich in einen solchen Rauschzustand, wer diesen vorhersieht und sich damit abfindet. Fahrlässig ist die Herbeiführung, wenn der Eintritt der Berauschung nicht gewollt oder vorhersehbar ist, wie dies bei abnormen Alkoholreaktionen der Fall sein kann. Als schuldhaft gilt die Herbeiführung eines pathologischen Rausches, wenn dem Täter seine Alkoholintoleranz bekannt oder zumindest erkennbar gewesen ist. Die Schuld bezieht sich in diesen Fällen nur auf die Herbeiführung eines Rausches, weshalb nur diese und nicht der Deliktserfolg bestraft wird.

In den Erläuterungen zum § 287 StGB ist angeführt, daß eine volle Berauschung „in der Regel von einem Mindestblutalkoholwert von 2,5‰ an in Betracht komme, jedoch auch bei einem Blutalkoholgehalt von 3,0‰" nicht gesichert Zurechnungsunfähigkeit vorliege.

Unter einem „die Zurechnungsfähigkeit ausschließenden Rausch" ist ein Zustand zu verstehen, in dem, ohne daß die Geistestätigkeit vollkommen aufgehoben wäre, eine Beeinträchtigung des Bewußtseins insoweit vorliegt, als dem Täter die Unterscheidungs- und Dispositionsfähigkeit fehlt. Die Bewußtseinstrübung muß hochgradig sein und bewirken, daß der Gedankengang des Täters infolge der Einwirkung des berauschenden Mittels zu einer falschen Beurteilung der Umwelt führt. Ungenügende Orientierung des Täters in Zeit und Raum, Sinnlosigkeit seines Handelns, Erinnerungsverlust bezüglich der Tatereignisse und auffallend greller Gegensatz des Tatverhaltens zum Charakter des Täters kennzeichnen diesen Zustand.

Die Rauschtat des § 287 StGB ist von der sog. „actio libera in causa" zu unterscheiden. Bei dieser alkoholisiert sich der Täter mit dem Vorsatz, im Rausch ein *bestimmtes Delikt* zu begehen. Da er beim Entschluß der Tat noch nicht in seiner Einsichts- oder Entschlußfähigkeit durch den Rausch behindert war, wird der § 287 StGB nicht wirksam.

Bei der rechtlichen Beurteilung einer unter Rauschmitteleinfluß verübten Straftat wird zwischen **verschuldeter und unverschuldeter Berauschung** unterschieden. Im § 81 Z.2 StGB (fahrlässige Tötung unter besonders gefährlichen Verhältnissen) wird eine Tatbegehung im Zustand verschuldeter (aber nicht voller) Berauschung als Sonderfall des Handelns „unter besonders gefährlichen Verhältnissen" normiert und mit einer strengeren Strafe als das Grunddelikt bedroht. Wird der Rauschzustand hingegen weder vorsätzlich noch fahrlässig, sondern unverschuldet herbeigeführt oder konnte der Täter zum Zeitpunkt des Genusses des berauschenden Mittels die bevorstehende Gefährlichkeit der Tätigkeit nicht vorausahnen (wie dies besonders bei Straßenverkehrsdelikten anfällt), ergibt sich aus der Alkoholbeeinträchtigung nach § 35 StGB ein Milderungsgrund: „Hat der Täter in einem die Zurechnungsfähigkeit nicht ausschließenden Rauschzustand gehandelt, so ist dies nur insoweit mildernd, als die dadurch bedingte Herabsetzung der Zurechnungsfähigkeit nicht durch den Vorwurf aufgewogen wird, den der Genuß oder Gebrauch des berauschenden Mittels den Umständen nach begründet."

11.2.3 Schweiz

Art. 13 des Schweizerischen StGB schreibt den Untersuchungsbehörden und den Gerichten vor, eine **psychiatrische Begutachtung** anzuordnen, wenn sie Zweifel an der Zurechnungsfähigkeit des Beschuldigten haben oder wenn sie Grundlagen für ihren Entscheid über die Anordnung sichernder Maßnahmen benötigen. Nach der ständigen Rechtsprechung des Schweizerischen Bundesgerichtes ist diese Untersuchung anzuordnen, wenn ein ernsthafter Anlaß, nicht jedoch die bloße Möglichkeit oder Wahrscheinlichkeit besteht, anzunehmen, daß eine Straftat auch psychische Ursachen haben könnte. So stellt die Begehung der Tat in angetrunkenem Zustand allein noch keinen Grund dar, um an der Zurechnungsfähigkeit des Täters zu zweifeln. Grundsätzlich ist es dem Richter nicht verboten, einen bestimmten biologisch-psychiatrischen Sachverhalt, den er als verminderte Zurechnungsfähigkeit berücksichtigen möchte, auf andere Art als durch ein psychiatrisches Gutachten festzustellen. Allerdings darf das Gericht sich nicht selbst, z. B. mit Hilfe von Lehrbüchern, ein Urteil über den psychischen Zustand des Täters bilden.

Art. 13 StGB verlangt ausdrücklich vom psychiatrischen Sachverständigen, daß er sich über die Zurechnungsfähigkeit und zur Zweckmäßigkeit einer Maßnahme zu „äußern" habe, d. h., er muß im Gutachten dezidiert zur Zurechnungsfähigkeit Stellung nehmen, wobei es auch in der Schweiz allein dem Gericht obliegt, den Rechtsbegriff zu handhaben. Das psychiatrische Gutachten unterliegt der freien Beweiswürdigung. Will das Gericht davon abweichen, so kann es dies nach bundesgerichtlicher Rechtsprechung nur, wenn zuverlässig bewiesene Tatsachen die Überzeugungskraft des Gutachtens ernstlich in Frage stellen.

Für die **Beurteilung der Zurechnungsfähigkeit** ist wie in Deutschland und in Österreich in den Art. 10 und 11 des Schweizerischen StGB ein *zweistufiges psychiatrisch-normatives Verfahren* vorgeschrieben. Zunächst sind eine oder mehrere psychiatrische Diagnosen den juristischen Eingangsmerkmalen zuzuordnen. Dabei ist zu berücksichtigen, daß für die verminderte Zurechnungsfähigkeit andere Eingangskriterien gelten als für die Zurechnungsunfähigkeit.

Eine Eingangsvoraussetzung für die Annahme von *Zurechnungsunfähigkeit gemäß Art. 10 StGB* ist im Hinblick auf den Einfluß psychotroper Substanzen *Geisteskrankheit*, worunter auch hirnorganische Störungen und exogene Psychosen wie z. B. ein Alkoholdelir oder eine alkoholbedingte Demenz zu verstehen sind. Weiter zu berücksichtigen ist die *schwere Bewußtseinsstörung*. Anders als in Deutschland, wo der Begriff „tiefgreifende Bewußtseinsstörung" psychische Ausnahmezustände (Affektdelikte) beschreibt, fallen hierunter auch die Bewußtseinsstörungen durch psychotrope Substanzen. Von einer schweren Bewußtseinsstörung ist nach ständiger Rechtsprechung allerdings nur dann auszugehen, wenn die einigermaßen wirklichkeitsgetreue Wahrnehmung und Deutung der Umwelt und der eigenen Stellung des Handelnden in ihr aufgehoben ist.

Eingangskriterien für die Annahme einer *verminderten Zurechnungsfähigkeit* sind folgende: *Beeinträchtigung der geistigen Gesundheit*, worunter im allgemeinen auch die Suchterkrankungen gerechnet werden, und *Bewußtseinsbeeinträchtigungen*, d. h. diejenigen Bewußtseinsstörungen, die nicht als schwer zu quantifizieren sind.

Läßt sich eine psychiatrische Diagnose einem der Rechtsbegriffe zuordnen, so sind auf einer 2. Ebene zunächst die *Einsichts-* und dann die *Steuerungsfähigkeit* zu diskutieren. Das Schweizerische Bundesgericht hat in einer Reihe von Entscheidungen betont, daß eine psychische Störung eine *qualifizierte Erheblichkeit* aufweisen muß und daß der Begriff des „normalen Menschen" nicht zu eng zu fassen sei. Vielmehr muß die Geistesverfassung des Täters „nach Art und Grad stark vom Durchschnitt nicht bloß der Rechts-, sondern auch der Verbrechensgenossen abweichen" (BGE 102 IV 226; 100 IV 130). In der Rechtspraxis wird davon ausgegangen, daß „einfachere" Störungen und Verhaltensabweichungen und auch leichtere Rauschzustände noch nicht die für Art. 11 StGB erforderliche Erheblichkeit erreichen.

Berechnung und Bewertung der BAK folgen in der Schweiz den gleichen Prinzipien, wie vorstehend für Deutschland dargestellt, d. h., auch hier wird von der groben *Faustregel* ausgegangen, daß eine verminderte Zurechnungsfähigkeit bei einer BAK von unter 2,0 ‰ in der Regel nicht angenommen wird, während im allgemeinen bei einer BAK von über 3,0 ‰ von einem schweren Rauschzustand und von aufgehobener Zurechnungsfähigkeit ausgegangen werden kann.

Die kantonalen Tatgerichte und Oberinstanzen sowie das Schweizerische Bundesgericht folgen dabei aber nicht, wie gelegentlich bei deutschen Gerichten zu beobachten, einem starren Promilleschematismus. In mehreren Entscheidungen hat das Bundesgericht betont (z. B. BGE 122 IV 49 und 119 IV 120), daß der BAK bei der Beurteilung der Zurechnungsfähigkeit keine alleinige Bedeutung zukomme. Sie sei bloß eine *grobe Orientierungshilfe*, da es, wie aus dem medizinischen Schrifttum hervorgehe, keine feste Korrelation zwischen BAK und darauf beruhender forensisch relevanter Psychopathologie gebe. Stets seien Gewöhnung, Persönlichkeit und Tatsituation in die Beurteilung einzuziehen. Zu weiteren Einzelheiten s. z. B. Dittmann 1990, 1996 a, 1996 b.

Absichtlich herbeigeführte Zurechnungsunfähigkeit für eine Straftat: Art. 12 StGB schreibt im Sinne der *actio libera in causa* vor, daß die Bestimmungen der Art. 10 und 11 nicht anwendbar sind, wenn die schwere Störung oder Beeinträchtigung des Bewußtseins vom Täter selbst in der Absicht herbeigeführt wurde, in diesem Zustand eine strafbare Handlung zu begehen. Diese Bestimmung findet überwiegend Anwendung, wenn sich der Täter vorsätzlich unter den Einfluß von Alkohol begibt und in diesem Zustand eine vorher beabsichtigte oder auch nur vorausgesehene Straftat begeht. Das Bundesgericht hält diese Vorschrift auch bei Fahrlässigkeitsdelikten für anwendbar.

Auch für den sog. **„Vollrausch"** kennt das Schweizerische StGB mit Art. 263 eine ähnliche Bestimmung wie in Deutschland. Danach wird ein Täter, der infolge selbstverschuldeter Trunkenheit oder Betäubung unzurechnungsfähig ist und in diesem Zustand eine Straftat verübt, mit Gefängnis bis zu 6 Monaten oder mit Buße bestraft, oder, falls er eine Tat begeht, die mit Zuchthaus als einziger Strafe bedroht ist, mit Gefängnis bestraft. In der Literatur und der Rechtsprechung ist diese Bestimmung nicht unumstritten. Der Tatbestand wurde aus überwiegend kriminalpolitischen Überlegungen als abstraktes Gefährdungsdelikt in das Gesetz aufgenommen, weil der Täter für die Gefährdung bestraft wird, die er mit der eigenen Herbeiführung seiner Zurechnungsunfähigkeit schuldhaft bewirkt hat. In der Praxis kommt diese Bestimmung allerdings relativ selten zur Anwendung. Der subjektive Tatbestand ist allerdings dann nicht erfüllt, wenn der Alkohol Trinkende nicht hat erkennen können, daß Art und Menge des genossenen Alkohols bei ihm zu einem Vollrausch führen konnten. Denkbar wäre beispielsweise eine völlige Unkenntnis der Alkoholwirkung oder eine bis zum raschen Einsetzen der Alkoholwirkung unbemerkte Fremdbeibringung. Im allgemeinen wird auch die Trunkenheit eines starken Alkoholikers als selbstverschuldet angesehen. Hier ist allerdings in der Regel von verminderter Zurechnungsfähigkeit auszugehen. Eine Ausnahme dürften auch die seltenen Fälle einer qualitativ oder quantitativ abnormen Alkoholreaktion (sog. pathologischer Rausch) darstellen.

11.3   Straßen- und Verkehrsrecht

11.3.1   Deutschland

11.3.1.1   Führung eines Fahrzeuges unter Alkoholeinfluß

Fahruntüchtigkeit: Die Strafbarkeit der Trunkenheit im Verkehr ist in § 316 StGB geregelt. Danach wird mit Freiheitsstrafe bis zu einem Jahr oder mit Geldstrafe bestraft, wer „im Verkehr ein Fahrzeug führt, obwohl er infolge des Genusses alkoholischer Getränke oder anderer berauschender Mittel nicht in der Lage ist, das Fahrzeug sicher zu führen". Im Prinzip gilt dies für alle Verkehrsbereiche wie Straßenverkehr, Schienen-, Schiffs- und Flugverkehr. Der § 316 StGB stellt die Trunkenheit im Verkehr abstrakt als Gefährdungsdelikt unter Strafe und setzt keineswegs eine konkrete Verkehrsgefährdung voraus. Eine Reihe Vorschriften betreffen den Bahn-, Schiff- und Luftverkehr (§ 315 a, c StGB).

Tathandlung des § 316 StGB ist das Führen eines Fahrzeuges im Zustand der rauschbedingten Fahruntüchtigkeit infolge des Genusses von Alkohol oder anderen berauschenden Mitteln. Eine absolute Fahruntüchtigkeit liegt nach der derzeit gültigen Rechtsprechung bei einer BAK von mindestens 1,1 ‰ vor. Bei einer niedrigeren BAK ist eine sog. relative Fahruntüchtigkeit dann gegeben, wenn die Umstände erweisen, daß der Fahrer im konkreten Fall infolge des Alkoholkonsums das Fahrzeug nicht sicher zu führen in der Lage war. Eine relative Fahruntüchtigkeit kann im Einzelfall bei einer BAK zwischen 0,3 und 1,1 ‰ festliegen. Wichtige Indizien bei der Feststellung einer Fahruntüchtigkeit sind neben der BAK die objektiv vorliegenden psychophysischen Ausfallerscheinungen und das Fahrverhalten. Eine Verurteilung nach § 316 StGB kann die Erzielung der Fahrerlaubnis (§ 69 StGB) oder ein Fahrverbot (§ 44 StGB) zur Folge haben.

Nach § 315 a StGB wird mit einer Freiheitsstrafe oder Geldstrafe bestraft, wer ein „Schienenbahn- oder Schwebefahrzeug, ein Schiff oder Luftfahrzeug führt, obwohl er infolge des Genusses alkoholischer Getränke oder anderer berauschender Mittel nicht in der Lage ist, das Fahrzeug sicher zu führen und dadurch Leib und Leben eines anderen oder fremde Sachen von bedeutendem Wert gefährdet". Hier muß also im Gegensatz zum § 316 StGB eine konkrete Gefährdung vorgelegen haben.

Die entsprechende Regelung für den Straßenverkehr findet sich im § 315 c StGB. Fahruntüchtigkeit ist dann gegeben, wenn der Fahrer ein Fahrzeug führt, obwohl er infolge des Genusses alkoholischer Getränke oder anderer berauschender Mittel nicht imstande ist, ein Fahrzeug sicher zu führen. Auch hier muß eine konkrete Gefährdung vorgelegen haben. Als Rechtsfolgen kommen neben einer Freiheits- oder Geldstrafe (Hauptstrafe) auch Maßregeln der Besserung und Sicherung (Entzug der Fahrerlaubnis) sowie ein Fahrverbot in Frage.

Nach §24 a StVG handelt ordnungswidrig, wer vorsätzlich oder fahrlässig ein Kraftfahrzeug führt, obwohl er eine Blutalkoholkonzentration von mindestens 0,8 ‰ aufweist. Dies kann mit einer Geldbuße von bis zu DM 3000,– sowie mit Fahrverbot (§25 a StVG) geahndet werden. In der Regel wird bei Ersttätern eine Geldbuße von DM 500,– und ein Fahrverbot von einem Monat verhängt werden. Zweittäter werden mit DM 1000,– und dreimonatigem Fahrverbot bestraft. Derzeit sind aussichtsreiche Bestrebungen erkennbar, die im §24 a StVG beschriebene Promillegrenze auf 0,5 ‰ zu reduzieren. Die Maßregel des §69 StGB (Entziehung der Fahrerlaubnis) und die Nebenstrafe des §44 StGB (Fahrverbot) kommen in Fällen des §315 a, 315 c StGB in Betracht.

Die **Entziehung der Fahrerlaubnis** wird als Maßregel angeordnet, wenn jemand wegen einer rechtswidrigen Tat, die er in Zusammenhang mit dem Führen eines Kraftfahrzeugs oder unter Verletzung der Pflichten eines Kraftfahrzeugführers begangen hat, verurteilt wird oder wenn er nur deshalb nicht verurteilt wird, weil seine Schuldunfähigkeit erwiesen oder aber nicht auszuschließen ist und wenn sich aus der Tat der Mangel zur Eignung zum Führen von Kraftfahrzeugen ergibt. Eine vorläufige Entziehung des Führerscheins ist möglich, wenn anzunehmen ist, daß die Fahrerlaubnis nach §69 StGB entzogen wird (§111 a StVO). Unterbleibt eine Entziehung der Fahrerlaubnis nach §69 StGB, so kann das Gericht für die Dauer von ein bis drei Monaten demjenigen, der wegen einer einschlägigen Tat verurteilt worden ist, untersagen, im Straßenverkehr Kraftfahrzeuge zu führen (§44 StGB). Für die Wiedererlangung der Voraussetzungen der Fahrerlaubnis kann das Gericht im Zusammenhang mit dieser Maßnahme zugleich eine Sperrfrist verhängen, in der keine neue Fahrerlaubnis erteilt werden darf. Der Zeitraum dafür beträgt sechs Monate bis zu fünf Jahren. Bei Trunkenheitsfahrten kommt in der Regel der §69 StGB Abs. 2, nicht der §44 StGB in Betracht. Mit dem Entzug der Fahrerlaubnis erlischt die einstmals erteilte Fahrerlaubnis, d.h., daß nach diesem Ablauf der Sperrfrist die Fahrerlaubnis nicht wieder von selbst auflebt, sondern erneut beantragt werden muß. Im Wiedererteilungsverfahren ist der im Strafverfahren festgestellte Promillewert von großer Bedeutung. Alkoholauffällige Kraftfahrer müssen sich im Regelfall einer medizinisch-psychologischen Untersuchung (sog. MPU) unterziehen. Leitlinien zur Feststellung einer möglichen Fahruntüchtigkeit sind in den „Richtlinien für die Prüfung der körperlichen und geistigen Eignung von Fahrerlaubnis-Bewerbern und -Inhabern" dargelegt. Die Anordnung einer MPU erfolgt in der Regel bei alkoholauffälligen Ersttätern mit einer BAK von 1,6 ‰ aufwärts oder wenn besondere Umstände des Einzelfalls den Verdacht auf eine überdurchschnittliche Alkoholgewöhnung nahelegen. Bei einer BAK über 2 ‰ ist eine MPU in aller Regel erforderlich. Gleiches gilt für wiederholte Trunkenheitsfahrten.

Im Zusammenhang mit der Wiedererteilung der Fahrerlaubnis sind eine ganze Reihe wichtiger Faktoren zu berücksichtigen: soziale Vorgeschichte und Einbettung, Fahranamnese, Grundpersönlichkeit, konkrete Abstinenz für einen bestimmten Zeitraum, Alkoholtherapie und das Nichtvorliegen sekundärer organischer Schäden.

Folgt man dem vom Bundesverkehrsministerium herausgegebenen Gutachten „Krankheit und Kraftverkehr" (Friedel u. Lewrenz 1993), sind Alkoholabhängige vom Führen von Kraftfahrzeugen ausgeschlossen, wenn nicht durch Tatsachen der Nachweis geführt wird, daß keine Abhängigkeit mehr besteht, etwa durch eine erfolgreiche Entwöhnungsbehandlung. In jedem Fall ist nach der Entwöhnungstherapie eine einjährige Abstinenz durch ärztliche Untersuchungen nachzuweisen.

11.3.1.2 Unfallflucht

Ein Unfallbeteiligter, der sich nach einem Unfall im Straßenverkehr unerlaubt vom Unfall entfernt, bevor er zugunsten der anderen Unfallbeteiligten und Geschädigten die Feststellung seiner Person, seines Fahrzeugs und der Art der Beteiligung durch seine Anwesenheit und durch die Angabe, daß er an dem Unfall beteiligt ist, ermöglicht hat und bevor er eine nach den Umständen angemessene Zeit gewartet hat, ohne daß jemand bereit war, die obigen Feststellungen zu treffen, wird nach § 142 Abs. 1 StGB mit Freiheitsstrafe bis zu drei Jahren oder mit Geldstrafe bestraft. Das durch diese Vorschrift gesicherte Rechtsgut ist nicht das öffentliche Interesse an der Erfassung von Verkehrsunfällen und Unfallbeteiligten, insbesondere um diese der Bestrafung zuzuführen, sondern allein die Feststellung und Sicherung der durch einen Unfall entstandenen Ansprüche sowie der Schutz vor unberechtigten Ansprüchen.

Erfahrungsgemäß kommt es im Zusammenhang mit Trunkenheitsfahrten häufig zu Unfallflucht. Meist liegt hier keine rausch- oder hirntraumatisch bedingte Aufhebung der Schuldfähigkeit vor. Neben bewußtem (planmäßigem) Entfernen vom Unfallort handelt es sich häufig um Primitiv- oder Kurzschlußreaktionen. Hier kommt dem Alkoholeinfluß oder dem Schädel-Hirn-Trauma allenfalls die Bedeutung eines „konstellativen Faktors" zu. Der § 20 StGB wird aus diesem Grunde meist nicht angewandt.

11.3.2 Österreich

Fahruntüchtigkeit: Die besonderen Sicherungsmaßnahmen gegen Beeinträchtigungen durch Alkohol sind über den § 5 der Straßenverkehrsordnung (StVO) geregelt. Die allgemeinen Bestimmungen über die geistige und körperliche Eignung zum Lenken von Kraftfahrzeugen

ergeben sich aus dem Kraftfahrgesetz (KFG), der Kraftfahrgesetz-Durch-
führungsverordnung (KDV) und dem Führerscheingesetz (FSG) vom
1. 11. 97.

Wer sich in einem durch Alkohol oder Suchtgift beeinträchtigten Zustand befindet, darf ein Fahrzeug weder lenken noch in Betrieb
nehmen. Bei einem Alkoholgehalt des Blutes von 0,5 g/l (0,5‰) oder darüber oder bei einem Alkoholgehalt der Atemluft von 0,25 mg/l oder darüber gilt der Zustand einer Person jedenfalls als von Alkohol beeinträchtigt. Daß der Zustand einer Person bei einem Alkoholgehalt von
0,5 ‰ und darüber auf jeden Fall als beeinträchtigt gilt, ist eine unwider-
legbare Rechtsvermutung. Bei Blutalkoholkonzentrationen, die unterhalb des unwiderlegbaren Beweisgrenzwertes von 0,5‰ liegen, kann
die Lenkung oder Inbetriebnahme eines Fahrzeuges als Verstoß gegen
§5 Abs. 1 gewertet werden.

Die Unkenntnis der potenzierenden Wirkung eines Medika-
mentes entschuldigt nicht. Einem eventuellen Restalkohol ist keine Sonderstellung einzuräumen, auch wenn sich der Kfz-Lenker nicht bewußt
war, daß er vom Vortage bzw. Vorabend (z. B. Heurigenbesuch) noch Alkohol im Blut hatte.

Führerscheinentzug: Die Organe des öffentlichen Sicher-
heitsdienstes haben nach § 76 KFG einen Kraftfahrzeuglenker, aus dessen Verhalten deutlich zu erkennen ist, daß er insbesondere infolge eines übermäßigen Alkoholgenusses nicht mehr die volle Herrschaft über
seinen Geist und seinen Körper besitzt, den Führerschein vorläufig abzunehmen, wenn er ein Kfz lenkt, in Betrieb nimmt oder versucht, es in
Betrieb zu nehmen. Der vorläufig abgenommene Führerschein wird der
Behörde vorgelegt, welche ihn – sofern nicht ein Ermittlungsverfahren
zur Entziehung der Lenkerberechtigung eingeleitet wird – innerhalb von
drei Tagen wieder an den Besitzer auszufolgen hat.

Die Eignungsvoraussetzungen zum Lenken eines Kfz im öffentlichen Verkehr sind durch ein allgemeinärztliches Gutachten zu prü-
fen, in welchem festzustellen ist, ob der Führerscheinkandidat geeignet,
bedingt geeignet, beschränkt geeignet oder nicht geeignet ist. Als hinreichend gesund gilt u. a. eine Person, bei der „Alkoholabhängigkeit oder
chronischer Alkoholismus sowie andere Süchtigkeiten, die das sichere
Beherrschen des Kraftfahrzeuges und das Einhalten der für das Lenken
des Kraftfahrzeuges geltenden Vorschriften beeinträchtigen könnten,
nicht festgestellt werden". Nicht als verkehrszuverlässig gelten auch
Personen, die „häufig in einem die Zurechnungsfähigkeit ausschließenden Rauschzustand eine strafbare Handlung begangen haben".

Die Lenkerberechtigung kann vorübergehend oder für immer
entzogen oder durch Befristungen, Auflagen und zeitliche, örtliche oder
sachliche Beschränkung der Gültigkeit eingeschränkt werden, wenn

keine Verkehrszuverlässigkeit besteht bzw. die geistige und körperliche Eignung nicht mehr im vollen Umfang gegeben ist. Die Entziehung der Lenkerberechtigung wird nicht als Straf-, sondern ausschließlich als Schutzmaßnahme für die Straßenbenützer gehandhabt.

Bei der Führerscheinentziehung, die bei erstmaliger Begehung einer Übertretung (Fahren in leicht alkoholisiertem Zustand) mit vier Wochen festgesetzt wird und bei fehlender Verkehrszuverlässigkeit nicht kürzer als drei Monate dauert, kann die Behörde begleitende Maßnahmen (z.B. Absolvierung einer Entwöhnungsbehandlung) anordnen. Wird eine solche nicht befolgt, so ist die Entziehungszeit um drei Monate zu verlängern. Vor Wiedererteilung des Führerscheins wird in der Regel ein nervenfachärztliches und/oder verkehrspsychologisches Gutachten über die Eignungsvoraussetzungen eingeholt.

Die Lenkerberechtigung kann unter bestimmten Umständen befristet werden, z.B., wenn beim Betroffenen ein auf Alkoholmißbrauch zurückzuführender Zustand, jedoch noch nicht eine Alkoholabhängigkeit vorliegt. Während chronischer Alkoholismus nach §34 der KDV generell Nichteignung bedingt, berechtigt hingegen der Hinweis auf früheren Alkoholmißbrauch noch nicht zur Befristung der Lenkerberechtigung.

11.3.3 Schweiz

Fahruntüchtigkeit: Das Schweizerische Bundesgesetz über den Straßenverkehr verlangt in Art. 31, daß der Führer sein Fahrzeug so beherrschen muß, daß er seinen Vorsichtspflichten nachkommen kann. Wer angetrunken, übermüdet oder sonst nicht fahrfähig ist, darf kein Fahrzeug führen. Art. 91 des gleichen Gesetzes bestimmt: Wer in angetrunkenem Zustand ein Motorfahrzeug führt, wird mit Gefängnis oder mit Buße bestraft. Wer in angetrunkenem Zustand ein nicht motorisches Fahrzeug führt, wird mit Haft oder mit Buße bestraft.

Als sog. *Beweisgrenzwert* gilt in der Schweiz eine BAK von 0,80 ‰, aber auch bei niedrigeren Blutalkoholkonzentrationen wird der Fahrzeugführer in aller Regel zur Rechenschaft gezogen, wenn ihm ein alkoholtypischer Fahrfehler nachgewiesen wird. Ähnlich wie in Deutschland wird bei der 0,8-‰-Grenze der sog. *Schlußsturztrunk* mit der Einrede der noch nicht abgeschlossenen Resorption zum fraglichen Zeitpunkt nicht anerkannt.

Bei der *Strafzumessung* ist gemäß Art. 63 StGB das individuelle Verschulden des Täters zu berücksichtigen, d.h., eine schematische Beziehung zwischen Strafmaß und BAK besteht nicht. In bezug auf die Strafhöhe gibt es dabei erhebliche kantonale Unterschiede, da dem Richter ein breiter Ermessensspielraum zur Verfügung steht. Dies gilt auch für den bedingten Strafvollzug, wobei nach Art. 41 StGB der Richter den Vollzug einer Freiheitsstrafe aufschieben kann, „wenn Vorleben und Charakter des Verurteilten erwarten lassen, er werde dadurch von weiteren Verbrechen und Vergehen abgehalten...". Dies bedingt eine günstige Prognose für das zukünftige Verhalten, wobei der alkoholabhängige Täter auch gemäß Art. 44 StGB in eine Entzugsinstitution eingewiesen werden kann (s. u.).

Entzug der Fahrerlaubnis: Das Straßenverkehrsgesetz (SVG) regelt weiter, daß die Fahrerlaubnis einzuziehen ist, wenn der Führer in angetrunkenem Zustand gefahren ist. Es handelt sich um eine verkehrspolizeiliche Maßnahme zur Gefahrenabwehr, nicht um eine Strafe. Die Dauer des Entzugs ist je nach den Umständen individuell festzusetzen. Sie muß mindestens 2 Monate betragen. Hat der Täter innerhalb von 5 Jahren seit Ablauf des letzten Entzuges erneut den Tatbestand von Art. 91 erfüllt, so muß der Ausweis für mindestens 1 Jahr entzogen werden.

In aller Regel wird eine **Verminderung der Zurechnungsfähigkeit** bei Fahren in angetrunkenem Zustand im Hinblick auf Art. 12 StGB nicht in Betracht kommen. In neuerer Zeit hatte sich das Schweizerische Bundesgericht lediglich in einem Fall (BGE 117 IV 292) mit der ausgefallenen Konstellation zu befassen, die ausnahmsweise eine durch Trunkenheit bewirkte Beeinträchtigung der Zurechnungsfähigkeit bei einem Fahrzeuglenker zuließ. Dies ist dann und einzig dann der Fall, wenn jemand alkoholische Getränke konsumiert, ohne daß er auch nur an die Möglichkeit, später ein Fahrzeug zu lenken, denken muß, so z.B., wenn eine Person nach einer Zecherei auf die Heimfahrt verzichtet, sich bei einem Bekannten schlafen legt, nach einigen Stunden erwacht und dann doch heimfährt. Der in diesem konkreten Fall nach einem Unfall ermittelten BAK von 2,26 ‰ entsprach eine Herabsetzung der Zurechnungsfähigkeit in mittlerem Grade.

Medizinische Voraussetzungen zur Erteilung einer Fahrerlaubnis: Jeder *Bewerber um einen Ausweis zur Lenkung eines Motorfahrzeuges* muß gemäß Art. 12 der Bundesverordnung über die Zulassung von Personen und Fahrzeugen zum Straßenverkehr (VZV) ein Gesuchsformular wahrheitsgetreu ausgefüllt der Behörde seines Wohnsitzkantons einreichen. Hierbei werden auch eine Reihe von medizinischen Fragen gestellt, u.a. auch nach Süchten (Alkohol, Rauschgift, Medikamente), nach dem Aufenthalt in einer Trinkerheilanstalt oder der Durchführung einer Entziehungskur. Die Behörde behält sich jeweils vor, ein *ergänzendes Arztzeugnis* zu verlangen oder eine vertrauensärztliche verkehrsmedizinische Untersuchung anzuordnen. Außerdem kann die Behörde jederzeit einen Fahrzeuglenker zu einer verkehrsmedizinischen

Untersuchung auffordern oder ein entsprechendes Zeugnis verlangen, wenn sie Verdacht auf eine verkehrsrelevante Gesundheitsstörung hat, z. B. aufgrund polizeilicher Feststellungen anläßlich einer Unfallaufnahme oder einer Übertretung oder auch bei mehrfacher Auffälligkeit mit besonders hohen BAKs im Straßenverkehr.

In aller Regel sind die *medizinischen Mindestanforderungen* gemäß Anhang 1 der VZV bei Suchterkrankungen, besonders beim chronischen Alkoholismus, nicht gegeben. Nach der Verweigerung der Erteilung einer Lernfahrerlaubnis oder dem Entzug einer Fahrerlaubnis ist eine ausreichend lange Periode (in der Regel 1 Jahr) mit gesicherter Abstinenz (u. a. durch Kontrolle der Laborparameter und unvorhergesehene Alkoholtests) einzuhalten. Für die Wiedererteilung der Erlaubnis können von der Behörde Auflagen wie z. B. die regelmäßige ärztliche Behandlung und Kontrolle gemacht werden.

Nach Art. 14 Abs. 4 SVG dürfen Ärzte Personen, die wegen körperlicher oder geistiger Krankheiten oder Gebrechen oder wegen Süchten zur sicheren Führung von Motorfahrzeugen nicht fähig sind, der Aufsichtsbehörde für Ärzte und der für die Erteilung oder den Entzug des Führerausweises zuständigen Behörde melden und sind in diesem Rahmen *nicht* an das *Berufsgeheimnis* gemäß Art. 321 StGB *gebunden*. Eine Anzeigepflicht besteht jedoch nicht.

11.4 Untersuchung auf Beeinflussung durch Alkohol
(Gilg 1995)

11.4.1 Allgemeines

Die Berechnung des BAK zur Tatzeit hat im Einzelfall erhebliche Bedeutung, bringt aber auch viele Probleme mit sich. In den meisten Fällen muß die BAK zur Tatzeit, wenn überhaupt objektive Meßgrößen vorliegen, durch Rückrechnung festgestellt werden. Sie setzt voraus, daß die Blutalkoholspiegelkurve absolut rektilinear verläuft und daß der Zeitpunkt, auf den zurückgerechnet werden muß, die Eliminations- und nicht mehr die Resorptionsphase des Alkohols betrifft. Das Verhältnis der Alkoholkonzentration im Gesamtkörper zum Alkoholspiegel wird dabei nach der Widmark-Formel berechnet. Der Berechnung selber werden eine Reihe von Annahmen zugrunde gelegt, die in Abb. 11.**1** dargestellt sind.

Widmark-Formel :
(theoretischer Maximalwert als Berechnungsgrundlage)

$$\text{BAK (\%)} = \frac{\text{Alkoholmenge in g}}{\text{Körpergewicht in kg x r}}$$

Widmark-Faktor r	Männer	Frauen
bei Normalgewicht nach Broca (Körperlänge in cm minus 100 ≙ kg)	0,7	0,6
bei mehr als ± 25 % Über-/Untergewicht	0,6/0,8	0,5/0,7

(oder individuelle rechnerische Abschätzung nach Ullrich/Cramer/Zink :
r´= 0,715–0,00462 x KG (kg) + 0,0022 x KL (cm),
Berechnung dann ohne obligatorisches, sog. Resorptionsdefizit)

Resorptionsdauer :
für Mindest-BAK: 90 Minuten, ggf. 120
wahrscheinliche BAK: abgeschlossene Resorption
maximale BAK: obligat abgeschlossene Resorption

Sog. Resorptionsdefizit und Abbau

	Mindest-BAK	Wahrscheinliche BAK	Maximale BAK
Vorwegabzug (sog. Resorptionsdefizit)	30 (50) %	10/20 (30) %	10 %
Abbau Trinkbeginn bis Tatzeit	– 0,20 ‰/h	– 0,15 ‰/h	– 0,1 ‰/h

Beispiel : 72 kg, Mann normaler Konstitution, 2 Halbe Normalbier :
40 g/72 kg x 0,7 = 40 g/50 kg = theoretisch 0,8 g/kg (0,8 ‰),
abzüglich sog. Resorptionsdefizit und Abbau

Abb. 11.**1** Forensisch anerkannte Grundlagen und Prinzipien der BAK-Berechnung aus einer Trinkmenge (Hochrechnung) (aus Gilg in Soyka, M.: Die Alkoholkrankheit. Chapman & Hall, Weinheim 1995).

11.4.2 Durchführung der Untersuchung auf Alkoholeinwirkung, Ausführung der Blutentnahme

Die Blutentnahme erfolgt am besten mittels Vakuumkanüle aus der Kubitalvene, wozu 6 – 7,5 ml Blut erforderlich sind. Nach der Blutentnahme muß das Blut sorgfältig geschüttelt werden, damit sich die gerinnungshemmende Substanz mit dem Blut vermischt. Selbstverständlich ist bei der Blutentnahme ein alkoholfreies Desinfektionsmittel zu verwenden.

Der Arzt, der die Blutentnahme durchführt, ist auch zur Durchführung einer **klinischen Untersuchung** verpflichtet (sog. Blutentnahmeprotokoll). Hierfür liegen Standardprotokolle vor. Zur klinischen Untersuchung gehören:

1. anamnestische Angaben (Trinkmenge, Nahrungsaufnahme in den letzten 24 Stunden, Medikamentenanamnese);
2. eine somatisch-neurologische Untersuchung, die neben der Feststellung von Körpergewicht, Körperlänge und Konstitution und anderem folgende Tests umfassen sollten:
   - Nystagmus,
   - Prüfung des Drehnystagmus nach 5maliger Drehung des Probanden, um seine Längsachse innerhalb 10 Sekunden,
   - Romberg-Versuch,
   - Prüfung des Gehvermögens mit geschlossenen und geöffneten Augen,
   - Prüfung des sog. Seiltänzerganges bei geöffneten Augen;
3. Feststellung des psychopathologischen Befundes:
   - Verhalten bei der Untersuchung (verbales Verhalten, psychomotorisches Verhalten),
   - Bewußtseinlage,
   - Stimmungslage (ausgeglichen, gereizt etc.),
   - Aufmerksamkeit,
   - Auffassungsfähigkeit,
   - Merkfähigkeit.

Regelungen zur Zulässigkeit der Gewinnung von Untersuchungsmaterial: Bei anderen Personen als Beschuldigten, z.B. Zeugen, ist die Entnahme von Blutproben ohne Einwilligung des zu Untersuchenden nur zulässig, wenn kein Nachteil für die Gesundheit des Betroffenen zu befürchten besteht und die Maßnahme selbst zur Wahrheitsfindung unerläßlich ist (§ 81 c Abs. 2 StPO). Bei der Gewinnung von Untersuchungsmaterial (Blut) braucht der Beschuldigte nicht mitzuwirken. Deswegen ist die Untersuchung, z.B. von Atemluft oder Harn, ohne Einwilligung des Beschuldigten nicht möglich. Ein Arzt kann grundsätzlich nicht von der Polizei oder Staatsanwaltschaft gezwungen werden, eine Blutentnahme durchzuführen. Ein Angestellter (Krankenhausarzt) kann jedoch kraft Anstellungsvertrag zu dieser Tätigkeit verpflichtet sein. In der Praxis werden die Blutentnahmen häufig in Allgemeinkrankenhäusern oder Instituten der Rechtsmedizin durchgeführt.

Der Beschuldigte kann nach deutschem Recht von der Polizei zur Blutentnahme gezwungen werden, die möglichst bald nach dem Vorfall durchgeführt werden muß. Wichtig ist, daß zwei Blutentnahmen durchgeführt werden müssen. Das dazwischenliegende zeitliche Intervall soll möglichst kurz sein. Wenn ein „Nachtrunk" behauptet wird, ist eine zweite Blutentnahme im Abstand von 45 Minuten durchzuführen.

Heute können durch differenzierte toxikologische Untersuchungen die zeitlichen Verhältnisse bei der Aufnahme verschiedener Substanzen einschließlich Alkohol zum Teil sehr genau eingeengt und auch ein möglicher Nachtrunk weitgehend ausgeschlossen werden (Übersicht bei Gilg 1995).

11.4.3 Zu den rechtlichen Grundlagen der Blutentnahme unter der Untersuchung

11.4.3.1 Deutschland

Eine körperliche Untersuchung eines Beschuldigten darf nach § 81 a Abs. 1 StPO zur Feststellung von Tatsachen angeordnet werden, die für das Verfahren von Bedeutung sind. In diesem Zusammenhang sind auch Entnahmen von Blutproben oder andere Eingriffe, die nach den zu erwartenden Regeln der ärztlichen Kunst zu Untersuchungszwecken vorgenommen werden, ohne Einwilligung des Beschuldigten zulässig und möglich, wenn kein Nachteil für seine Gesundheit zu befürchten ist. Die durch einen Arzt durchzuführende Blutentnahme muß richterlich angeordnet werden. Bei Gefährdung des Untersuchungsergebnisses (zeitliche Eile) kann sie auch durch den Staatsanwalt oder seine Hilfsbeamten, d. h. die Polizei, angeordnet werden.

11.4.3.2 Österreich

Untersuchung der Atemluft: Organe des amtsärztlichen Dienstes oder besonders geschulte und von der Behörde hierzu ermächtigte Organe der Straßenaufsicht sind nach § 5 Abs. 2 StVO berechtigt, jederzeit die Atemluft von Personen, die ein Fahrzeug lenken, in Betrieb nehmen oder zu lenken oder in Betrieb zu nehmen versuchen, auf Alkoholgehalt zu untersuchen. Es steht ihnen außerdem zu, die Atemluft von Personen, die verdächtig sind, in einem vermutlich durch Alkohol beeinträchtigten Zustand ein Fahrzeug gelenkt oder als Fußgänger einen Verkehrsunfall verursacht zu haben, auf Alkoholgehalt zu untersuchen. Wer zu einer Untersuchung der Atemluft mittels Alkomat aufgefordert wird, hat sich dieser zu unterziehen.

Sofern eine Untersuchung der Atemluft keinen den gesetzlichen Grenzwert übersteigenden Alkoholgehalt ergeben hat oder aus Gründen, die in der Person des Probanden liegen (z. B. absichtliches, ungeschicktes Agieren bei der Alkomatprobe), können die Organe der Straßenaufsicht Personen, bei denen der Verdacht auf Alkoholisierung besteht, zum Zwecke der Feststellung des Grades der Beeinträchtigung durch Alkohol zu einem bei einer Bundespolizeibehörde tätigen oder im öffentlichen Sanitätsdienst stehenden Arzt (dazu zählt auch der Sprengelarzt) bringen.

Eine **Blutabnahme** zur Bestimmung der BAK ist dann erforderlich, wenn bei Vorliegen der übrigen Voraussetzungen aus den genannten Gründen eine Untersuchung der Atemluft auf Alkohol bzw. eine amtsärztliche Untersuchung nicht möglich war. Die Betroffenen haben diese Blutabnahme vornehmen zu lassen, und die entsprechend beschriftete Probe ist unmittelbar der nächstgelegenen Polizei- oder Gendarmeriedienststelle zu übergeben. Die angeführten Bestimmungen gelten im übrigen auch für Personen, von denen vermutet werden kann, daß sie sich in einem suchtgiftbeeinträchtigten Zustand befinden.

Nach geltender Rechtsprechung erscheint die Blutabnahme an einem Toten zulässig, jene an einem Bewußtlosen hingegen unzulässig. Die Untersuchung darf nicht mit Gewalt erzwungen werden. Eine Verweigerung ist allerdings verwaltungsbehördlich strafbar. Für die Blutabnahme an einem Jugendlichen ist die Zustimmung (auch) des gesetzlichen Vertreters nicht erforderlich. Der eine Unfallverletzung behandelnde Arzt ist nicht verpflichtet, von sich aus eine Untersuchung über eine eventuelle Alkoholbeeinträchtigung vorzunehmen.

11.4.3.3   Schweiz

Nach Art. 91 Abs. 3 SVG kann mit Gefängnis bis zu 6 Monaten oder mit Buße bestraft werden, wer sich vorsätzlich einer amtlich angeordneten **Blutprobe** widersetzt, entzieht oder den Zweck dieser Maßnahme vereitelt. Eine Blutprobe ist immer dann vorzunehmen, wenn die Polizei Anzeichen von Trunkenheit feststellt. Als *Vorprobe* wird in der Regel ein Atemalkoholprüfgerät verwendet. Von weiteren Untersuchungen wird im allgemeinen abgesehen, wenn die Atemalkoholprobe weniger als 0,6 ‰ ergibt, es sei denn, es ist gleichzeitig ein alkoholtypisches Fehlverhalten festgestellt worden. Die *Blutentnahme* kann in der Schweiz durch einen Arzt oder unter seiner Verantwortung durch eine von ihm bezeichnete sachkundige Hilfsperson (Krankenschwester, -pfleger, MTA) erfolgen. Außerdem muß wie in Deutschland der mit der Blutentnahme beauftragte Arzt den Verdächtigen gemäß einem vorgegebenen Schema auf Zeichen von Angetrunkenheit *untersuchen*.

Die **Blutalkoholanalyse** hat nach zwei grundlegend verschiedenen Methoden zu erfolgen. Um rechtlich verwertbar zu sein, muß sie in einem zugelassenen Labor nach genau definierten Untersuchungskriterien vorgenommen werden, wobei die Einzelresultate nicht wesentlich voneinander abweichen dürfen. Für die Berechnung der forensisch relevanten Tatzeit-BAK liegen detaillierte Richtlinien der Schweizerischen Gesellschaft für Rechtsmedizin vor. Sie entsprechen im wesentlichen der auch in Deutschland angewendeten Methode. Hinsichtlich der *minimalen BAK* wird von der unteren Grenze des analytischen Vertrauensbereiches plus 0,1 ‰ pro Stunde für den Zeitabschnitt zwischen Ergebnis und Blutentnahme ausgegangen. Liegt das Ereignis innerhalb der Resorptionsphase, so ist auf das Ende der Resorptionsphase (im allgemeinen 120 Minuten nach Trinkende) zurückzurechnen.

11.4.4   Nachweismethoden des Blutalkohols

Zum Nachweis des Blutalkohols stehen verschiedene Methoden zur Verfügung:

– Das Widmark-Verfahren mit seinen verschiedenen Modifkationen dient zur Bestimmung der reduzierenden Eigenschaften des Blutalkohols, d. h. es ist eine unspezifische Methode. Es ist dementsprechend vor allem durch Narkosemittel und gasförmige gewebliche Stoffe störbar. Obstsäfte und Fuselöle können zu geringen Verfälschungen der Werte bei gleichzeitigem Konsum von Alkohol (erhöhter Blutacetaldehydspiegel) führen.
– Das ADH-Verfahren hat eine enzymatische Basis und ist damit eine spezifische Nachweismethode.
– Gaschromatographische Methoden sind spezifischer als die Enzymmethode, aber apparativ aufwendig.

Approximativ läßt sich die BAK auch durch Bestimmung des Alkoholgehalts der Ausatemluft bestimmen. Der Foetor alcoholicus stammt hauptsächlich aus den Aroma- und Abbaustoffen des Alkohols, besonders der Resorptionsphase. Als Störfaktoren kommen Tee, in den man Alkohol gibt, Nicotin, Knoblauch, Kaffeebohnen und andere Stoffe in Frage. Ein grobes qualitatives, unspezifisches Verfahren ist das sog. Alcotest-Verfahren. Beim Durchblasen eines Röhrchens mit alkoholhaltiger Luft entsteht eine Grünverfärbung der Indikatorschicht (Kieselsäuregel mit bestimmter Menge Dichromatschwefelsäure). Wird die Indikatorschicht bis zum Markierungsring verfärbt, so liegt ein Blutalkoholspiegel über 0,8 ‰ vor. Bis zur Durchführung der Alcotest-Probe müssen nach Alkoholgenuß mindestens 15 Minuten vergangen sein. Leider gibt es eine Reihe von Störfaktoren: Alkohol, der noch in der Mundschleimhaut anhaftet, Erbrechen alkoholischen Mageninhalts und Einnahme von Essig und anderen reduzierenden Substanzen.

Moderne Atemalkoholgeräte erlauben eine weitgehend zuverlässige Bestimmung von Äquivalenten der BAK und sind zumindest für Screening-Zwecke, etwa im Straßenverkehr, geeignet. Seit kurzem wird neuen Atemalkoholgeräten zumindest in Deutschland im Straßenverkehr vermehrt Beweiskraft zugebilligt. Zur Frage der forensischen Beweissicherheit der Atemalkoholanalyse sei auf entsprechende forensische Literatur verwiesen (Bilzer u. Mitarb. 1994, Schoknecht u. Mitarb. 1991).

11.5 Unterbringungsrecht

11.5.1 Deutschland

Eine zwangsweise Unterbringung von Alkoholikern ist nach folgenden gesetzlichen Vorschriften möglich:

- nach § 1846 BGB (sog. bürgerlich-rechtliche Unterbringung, Betreuungsrecht),
- nach dem jeweiligen landeseigenen Unterbringungs- bzw. Psychisch-Kranken-Gesetz (PsychKG),
- durch Maßnahmen zur Besserung und Sicherung (§ 63 und 64 StGB),
- durch einstweilige Unterbringung zur Beobachtung eines Beschuldigten (§ 126 a StPO, § 81 StPO).

11.5.1.1 Unterbringungs- und Psychisch-Kranken-Gesetz

Die Unterbringung psychisch Kranker (einschließlich Alkoholabhängiger) wird durch landeseigene Gesetze geregelt. Diese Gesetze enthalten Vorschriften über die Unterbringung psychisch Kranker und Suchtkranker. Auf die einzelnen Bestimmungen, die in ihrer Ausgestaltung von Bundesland zu Bundesland unterschiedlich sind, kann nicht im Detail eingegangen werden. Wichtige Unterschiede bestehen insbesondere zwischen den Unterbringungsgesetzen und den „Psychisch-Kranken-Gesetzen", welche eher die Fürsorge für den Kranken in den Vordergrund rücken und die Interessen Dritter und den Schutz der Allgemeinheit an die zweite Stelle treten lassen. Für Alkoholabhängige gilt, daß das Vorliegen einer reinen Alkoholabhängigkeit in der Regel nicht ausreicht, um eine Unterbringung nach dem Unterbringungsrecht zu rechtfertigen. Vielmehr muß hier entweder Selbstgefährdung des Betroffenen oder Fremdgefährdung (Gefährdung der öffentlichen Sicherheit und Ordnung) vorliegen. Generell ist eine Unterbringung nur als „Ultima ratio" in Betracht zu ziehen.

11.5.1.2   Unterbringung nach dem Betreuungsrecht

Eine Unterbringung stellt eine freiheitsentziehende Maßnahme im Sinne des Artikels 104 Grundgesetz dar. Voraussetzung für eine Unterbringung ist eine richterliche Entscheidung. Die Unterbringung nach dem Betreuungsrecht ist in § 1906 Abs. 1 bis 3 BGB geregelt, die als beschränkende, unterbringungsähnliche Maßnahmen in Abs. 4 § 106 BGB.

Für eine Unterbringung von Alkoholikern nach dem Betreuungsrecht reicht eine bloße Alkoholabhängigkeit im Regelfall nicht aus. Vielmehr müssen hier relevante neuropsychiatrische Auffälligkeiten oder Folgestörungen vorliegen, die Krankheitswert besitzen oder akut behandlungsbedürftig sind. Dazu zählt etwa auch eine akute Selbstgefährdung. Die Unterbringung eines Alkoholabhängigen kann z. B. auch dann in Betracht kommen, wenn bestimmte ärztliche Untersuchungen oder Heilbehandlungen notwendig sind und diese Maßnahmen ohne eine Betreuung nicht vorgenommen werden können, weil der Betroffene die Notwendigkeit der Unterbringung krankheitsbedingt (§ 1896 BGB) nicht erkennen kann. Im Regelfall setzt die Einrichtung einer Betreuung und Unterbringung die Erstellung eines Gutachtens voraus, das zu Bereichen wie „medizinische Vorgeschichte", „Sozialanamnese", „Selbst- und Fremdeinschätzung" und „Prognose" Stellung nehmen soll. In allen Fällen ist die Einrichtung einer Unterbringung durch das Vormundschaftsgericht auch ohne vorherige Einschaltung eines Betreuers möglich. Ist noch kein Betreuer bestellt, kann das Gericht eine vorläufige Unterbringung nach § 1846 BGB anordnen.

11.5.2   Österreich

Das nicht unumstrittene, mit dem 1. 1. 1991 in Kraft getretene Unterbringungsgesetz (UbG) ist bestrebt, die Persönlichkeitsrechte psychisch Kranker, die in Krankenanstalten bzw. in Abteilungen für Psychiatrie aufgenommen und in einem geschlossenen Bereich gehalten werden, besonders zu schützen und ihre Menschenwürde unter allen Umständen zu achten und zu wahren. Nach § 3 UbG darf in einer Anstalt nur untergebracht werden, wer an einer psychischen Krankheit leidet und dadurch eine Gefahr für Leben und Gesundheit seiner selbst oder anderer Personen darstellt und nicht in anderer Weise ausreichend ärztlich betreut und behandelt werden kann. Alternative Maßnahmen, die die Unterbringung substituieren können, werden privilegiert. Mit der Verwendung des Begriffes „psychische Krankheit" (statt „Geisteskrankheit") ist die Gesetzessprache einer zeitgemäßen medizinischen Terminologie angepaßt. Obwohl es sich um einen Rechtsbegriff handelt, ist sein Inhalt im wesentlichen durch ein medizinisches Verständnis geprägt, so daß grundsätzlich alle Zustandsbilder, die nach dem jeweils aktuellen medizinischen Wissensstand als psychische Krankheiten zu werten sind, umfaßt werden. Verwiesen wird dabei ausdrücklich auf die ICD-10. Eine Unterbringung wegen Alkoholismus und Rauschgiftsucht ist nicht zulässig, es sei denn, es liegt im Rahmen dieser Grundkrankheiten eine symptomatische Psychose vor. Ebensowenig ist eine Unterbringung aufgrund einer bloßen Behandlungsbedürftigkeit oder aus fürsorglicher Indikation möglich. Nach § 3 muß die von der untergebrachten Person ausgehende Gefährdung eine „ernstliche" sein, d. h. es muß ein hohes Maß an Wahrscheinlichkeit des Schadeneintritts vorliegen. Eine nur vage Möglichkeit einer Selbst- oder Fremdbeschädigung ist nicht ausreichend; vielmehr muß die Beeinträchtigung von Leben oder Gesundheit unmittelbar bevorstehen. Eine allmähliche Gesundheitsschädigung, wie etwa der Leber durch Alkoholmißbrauch, rechtfertigt eine Unterbringung ebensowenig wie die Gefahr der Vermögensverschwendung oder Verschuldung im Rahmen einer manifesten Suchterkrankung.

Der § 4 UbG regelt die Voraussetzungen der Unterbringung auf eigenes Verlangen. Gegen ihren Willen darf nach § 8 UbG eine Person nur dann in eine geschlossene Anstalt gebracht werden, wenn ein im öffentlichen Sanitätsdienst stehender Arzt (Amtsarzt) oder ein Polizeiarzt sie untersucht und unter Anführung der einzelnen Gründe bescheinigt, daß die Voraussetzung der Unterbringung vorliegt. Nach der Aufnahme, die nur nach Untersuchung von zwei unabhängig agierenden Fachärzten für Psychiatrie möglich ist, hat der Anstaltsleiter das zuständige Bezirksgericht und die Patientenanwaltschaft zu verständigen. Das Gericht führt innerhalb von 4 Tagen ein sog. Erstanhörung des Kranken in der Anstalt durch und setzt erforderlichenfalls innerhalb von 14 Tagen eine mündliche Verhandlung an.

11.5.3   Schweiz

Voraussetzungen für die Unterbringung: Nach Art. 397 a ZGB kann eine mündige oder entmündigte Person im Rahmen einer *fürsorgerischen Freiheitsentziehung* (FFE) bei Vorliegen bestimmter medizinischer oder psychosozialer Voraussetzungen, hierunter auch Trunksucht oder andere Suchterkrankungen, in einer geeigneten Anstalt untergebracht oder zurückbehalten werden, wenn ihr die persönliche Fürsorge nicht anders erwiesen werden kann. Hierbei kommt ein *strenges Verhältnismäßigkeitsprinzip* zur Anwendung. Es ist dabei auch zu berücksichtigen, welche Belastung die Person für ihre Umgebung bedeutet. Auch hier ist für die Annahme von Trunksucht nach bundesgerichtlicher Rechtsprechung erforderlich, daß der Betreffende sich seines Hanges zum Mißbrauch von Alkohol nicht mehr aus eigener Kraft zu erwehren vermag, d. h., ein zeitweiliger Alkoholmißbrauch mit dazwischenliegenden längeren Abstinenzphasen begründet noch keine Trunksucht im Sinne des Gesetzes und ist damit keine Voraussetzung für eine fürsorgerische Freiheitsentziehung. Die betroffene Person muß entlassen werden, sobald ihr Zustand es erlaubt. Sie selbst oder eine nahestehende Person kann gegen eine Entscheidung zur fürsorgerischen Freiheitsentziehung innerhalb von 10 Tagen schriftlich ein Gericht anrufen.

Das **Einweisungs- und Rekursverfahren** im einzelnen wird durch *kantonales Recht* geregelt, das sehr unterschiedlich detailliert ist. In letzter Zeit hat das Schweizerische Bundesgericht mehrere kantonale Vorschriften als nicht EMRK-konform gerügt und umfassendere Verfahrensgarantien verlangt, so insbesondere das Recht des Betroffenen auf umgehende persönliche Anhörung durch ein Gericht. Das Recht zur unmittelbaren Einweisung in eine geschlossene psychiatrische oder Suchtabteilung gegen den Willen des Patienten ist kantonal unterschiedlich delegiert, z. T. an rechtsmedizinische Dienste, z. T. an die Gesundheitsämter oder Kantonsärzte, teilweise auch an die Statthalterämter. In manchen Kantonen ist jeder frei praktizierende Arzt berechtigt, eine Einweisung vorzunehmen. Bundesrechtlich geregelt ist jedoch, daß die betroffene Person über die Gründe der Einweisung unterrichtet und schriftlich auf ihr *Rekursrecht* aufmerksam gemacht werden muß. Der Rekurs muß von der Klinik unverzüglich an die zuständige Instanz, in aller Regel das Zivilgericht oder die kantonale Rekurskommission, weitergeleitet werden. Das Bundesrecht selbst regelt keine *Behandlung gegen den Willen des Patienten.* Diese ist nach höchstrichterlicher Rechtsprechung, abgesehen von akuten Notfällen, nur dann rechtmäßig, wenn entsprechende Regelungen in den kantonalen Gesetzgebungen bestehen. Auf jeden Fall wird eine sehr sorgfältige Prüfung der Verhältnismäßigkeit von Zwangsbehandlungen und weiteren freiheitseinschränkenden Maßnahmen verlangt.

11.6 Maßregeln der Besserung und Sicherung

11.6.1 Deutschland

Unterbringung in einer psychiatrischen Klinik: Falls ein Alkoholiker eine rechtswidrige Tat im Zustand der Schuldunfähigkeit (§ 20 StGB) oder der verminderten Schuldfähigkeit (§ 21 StGB) begangen hat, so ordnet das Gericht die Unterbringung in einer psychiatrischen Klinik an, wenn die Gesamtwürdigung des Täters oder seiner Tat ergeben hat, daß von ihm infolge seines Zustandes erhebliche rechtswidrige Taten zu erwarten sind und er deshalb für die Allgemeinheit gefährlich ist. Hierfür ist das Vorliegen einer der Alkoholabhängigkeit zugrundeliegenden schweren geistigen Störung, z. B. eine Psychose (nach § 63 StGB), in Ausnahmefällen auch eine Persönlichkeitsstörung oder eine hochgradige Intoleranz gegenüber Alkohol notwendig, die zur Schuldunfähigkeit führt, wenn der Betroffene auch nur geringe Mengen an Alkohol trinkt.

Unterbringung in einer Entziehungsanstalt: In der Regel erfolgt eine Unterbringung Alkoholabhängiger aber aufgrund des § 64 StGB. Hat danach jemand den Hang, alkoholische Getränke oder andere berauschende Mittel im Übermaß zu sich zu nehmen und wird er wegen einer rechtswidrigen Tat, die er im Rausch begangen hat oder die auf seinen Hang zurückgeht, verurteilt oder nur deshalb nicht verurteilt, weil seine Schuldunfähigkeit nicht erwiesen oder nicht auszuschließen ist, so ordnet das Gericht die Unterbringung in einer Entziehungsanstalt an, wenn die Gefahr besteht, daß er infolge seines Hanges erheblich rechtswidrige Taten begehen wird. Die Anordnung kann nach § 64 Abs. 2 StGB unterbleiben, wenn eine Entziehungsbehandlung von vornherein aussichtslos erscheint. Anders als bei der Unterbringung nach § 63 StGB darf in diesem Fall die Maßregel zwei Jahre nicht überschreiten. Unterbringungsvoraussetzung ist der Hang, berauschende Mittel im Übermaß zu sich zu nehmen, der in der Anlage des Täters begründet ist oder aber auch erworben sein kann. Hang muß man hier mit „Sucht" übersetzen (Rasch 1986) oder mit zumindest psychischer Alkoholabhängigkeit. „Übermaß" heißt, daß der Täter Alkohol in einem derartigen Ausmaß konsumiert hat, daß er dadurch sozial gefährdet und delinquent geworden ist. Dabei sind die Mengen so groß, daß er sie körperlich nicht vertragen kann, sei es, daß er in einen Rausch gerät oder seine Gesundheit oder seine Arbeits- und Leistungsfähigkeit erheblich beeinträchtigt ist. Das gelegentliche oder auch häufigere Trinken und die Begehung von Straftaten im Rausch allein reichen für eine Unterbringung nach § 64 StGB nicht aus. Bei mehreren Unterbringungsmöglichkeiten hat bei Alkoholikern die Entziehungsanstalt den Vorrang, wenn Aussicht auf Heilung der Sucht besteht. Die Unterbringung in einem psychiatrischen Krankenhaus nach § 63 StGB kommt in erster Linie dann in Betracht, wenn die Alkoholabhängigkeit ihre Ursache in einer geistigen Erkrankung hat und die Heilung dieser Erkrankung zu erwarten ist oder wenn der Täter dauernd betreuungsbedürftig ist.

11.6.2 Österreich

Entzugsanstalt: Der § 22 StGB eröffnet die Möglichkeit, Rechtsbrecher, die wegen Alkoholmißbrauch oder Gewöhnung an Rauschgifte straffällig geworden sind und in Zusammenhang mit ihrer Gewöhnung auch für die Zukunft strafbare Handlungen von einigem Gewicht befürchten lassen, in einer Entzugsanstalt unterzubringen.

Bei der Anlaßtat, welche wichtigste Voraussetzung jeder vorbeugenden Maßnahme ist, kann es sich um die Begehung einer mit Strafe bedrohten Handlung im Zustand der vollen Berauschung (§ 287 StGB), der die Zurechnungsfähigkeit nicht ausschließenden Alkoholisierung oder um Rechtsbrüche, die im Zusammenhang mit der Gewöhnung (z.B. direkte und indirekte Beschaffungskriminalität) begangen wurden, handeln. Da im § 22 StGB eine bestimmte Mindeststrafdrohung nicht vorausgesetzt ist, kann für die Aburteilung der Anlaßtat auch ein Bezirksgericht zuständig sein. Bei mehr als zweijähriger Strafzeit wird eine Einweisung nicht ausgesprochen, da dann die Entwöhnung im Rahmen des Strafvollzugs versucht werden soll.

Die Unterbringung setzt voraus, daß der Täter dem Mißbrauch, d.h. „dem übermäßigen Genuß", eines berauschenden Mittels oder eines Suchtmittels, insbesondere des Alkohols, ergeben ist. Der Begriff der „Ergebenheit" ist weiter gefaßt als jener der Abhängigkeit bzw. Sucht im medizinischen Sinne. Ergeben ist, „wer das Mittel mit Selbstverständlichkeit gebraucht oder wem sein Genuß so sehr zum Bedürfnis geworden ist, daß er nicht oder nur mit äußerster Anstrengung der Willenskraft den Genuß unterlassen kann".

Die Unterbringung ist nur möglich, wenn eine ungünstige Kriminalprognose gestellt wird, d.h., wenn konkret zu befürchten ist, daß der Rechtsbrecher ohne Entwöhnung wenigstens eine einzige Tat mit schweren Folgen oder mehrere Taten mit nicht bloß leichten Folgen begehen werde.

Von einer Unterbringung ist abzusehen, wenn der Täter in eine Anstalt für geistig abnorme Rechtsbrecher (§ 21 StGB) eingewiesen wird und wenn der Versuch einer Entwöhnung von vornherein aussichtslos erscheint, etwa bei Korsakow-Psychosen oder anderen Alkoholdemenzen.

Die Unterbringung in einer Entwöhnungsanstalt kann höchstens zwei Jahre dauern; sie darf also den Strafrahmen nicht überschreiten.

Das Strafvollzugsgesetz sieht zudem die **freiwillige Entwöhnungsbehandlung für Strafgefangene**, insbesondere für Alkoholiker, vor. Nach § 68 a Abs. 1 StVO ist ein Strafgefangener einer Entwöhnungsbehandlung zu unterziehen, wenn nach der Erklärung des Anstaltsarztes der Strafgefangene dem Mißbrauch eines berauschenden Mittels oder Suchtmittels ergeben ist und die Behandlung in Hinblick auf die Dauer der Strafzeit zweckmäßig ist oder wenn die Strafzeit mehr als zwei Jahre beträgt und nur aus diesem Grund von einer Einweisung in eine Anstalt für entwöhnungsbedürftige Rechtsbrecher (§ 22 StGB) abgesehen worden ist. Von der Einleitung oder Fortsetzung einer auf dieser Rechtsgrundlage beruhenden Entwöhnungsbehandlung ist abzusehen, wenn der Versuch einer solchen Behandlung von vornherein aussichtslos erscheint oder ihre Fortsetzung keinen Erfolg verspräche, z. B., wenn es im Rahmen des gelockerten Vollzugs zu mehreren Rückfällen kommt.

Für entwöhnungsbedürftige Rechtsbrecher ist in Österreich eine eigene Anstalt (Wien-Favoriten) eingerichtet. Auch in mehreren Justizanstalten gibt es Sonderabteilungen für die Behandlung von alkohol- und drogensüchtigen Inhaftierten. Diese arbeiten in der Regel im Rahmen eines mehrstufigen Rehabilitationskonzepts mit den regionalen psychiatrischen Krankenhäusern und Entwöhnungskliniken zusammen.

11.6.3 Schweiz

Nach der großen Revision des Strafgesetzbuches im Jahr 1971 gibt es einen umfangreichen *Katalog von sichernden und therapeutischen Maßnahmen.*

Für die Anordnung einer derartigen Maßnahme bei psychisch gestörten oder abhängigkeitskranken Straftätern müssen eine Reihe juristischer und psychiatrischer **Voraussetzungen** vorliegen. Erforderlich ist, daß überhaupt eine Straftat begangen worden ist. Es muß eine definierte Störung, in unserem Zusammenhang der sichere Nachweis einer Alkoholabhängigkeit, vorliegen. Diese muß mit der Tat in Beziehung stehen. Nicht erforderlich ist jedoch eine Herabsetzung oder Aufhebung der Zurechnungsfähigkeit, so daß theoretisch auch ein voll zurechnungsfähiger, aber psychisch gestörter Straftäter eine Maßnahme erhalten kann. Dies kommt in der Praxis jedoch relativ selten vor. Steht die Tat mit einer psychischen Störung in Beziehung, so ist im nächsten Schritt zu klären, ob eine Rückfallgefahr besteht. Schließlich ist nach einer Risikoabwägung und dem Prinzip der Verhältnismäßigkeit festzulegen, ob eine eingreifende Maßnahme im Hinblick auf die Art der zukünftigen Delikte und die Wahrscheinlichkeit ihrer Begehung angeordnet wird. Ausschließlich psychiatrischer Beurteilung unterliegt es zu entscheiden, ob eine Therapie im konkreten Fall medizinisch überhaupt möglich und sinnvoll ist. Ist dies nicht der Fall, so darf bei fehlender schwerwiegender Gefährdung Dritter keine psychiatrische Maßnahme ausgesprochen werden. Im Falle besonderer Gefährlichkeit kann jedoch auch die unbefristete Verwahrung des Täters erfolgen. Sie wird in einer geeigneten Anstalt vollzogen, wobei es sich auch um eine Haftanstalt handeln kann. Ist eine Therapie grundsätzlich möglich und läßt sich damit die Legalprognose verbessern, so ist eine therapeutische Maßnahme zu verhängen.

Art. 44 StGB regelt detailliert die **Maßnahmen für Süchtige**. Die „Trinkerheilanstalt" ist von den übrigen Anstalten des Gesetzes getrennt zu halten. Zeigt sich, daß der Eingewiesene nicht geheilt werden kann, oder sind die Voraussetzungen einer bedingten Entlassung nach 2 Jahren Anstaltsaufenthalt noch nicht eingetreten, so entscheidet nach Einholung eines Berichtes der Anstaltsleitung der Richter, ob und wieweit aufgehobene Strafen noch vollstreckt werden sollen. Wenn die zuständige Behörde den Eingewiesenen für geheilt hält, so beschließt sie die Entlassung aus der Anstalt. Er kann auch für 1 – 2 Jahre bedingt entlassen und für diese Zeit unter Schutzaufsicht gestellt werden. Auch eine primär ambulante Behandlung, beispielsweise mit der Verpflichtung zur Einnahme von Disulfiram, ist möglich. In der Regel soll jedoch eine „ambulante" Therapie während oder nach dem Strafvollzug durchgeführt werden, es sei denn, durch ein psychiatrisches Gutachten wird deutlich gemacht, daß durch den Strafvollzug die gleichzeitige oder nachfolgende Therapie gar nicht erfolgreich durchgeführt werden kann. Auf jeden Fall darf die ambulante Therapie nicht dazu mißbraucht werden, den Vollzug einer Strafe zu umgehen oder ihn auf bestimmte Zeit hinauszuschieben.

Anders als in Deutschland geht nach rechtskräftigem Urteil die Verantwortung für die Durchführung der Maßnahme vom Gericht auf die kantonale Maßnahme*behörde* über. Eine Maßnahme ist zu beenden, wenn ihr Grund weggefallen ist, d. h., wenn die Behandlung im Hinblick auf die Legalbewährung erfolgreich war. Ist das Ziel der Maßnahme erst teilweise erreicht, so kann der Verurteilte zunächst probeweise entlassen werden. Dabei sind das Sicherheitsinteresse der Öffentlichkeit und das Freiheitsinteresse des Eingewiesenen gegeneinander abzuwägen. Nach Beendigung der Maßnahme entscheidet der Richter, ob eine aufgeschobene Strafe noch zu vollstrecken ist. Bei erfolgreicher Behandlung und Resozialisierung wird dies in der Regel nicht geschehen. Erweist sich eine ausgesprochene ambulante Behandlung als unzweckmäßig oder für andere gefährlich, so kann der Richter den Verurteilten in eine Heil- oder Pflegeanstalt einweisen.

Derzeit werden in der Schweiz jährlich rund 70 000 Strafurteile gefällt. Nur in etwa 1,5 – 2 % erhalten die Verurteilten strafrechtliche Maßnahmen. Hiervon entfallen auf Drogen- und Alkoholsüchtige knapp 80 %. Nur etwa 2 % der zu Maßnahmen Verurteilten werden als gefährliche psychisch kranke Straftäter unbefristet verwahrt.

Dem komplexen juristischen Maßnahmenkatalog steht in der Schweiz besonders für gefährliche Straftäter ein teilweise nur unzureichend ausgebautes therapeutisches forensisch-psychiatrisches Versorgungssystem gegenüber. Ein Großteil der forensischen Patienten wird in allgemeinpsychiatrischen Kliniken behandelt. Auch für Täter mit Abhängigkeitserkrankungen besteht im allgemeinen keine Trennung zwischen forensischen und anderen Patienten. Zur Durchführung strafrechtlicher Maßnahmen sind grundsätzlich auch nichtstaatliche Institutionen zugelassen. Sie müssen allerdings ärztlich geleitet sein. Zu Einzelheiten s. Dittmann 1996 a, c.

11.7 Sonstige gesetzliche Bestimmungen in Deutschland

Nach §7, 10 Abs. 2 und §105 StGB kommen die Maßregeln der Besserung und Sicherung des §63 und §64 StGB auch gegenüber Jugendlichen und Heranwachsenden in Frage. §93 a JGG verlangt in diesem Zusammenhang, daß die Unterbringung in einer Einrichtung vollzogen wird, in der für die Behandlung suchtkranker Jugendlicher und Heranwachsender erforderliche besondere therapeutische Mittel und soziale Hilfen zur Verfügung stehen.

Gemäß §81 StPO kann das Gericht zur Vorbereitung eines Gutachtens über den psychischen Zustand eines Beschuldigten die einstweilige Unterbringung zur Beobachtung in einem psychiatrischen Krankenhaus anordnen. Ziel der Untersuchung kann auch die Beantwortung der Frage sein, ob die Voraussetzungen für die Anordnung einer freiheitsentziehenden Maßregel der Besserung und Sicherung vorliegen. Die Unterbringung selber darf die Dauer von insgesamt sechs Wochen nicht überschreiten.

§126 a StPO gestattet unter bestimmten Voraussetzungen eine einstweilige Unterbringung.

11.8 Sozialrecht in Deutschland

11.8.1 Sozialgesetzbuch (SGB)

Hier werden die dem Bürger zustehenden Sozialleistungen geregelt.

Wichtige Bestandteile sind dabei u. a. das Bundesausbildungsförderungsgesetz (BAFÖG), das Arbeitsförderungsgesetz (AFG), das Schwerbehindertengesetz (SchwbG), die Reichsversicherungsordnung (RVO), das Bundessozialhilfegesetz (BSHG) und einige andere Gesetze. Für Alkoholabhängige gelten jeweils die entsprechenden Gesetze.

11.8.2   Recht der gesetzlichen Krankenversicherung

Alkoholismus als Krankheit: Krankheit im Sinne des § 21 der Reichsversicherungsordnung (RVO) ist ein regelwidriger Körper- oder Geisteszustand, der eine ärztliche Heilbehandlung und/oder Arbeitsunfähigkeit zur Folge hat. Krankheit im Sinne der gesetzlichen Krankenversicherung (KV) und der gesetzlichen Rentenversicherung (RV) kann auch eine Alkoholabhängigkeit darstellen. Betroffene erhalten daher für die Behandlung alkoholbedingter Folgeschäden und der Alkoholsucht die gleichen Leistungen der ambulanten oder stationären Behandlung sowie ergänzende und finanzielle Leistungen wie Patienten mit anderen Erkrankungen. Für die Krankenhilfe der KV ist die Frage der schuldhaften Verursachung der Abhängigkeit rechtlich nicht relevant. Ein Fehlverhalten hat erst im Zusammenhang mit Belastungsansprüchen, z. B. auf Krankengeld, Bedeutung (Krasney 1989).

Ärztliche und nichtärztliche Leistungen: Nach § 182 RVO müssen die Krankenkassen die ambulante Behandlung Alkoholabhängiger durch Ärzte sicherstellen. Nichtärztliche Psychotherapeuten, wie z. B. Diplompsychologen, können als besonders qualifizierte nichtärztliche Behandler nur unter bestimmten Voraussetzungen unter ärztlicher Aufsicht und damit unselbständig heilkundliche Leistungen erbringen (Delegationsverfahren). Hierbei unterscheidet sich das Kassenrecht von Privatbehandlungen.

Für **Entgiftungsbehandlungen** kommt die KV auf, während stationäre **Entwöhnungsbehandlungen** eine Behandlung in einer Spezialeinrichtung im Sinne des § 184 a RVO darstellen. Die Kosten hierfür tragen die Rentenversicherungsträger. Nur in Einzelfällen können die Kosten von den Krankenversicherungen oder aber der Sozialhilfe übernommen werden. Grundsätzlich zählt die Behandlung Suchtkranker also sowohl zu den Aufgaben der KVO wie auch der RVO.

Arbeitsunfähigkeit: Macht die Krankheit einen Versicherten arbeitsunfähig, so hat er Anspruch auf Krankengeld von dem Tage an, an dem die Arbeitsunfähigkeit ärztlich festgestellt wird (§ 182 RVO). Arbeitsunfähigkeit liegt vor, wenn der Erkrankte nicht in der Lage ist, seiner bisher ausgeübten Erwerbstätigkeit nachzugehen. Prinzipiell gilt dies auch beim Vorliegen einer Alkoholabhängigkeit. Der Anspruch auf Krankengeld ruht, wenn der Versicherte während der Krankheit weiterhin sein Arbeitsentgelt erhält (§ 189 RVO). Für Arbeiter besteht (§ 1 LFG) der Anspruch auf Lohnfortzahlung jedoch nur dann, wenn den Arbeitnehmer an der Arbeitsunfähigkeit und der Folgekrankheit kein Verschulden trifft. Dies kann im Einzelfall zu schwierigen rechtlichen Auseinandersetzungen führen. Der Nachweis des Verschuldens durch den

Arbeitgeber setzt allerdings auch die Aufklärung der Umstände voraus, welche die Alkoholabhängigkeit herbeigeführt haben.

11.8.3 Recht der gesetzlichen Rentenversicherung (GRV)

Rehabilitationsmaßnahmen: Für die Behandlung von Alkoholikern sind vor allem die §§ 1235 ff RVO (für Arbeiter) bzw. §§ 12 ff AVG (für Angestellte) von Bedeutung, die der Erhaltung, Besserung und Wiederherstellung der Erwerbsfähigkeit des Versicherten dienen. Ist die Erwerbsfähigkeit infolge einer Krankheit, von Gebrechen oder Schwächen der körperlichen oder geistigen Gesundheit des Versicherten gefährdet oder gemindert und kann sie voraussichtlich wiederhergestellt oder wesentlich gebessert werden, so können die Träger der GRV Maßnahmen zur Rehabilitation erbringen (§§ 1236 RVO). Es handelt sich um eine Kann-Bestimmung, und es liegt im Ermessen des Rentenversicherungsträgers, welche Rehabilitationsmaßnahmen durchgeführt werden sollen. Prinzipiell übernehmen die Rentenversicherer auch die Kosten für Entziehungskuren in anerkannten Suchtfachkliniken. Vor Beginn einer derartigen Behandlung muß ein Antrag auf Kostenübernahme gestellt werden. Voraussetzung ist allerdings, daß eine nicht unerhebliche Besserung zu erwarten steht. Eine solche wesentliche Besserung wird man annehmen können, wenn der Alkoholkranke nach Durchführung des Heilverfahrens für eine nicht unerhebliche Zeit abstinent bleiben wird. Da es ein Merkmal der Sucht ist, daß der Kranke zu Rückfällen neigt, kann die Möglichkeit eines Rezidivs nicht bereits die Ablehnung eines Heilverfahrens rechtfertigen. Die schwierige Kompetenzabgrenzung zwischen GKV und GRV wird so vorgenommen, daß die Rentenversicherung bei länger dauernder Erkrankung eintritt, während die Krankenversicherung für kurzfristige akute Erkrankungen und Entgiftungen zuständig ist. Dies gilt auch im Falle älterer, nicht mehr arbeitsfähiger Personen. Allerdings lehnen in diesem Fall die Rentenversicherungsträger häufig ab, Kosten für längere Entziehungsmaßnahmen zu übernehmen.

Außer den Kosten für die medizinische Behandlung erbringen die Rentenversicherungsträger auch verschiedene **andere Leistungen**, z. B. Übergangsgeld während der Durchführung der Rehabilitationsmaßnahmen. Bei Berufs- oder Erwerbsunfähigkeit eines Alkoholabhängigen hat dieser bei Vorliegen der entsprechenden Voraussetzungen Anspruch auf eine Rente. Wer sich absichtlich berufsunfähig oder erwerbsunfähig macht, hat nach § 1227 RVO keinen Anspruch auf Rente. Das Merkmal der Absicht wird allerdings nur in den seltensten Fällen vorliegen oder nachzuweisen sein.

11.8.4   Rechte der gesetzlichen Unfallversicherung

Versichertes Risiko in der gesetzlichen Unfallversicherung (GUV) sind in ursächlichem Zusammenhang mit der Versicherten stehende Unfälle und Berufserkrankungen. Suchterkrankungen gehören in der Regel nicht zu letzteren, so daß der Alkoholismus keine Berufserkrankung im Sinne der GUV ist. Ein Arbeitsunfall ist ein Unfall, den ein Versicherter bei den in den §§ 1539, 540, 543 – 545 RVO genannten Tätigkeiten erleidet. Die Leistungspflicht der GUV setzt ein, wenn der Unfall ursächlich auf die versicherte Tätigkeit zurückzuführen ist, d. h., daß die versicherte Tätigkeit den Eintritt des Unfalls „wesentlich mitbedingt" hat. Die versicherte Tätigkeit muß nicht die alleinige oder wesentliche Unfallursache sein; der Unfall darf sich aber nicht nur „gelegentlich" der Versichertentätigkeit ereignet haben. Aus § 539 Abs. 1 Nr. 17 a RVO ergibt sich, daß z. B. Tätigkeiten im Rahmen der Arbeitstherapie oder die Teilnahme am Sport während der stationären Behandlung in einem Fachkrankenhaus für Suchtkranke in ursächlichem Zusammenhang mit der dortigen Behandlung steht und deshalb dabei Versicherungsschutz gegeben ist.

Was Alkohol als Ursache eines Arbeitsunfalls einschließlich sog. Wegeunfälle (Unfall auf dem Weg zum oder vom Arbeitsplatz) angeht, so kommt es darauf an, ob der Alkoholkonsum allein die wesentliche Ursache des Unfalls darstellt. Ist dies der Fall, so liegt kein Arbeitsunfall vor. Wichtig ist die Frage, ob eine Alkoholisierung wesentliche Ursache für das Zustandekommen des Unfalls war und ob auch die versicherte Tätigkeit eine wesentliche Ursache des Unfalls darstellte.

Die Frage, ob eine Alkoholabhängigkeit Folge eines Arbeitsunfalls sein kann, wird in manchen gutachterlichen Anfragen aufgeworfen, ist aber nur selten zu bejahen, etwa dann, wenn die Einnahme eines Suchtmittels dazu gedient hatte, um über bestimmte Folgen einer Erkrankung, z. B. große Schmerzen, hinwegzukommen.

Als Leistungen werden Heilbehandlungen, Verletztengeld oder Übergangsgeld, Berufshilfe u. a. gewährt. Im Rahmen der GUV ist (im Gegensatz zu GKV und GRV) die Pflegebedürftigkeit ein Leistungsfall.

11.8.5   Sozialhilferecht

Die Leistungen der Sozialhilfe sind rechtlich nachrangig gegenüber anderen Möglichkeiten der Selbsthilfe und Ansprüchen gegenüber Dritten, z. B. den Trägern anderer Sozialleistungen oder auch Familienangehörigen. Die einzelnen Leistungen sind im Bundessozialhilfegesetz (BSHG) geregelt. Dazu gehören neben der Krankenhilfe, die auch die

Kosten für eine spezifische Alkoholismusbehandlung übernehmen kann, die Einrichtungshilfe für Behinderte und die Hilfe zur Überwindung bestimmter sozialer Schwierigkeiten sowie Hilfen zur Pflege. Für Alkoholkranke von besonderer Bedeutung sind die Krankenhilfe (§ 37 BSHG), die Eingliederungshilfe für Behinderte (§§ 39–47 BSHG) sowie die Hilfe zur Überwindung besonderer Härten (§ 72 BSHG).

11.8.6 Sozialleistungen

Allgemeine Sozialleistungen: Sozialleistungen für Arbeitslose sind z. B. Arbeitslosengeld und Arbeitslosenhilfe als monetäre Leistungen sowie Arbeitsvermittlung, Berufsberatung, Umschulung, Förderung der Arbeitsaufnahme. Zuständig ist die Bundesanstalt für Arbeit, der die Landesarbeitsämter und Arbeitsämter nachgeordnet sind. Die Arbeitsvermittlung kann seit kurzem auch von privaten Vermittlern vorgenommen werden. Leistungsempfänger der Bundesanstalt für Arbeit werden auch in das übrige soziale Sicherungssystem (in Zusammenhang mit Kranken-, Unfall- und Rentenversicherung) einbezogen.

Für Beschäftigte im **öffentlichen Dienst** steht die sog. Beihilfeleistung auch bei Suchterkrankungen bereit. In den meisten Fällen ist diese den Leistungen der Sozialversicherung (GKV und GRV) angeglichen. Eine Alkoholabhängigkeit gilt für Arbeitgeber im öffentlichen Dienst als selbstverschuldetes Dienstvergehen mit der möglichen Konsequenz der Entfernung des Beamten aus dem Dienst und unter Umständen auch unter Aberkennung des Ruhegehaltes. Dies wird selbst für den Fall der lediglich fahrlässigen Verursachung chronischer Trunksucht für zulässig erachtet. Die klinische Erfahrung zeigt aber, daß heute alkoholkranke Beamte und andere Angehörige des öffentlichen Dienstes häufig überraschend schnell und dauerhaft berentet bzw. pensioniert werden.

11.9 Privatversicherung

In der privaten Krankenversicherung (PKV) wird bei Alkoholismus und anderen Suchterkrankungen in den meisten Fällen ein Leistungsausschluß oder zumindest eine umfangmäßige Leistungsbegrenzung vereinbart. Entsprechendes gilt auch für die private Unfallversicherung.

Beim Vorliegen einer schweren psychischen Störung mit sekundärer Alkoholabhängigkeit muß die PKV in der Regel die Kosten übernehmen. Die Regelung der Leistungsansprüche in der PKV kann in diesem Fall aber schwierig sein.

Literatur

Abbasakoor, A., D. S. Belands, S. M. Mc-
Leod: Electrocardiographic changes
during ethanol withdrawal. Ann. N. Y.
Acad. Sci. 273 (1976) 364

Abelin, T.: Epidemiologie des Alkohols und
seiner Folgekrankheiten in der Schweiz.
Ther. Umsch. 47 (1990) 379–383

Abrams, D. B., R. S. Niaura: Social learning
theory. In: Blane, H. T., K. E. Leonard
(eds.): Psychological Theories of Drinking and Alcoholism. Guilford Press,
New York 1987 (p. 131–172)

Ades, J., M. Lejoyeux: Conduites d'addiction du sujet âge. Rev. Prat. 44 (1994)
1439–1442

Adinoff, B., D. Risher-Flowers, J. De Jong, B.
Ravitz, G. Bone, D. Nutt, L. Roehrich, P.
Martin, M. Linnoila: Disturbances of
hypothalamic-pituitary-adrenal axis
functioning during ethanol withdrawal
in six men. Amer. J. Psychiat. 148 (1991)
1023–1025

Agarwal, D. P., H. W. Goedde: Alcohol Metabolism, Alcohol Intolerance and Alcoholism. Biochemical and Pharmacoge-
netic Approaches. Springer, Berlin 1990

Agarwal, D. P., H. W. Goedde: Medicobio-
logical and genetic studies an alcoholism. Role of metabolic variation and
ethnicity on drinking habits, alcohol
abuse and alcohol-related mortality.
Clin. invest. Med. 70 (1992), 465–470,
Alcohol and Alkohol. 25 (1992) 251–
256

Agarwal, D. P.: Biologisch/genetische
Marker für Alkoholismus. In: Soyka, M.
(Hrsg.): Biologische Alkoholismusmar-
ker. Chapman & Hall, Weinheim 1995
(S. 9–20)

Albrecht, G.: Nichtseßhaftigkeit und
Sucht. In: Feuerlein, W. (Hrsg.): Soziali-
sationsstörungen und Sucht. Entstehungsbedingungen, Folgen, therapeutische Konsequenzen. Springer, Berlin
1981 (S. 63–94)

Allan, C. A.: Alcohol problems and anxiety
disorders – a critical review. Alcohol
and Alcohol. 30 (1995) 145–151

Allen, J., P. M. Columbus: Assessing Alcohol Problems. National Institute on Alcohol Abuse and Alcoholism, Bethesda
1995

Allen, J. P., R. M. Kadden: Matching clients
to alcohol treatments. In: Hester, R. K.,
W. R. Miller (ed.): Handbook of Alcoholism Treatment Approaches. Allyn &
Bacon, Boston 1995 (p. 278–292)

Annis, H. M.: Inventory of Drinking Situations. Addiction Research Foundation
of Ontario, Toronto 1982

Anthenelli, R., T. L. Smith, M. R. Irwin, M.
A. Schuckit: A comparative study of cri-
teria for subgrouping alcoholics. Amer.
J. Psychiat. 15 (1994) 1468–1478

Antons, K.: Therapie des Alkoholismus.
Methoden und Probleme. Nicol, Kassel
1976

Antons, K., W. Schulz: Normales Trinken
und Suchtentwicklung. Theorie und
empirische Ergebnisse interdisziplinä-
rer Forschung zum sozialintegrierten
Alkoholkonsum und süchtigen Alkoholismus, Bd. II. Hogrefe, Göttingen 1977

Apfeldorf, M., P. J. Hunley: The MacAndrew scale: a measure of the diagnosis
of alcoholism. J. Stud. Alcohol 42 (1981)
80

Arend, H.: Alkoholismus – ambulante
Therapie und Rückfallprophylaxe. Psychologie Verlags Union, Weinheim
1994

Arend, H.: Rückfallprophylaxe bei Alkoholabhängigen. In: Deutsche Hauptstelle gegen die Suchtgefahren (Hrsg.):
Alkohol – Konsum und Mißbrauch.
Lambertus, Freiburg 1996 (S. 250–266)

Arenz-Greiving, I.: Auswirkungen der
Suchterkrankung auf die Kinder. In:
Deutsche Hauptstelle gegen die Suchtgefahren (Hrsg.): Lambertus, Freiburg
1993 (S. 265–281)

Arolt, V., M. Driessen, A. Schürmann: Häufigkeit und Behandlungsbedarf von Alkoholismus bei internistischen und
chirurgischen Krankenhauspatienten.
Fortschr. Neurol. Psychiat. 63 (1995)
283–288

Ashley, M. J., J. S. Olin, W. H. Le Riche, A. Kornaczewski, W. Schmidt, W. Rankin: Morbidity in alcoholics: evidence for accelerated development of physical disease in women. Arch. intern. Med. 137 (1977) 883–887

Aßfalg, R., H. Rothenbacher: Die Diagnose der Suchterkrankung. Ein Leitfaden für die Praxis. Neuland, Geesthacht 1987, 2. Aufl. 1990

Aßfalg, R.: Die heimliche Unterstützung der Sucht: Co-Abhängigkeit. Neuland, Geesthacht 1990

Athen, D., E. Schuster: Alkoholismus-Report. Bayerisches Staatsministerium für Arbeit und Sozialordnung, München 1978

Athen, D.: Syndrome der akuten Alkoholintoxikation und ihre forensische Bedeutung. Habilitationsschrift, München 1983

Atkinson, R. M.: Aging and alcohol use disorders: diagnostic issues in the elderly. Int. Psychogeria. 2 (1990) 55–72

Aulhorn, E.: Die Tabak-Alkohol-Amblyopathie. In: Schied, H. W., H. Heimann, K. Mayer (Hrsg.): Der chronische Alkoholismus. Grundlagen, Diagnostik, Therapie. Fischer, Stuttgart 1989

Babor, T. F., J. R. de la Fuente, J. Saunders, M. Grant: AUDIT: the alcohol use disorders identification test: guidelines for use in primary health care. WHO Division Mental Health, Geneve 1989

Babor, T. F., F. K. Del Boca: Just the facts: enhancing measurement of alcohol consumption using self report methods. In: Litten, R. Z., J. P. Allen (eds.): Measuring Alcohol Consumption. Humana Press, Totowa N. J. 1992 a (p. 3–20)

Babor, T. F., Z. S. Dolinsky, R. E. Meyer, M. Hesselbrock, M. Hofmann, H. Tennen: Types of alcoholics: concurrent and predictive validity of some common classification schemes. Brit. J. Addict. 87 (1992 b) 1415–1431

Babor, T. F., M. Hofmann, F. K. DelBoca, V. Hesselbrock, R. E. Meyer, Z. S. Dolinsky, B. Rounsaville: Types of alcoholics, I. Evidence for an empirically derived typology based on indicators of vulnerability and severity. Arch. gen. Psychiat. 49 (1992 c) 599–608

Babor, T. F., V. Hesselbrock, R. E. Meyer, W. Shoemaker: Types of alcoholics. New York Academy of Sciences, New York 1994 a

Babor, T. F., K. J. Sher, V. K. Varma, K. M. Fillmore, E. V. Leino, B. M. Johnstone, V. B. Altshuler, G. E. Vaillant: Comments on Vaillant's „evidence that the type 1/type 2 dichotomy in alcoholism must be re-examined". Addiction 89 (1994 b) 1059–1070

Babor, T. F., M. Grant: Comments on the WHO report "Brief Interventions for Alcohol Problems": a summary and some international comments. Addiction 89 (1994 c) 657–660

Bacon, D.: Sociology and the Problems of alcohol. Foundations for a Sociological Study of Drinking Behavior. Yale University Press, New Haven 1946

Baekeland, F., L. Lundwall, B. Kissin, T. Shanahan: Correlates of outcome in disulfiram treatment of alcoholics. J. nerv. ment. Dis. 153 (1971) 1

Baekeland, F., L. Lundwall, B. Kissin: Methods of the treatment of chronic alcoholism: a critical appraisal. In: R. J. Gibbins et al. (eds): Research Advances in Alcohol and Drug Problems. Wiley, New York 1975

Baekeland, F.: Evaluation of treatment methods in chronic alcoholism. In: Kissin, B., H. Begleiter (eds.): The Biology of Alcoholism. Treatment and Rehabilitation of the Chronik Alcoholic, vol. V. Plenum, New York 1977

Baer, J. S.: Etiology and secondary prevention of alcohol problems with young adults. In: Baer, J. S., G. A. Marlatt, R. J. McMahon (eds.). Addictive Behaviors Across the Life Span. Sage, Newbury Park/Cal., 1993 (pp. 111–137)

Baines, D. R., D. Hurt, R. M. Morse: Peptic ulcer disease in alcoholics. Alcoholism 6 (1982) 135

Baker, F. B., H. Udin, R. E. Vogler: A short term alcoholism treatment program using videotape and self-confrontation techniques. Paper of the 80th Annual Convention ot the American Psychological Association, Sept. 1972

Bales, R. F.: Cultural differences in rates of alcoholism. Quart. J. Stud. Alcohol 6 (1946) 480

Ballenger, J. C., R. M. Post: Kindling as a model for alcohol withdrawal syndromes. Brit. J. Psychiat. 133 (1978) 1–14

Bandura, A.: Self-efficacy: toward a unifying theory of behavioral change. Psychol. Rev. 84 (1977) 191–215

Bandura, A.: Sozial-kognitive Lerntheorie. Klett, Stuttgart 1979

Banys, P: The clinical use of disulfiram (Antabuse): a review. J. psychoact. Drugs 20 (1988) 243–261

Barnes, G. E.: The alcoholic personality; a reanalysis of the literature. J. Stud. Alcohol 40 (1979) 571–634

Barnes, G. E.: Characteristics of the clinical alcoholic personality. J. Stud. Alcohol 41 (1980) 894

Barnes, G. M., M. P. Farell, A. Cairns: Parental socialization factors and adolescent drinking behaviors. J. Marr. Fam. 48 (1986) 27–36

Barnes, G. M., J. W. Welte, B. Dintcheff: Alcohol misuse among college students and other young adults: finding from a general population study in New York state. Int. J. Addict. 27 (1992) 917–934

Bastine, R., P. A. Fiedler, K. Grawe, S. Schmidtchen, G. Sommer: Grundbegriffe der Psychotherapie. VCH, Weinheim 1982

Bayerische Staatsministerien des Innern und für Arbeit und Sozialordnung: Alkohol – Drogen – Medikamente – Tabak. Jugend fragt Jugend – Repräsentativerhebungen bei Jugendlichen in Bayern 1973, 1976, 1980, München 1982, 1986

Beck, A. T., A. Freeman, Associates: Cognitive Therapy of Personality Disorders. Guilford Press, New York 1990

Beck, A. T., F. D. Wright, C. F. Newman, B. W. Liese: Cognitive Therapy of Substance Abuse. Guilford Press, New York 1993

Beck, A. T., F. D. Wright, C. F. Newman, B. S. Liese: Kognitive Therapie der Sucht. Psychologie Verlags Union, Weinheim 1997

Becker, P. E.: Persönlichkeit und Neurosen in der Zwillingsforschung. In: Heigl-Evers, A., H. Schepank (Hrsg.): Ursprünge seelisch bedingter Krankheiten. Vandenhoeck & Ruprecht, Göttingen 1980

Begleiter, H., B. Porjesz: Persistence of a „subacute withdrawal syndrome" following chronic ethanol intake. Drug Alcohol Depend. 4 (1979) 353–357

Begleiter, H., B. Porjesz: Neurophysiological dysfunktion in alcoholism. In: Rose, R. M., J. E. Barrett (eds.): Alcoholism: Origins and Outcome. Raven, New York 1988 (p. 157–174)

Bennett, L. A., S. J. Wolin: Familienkultur und Alkoholismus-Weitergabe. In: Appel, C. (Hrsg.): Kinder alkoholabhängiger Eltern – Erlebnisse der Suchtforschung. Lambertus, Freiburg 1994 (S. 15–44)

Ben-Shlomo, Y., H. Markowe, M. Shipley, M. G. Marmot: Stroke risk from alcohol consumption using different control groups. Ann. Neurol. 2 (1992) 95–110

Berg, I. K., S. D. Miller: Kurzzeittherapie bei Alkoholproblemen. Carl-Auer-Systeme, Heidelberg 1993

Berger, H., A. Legnaro, K.-H. Reuband: Alkoholkonsum und Alkoholabhängigkeit. Kohlhammer, Stuttgart 1980a

Berger, H., A. Legnaro, K.-H. Reuband: Jugend und Alkohol. Kohlhammer, Stuttgart 1980b

Berger, H., A. Legnaro, K.-H. Reuband: Frauenalkoholismus. Kohlhammer, Stuttgart 1983

Berges, W., M. Wienbeck: Alkohol und Gastrointestinaltrakt. In: R. Teschke, C. S. Lieber (Hrsg.): Alkohol und Organschäden. Witzstrock, Baden-Baden 1981

Berglund, M. G., A. Bliding, J. Bliding, J. Risberg: Reversibility of cerebral dysfunction in alcoholism during the first seven weeks of abstinence – a regional cerebral blood flow study. In: Idestroem, C. M (eds.): Alcohol and Brain Research. Acta psychiat. scand., Suppl. 268 (1980) 119

Bergman, H., S. Borg, T. Hindmarsh, C. M. Idestroem, S. Muetzell: Computed tomography of the brain, clinical examination and neuropsychological assessment of a random sample of men from the general population. Acta psychiat. scand., Suppl. 286 (1980a) 47

Bergman, H., S. Borg, T. Hindmarsh, C. M. Idestroem, S. Muetzel: Computed tomography of the brain and neuropsychological assessment of male alcoholic patients and a random sample from the general male population. Acta psychiat. scand., Suppl. 296 (1980b) 77

Berne, E.: Spiele der Erwachsenen. Rowohlt, Reinbek 1967

Berr, F., B. Wiebecke: Die akute Alkoholhepatitis. Dtsch. Ärztebl. 91 (1994) B2107–2110

Beyer, H.: Rehabilitationsstrategie zur Wiederherstellung der Erwerbsfähigkeit. In: Fachverband Sucht e.V. (Hrsg.):

Sucht und Erwerbsfähigkeit. Neuland, Geesthacht 1996 (S. 100 – 112)

Bien, T. H., W. R. Miller, J. S. Tonigan: Brief interventions for alcohol problems: a review. Addiction 88 (1993) 315 – 336

Bilitza, K. W.: Suchttherapie und Sozialtherapie. Vandenhoeck & Ruprecht, Göttingen 1993

Bilitza, K. W., A. Heigl-Evers: Suchtmittel als Objekt-Substitut. Zur Objektbezeichnungs-Theorie der Sucht: In: Bilitza K. W. (Hrsg.): Suchttherapie und Sozialtherapie. Vandenhoeck & Ruprecht, Göttingen 1993 (S. 158 – 184)

Bilzer, N., R. Sprung, G. Schewe: Zur Frage der forensischen Beweissicherheit der Atemalkoholanalyse. Blutalkohol 31 (1994) 1 – 7

Bion, W. R.: Erfahrungen in Gruppen und andere Schriften, 2. Aufl. Klett, Stuttgart 1974

Blake, R.: Mental health counseling and older problem drinkers. J. ment. Hlth Counsel. 12 (1990) 354 – 367

Blane, H. T.: The Personality of the Alcoholic. Guises of Dependency. Harper & Row, New York 1968

Blane, H. T., H. Barry: Birth order and alcoholism; a review. Quart. J. Stud. Alcohol 34 (1973) 837

Blanken, P., V. Hendriks, G. Pozzi, E. Tempesta, C. Hartgers, M. Koeter, E.-M. Fahrner, B. Gsellhofer, H. Küfner, A. Kokkevi, A. Uchtenhagen: European Addiction Severity Index EuropASI. COST A6. A Guide to Training and Administering EuropASI Interviews. 1994

Blass, J. P., G. E. Gibson: Abnormality of a thiamine-requiring enzyme in patients with Wernicke-Korsakoff's syndrome. New Engl. J. Med. 1975, 1367 – 1370

Bliven, F. E.: The skeletal system: alcohol as a factor. In: Pattison, E. M., E. Kaufmann (Hrsg.): Encyclopedic Handbook of Alcoholism. Gardener, New York 1982 (p. 215)

Bleuler, M.: Familial and personal background of chronic alcoholics. In: Etiology of Chronic Alcoholism. Thomas, Springfield/III. 1955

Blum, K.: Alcohol and central nervous peptides substances. Subst. Alcohol Actions Misuse 4 (1983) 73 – 87

Blum, K., E. P. Noble, P. J. Sheridan, A. Montgomery, Ritchie, P. Jagadeeswara, H. Nogami, A. H. Briggs, J. B. Cohn: Allelic association of human dopamine D2

receptor gene in alcoholism. J. Amer. med. Ass. 263 (1990) 2055 – 2060

Bode, J. C., H. Menge: Verdauungskanal und Alkohol. Internist 19 (1978) 116

Bode, J. C.: Alkoholabusus als Krankheitsursache in einer Abteilung für innere Medizin. Leber Magen Darm 23 (1993) 244 – 250

Bode, J. C.: Klinik und Therapie alkoholischer Leberschäden. In: Seitz, H. K., C. S. Lieber, U. A. Simanowski (Hrsg.): Handbuch Alkohol, Alkoholismus, alkoholbedingte Organschäden. Barth, Leipzig 1995 (S. 237 – 259)

Böhle, A., H. Vattes: Stationäre Gruppenpsychotherapie mit Alkoholkranken. In: Bilitza, K. W.: Suchttherapie und Sozialtherapie. Vandenhoeck & Ruprecht, Göttingen 1993 (S. 250 – 269)

Böning, J.: Psychopathologisch-neurobiologische Aspekte süchtigen Verhaltens. Vortrag auf dem 8. wissenschaftlichen Symposium, der DHS, Tutzing 1989

Böning, J.: Warum muß es ein Suchtgedächtnis geben? Klinische, empirische und neurobiologische Argumente. Sucht 40 (1994) 244 – 252

Bönner, K. H.: Sucht und Erwerbsfähigkeit – eine Einführung in das Kongreßthema. In: Fachverband Sucht e. V. (Hrsg.): Sucht und Erwerbsfähigkeit. Neuland, Geesthacht 1996 (S. 21 – 31)

Bohman, M., S. Sigvardsson, C. R. Cloninger: Maternal inheritance of alcohol abuse: cross-fostering analysis of adopted women. Arch. gen. Psychiat. 38 (1981) 965

Bokström, K., J. Balldin: A rating scale for assessment of alcohol withdrawal psychopathology. Alcoholism 16 (1992) 241 – 249

Bone, G. H. A., H. R. Kranzler, P. R. Martin et al.: A comparison of calcium antagonists and diazepam in reducing alcohol withdrawal tremors. Sucht 40 (1989) 244 – 252

Bonsels-Goetz, C., R. Bess: Alkoholismus. Behandlung in der Klinik. Eine empirische Untersuchung. Spitz, Berlin 1984

Bonte, W.: Begleitstoffe alkoholischer Getränke. Schmidt-Römhild, Lübeck 1987 (S. 352)

Botvin, G. J., E. M. Botvin: School-based and community-based prevention approaches. In: Lowinson, J. H., P. Ruiz, R. Millman, J. G. Langrod (eds.): Substance Abuse: a comprehensive Textbook, 2nd ed. Williams & Wilkins, Baltimore 1992

Botzet, M.: Prävalenz des Alkoholkonsums bei Patienten im Alter ab 65 Jahren im Städtischen Krankenhaus Süd Lübeck. Diss. Lübeck 1996

Bowlby, I.: Attachment and Loss, vol. II, III. Basic Books, New York 1973, 1980

Boylin, E. R.: Gestalt encounter in the treatment of hospitalized alcoholic patients. Amer. J. Psychother. 29 (1975) 524

Bratzke, K. H, K. Neumann: Zentrale pontine Myelinolyse. Morphologie und forensische Relevanz. Z. Rechtsmed. 102 (1989) 79 – 97

Brenk, E., R. D. Dominicus, I. Hauer, C. Jochinke: Kommunikationstraining in der Ehepaartherapie Alkoholkranker. Psychiat. Prax. 5 (1978) 159

Brenk-Schulte, E.: Aspekte eines milieutherapeutischen Behandlungskonzeptes für Alkoholkranke. ICAA Proceedings, Zürich 1978

Brenk-Schulte, E., W. Pfeiffer: Therapiemotivation in der Behandlung des Alkoholismus. Röttger, München 1987

Brion, S.: Marchiafava-Bignami-Syndrome. In: P. J. Vinken, G. W. Bruyn (Hrsg.): Handbook of Clinical Neurology 28/II. North-Holland, Amsterdam 1976

Bronisch, T. H.: Zur Beziehung zwischen Alkoholismus und Depression anhand eines Überblicks über empirische Studien. Fortschr. Neurol. Psychiat. 53 (1985) 454 – 468

Bronisch, T. H., H.-U. Wittchen: Lifetime and 6 month prevalence of abuse and dependence of alcohol in the Munich Follow-up Study. Europ. Arch. Psychiat. clin. Neurosci. 241 (1992) 273 – 282

Brooke, D: The addicted doctor: caring professionals? Brit. J. Psychiat. 166 (1995) 149 – 153

Brown, S. A., I. D. Yalom: International group therapy with alcoholics. J. Stud. Alcohol 38 (1977) 426

Brown, S. A., P. W. Vik, J. R. McQuaid, T. L. Patterson, M. R. Irwin, I. Grant: Severity of psychosocial stress and outcome of alcoholism treatment. J. abnorm. Psychol. 99 (1990) 344 – 348

Brown, S. A., P. W. Vik, T. L. Patterson, I. Grant, M. A. Schuckit: Stress, vulnerability and adult alcohol relapse. J. Stud. Alcohol 56 (1995) 538 – 545

Bryce, J. C.: An evaluation of LSD in the treatment of chronic alcoholism. Canad. psychiat. Ass. J. 15 (1970) 77

Bühringer, G.: Folgen schädlichen Gebrauchs von alkoholischen Getränken. In: Deutsche Hauptstelle gegen die Suchtgefahren (Hrsg.): Alkohol-Konsum und Mißbrauch, Alkoholismus-Therapie und Hilfe. Lambertus, Freiburg 1996

Bundeszentrale für gesundheitliche Aufklärung: Ergebnis einer Repräsentativbefragung der Bevölkerung ab 14 Jahren in der BRD. BZgA, Köln 1988

Burian, W.: Die Psychotherapie des Alkoholismus. Göttingen 1984

Busch, H., E. Körmendy, W. Feuerlein: Partners of female alcoholics. Brit. J. Addict. 68 (1973) 3

Busch, H.: Gruppenpsychotherapie mit Alkoholkranken. Gruppenpsychother. u. Gruppendynam. 22 (1986) 76 – 89

Busch, H., A. Frings: Pharmacotherapy of alcohol-withdrawal syndrome in hospitalised patients. Pharmacopsychiatry 22 (1988) 232 – 7

Buschmann-Steinhage, R.: Qualitätssicherung aus der Sicht der Rehabilitationswissenschaften. In: Fachverband Sucht: Qualitätssicherung in der Rehabilitation Abhängigkeitskranker. Neuland, Geesthacht 1995 (S. 100 – 111).

Bushman, B. J., H. M. Cooper: Effects of alcohol on human aggression: an integrative research review. Psychol. Bull. 107 (1990) 341 – 354

Butters, N., E. Granholm: The continuity hypothesis: alcohol Korsakoff syndrome. Guilford, New York 1984

Cadoret, R. J., C. A. Cain, W. M. Grove: Development of alcoholism in adoptees raised apart from alcoholic biologic relatives. Arch. gen. Psychiat. 37 (1980) 561

Caetano, R., T. W. Tam: Prevalence and correlates of DSM-IV and ICD-10 alcohol dependence. 1990 US national survey. Alcohol and Alcohol. 30 (1995) 177 – 186

Cahalan, D., I. H. Cisin, H. Crossley: American drinking practises: a national study of drinking behavior and attitudes. Rutgers Center of Alcohol Studies, New York 1969

Capall, H., H. Greeley: Alkohol and tension reduction: an update on research and theory. In: Blane, H. T., K. E. Leonard (eds.): Psychological Theories of Drinking and Alcoholism. Guilford, New York 1987 (p. 15 – 54)

Caplan, G.: Principles of Preventive Medicine. Tavistock, London 1964

Carlen, P. L., B. Kapur. L. A. Huszar. M. A. Lee, G. Moddel, R. Singh, D. A. Wilkinson: Prolonged cerebrospinal fluid acidosis in recently abstinent chronic alcoholics. Neurology 30 (1980) 956

Caroll, K. M., B. J. Rounsaville, K. J. Bryant: Should tolerance and withdrawal be required or substance dependence disorders? Drug Alcohol Depend. 36 (1994) 15 – 22

Castaigne, P., A. Buge, J. Cambier, R. Escourolle, G. Rancurel: La maladie de Marchiafava-Bignami: étude anatomoclinique de dix observations. Rev. neurol. 125 (1971) 179 – 196

Cautela, J. R.: Covered sensitization. Psychol. Rep. 20 (1967) 459

Chapman, P. L. H., I. Huygens: An evaluation of three treatment programs for alcoholism: an experimental study with 6- and 18-month follow-ups. Brit. J. Addict. 83 (1988) 67 – 81

Charness, M. E.: Molecular mechanisms of ethanol intoxication, tolerance and physical dependence. In: Mendelson, J. H., N. K. Mello (eds.): Medical Diagnosis and Treatment of Alcoholism. McGraw-Hill, New York 1992 (p. 155 – 199)

Chick, J., B. Ritson, J. Connaughton, A. Stewart, A. Chick: Advice versus extended treatment for alcoholism: a controlled study. Brit. J. Addict. 83 (1988) 159 – 170

Chien, C. P.: Psychiatric treatment for geriatric patients: „pub" or drug? Amer. J. Psychiat. 127 (1971) 1070

Cloninger, C. R., M. Bohman, S. Sigvardsson: Inheritance of alcohol abuse: cross-fostering analysis of adopted men. Arch. gen. Psychiat. 38 (1981) 861 – 868

Cloninger, C. R.: Recent advances in family studies of alcoholism. In: Goedde, H. W., D. P. Agarwal (eds.): Genetics and Alcoholism. Liss, New York 1987 b (p. 47 – 60)

Cloninger, C. R., S. Sigverdsson, M. Bohman: Childhood personality perdicts alcohol abuse in young adults. Alcoholism Alcohol. clin. exp. Res. 12 (1988) 494 – 505

Cloninger, C. R., S. Sigverdsson, M. Bohman: Type I and type II alcoholism: an update. Alcohol Wld 20 (1996) 18 – 23

Cohen, M.: Alcoholism: Controlled drinking and incentives for abstinence. Psychol. Rep. 28 (1971) 575

Cohn, R. C.: Stil und Geist der themenzentrierten interaktionellen Methode. In: Sager, D. J., H. S. Kaplan (Hrsg.): Handbuch der Ehe-, Familien- und Gruppentherapie, Bd. III. Kindler, München 1973

Collins, R. L.: Women's issues in alcohol use and cigarette smoking. In: Baer, J. S., G. A. Marlatt, R. J. McMahon (eds.): Addictive Behaviors across the Life Span. Sage Publications, London 1993

Columbus, M., J. P. Allen: Introduction to assessing alcohol problems. In: Allen, J. P., M. Columbus (eds.): Assessing alcohol problems. National Institute on Alcohol Abuse and Alcoholism, Bethesda 1995

Conde-Martel, A., E. Gonzales-Reimers, F. Santalaria-Fernandez, J. C. Romer-Perez, T. Gonzalez-Hernandez: Pathogenesis of alcoholic myopathy: roles of ethanol and malnutrition. Drug Alcohol Depend. 30 (1992) 101 – 110

Connors, G. J.: Screening for alcohol problems. In: Allen, J. P., M. Columbus (eds.): Assessing Alcohol Problems. National Institute on Alcohol Abuse and Alcoholism, Bethesda 1995 (p. 17 – 30)

Coper, H., H. Rommelspacher, J. Wolfgramm: The „point of no return" as a target of experimental research on drug dependence. Drug Alcohol Depend. 25 (1990) 129 – 134

Costello, R. M.: Alcoholism treatment effectiveness: slicing the outcome variance pie. In: Edwards, L. E., Grant (eds.): Alcoholism Treatment in Transition. Croom Helm, London 1980

Costello, R. M.: Evaluation of alcoholism treatment programs. In: E. M. Pattison, E. Kaufman (eds.): Encyclopedic Handbook of Alcoholism. Gardner, New York 1982

Cotton, J.: The familial incidence of alcoholism. A review. J. Stud. Alcohol 40 (1979) () 89 – 116

Cox, W. M.: Personality theory and research. In: Blane, H. T., K. E. Leonard (eds.): Psychological theories of Drinking and Alcoholism. Guilford Press, New York 1987 (p. 55 – 84)

Cox, W. M., E. Klinger: A motivational model of alcohol use. J. abnorm Psychol. 97 (1988) 168 – 180

Croop, R. S., D. F. Labriola, J. M. Wroblewski, D. W. Nibbelink: A multicenter safety study of naltrexone as adjunctive pharmacotherapy for individuals with alcoholism. Alcohol. clin. exp. Res. 19 (1995) 16 A

Crow, K. E., R. D. Batt: Human metabolism of Alcohol, vol. III. – Metabolic and Physiological Effects of Ethanol. CRC Press, Boca Raton/Fla. 1989

Cutting, J.: A reappraisal of alcoholic psychosis. Psychol. Med. 8 (1978) 285 – 295

Czekay, S., P. Kolip: Geschlechts- und schulspezifischer Alkoholkonsum 12- bis 16jähriger Jugendlicher. Prävalenz, Konsummuster und Einstiegsalter. Sucht 42 (1996) 20 – 29

Davidson, S.: Facilitating change in problem drinkers. In: Davidson, S., S. Rollnick, I. MacEwan (eds.): Counselling Problem Drinkers. Tavistock/Routledge, London 1991

Dawson, D. A., B. F. Grant, S. P. Chou, R. P. Pickering: Subgroup variation in U. S. drinking patterns: results of the 1992 national longitudinal alcohol epidemiological study. J. Subst. Abuse 7 (1995 a) 331 – 344

Dawson, D. A., B. F. Grant, T. C. Harford: Variation in the association of alcohol consumption with five DSM-IV alcohol problem domains. Alcoholism. clin. exp. Res. 10 (1995 b) 66 – 74

Dawson, D. A.: Temporal drinking patterns and variation in social consequences. Addiction 91 (1996) 1623 – 1635

De Jong, C. A. J., W. van den Brink, F. M. Hartefeld, E. G. M. van der Wielen: Personality disorders in alcoholics and drug addicts. Comprehens. Psychiat. 34 (1993) 87 – 94

D'Elio, M. A., R. W. O'Brien, R. J. Iannotti, P. J. Bush, D. I. Galper: Early adolescents' substance use and life stress: concurrent and prospective relationships. Subst. Use Missue 31 (1996, 7), 873 – 894

Demers, A., N. Kishchuk, C. Bourgault, J. Bisson: When antropology meets epidemiology: using social representations to predict drinking patterns. Subst. Use Misuse 31 (1996) 847 – 871

Deutsche Gesellschaft für Suchtforschung und Suchttherapie e. V.: Dokumentationsstandards 2 für die Behandlung von Abhängigen. Lambertus, Freiburg 1992

Deutsche Hauptstelle gegen die Suchtgefahren: Jahrbuch Sucht '91. Neuland, Geesthacht 1990

Deutsche Hauptstelle gegen die Suchtgefahren: Jahrbuch Sucht '96. Neuland, Geesthacht 1995

Deutsche Hauptstelle gegen die Suchtgefahren: Jahrbuch Sucht '97. Neuland, Geesthacht 1996

Devenyi, P., G. M. Robinson, B. M. Kapur, D. A. K. Roncari: High-density lipoprotein cholesterol in male alcoholics with and without severe liver disease. Amer. J. Med. 71 (1981) 588

Diehl, J. M.: Umfang und Determinanten des Konsums alkoholischer Getränke. Med. akt. Ernähr. (Suppl.) 21 (1996) 45 – 55

Dielmann, T. E., A. T. Butchart, J. T. Shope, M. Miller: Environmental correlates of adolescent substance use and misuse: implications for prevention programs. Int. J. Addict. 25 (7 A&8 A) (1990 – 1991) 855 – 880

van Dijk, W. K.: Biologische, psychogene und soziogene Faktoren der Drogenabhängigkeit. In: Lettieri, D. J., R. Welz (Hrsg.): Drogenabhängigkeit. Beltz, Weinheim 1983 (S. 176 – 184)

Dilling, H., S. Weyerer, R. Castell: Psychische Erkrankungen in der Bevölkerung. In: Glatzel, J. et al. (Hrsg.): Forum der Psychiatrie N. F. 19. Enke, Stuttgart 1984

Dilling, H., W. Mombour, M. H. Schmidt: Internationale Klassifikation psychischer Störungen. ICD-10 Kapitel V (F), 2. Aufl. Huber, Bern 1993

Dilling, H., E. Schulte-Markwort, H. J. Freyberger: Von der ICD-9 zur IDC-10. Huber, Bern 1994

Dittmann, V.: Zurechnungsfähigkeit bei Alkohol-, Drogen- und Medikamenteneinfluß. In: Ladewig, D. (Hrsg.): Drogen und Alkohol. Folgeschäden und Überlebenshilfe. ISPA-Press, Lausanne, 1990 (S. 14 – 24)

Dittmann, V.: Forensische Psychiatrie in der Schweiz. In: Nedopil, N.: Forensische Psychiatrie. Klinik, Begutachtung und Behandlung zwischen Psychiatrie und Recht. Thieme, Stuttgart 1996 a (S. 250 – 259)

Dittmann, V.: Psychotrope Substanzen, Delinquenz und Zurechnungsfähigkeit. Schweiz. Rdsch. Med. Prax. 85 (1996 b) 109 – 112

Dittmann, V.: Möglichkeiten und Grenzen der Behandlung gewalttätiger Delinquenten im schweizerischen Straf- und Maßnahmenvollzug. In: Caritas

Schweiz: Ökonomie im Strafwesen. Caritas-Verlag, Luzern 1996c (S. 55 – 66)

Dittmar, F., W. Feuerlein, C. Voit: Entwicklung von Selbstkontrolle als ambulante verhaltenstherapeutische Behandlung bei Alkoholkranken. Programm und erste Ergebnisse. Z. klin. Psychol. 7 (1978) 90 – 109

Dölle, W.: Alkohol und Gastrointestinaltrakt. Therapiewoche 31 (1981) 4700

Dominicus, R. D.: Das sozialphychiatrische Modell eines Therapiegemeinschaftskrankenhauses für Alkoholkranke. Suchtgefahren 20 (1974) 2

Donovan, D.: Assessments to aid in the treatment planning process: In: Allen, J. P., M. Columbus (eds.): Assessing Alcohol problems. National Institute on Alcohol Abuse and Alcoholism, Bethesda 1995 (S. 75 – 122)

Dorus, W., D. G. Ostrow, R. Anton, P. Cushman, J. F. Collins, M. Schaefer, H. L. Charles, P. Desai, M. Hayashida, U. Malerneker, O. Willenbring, R. Fiscella, M. R. Sather: Lithium therapy of depressed and nondepressed alcoholics. J. Amer. med. Ass. 262 (1989) 1646 – 1652

Doss, M. O., I. Sieg: Alkohol und Porphyrinstoffwechsel. In: Seitz, H. K., C. S. Lieber, U. A. Simanowski (Hrsg.): Handbuch Alkohol, Alkoholismus, alkoholbedingte Organschäden. Barth, Leipzig 1995 (S. 167 – 189)

Drew, L. R. H.: Alcoholism as a self-limited disease. Quart. J. Stud. Alcohol 29 (1968) 956 – 967

Drießen, M., C. Veltrup: Zur Bedeutung des Alters bei Beginn des chronischen Alkoholismus – ein Überblick. Psychiatr. Prax. 21 (1994) 24 – 48

Dürr, H. K.: Alkoholschädigung des Pankreas. Internist 19 (1978) 123

Duffy, J., N. Kreitmann: Risk factors for suicide and undetermined death among in-patient alcoholics in Scotland. Addiction 88 (1993) 757 – 766

Duncan, T. E., E. Tildesley, S. C. Duncan, H. Hopps: The consistency of family and peer influences on the development of substance use in adolescence. Addiction 90 (1995) 1647 – 1660

Edwards, G.: Hypnosis in treatment of alcohol addiction. Controlled trial with analysis of factors affecting outcome. Quart. J. Stud. Alcohol 27 (1966) 221

Edwards, G.: Alkoholkonsum und Gemeinwohl. Strategien zur Reduzierung des schädlichen Gebrauchs in der Bevölkerung. Enke, Stuttgart 1997

Edwards, G., M. M. Gross, M. Keller, J. Moser, R. Room: Alcohol-related disabilities. WHO Offset Publ. 32 (1977) Geneva

Edwards, G.: Arbeit mit Alkoholkranken. Psychologie-Verlags-Union, Weinheim 1986

Edwards, G., D. Brown, E. Oppenheimer, M. Sheehan, C. Taylor, A. Duckit: Longterm outcome for patients with drinking problems: the search for predictors. Brit. J. Addict. 83 (1988) 917 – 927

Edwards, G.: As the years go rolling by. Drinking problems in the time dimension. Brit. J. Psychiat. 154 (1989) 18 – 26

Egberts, E. H.: Hepatische Enzephalopathie. In: Schüttler, R. (Hrsg.): Organische Psychosyndrome. Tropon-Symposium, Bd. VIII. Springer, Berlin 1993 (S. 183 – 194)

Egg, R.: Alkohol und Straffälligkeit: Fakten und Bewertungen. Bewährungshilfe 43 (1996, 1) 198 – 207

Eisenbach-Stangl, I: Trunksucht und Selbstreform. Die Gemeinschaft der Anonymen Alkoholiker als Alternative zum professionellen Behandlungsangebot. In: Eisenbach-Stangl, I., J. Rehm (Hrsg.): Trunksucht und Selbstreform. Drogalkohol 3 (1992) 181 – 192

Eisenbach-Stangl, I.: Professional treatment and mutual aid: different offers for female alcoholics or offers for women with different alcohol-related problems? Europ. Addict. Res. 3 (1997) 22 – 29

Eisenhofer, G., D. G. Lamble, E. A. Whiteside, R. H. Johnson: Vasopressin concentrations during alcohol withdrawal. Brit. J. Addict. 80 (1985) 195 – 199

Ellis, A.: Reason and Emotion in Psychotherapy. Lyle Stuart, New York 1962

Emrick, C. A.: A review of psychologically oriented treatment of alcoholism: the use and interrelationship of outcome criteria and drinking behavoir following treatment. J. Stud. Alcohol 35 (1974) 523 – 549

Emrick, C. A.: A review of psychologically oriented treatment of alcoholism. II. The relative effectiveness of different treatment. J. Stud. Alcohol 36 (1975) 88 – 108

Emrick, C. D., D. W. Stilson: The „Rand Report". Comment. J. Stud. Alcohol 38 (1977) 152

Emrick, C. D., S. Tonigan, H. Montgomery, L. Little: Alcoholics anonymous: What is currently known? In: McCrady, B. S., W. R. Miller (eds.): Research on Alcoholics Anonymous: Opportunities and Alternatives. Alcohol Research Documentation. Rutgers University, New Brunswick 1993 (p. 41 – 79)

Engel, G. L.: The need for a new medical model: challenge for biomedicine. Science 196 (1977) 204

Engel, J. A.: Influence of age and hormones on the stimulatory and sedative effects of ethanol. In: Rydberg, U., C. Alling, J. A. Engel, P. Pernow, L. A. Pellborn, S. Rösener (eds.): Alcohol and the Developing Brain. Raven, New York 1985 (p. 57 – 67)

Engel, U., K. Hurrelmann: Psychosoziale Belastung im Jugendalter. De Gruyter, Berlin 1989

Enoch, M. D., Trethovan W. H.: The Othello syndrome. In: Enoch, M. D., W. H. Trethovan: Uncommon Psychiatric Syndromes. Wright, Bristol (1979)

Eriksson, K., J. D. Sinclair, K. Kiinmaa: Animal Models in Alcohol Research. Academic Press, London 1980

Ernst, K.: Eindämmung der Suchtkrankheiten: Nützen primärpräventive Gesetze? In: Kulenkapff, C., W. Picard (Hrsg.): Psychiatrie-Enquete in internationaler Sucht. Reinhard, Köln 1979 (S. 72 – 87)

Ernst, K.: Primärprävention, Rückfallprophylaxe und fahrlässige Selbstschädigung. In: Watzl, H., R. Cohen (Hrsg.): Rückfall und Rückfallprophylaxe. Springer, Berlin 1989 (S. 1 – 15)

Esser, P. H.: Evaluation of family therapy with alcoholics. Brit. J. Addict. 66 (1971) 251

Fahrenkrug, H., J. Rehm: Trinkkontexte und Freizeitaktivitäten in der Vorphase alkoholbezogener Straßenverkehrsunfälle junger Fahrerinnen und Fahrer in der Schweiz. Sucht 41 (1995) 169 – 180

Fahrner, E.-M.: Häufigkeit von Sexualstörungen bei männlichen Alkoholabhängigen: eine empirische Untersuchung. Suchtgefahren 30 (1984) 153 – 159

Fairclough, P. D., M. L. Clark: Alcohol-related diseases of the gastrintestinal tract. In: Clark, P. M. S., L. J. Krikka (Hrsg.): Medical Consequences of Alcohol Abuse. Wiley, New York 1980

Feingold, A., B. Rounsaville: Construct validity of the dependence syndrome as measured by DSM IV for different psychoactive substances. Addiction 90 (1995) 1661 – 1669

Fergusson, D. M., L. J. Horwood, M. T. Lynskey: The prevalence and risk factors associated with abusive or hazardous alcohol consumption in 16-year-old. Addiction 90 (1995) 935 – 946

Ferstl, R., S. Kraemer: Abhängigkeiten (Fortschritte der klinischen Psychologie). Urban & Schwarzenberg, München 1976

Feselmayer, S., W. Beiglböck: Der Einfluß des sozialen Umfeldes auf die Abhängigkeitsentwicklung von Männern und Frauen. In: Deutsche Hauptstelle gegen die Suchtgefahren (Hrsg.): Abhängigkeit bei Frauen und Männern. Lambertus, Freiburg 1990 (S. 23 – 37)

Feser, H.: Sozialphychologische Beiträge zu einer Theorie von Mißbrauch und Abhängigkeit. In: Feuerlein, W. (Hrsg.): Theorie der Sucht. Springer, Berlin 1986 (S. 1 – 14)

Feuerlein, W.: Der Alkoholismus in sozialpsychiatrischer Sicht. Med. Klin. 23 (1967 a) 922

Feuerlein, W.: Neuere Ergebnisse der Alkoholdelirforschung. Nervenarzt 38 (1967 b) 492

Feuerlein, W.: Sucht und Süchtigkeit. Münch. med. Wschr. 111 (1969) 2593

Feuerlein, W.: Zur Frage des Alkoholentzugs-Syndroms. Nervenarzt 43 (1972) 247

Feuerlein, W.: Ambulante Behandlung der Alkoholiker. Der Alkoholkranke in Klinik und Praxis. Thieme, Stuttgart 1975

Feuerlein, W., H. Küfner, C. Ringer, K. Antons: Kurzfragebogen für Alkoholgefährdete (KFA). Eine empirische Analyse. Arch. Psychiat. Nervenkr. 222 (1976) 139

Feuerlein, W., H. Küfner: Alkoholkonsum, Alkoholmißbrauch und subjektives Empfinden: Ergebnisse einer Repräsentativerhebung in der Bundesrepublik Deutschland. Arch. Psychiat. Nervenkr. 224 (1977) 89 – 106

Feuerlein, W., M. von Clarmann, A. Fischer, E. Schröder, H. Lepthien: Psychiatrische Notfälle bei akuter Alkoholintoxikation. Therapiewoche 28 (1978) 2913

Feuerlein, W., H. Küfner, Ch. Ringer, K. Antons: Münchner Alkoholismustest MALT, Manual. Beltz, Weinheim 1979

Feuerlein, W.: Sucht und Suicid. In: Reimer, C. (Hrsg.): Suicid. Springer, Berlin 1982

Feuerlein, W.: Langzeitverläufe des Alkoholismus. In: Kryspin-Exner, K., H. Hinterhuber, H. Schubert (Hrsg.): Langzeittherapie psychischer Erkrankungen. Schattauer, Stuttgart 1984

Feuerlein, W., C. M. Haf: Aus- und Weiterbildung von Medizinern auf dem Gebiet der Suchtkrankheiten in der Bundesrepublik Deutschland. Spekt. Psychiat. Nervenheilk. 12 (1985) 80 – 86

Feuerlein, W.: Zur Diagnostik des chronischen Alkoholismus. Öff. Gesundh.-wes. 49 (1987) 522 – 527

Feuerlein, W.: Zur Epidemiologie des Alkoholismus. In: Schied, H. W., H. Heimann, K. Mayer: Der chronische Alkoholismus. Fischer, Stuttgart 1989

Feuerlein, W., H. Küfner: A prospective multicentre study of inpatient treatment for alcoholics: 18- and 48-month follow-up (Munich Evaluation for Alcoholism Treatment, MEAT). Europ. Arch. Psychiat. neurol. Sci. 239 (1989) 144 – 157

Feuerlein, W., H. Küfner, C.-M. Haf, C. Ringer, K. Antons: Kurzfragebogen für Alkoholgefährdete KFA. Beltz, Weinheim 1989

Feuerlein, W.: Alkoholismus im Kindes- und Jugendalter unter besonderer Berücksichtigung epidemiologischer Aspekte. Nervenheilkunde 10 (1991) 211 – 215

Feuerlein, W., H. Küfner, T. Flohrschütz: Mortality in alcoholic patients given in patient treatment. Addiction 89 (1994) 841 – 849

Feuerlein, W.: Abhängigkeit im Alter. Z. Gerontopsychol. Gerontopsychiat. 8 (1995) 153 – 162

Feuerlein, W.: Zur Mortalität von Suchtkranken. In: Mann, K., G. Buchkremer (Hrsg.): Sucht-Grundlagen, Diagnostik, Therapie. Fischer, Stuttgart 1996

Feuerlein, W., H. Küfner: The amount of treatment and the outcome. Comment on Finney et al.: „The effectiveness of inpatient and outpatient treatment for alcohol abuse: the need to focus on mediators and moderators of setting effects". Addiction 91 (1996) 1807 – 1808

Fichter, M. M., S. Weyerer, S. Kellnar, H. Dilling: Zur Epidemiologie des Alkoholismus. Med. Welt 37 (1986) 752 – 757

Fichter, M. M.: Verlauf psychischer Erkrankungen in der Bevölkerung. Springer, Berlin 1990

Fichter, M. M., U. Frick: Therapie und Verlauf von Alkoholabhängigkeit. Springer, Berlin 1992

Fichter, M. M., U. Frick: The key relative's impact on treatment and course of alcoholism. Europ. Arch. Psychiat. clin. Neurosci. 243 (1993) 87 – 94

Fillmore, K. M.: Alcohol Use across the Life Course. A Critical Review of 70 Years of International Longitudinal Research. Addiction Research Foundation, Toronto 1988

Fingarette, H.: Heavy drinking – the myth of alcoholism as a disease. University of California Press, Berkeley 1988

Finney, J. W., R. H. Moos: The long-term course of treated alcoholism: 1. mortality, relapse and remission rates and comparisons with community controls. J. Stud. Alcohol 52 (1991) 44 – 54

Finney, J. W., R. H. Moos: Entering treatment for alcohol abuse: a stress and coping model. Addiction 90 (1995) 1223 – 1240

Fiinney, J. W.; S. C. Monahan: The cost-effectiveness of treatment for alcoholism: a second approximation. Journal Stud. Alcohol (1996) 229 – 243

Finney, J. W., A. C. Hahn, R. H. Moos: The effectiveness of inpatient and outpatient treatment for alcohol abuse: the need to focus on mediators and moderators of setting effects. Addiction 91 (1996) 1773 – 1796

Fitzgerald, J. L., H. A. Mulford: Elderly versus younger problem drinker treatment and recovery experiences. Brit. J. Addict. 87 (1992) 1281 – 1291

Flath, K.: Volkswirtschaftliche Kosten durch Alkohol- und Tabakkonsum. In: Steinbrecher, W., H. Solms (Hrsg.): Sucht und Mißbrauch, 2. Aufl. Thieme, Stuttgart 1975

Fleischmann, H., H. E. Klein: Behandlungsmotivation – Motivationsbehandlung. Suchtkranke im Psychiatrischen Krankenhaus. Lambertus, Freiburg 1995

Fleischmann, H.: Alkoholismus bei älteren Menschen in einem psychiatrischen Krankenhaus. Sucht 43 (1997) 232 – 246

Flores, P. J.: Group Psychotherapy with Addicted Populations. Haworth Press, Binghamton 1988

Flores, P. J.: Group Psychotherapy with Addicted Populations. An Integration of Twelfe-step and Psychodynamic Theory, 2nd ed. Haworth Press, Binghamton 1997

Fodstad, H.: Untersuchung zur Frage der Alkoholparanoia: Beitrag zur Deutung der somatogenen Psychosen. Schweiz. Arch. Neurol. Neurochir. Psychiat. 102 (1968) 432

Formann-Radl, I., K. Kryspin-Exner: The effect of musical experience in male and female alcoholics. A comparative study. Z. Psychother. med. Psychol. 23 (1973) 150

Fornazzari, L., P. L. Carlen: Transient choreiform dyskineasias during alcohol withdrawal. Canad. J. med. Sci. 9 (1982) 89–90

Forster, B., H. Joachim: Blutalkohol und Straftat. Thieme, Stuttgart 1975

Forth, W., D. Henschler, W. Rummel: Allgemeine und spezielle Pharmakologie und Toxikologie. BI Wissenschaftsverlag, Mannheim 1991

Fox, R.: A multidisciplinary approach to the treatment of alcoholics. Amer. J. Psychiat. 123 (1967) 69

Frankel, E. N., J. Kanner, J. B. German, E. Parks, J. E. Kinsella: Inhibition of oxidation of low-density lipoprotein by phenolic substances in red wine. Lancet 341 (1993) 454–457

Freyberger, H. J., E. Schulte-Markwort, U. Siebel: Das Konzept der Störungen durch psychotrope Substanzen (F1). In: Dilling, H., E. Schulte-Markwort, H. Freyberger (Hrsg.): Von der ICD-9 zur ICD-10. Huber, Bern 1994

Friedel, B., H. Lewrenz: Die vierte Auflage des Gutachtens Krankheit und Kraftverkehr. Dtsch. Ärztebl. 90 (1993) 1886–1888

Fuchtmann, E.: Ambulante Suchttherapie. Lambertus, Freiburg 1994

Fuller, R. K., L. Branchey, D. R. Brightwell, R. M. Derman, C. D. Emrick, F. L. Iber, K. E. James, R. B. Lacoursiere, K. K. Lee, I. Lowemstamm, I. Manny, D. Neiderhiser, S. Nocks, J. J. Shaw: Disulfiram treatment of alcoholism: a Veterans Administration cooperative study J. Amer. med. Ass. 256 (1986) 1449–1455

Funke, W., J. Funke, M. Klein, R. Scheller: Trierer Alkoholismusinventar (TAI). Hogrefe, Göttingen 1987

Gavaler, J. S., D. H. van Thiel: Alkohol und endokrines System. In: Seitz, H. K., C. S. Lieber, U. A. Simanowski (Hrsg.): Handbuch Alkohol, Alkoholismus, alkoholbedingte Organschäden. Barth, Leipzig 1995 (S. 427–448)

von Gebsattel, V. E.: Zur Psychopathologie der Sucht. Stud. gen. 1 (1958) 258–265

Genz, A.: Suizid und Sterblichkeit neuropsychiatrischer Patienten – Mortalitätsrisiken und Präventionschancen. Springer, Berlin 1991

Gerchow, J.: Alkohol und Verkehrssicherheit. Dtsch. med. J. 23 (1972) 518

Gerock, W., K. Sickinger, H. H. Hennekeuser: Alkohol und Leber. Vortrag auf dem Internationalen Symposium, Freiburg/Breisgau 1970

Gessler, A., M. Tauscher, R. Simon: Jahresstatistik 1994 ambulanter und stationärer Einrichtungen für alleinstehende Wohnungslose in Deutschland. In: Institut für Therapieforschung (Hrsg.): IFT-Berichte, Bd. 91. Profi-Druck, München 1996

Geyer, P.: Sporttherapie in der Suchtbehandlung. In: Fachverband Sucht e. V. (Hrsg.): Therapieziele im Wandel. Neuland, Geesthacht 1994

Gilg, T.: Kap. 2–4. In: Soyka, M: Die Alkoholkrankheit – Diagnose und Therapie. Chapman & Hall, Weinheim 1995 (S. 18–104)

Gilg, T., I. Deinl, H. Grundner, M. Soyka: Stellenwert von Begleitstoffanalytik (Methanol, Isopropanol) und CD-Transferrin (CDT) in der Alkoholismusdiagnostik. In: Soyka, M. (Hrsg.): Biologische Alkoholismusmarker. Chapman & Hall, Weinheim 1995 (S. 45–92)

Glaeske, G.: Arzneimittel. In: Deutsche Hauptstelle gegen die Suchtgefahren (Hrsg.): Jahrbuch Sucht '93. Neuland, Geesthacht 1992 (S. 77–98)

Glatt, M. M.: Alcoholism in industry. Brit. J. Addict. 54 (1957) 21

Glatt, M. M.: Alcoholism and occupational hazard for doctors. J. Alcohol. 11 (1976) 85

Glenn, S. W., R. Sinha, O. A. Parsons: Electrophysiological indices predict consumption of drinking in sober alcoholics. Alcohol 10 (1993) 89–95

Glue, P., D. Nutt: Overexcitement and dis-inhibition. Dynamic neurotransmitter interactions in alcohol withdrawal. Brit. J. Psychiat. 157 (1990) 491 – 499

Gmel, G., H. Schmid: Alkoholkonsum in der Schweiz. Kovac, Hamburg 1996

Goebell, H., C. Bode, R. Bastian, G. Stroymeyer: Klinische asymptomatische Funktionsstörungen des exokrinen Pankreas bei chronischen Alkoholikern. Dtsch. med. Wschr. 95 (1970) 808

Goodwin, D. W.: Two species of alcohol „blackout". Amer. J. Psychiat. 127 (1971) 1665

Goodwin, D. W., F. F. Schulsinger, N. Moller, G. Hermansen, S. B. Guze: Drinking Problems in adopted and nonadopted sons of alcoholics. Arch. gen. Psychiat. 31 (1974) 164 – 169

Goodwin, D. W., F. F. Schulsinger, L. Hermansen, S. B. Guze, G. Winokur: Alcoholism and the hyperactive child syndrome. J. nerv. ment. Dis. 160 (1975) 349

Goodwin, D. W.: Alcoholism and affective disorders. In: J. Salomon (Hrsg.): Alcoholism and Clinical Psychiatry. Plenum, New York 1982

Goodwin, D. W.: Genetic determinants of alcoholism. In: Mendelson, J. H., N. K. Mello (eds.): Medical Diagnosis and Treatment of Alcoholism. McGraw-Hill, New York 1992 (p. 55 – 70)

Gordis, E., D. Dorph, V. Sepe, H. Smith: Outcome of alcoholism treatment among 5578 patients in an urban comprehensive hospital-based program: application of a computerized data system. Alcoholism 5 (1981) 509 – 522

Gorelick, P. B.: Status of alcohol as a risk factor for stroke. Stroke 20 (1989) 1907

Graham, J. W., G. Marks, W. B. Hansen: Social influence processes affecting adolescent substance use. J. appl. Psychol. 76 (1991) 291 – 298

Grant, B. F.: Alcohol consumption, alcohol abuse and alcohol dependence. The United States as an example. Addiction 89 (1994) 1357 – 1365

Groenback, U., A. Deis, T. I. A. Soerensen, U. Becker, P. Scnohr, G. Jensen: Mortality associated with moderate intakes of wine, beer, or spirits. Brit. med. J. 310 (1995) 1165 – 1169

Grohe, G.: Alkoholabhängigkeit in höherem Lebensalter. In: Deutsche Hauptstelle gegen die Suchtgefahren (Hrsg.):

Alkohol-Konsum und Mißbrauch, Alkoholismus-Therapie und Hilfe. Lambertus, Freiburg 1996

Gross, M. M., S. M. Rosenblatt, B. Malenowski, M. Broman, E. R. N. Lewis: A Factor Analytic Study of the Clinical Phenomena in the Acute Alcohol Withdrawal Syndromes. Press of Addiction Research Foundation, Toronto 1971

Gross, M. M., D. R. Goodenough, J. M. Hastey, S. Rosenblatt, E. R. N. Lewis: Sleep disturbances in alcohol withdrawal. In: Mello, N. K., J. Mendelson (ed.): Proceedings of Recent Advances in Studies on Alcoholism. US Governmental Printing Office, Washington/C. D. 1972 a

Gross, M. M., S. Rosenblatt, B. Malenowski, M. Broman, E. Lewis: Classification of acute alcohol withdrawal syndromes. Quart. J. Stud. Alcohol 33 (1972 b) 400

Gross, R.: Krankheiten und Leiden: Dtsch. Ärztebl. 85 (1988) 2356 – 2357

Gross, W.: Was ist das Süchtige an der Sucht? Neuland, Geesthacht 1992

Grünberger, J.: Psychodiagnostik des Alkoholkranken. Maudrich, Wien 1977

Grünberger J: Neurologische Defizite bei und nach chronischem Alkoholmißbrauch. In: Schied, H. W., H. Heimann, K. Mayer (Hrsg.): Der chronische Alkoholismus. Fischer, Stuttgart 1989 (S. 31 – 59)

Grüngreiff, K.: Zinkmangel und hepatische Enzephalopathie. Med. Welt 47 (1996) 23 – 27

Günthner, A.: Co-abhängigkeit und Sucht. In: Mann, K., G. Buchkremer (Hrsg.): Sucht. Grundlagen, Diagnostik, Therapie. Fischer, Stuttgart 1996 (S. 169 – 180)

Günthner, A., F. Stetter: Rating scales in the diagnostic process of alcohol dependence and related disorders. Europ. Addict. Res. 2 (1996) 129 – 139

Gundel, K.: Vergleich der Soziogenese des weiblichen und männlichen Alkoholismus anhand einer Sekundär-Analyse klinischer Daten. Diss., München 1972

Gundel, K.: Die Ökologie der Sucht – eine neue Perspektive. Med. Mensch. Ges. 5 (1980) 187 – 192

Haan, J.: Zentralnervöse Komplikationen beim Alkoholismus: kraniale Computertomographie und Neurophysiologie in Korrelation zur Klinik. Thieme, Stuttgart 1986

Häfner, H.: Krankheitsbegriff. In: Battegay, R., J. Glatzel, W. Pöldinger, U. Rauchfleisch (Hrsg.): Handwörterbuch der Psychiatrie. Enke, Stuttgart 1984 (2. Aufl. 1992)

Hänsel, D.: Zum Verlauf der Motivation bei alkoholkranken Männern und Frauen. In: Knischewski, E. (Hrsg.): Alkoholismus-Therapie. Vermittlung von Erfahrungsfeldern im stationären Bereich. Nicol, Kassel 1981

Hallmaier, R.: Innovatoren, frühe Adapter und späte Mehrheiten in der Suchtprävention? Welche Erkenntnisse des Sozial-Marketings können präventiv umgesetzt werden? Sucht 41 (1995) 124–130

Hallmann, H. J.: Suchtprävention in der Schule. In: Kollehn, K., N. H. Weber (Hrsg.): Alkohol und Erziehung. Universitätsbibliothek TU, Berlin 1988

Hand, I.: Expositionsbehandlung. In: Linden, M., M. Hautzinger (Hrsg.): Verhaltenstherapie. Springer, Berlin 1993

Hanson, P. G.: Patterns of communication in alcoholic marital couples. Psychiat. Quart. 42 (1968) 538

Hapke, U., H.-J. Rumpf, U. John: Beratung von alkoholabhängigen Patienten im Allgemeinkrankenhaus. In: Deutsche Hauptstelle gegen die Suchtgefahren (Hrsg.): Alkohol-Konsum und Mißbrauch – Alkoholismus-Therapie und Hilfe. Lambertus, Freiburg 1996 (S. 337–354)

Harper, C.: Wernicke's encephalopathy: a more common disease than realised. A neuropathological study of 51 cases. J. Neurol. Neurosurg. Psychiat. 42 (1979) 226–231

Harper, J. C., C. Pagonis, J. M. Littleton: Altered characteristics of catecholamine release from rat cortical slices and bovine adrenal chromaffine cells in culture after chronic exposure to ethanol and the effect of the dihydrophyridine drugs on these systems. Alcohol and Alcohol., Suppl. 1 (1987) 725–729

Harris, G. C., M. F. Poirir, M. C. Bourdel, J. M. Lecomte, J. C. Schwartz: Comparison of acethorphan with clonidine for opiate withdrawal symptomes. Amer. J. Psychiat. 148 (1991) 627–629

Harris, G. C., G. Aston-Jones: Involvement of D2 dopamine receptors in the nucleus accumbens in the opiate withdrawal syndrome. Nature 371 (1994) 155–157

Hasselbalch, H., J. Selmer, L. Sestoft, H. Kehlet: Hypothalamic-pituitary-adrenocortical function in chronic alcoholism. Clin. Endocrinol. (Oxf.) 16 (1982) 73

Hautzinger, M.: Verhaltens- und Problemanalyse. In: Linden, M., M. Hautzinger (Hrsg.): Verhaltenstherapie. Springer, Berlin 1993

Hawkins, J. D., R. F. Catalano, J. Y. Miller: Risk and protective factors for alcohol and other drug problems in adolescence and early adulthood: implications for substance abuse prevention. Psychol. Bull. 112 (1992) 64–105

Health Education Council. That's the Limit – a Guide to Sensible Drinking. Health Education Authorities, London 1994

Heath, D. B.: Environmental factors in alcohol use and ist outcomes. In: Goedde, H. W., D. P. Agarwal (eds.): Alcoholism. Biomedical and Genetic Aspects. Pergamon, New York 1989 (p. 312–324)

Heath, D. B.: Women and alcohol: cross-cultural perspecitves. J. Subst. Abuse 3 (1991) 175–185

Heather, N., J. Robertson: Controlled Drinking, Methuen, London 1983

Heather, N.: Psychology and brief interventions. Brit. J. Addict. 84 (1989) 357–370

Heather, N.: Why alcoholism is not a disease. Med. J. Aust. 156 (1992) 212–215

Heather, N.: Application of harm reduction principles to the treatment of alcoholism problems. In: Heather, N., A. Wodak, E. A. Nadelmann, P. O'Hare (eds.): Psychoacitve Drugs and Harm Reduction: from Faith to Science. Whurr, London 1993

Heather, N., A. Wodak, E. A. Nadelmann, P. O'Hare: Psychoactive Drugs and Harm Reduction: from Faith to Science. Whurr, London 1993

Heather, N.: Brief intervention strategies. In: Hester, R. K., W. R. Miller (Hrsg.): Handbook of Alcoholism Treatment Approaches. Allyn & Bacon, Boston 1995 (p. 105–122)

Hegerl, U., J. Gallinat, D. Mrowinski: Intensity dependence of auditory evoked dipole source activity. Int. J. Psychophysio. 17 (1994) 1–13

an der Heiden, W., K. Kistner: Inanspruchnahme phychiatrischer Institutionen durch alkoholkranke Frauen: eine Analyse auf der Grundlage von Fallregister-daten. In: Berger, H., A. Legnaro, K.-H. Reuband (Hrsg.): Frauenalkoholismus: Entstehung – Abhängigkeit – Therapie. Kohlhammer, Stuttgart 1983 (S. 78 – 87)

Heifer, U., H. D. Wehner: Zur Frage des Ethanol-„Resorptionsdefizits". Blutalkohol 25 (1988) 299 – 309

Heigl, F., E. Schultze-Dierbach, A. Heigl-Evers: Die Bedeutung des phychoanalytisch-interaktionellen Prinzips für die Sozialisation von Suchtkranken. In: Bilitza, K. W. (Hrsg.): Suchttherapie und Sozialtherapie. Vandenhoeck & Ruprecht, Göttingen 1993 (S. 230 – 249)

Heigl-Evers, A., E. Schultze-Dierbach: Therapeut-Patient-Beziehung. In: Knischewski, E. (Hrsg.): Alkoholismus-Therapie. Vermittlung von Erfahrungsfeldern im stationären Bereich. Nicol, Kassel 1981

Heinz, A., M. Dettling, E. Kuhn, P. Dufeu, K. J. Graf, I. Kurten, H. Rommelspacher, L. G. Schmidt: Blunted growth hormone response is associated with early relapse in alcohol dependent patients. Alcohol. clin. exp. Res. 19 (1995) 62 – 65

Helzer, J. E, L. N. Robins, J. R. Taylor, K. Carey, R. H. Miller, T. Combs-Orne, A. Farmer: The extent of long-term moderate drinking among alcoholics discharged from medical and psychiatric treatment facilities. New Engl. J. Med. 312 (1985) 1678 – 1682

Helzer, J. E., T. R. Pryzbeck: The cooccurrence of alcoholism with other psychiatric disorders in the general population and its impact on treatment. J. Stud. Alcohol 49 (1988) 219 – 224

Henkel, D.: Kurzbericht über das Forschungsprojekt: Arbeitslosigkeit und Alkoholismus. Suchtgefahren 33 (1987) 286 – 289

Henkel; D.: Arbeitslosigkeit und Alkoholismus. Deutscher Studien Verlag, Weinheim 1992

Henkel, D.: Zur epidemiologischen, ätiologischen und rehabilitativen Relevanz der Arbeitslosigkeit für den Alkoholismus: empirische Fakten, theoretische Reflexionen und politische Forderungen Abhängigkeitskranker. In: Fachverband Sucht e.V. (Hrsg.): Sucht und Erwerbsfähigkeit. Neuland, Geesthacht 1996 (S. 307 – 329)

Herbst, K., J. Schumann, P. M. Wiblishauser: Repräsentativerhebung zum Konsum und Mißbrauch von illegalen Drogen, alkoholischen Getränken, Medikamenten und Tabakwaren. Untersuchungen in den neuen Ländern. Bundesministerium für Gesundheit, München 1993

Herbst, K.: Repräsentativerhebung 1994 zum Konsum und Mißbrauch von illegalen Drogen, alkoholischen Getränken, Medikamenten und Tabakwaren. In: Deutsche Hauptstelle gegen die Suchtgefahren: Jahrbuch Sucht '96. Neuland, Geesthacht 1995

Herner, T.: The frequency of patients with disorders associated with alcoholism in mental hospitals and psychiatric departments in general hospitals in Sweden during the period 1954 – 1964. Acta psychiat. scand., Suppl. 234, 1972

Hesselbrock, M. N., R. E. Meyer, J. Keener: Psychopathology in hospitalised alcoholics. Arch. gen. Psychiat. 42 (1985) 1050 – 1055

Hester, R. K.: Behavioral self-control training. In: Hester, R. K., W. R. Miller (Hrsg.): Handbook of Alcoholism Treatment Approaches. Allyn & Bacon, Boston 1995 (p. 148 – 159)

Hester R. K., W. R. Miller: Handbook of Alcoholism Treatment Approaches. Pergamon, New York 1989

Hester, R. K., W. R. Miller: Alcoholism Treatment Approaches, 2nd ed. Simon & Schuster, Needham Heights/Mass. 1995

Heuser, I., U. von Bardeleben, E. Boll, F. Holsboer: Response of ACTH and cortisol to human corticotropin-releasing hormone after short-term abstention from alcohol abuse. Biol. Psychiat. 24 (1988) 316 – 321

Hill, A., H. J. Rumpf, U. Hapke, M. Driessen, U. John: Prevalence of alcohol dependence and abuse in general practice in Germany – a representation study. Medizinische Universität Lübeck, 1995

Hill, A., U. Hapke, H.-J. Rumpf, U. John: Patienten mit Alkoholproblemen in der ambulanten primärmedizinischen Versorgung. In: John, U. (Hrsg.): Regionale Suchtkrankenversorgung. Lambertus, Freiburg 1997 (S. 81 – 92)

Hill, S. Y.: Vulnerability to the biomedical consequences of alcoholism and alcohol-related problems among women. In: Wilsnack, S. C., L. J. Beckman (eds.): Alcohol Problems in Women. Guilford Press, New York 1980

Hillbom, M., M. Kaste: Does ethanol intoxication promote brain infarction in young adults? Lancet 1978/II, 1181

Hiller, W., M. Zaudig, M. Mombour: ICD-10-Checklisten. Internationale Diagnosen-Checklisten für ICD-10 (IDCL für ICD-10). (1995)

Holder, H., R. Longabaugh, W. R. Miller, A. v. Rubonis: The cost effectiveness of treatment for alcoholism: a first approximation. Stud. Alcohol 52 (1991) 517–540

Holder, H. D., R. D. Lennox, J. O. Blose: The economic benefits of alcoholism treatment: a summary of twenty years of research. J. Employee Assist. Res. 1 (1992) 63–82

Holzgreve, W.: Zur steigenden Suchtgefährdung in der Bundesrepublik und in anderen Ländern unter besonderer Berücksichtigung der Gefährdung junger Menschen. Suchtgefahren 20 (1974) 265

Horn, D.: Alkoholismus in der Dritten Welt. Suchtgefahren 35 (1989) 300

Horton, D.: The function of alcohol in primitive societies: a cross cultural study. Quart. J. Stud. Alcohol 4 (1943/44) 199

Horvath, T. B.: Clinical spectrum and epidemiological features of alcoholic dementia. In: Rankin, J. G. (ed.): Alcohol, Drugs and Brain Damage. Addiction Research Foundation of Ontario, Toronto 1975

Howard, D. P., N. T. Howard: The treatment of significant others. In: Zimberg, S., J. Wallace, S. B. Blume (eds.): Practical Approaches to Alcoholism Psychotherapy, Plenum, New York 1978

Hoyumpa jr., A. M.: Mechanisms of thiamine deficiency in chronic alcoholism. Amer. J. clin. Nutr. 33 (1980)

Hrubec, Z., G. S. Omenn: Evidence of genetic disposition to alcoholic cirrhosis and psychosis: twin concordances for alcoholism and its biological end points by zygosity among male veterans. Alcohol. clin. exp. Res. 5 (1981) 207–215

Huba, G. J., P. M. Bentler: A development theory of drug use: derivation and assessment of a causal modelling approach. In: Baltes, P. B., O. Brim jr. (eds.): Lifespan Development and Behavior. Academic Press, New York 1981

Huber, A., R. Karlin, P. E. Nathan: Blood alcohol level discrimination by nonalcoholics. J. Stud. Alcohol 37 (1976) 27

Hüllinghorst, R.: Politische Einflußmöglichkeiten der Konsumreduzierung. Der WHO-Aktionsplan Alkohol und seine Umsetzung in Deutschland. In: Deutsche Hauptstelle gegen die Suchtgefahren (Hrsg.): Jahrbuch Sucht '96. Neuland, Geesthacht 1995

Hüllinghorst, R.: Alkohol – Zahlen und Fakten zum Konsum. In: Deutsche Hauptstelle gegen die Suchtgefahren (Hrsg.): Jahrbuch Sucht '97. Neuland, Geesthacht 1996

Hunter, R., M. V. Merrick, C. Ferrington, A. Notghi, R. McLuskie, J. E. Christie, G. M. Godwin: Cerebral vascular transit time in Alzheimer's disease and Korsakoff's psychosis and its relation to cognitive function. Brit. J. Psychiat. 154 (1989) 790–796

Hurrelmann, K., B. Rosewitz, H. K. Wolf: Lebensphase Jugend. Juventa, Weinheim 1989

Hurrelmann; K.: Familienstreß, Schulstreß, Freizeitstreß. Gesundheitsförderung für Kinder und Jugendliche. Beltz, Weinheim 1990

Hurrelmann, K., S. Hesse: Drogenkonsum als problematische Form der Lebensbewältigung im Jugendalter. Sucht 37 (1991) 240–252

Hurt, R. D., R. E. Finlayson, R. M. Morse, J. R. Davis: Alcoholism in elderly persons: medical aspects and prognosis of 216 in-patients. Mayo Clin. Proc. 63 (1988) 753–760

Huss, M.: Chronische Alkoholkrankheit oder Alkoholismus chronicus. A. d. Schwedischen von G. van dem Busch. Fritze, Stockholm 1852

Hutschenreuter, U.: Beziehungsdynamik zwischen Patient und Therapeut. In: Knischewski, E. (Hrsg.): Alkoholismus-Therapie. Vermittlung von Erfahrungsfeldern im stationären Bereich. Nicol, Kassel 1981

Institute of Medicine: Broadening the Base of Treatment for Alcohol Problems. National Academy Press, Washington/D. C. 1990

Isaacson, E. B.: Neurolinguistic programing: a model for behavioral change in alcohol and other drug addiction. In: Sterman, C. M. (ed.): Neuro-Linguistic Programing in Alcoholism Treatment. Haworth Press, Binghamton 1990 (p. 27–48)

Ishak, K. G., H. J. Zimmermann, M. B. Ray: Alcoholic liver disease: pathologic, pathogenetic and clinical aspects. Alcohol. clin. exp. Res. 15 (1991) 45–66

Jackson, J. K., R. Connor: Attitudes of the parents of alcoholics, moderate drinkers and nondrinkers toward drinking. Quart. J. Stud. Alcohol 14 (1953) 569

Jacobi, C., J. Brand-Jacobi, F. Marquardt: Die „Göttinger Abhängigkeitsskala" (GABS): ein Verfahren zur differentiellen Erfassung der Schwere der Alkoholabhängigkeit. Suchtgefahren 33 (1987) 23–26

Jacobsen, G. R.: The alcoholism: detections, diagnosis and assessment. Human Sciences Press, New York 1976

Jahrreiss, R.: Sucht und Erwerbsfähigkeit – eine Herausforderung für die stationäre Behandlung Abhängigkeitskranker. In: Fachverband Sucht e. V. (Hrsg.): Sucht und Erwerbsfähigkeit. Neuland, Geesthacht 1996 (S. 113–130)

Jellinek, E. M.: Alcohol Addiction and Chronic Alcoholism. Yale University Press, New Haven 1942

Jellinek, E. M.: Phases in drinking history of alcoholics. Quart. J. Stud. Alcohol 7 (1952) 1–8

Jellinek, E. M.: Alcoholism, a genus and some of its species. Canad. med. Ass. J. 83 (1960) 1341

Jennison, K. M.: The impact of stressful life events and social support on drinking among older adults: a general population survey. Int. J. Aging hum. Develop. 35 (1992) 99–124

Jensen, G. B., B. Pakkenberg: Do alcolholics drink their neurons away? Lancet 342 (1993) 1201–1204

Jessor, R., S. L. Jessor: Problem Behavior and Psychosocial Development: a Longitudinal Study of Youth. Academic Press, New York 1977

Jessor, R.: The stability of change: psychosocial development from adolescence to young adulthood. In: Magnusson, D., V. Allen (eds.): Human Development: an Interactional Perspecitve. Academic Press, New York 1982

John, U.: Entwicklung eines Verfahrens zur Erfassung von Ausprägungen der Alkoholabhängigkeit aufgrund von Selbstaussagen: die Lübecker Alkoholabhängigkeitsskala (LAS). Sucht 38 (1992) 291–303

John, U.: Erfolgskriterien bei Alkoholabhängigen nach einer Therapie. Aspekte sozialer Integration und Abstinenz. Suchtgefahren 30 (1984) 168–177

John, U.: Rehabilitation Alkoholabhängiger. Ansätze und Grenzen sozialwissenschaftlicher Untersuchungen. Lambertus, Freiburg 1985

John, U., U. Hapke, H.-J. Rumpf, A. Hill, H. Dilling: Prävalenz und Sekundärprävention von Alkoholmißbrauch und -abhängigkeit in der medizinischen Versorgung. In: Bundesministerium für Gesundheit (Hrsg.): Schriftenreihe des Bundesministeriums für Gesundheit, Bd. 71. Nomos, Baden-Baden 1996

John, U.: Ansätze der Bewertung von Qualität in der Versorgung Alkoholabhängiger. Bevölkerungsbezogene Gesundheitsversorgung bei Alkoholkonsum, -mißbrauch und -abhängigkeit. In: Regionale Suchtkrankenversorgung. Lambertus, Freiburg 1997 (S. 11–26)

Johnson, C. D., J. B. Bernard: Pathophysiologie der alkoholinduzierten Pankreatitis. In: Seitz, H. K., C. S. Lieber, U. A. Simanowski (Hrsg.): Handbuch Alkohol, Alkoholismus, alkoholbedingte Organschäden. Barth, Leipzig 1995 (S. 261–272)

Johnson, J. L., J. E. Rolf: When children change: research perspectives on children of alcoholics. In: Collins, R. L., K. W. Leonard, J. S. Searles (eds.): Alcohol and the Family. Guilford Press, New York 1990 (S. 162–193)

Jones, M. C.: Personality correlates and antecedents of drinking patterns in adult males. J. consult. clin. Psychol. 32 (1968) 2–12

Junge, B.: Alkohol. In: Deutsche Hauptstelle gegen die Suchtgefahren (Hrsg.): Jahrbuch Sucht 96. Neuland, Geesthacht 1995

Jurd, S. M.: Why alcoholism is a disease. Med. J. Aust. 156 (1992) 215–217

Jürgens, U.: Intrakranielle Selbstreizung – ein Modell zum Suchtverhalten? In: Keup, W. (Hrsg.): Sucht als Symptom. 2. Wissenschaftliches Symposium der Deutschen Hauptstelle gegen die Suchtgefahren, Bad Kissingen. Thieme, Stuttgart 1978 (S. 19–23)

Juvela, S.: Alcohol consumption as a risk factor for poor outcome after aneurysmal subarachnoid haemorrhage. Brit. med. J. 304 (1992) 1663–1667

Kaji, L.: Alcoholism in Twins. Studies on the Etiology and Sequelt of Abuse of Alcohol. Almqvist & Wiksell, Stockholm 1960

Kalant, H: Comparative aspects of tolerance to, and dependence on alcohol, barbiturates and opiates. Advanc. exp. Med. Biol. 85 B (1977) 169

Kalin, R., D. McClelland, M. Kahn: The effects of male social drinking on fantasy. J. Person. soc. Psychol. 1 (1965) 441.

Kallin, R., D. McClelland, M. Kahn: The effects of alcoholics as college freshmen and at time of treatment. Quart. J. Stud. Alcohol 34 (1973) 390

Kammeier, M. H., Hoffmann, R. G. Loper: Personality characteristics of alcoholics as freshmen and at time of treatment. Quart. J. Stud. Alcohol 34 (1973) 390 – 399

Kandel, D. B.: Longitudinal Research on Drug Use. Hemisphere, Washington 1978

Kandel, D. B.: Drug und drinking behavior among youth. Ann. Rev. Sociol. 6 (1980) 235 – 285

Kandel, D. B.: Entwicklungsstadien beim Drogengebrauch Jugendlicher. In: Lettieri, D. J., R. Welz (Hrsg.): Drogenabhängigkeit – Ursachen und Verlaufsformen. Beltz, Weinheim 1983 (S. 131 – 138)

Kandel, D. B., M. Davies, D. Karus, K. Yamaguchi: The consequences in young adulthood of adolescent drug involvement. An Overview. Arch. gen. Psychiat. 43 (1986) 746 – 754

Kandel, D. B., A. Kenneth: Processes of adolescent socialization by parents and peers. Int. J. Addict. 4 (1987) 319 – 342

Kanfer, F. H., G. Saslow: Verhaltenstheoretische Diagnostik. In: Schulte. (Hrsg.): Fortschritte der Klinischen Psychologie 5. Diagnostik in der Verhaltenstherapie. Urban & Schwarzenberg, München 1974 (S. 24 – 59)

Kanfer, F. H.: Implications of a self-regulation model of therapy for treatment of addictive behaviors. In: Miller, W. R., N. Heather (eds.): Treating Addictive Behaviors: Processes of Change. Plenum, New York 1986 (p. 29 – 47)

Katschnig, H.: Der multiaxiale Ansatz in der psychiatrischen Diagnostik und Evaluation. In: Dilling, H., E. Schulte-Markwort, H. J. Freyberger (Hrsg.): Von der ICD-9 zur ICD-10. Huber, Bern 1994 (S. 49 – 58)

Kaufman, E.: Die Anwendung der Familientherapie bei Alkohol- und Drogenabhängigkeit. In: Kaufman, E., P. N. Kaufman (Hrsg.): Familientherapie bei Alkohol- und Drogenabhängigkeit. Lambertus, Freiburg 1983

Kendler, K. S., A. C. Heath, M. C. Neale, R. C. Kessler, L. J. Eaves: Alcoholism and major depression in women. A twin study of the cause of comorbidity. Arch. gen. Psychiat. 50 (1993) 690 – 698

Keup, W.: Umweltverursachung und Therapie der Drogenabhängigen. Mkurse ärztl. Fortbild. 23 (1973) 326

Keup, W.: „Ist-Daten" zum Abhängigkeitsproblem (Alkohol, Rauschmittel, Arzneimittel) in der Bundesrepublik Deutschland einschl. Berlin (West). In: Deutscher Bundestag, (Hrsg.): Bericht über die Lage der Psychiatrie in der Bundesrepublik Deutschland. Anhang, Drucksache 7/4201. Heger, Bonn-Bad Godesberg 1975 (S. 251)

Keup, W.: Jahresstatistik 1983 der Fachkrankenhäuser für Suchtkranke. In: Ziegler, H. (Hrsg.): Jahrbuch zur Frage der Suchtgefahren. Neuland, Geesthacht 1985 (S. 116 – 130)

von Keyserlingk, H.: Zur Epidemiologie des Delirium tremens im Bezirk Schwerin. Psychiat. Neurol. med. Psychol. 30 (1978) 483 – 490

Kielholz, P., D. Ladewig: Die Drogenabhängigkeit des modernen Menschen. Lehmann, München 1972

Kielstein, V.: Tagesklinische Behandlung von Suchtkranken – eine längst überfällige Notwendigkeit. Sucht 39 (1993) 45 – 48

Kielstein, V., K. Kapelle, G. Herbst: Prädiktoren des Therapieerfolges bei ambulant/tagesklinisch behandelten Alkoholabhängigen. In: Wagner, H.-B., M. Krausz, D. R. Schwoon (Hrsg.): Tagesklinik für Suchtkranke. Lambertus, Freiburg 1996 (S. 90 – 98)

Kissin, B., H. Begleiter: The Biology of Alcoholism, Bd. I: Biochemistry. Plenum, New York 1971

Kissin, B., H. Begleiter: The Biology of Alcoholism, Bd. II: Physiology and Behavior. Plenum, New York 1972

Klein, M., J. Funke, W. Funke, R. Scheller: Hochrisikosituationen für den Alkoholrückfall: Theorie, Diagnostik und Klassifikation. In: Körkel, J., G. Lauer, R. Scheller (Hrsg.): Sucht und Rückfall. Enke, Stuttgart 1995 (S. 38 – 50)

Klein, M.: Alkohol und Gewalt – zwei archaische Begleiter des Menschen auf dem Weg durch die Postmoderne. In: Deutsche Hauptstelle gegen die Suchtgefahren (Hrsg.): Alkohol, Konsum und Mißbrauch – Alkoholismus, Therapie und Hilfe. Lambertus, Freiburg 1996 (S. 86 – 103)

Klement, H.: Blaues Kreuz in Deutschland. In: Deutsche Hauptstelle gegen die Suchtgefahren: Jahrbuch Sucht '95. Neuland, Geesthacht 1994 (S. 168 – 170)

Klingemann, H. K.-H.: Coping and maintenance strategies of spontaneous remitters from problem use of alcohol and heroin in Switzerland. Int. J. Addict. 27 (1992) 1359 – 1388

Knight, R. P.: The dynamics and treatment of chronic alcohol addiction. Bull. Menninger Clin. 1 (1937) 233 – 250

von Knorring, A. L., M. Bohman, L. von Knorring, L. Oreland: Platelet MAO activity as a biological marker in subgroups of alcoholism. Acta psychiat. scand 72 (1985) 511 – 58

Koegel, P, M. A. Burnam, R. K. Farr: The prevalence of specific psychiatric disorders among homeless individuals in the inner city of Los Angeles. Arch. gen. Psychiat. 45 (1988) 1085 – 1092

Koenig, H. G.: Is Religion Good for Your Health? Haworth Pastoral Press, New York 1997

Koenig, H. G., L. K. Goerge, K. G. Meador, D. G. Blazer, S. M. Ford: Religious practices and alcoholism in a southern adult population. Hosp. & Community Psychiat. 45 (1994), 225 – 237

Körkel, J.: Der Rückfall des Suchtkranken. Flucht in die Sucht? Springer, Berlin 1988

Körkel, J.: Burnout in der therapeutischen Arbeit mit Süchtigen. In: Missel, P., W. Braukmann (Hrsg.): Burnout in der Suchttherapie. Hogrefe, Göttingen 1995

Körkel, J., G. Lauer, R. Scheller: Sucht und Rückfall. Enke, Stuttgart 1995

Körkel, J., G. Lauer: Rückfälle Alkoholabhängiger: ein Überblick über neuere Forschungsergebnisse und -trends. In: Körkel, J., G. Lauer, R. Scheller (Hrsg.): Sucht und Rückfall. Enke, Stuttgart 1995 (S. 158 – 185)

Körkel, J., C. Schindler: Der „Kurzfragebogen zur Abstinenzzuversicht" (KAZ-35) – ein Instrument zur Erfassung der abstinenzorientierten Kompetenzzuversicht Alkoholabhängiger. Sucht 42 (1996) 156 – 166

Körtel, K.: Bundesarbeitsgemeinschaft der Freundeskreise der Suchtkrankenhilfe in Deutschland e. V. In: Deutsche Hauptstelle gegen die Suchtgefahren: Jahrbuch Sucht '95. Neuland, Geesthacht 1994 (S. 171 – 174)

Köster, H., F. Matakas, E. K. Scheuch: Alkoholismus als Karriere. Institut für angewandte Sozialforschung der Universität zu Köln, Rheinische Landesklinik Düren 1978

Kofoed, L. L., R. L. Tolson, R. M. Atkinson, R. L. Toth, J. A. Turner: Treatment compliance of elder alcoholics: an elder-specific approach is superior to „mainstreaming". J. Stud. Alcohol 48 (1987) 47 – 51

Kogan, K. L., J. V. Jackson: Stress personality and emotional disturbance in wives of alcoholics. Quart. J. Stud. Alcohol 26 (1965) 486

Kohlmeier, L., A. Kroke, J. Pötzsch, M. Kohlmeier, K. Martin: Ernährungsbedingte Krankheiten und ihre Kosten. In: Bundesministerium für Gesundheit (Hrsg.): Schriftenreihe des Bundesministeriums für Gesundheit, Bd. XXVII. Nomos, Baden-Baden 1993

Kopera-Frye, K., A. P. Streissguth: Fötales Alkoholsyndrom – klinische Implikationen, Auswirkungen auf die Entwicklung und Prävention. In: Seitz, H. K., C. S. Lieber, U. A. Simanowski: Handbuch Alkohol, Alkoholismus, alkoholbedingte Organschäden. Barth, Leipzig 1995 (S. 517 – 540)

Kraepelin, E.: Psychiatrie, 4. Aufl. Abel, Leipzig 1893

Kraft, T.: Alcoholism treated by systematic desensitization. A follow-up of eight cases. J. roy. Coll. gen. Practit. 18 (1969) 336

Kraft, T., B. Wijesinghe: Systematic desensitization of social anxiety in the treatment of alcoholism. A psychometric evaluation of change. Brit. J. Psychiat. 117 (1970) 443

Kranzler, H. R., J. A. Burleson, F. K. Del Boca, T. F. Babor, P. Korner, J. Brown, M. J. Bohn: Buspirone treatment of anxious alcoholics. A placebo-controlled trial. Arch. gen. Psychiat. 51 (1994) 720 – 731

Krasney, O. E.: Rechtsgrundlagen bei der Behandlung der Suchtkrankheit. In:

Schied, H. W., H. Heimann, K. Mayer (Hrsg.): Der chronische Alkoholismus. Fischer, Stuttgart 1989 (S. 245 – 250)

Kraus, L.: Ergebnisse der Repräsentativerhebung zum Gebrauch psychoaktiver Substanzen 1995. In: Deutsche Hauptstelle gegen die Suchtgefahren: Jahrbuch Sucht '97. Neuland, Geesthacht 1996

Kreitman, N.: Alcohol consumption and the preventive paradox. Brit. J. Addict. 81 (1986) 353 – 363

Kremer, G., S. Dormann, G. Wienberg: Zur Umsetzung von Früherkennung und Frühintervention bei Patienten mit Alkoholproblemen in Arztpraxen und Allgemeinkrankenhäusern – Vernetzung mit dem Hilfesystem für Abhängigkeitskranke. In: Deutsche Hauptstelle gegen die Suchtgefahren (Hrsg.): Alkohol, Konsum und Mißbrauch – Alkoholismus, Therapie und Hilfe. Lambertus, Freiburg 1996 (S. 355 – 370)

Kremer, G., G. Wienberg, S. Dormann, N. Pörkens, T. Wessel: Patienten mit Alkoholproblemen in der medizinischen Basisversorgung – Bedarfslage und Umsetzung eines Interventionskonzeptes in Arztpraxen und Allgemeinkrankenhäusern. In: John, U. (Hrsg.): Regionale Suchtkrankenversorgung. Lambertus, Freiburg 1997 (S. 53 – 80)

Krüger, H.-P.: Trinken und Fahren in Deutschland. In: Deutsche Hauptstelle gegen die Suchtgefahren (Hrsg.): Alkohol, Konsum und Mißbrauch – Alkoholismus, Therapie und Hilfe. Lambertus, Freiburg 1996 (S. 104 – 116)

Kryspin-Exner, K.: Über die Persönlichkeit des Alkohol-Deliranten. In: Neurologische Klinik der Universität Wien (Hrsg.): Bericht über die Arbeitstagung über Alkoholismus der Neurologischen Klinik der Universität Wien 1962

Krystal, H., H. A. Raskin: Drug Dependence. Wayne, Detroit 1970

Krystal, J. H., M. L. Bruce, D. S. Charney: Effects of age and alcoholism on the prevalence of panic disorder. Acta psychiat. scand. 85 (1992) 77 – 82

Küfner, H.: Konzept einer ambulanten analytischen Gruppenphychotherapie für Alkoholabhängige. Nicol, Kassel 1978

Küfner, H.: Ambulante Therapie von Alkoholabhängigen. Empirische Ergebnisse und Indikation. In: Keup, W. (Hrsg.): Behandlung der Sucht und des Mißbrauchs chemischer Stoffe. Thieme, Stuttgart 1981 a (S. 73 – 82)

Küfner, H.: Systemwissenschaftlich orientierte Überlegungen zu einer integrativen Alkoholismustheorie. Wien. Z. Suchtforsch. 4 (1981 b) 3 – 16

Küfner, H.: Entwicklung eines mehrdimensionalen Alkoholismustestes (MDA). Unveröffentlichte Diss. München 1981 c

Küfner, H.: Zur Persönlichkeit von Alkoholabhängigen. In: Knischewski, E. (Hrsg.): Alkoholismus-Therapie, Vermittlung von Erfahrungsfeldern im stationären Bereich. Nicol, Kassel 1981 d (S. 23 – 40)

Küfner, H.: Zur Frage von Verleugungstendenzen bei Alkoholabhängigen. Drogalkohol 6 (1982) 21 – 36

Küfner, H.: Der Abhängigkeits-Autonomie-Ansatz bei der Behandlung von Alkoholabhängigen. Schweiz. Fachst. Alkoholprobl. 2 (1984 a) 3 – 19

Küfner, H.: Zur Prognose des Alkoholismus. Therapiewoche 34 (1984 b) 3636 – 3643

Küfner, H., W. Feuerlein, T. Flohrschütz: Die stationäre Behandlung von Alkoholabhängigen. Merkmale von Patienten und Behandlungseinrichtungen, katamnestische Ergebnisse. Suchtgefahren 32 (1986) 1 – 86

Küfner, H., W. Feuerlein, M. Huber: Die stationäre Behandlung von Alkoholabhängigen: Ergebnisse der 4-Jahreskatamnesen, mögliche Konsequenzen für Indikationsstellung und Behandlung. Suchtgefahren 34 (1988) 157 – 271

Küfner, H.: Bindung und Autonomie als Grundmotivationen des Erlebens und Verhaltens. Forum Psychoanal. 5 (1989 a) 99 – 123

Küfner, H.: Diagnostik des Alkoholismus. In: Schied, Heimann, Mayer (Hrsg.): Der chronische Alkoholismus. Fischer, Stuttgart 1989 b (S. 15 – 29)

Küfner, H., W. Feuerlein: In Patient-Treatment for Alcoholism. A Multi-Centre Evaluation Study. Springer, Berlin 1989

Küfner, H., C. M. Haf, K. Miehle: Ausbildung von Psychologen im Bereich von Suchtkrankheiten. Psychol. Rdsch. 10 (1989) 227 – 232

Küfner, H.: Die Zeit danach – Alkoholabhängige in der Nachsorgephase. In: Schwoon, D. R., M. Krausz (Hrsg.):

Suchtkranke. Die ungeliebten Kinder der Psychiatrie. Enke, Stuttgart 1990 (S. 189–203)

Küfner, H., A. Yassouridis: Computer-Simulation des Alkoholkonsums. Drogalkohol 14 (1990) 19–40

Küfner, H.: Die Zeit danach. Chancen und Entwicklungsmöglichkeiten für Betroffene nach Entwöhnungsbehandlung und Selbsthilfegruppe. Röttger, München 1991

Küfner, H.: Krisenintervention. Zu den Begriffen „Krise" und „Krisenintervention". In: Heigl-Evers, A, I. Helas, H. C. Vollmer (Hrsg.): Suchttherapie – psychoanalytisch – verhaltenstherapeutisch. Vandenhoeck & Ruprecht, Göttingen 1991

Küfner, H., R. Hallmaier: Zeitlicher Aufwand von psychosozialen Maßnahmen bei der ambulanten Therapie von Suchtmittelabhängigen. Sucht 38 (1992) 18–26

Küfner, H., A. Denis, I. Roch, J. Arzt, U. Rug: Stationäre Krisenintervention bei Drogenabhängigen. Ergebnisse der wissenschaftlichen Begleitung des Modellprogramms. Schriftenreihe des Bundesministeriums für Gesundheit. Nomos, Baden-Baden 1994

Küfner, H., M. Vogt: Die Entwicklung des psychosozialen Ressourcenorientierten Diagnostiksystems (PREDI). In: Nickolai, W., G. Kawamura, W. Krell. R. Reindl (Hrsg.): Lambertus, Freiburg 1996 (S. 155–168)

Küfner, H., K. Clemens, I. von Törne, A. Denis, R. Bauernfeind, B. Gsellhofer, D. Weiler.: Ergebnisse des Modellprojektes: „Integrierte Suchtberatung in den neuen Bundesländern". In: Bundesministerium für Gesundheit (Hrsg.): Schriftenreihe des Bundesministeriums für Gesundheit Bd. 76. Nomos, Baden-Baden 1996

Künzel-Böhmer, J., G. Bühringer, T. Janik-Konecny: Expertise zur Primärprävention der Substanzmißbrauchs. Nomos, Baden-Baden 1993

Kumar, S., T. E. Stauber, J. S. Gavaler, M. H. Basista, V. Dindzans, R. R. Schade, M. Rabinovitz, R. E. Tarter, R. Gordon, T. E. Starzl, D. H. Van Thiel: Orthopic liver transplantation for alcoholic liver disease. Hepatology 112 (1990) 159–163

Kumpfer, K. L., C. W. Turner: The social ecology model of adolescent substance abuse: implications for prevention. Int. J. Addict. 25 (1990) 435–463

Kunkel, E.: Kontrolliertes Trinken und Abstinenz – Therapieziele bei Alkoholikern. Suchtgefahren 33 (1987) 389–404

Kurtz, E.: Why A. A. works. The intellectual significance of Alcoholics Anonymous. J. Stud. Alcohol 43 (1982) 38

Kushner, M. G., K. J. Sher, B. D. Beitman: The relationship between alcohol problems and the anxiety disorders. Amer. J. Psychiat. 147 (1990) 685–695

Kuypers, U.: Familienbehandlung bei Suchtkranken. Lambertus, Freiburg 1980

Lachner, G., H.-U. Wittchen: Familiär übertragene Vulnerabilitätsmerkmale für Alkoholmißbrauch und -abhängigkeit. Z. klin. Psychol. 24 (1995) 118–146

Ladewig, D., P. Graw, P.-Ch Miest, V. Hobi, E. Schwarz: Basler Drogen- und Alkoholfragebogen (BDA). Erste Erfahrungen bei der Konstruktion eines Testinstrumentes zur Abschätzung des Abhängigkeitsgrades von Drogen- und/ oder Alkoholkonsumenten. Pharmacopsychiatry 9 (1976) 305–312

Lamberts, S. W. J., J. G. M. Klijn, F. H. De Jong: Hormone secretion in alcohol-induced pseudo-Cushing's syndrome. J. Amer. med. Ass. 242 (1979) 1640–1643

Landis, J. R., G. G. Koch: The measurement of observer agreement for categorical data. Biometrics 33 (1977) 159–174

Langen, D.: Kompendium der medizinischen Hypnose, 3. Aufl. Karger, Basel 1972

Laureno, R., B. I. Karp: Pontine and extrapontine myelinosis following rapid correction of hyponatraemia. Lancet 1 (1988) 1439

Ledermann, S.: Mesures du degré d'intoxication alcoolique d'une population. Presses Universitaires de France, Paris 1956 a

Ledermann, S.: Alcool, alcoolisme, alcoolisation. Données scientifiques de caractère psychologique, économique et sociale. Institut National d'Etudes Démographiques, Paris 1956 b

Legnaro, A.: Soziologische Aspekte des Alkoholismus. Köln. Z. Soziol. Sozialpsychol. 1973, 403–419

Le Gô, P. M.: Le dépistage précoce de l'ethylisme. Presse méd. 76 (1968) 579 – 580

Lehnitzk-Keiler, C., R. Simon: Jahresstatistik 1995 der stationären Suchtkrankenhilfe in der Bundesrepublik Deutschland. SEDOS, Hamm 1996

Leist, F.: Therapieziele in der Musiktherapie Suchtkranker. In: Fachverband Sucht e. V. (Hrsg.): Therapieziele im Wandel. Neuland, Geesthacht 1994

Lelbach, W. K.: Dosis-Wirkungsbeziehung bei Alkohol-Leberschäden. Dtsch. med. Wschr. (1972) 1435

Lelbach, W. K.: Epidemiologie des Alkoholismus und alkoholassoziierter Organschäden. In: Seitz, H. K., C. S. Lieber, U. A. Simanowski (Hrsg.): Handbuch Alkohol. Barth, Leipzig 1995 (S. 21 – 72)

Lemere, J.: What happens to alcoholics? Amer. J. Psychiat. 109 (1953) 674

Leonard, K. E.: Martial functioning among episodic and steady alcoholics. In: Collins, R. L., K. W. Leonard, J. S. Searles (eds.): Alcohol and the Family. Guilford Press, New York 1990 (p. 220 – 243)

Lesch, O. M.: Chronischer Alkoholismus – Typen und ihr Verlauf. Thieme, Stuttgart 1985

Lesch, O. M., M. Musale, W. Nimmerrichter, H. Walter: Chronischer Alkoholismus: Gibt es ein biologisch bedingtes Alkoholverlangen? Suchtgefahren 38 (1992) 85 – 88

Lesch, O. M., H. Walter: Subtypes of alcoholism and their role in therapy. Alcohol and Alcohol. 30 (1995) 1 – 5

Leu, R., P. Lutz: Ökonomische Aspekte des Alkoholkonsums in der Schweiz. In: Bernholz, P., G. Bombach, R. L. Frey (Hrsg.): Basler sozialökonomische Studien. Schulthess, Zürich 1977

Leuner, H. C.: Halluzinogene. Psychische Grenzzustände in Forschung und Psychotherapie. Huber, Bern 1981

Leuner, H.: Lehrbuch des Katathymen Bilderlebens. Huber, Bern 1985

Leutz, G. A.: Die Bedeutung des Psychodramas in der Arbeit mit Süchtigen. In: J. Hoffmann (Hrsg.): Zur Therapie Süchtiger. Lambertus, Freiburg 1973

Levitt, M. D., D. G. Levitt: The critical role of the rate of ethanol absorption in the interpretation studies purporting to demonstrate gastric metabolism of ethanol. J. Pharmacol. exp. Ther. 269 (1994) 297 – 304

Levy, M. S.: The disease controversy and psychotherapy with alcoholics. J. psychoact. Drugs 24 (1992) 251 – 256

Lieber, C. S.: Pathophysiologie alkoholischer Leberschäden. In: Seitz, H. K.; C. S. Lieber, U. A. Simanowski (Hrsg.): Handbuch Alkohol, Alkoholismus, alkoholbedingte Organschäden. Barth, Leipzig 1995 (S. 191 – 222)

Lim, R. T., R. T. Gentry, D. Ito, H. Yokoyama, E Baraona, C. S. Lieber: First-pass metabolism of ethanol is predominantly gastric. Alcohol clin. exp. Res. 17 (1993) 1337 – 1344

Lindberg, S., G. Agren: Mortality among male und female hospitalized alcoholics in Stockholm. Brit. J. Addict. 83 (1988) 1193 – 1200

Linden, M., M. Hautzinger: Verhaltenstherapie. Springer, Berlin 1993

Lindenbaum, J.: Alcohol and the hematologic system. In: Lieber, C. S. (ed.): Medical and Nutritional Complications of Alcoholism: Mechanisms and Management. Plenum, New York 1992 (p. 241 – 281)

Lindenmeyer, J., H. Bents, W. Fiegenbaum, W. Ströhm: Neue Möglichkeiten der Rückfallbehandlung – erste Ergebnisse zu Therapieindikation und Therapieerfolg. In: Fachverband Sucht e. V. (Hrsg.): Qualitätsmerkmale in der stationären Therapie Abhängigkeitskranker. Neuland, Geesthacht 1995 (S. 9 – 23)

Lindström, L.: Managing Alcoholism. Matching Clients to Treatments. Oxford University Press, Londen 1992

Lishman, W. A.: Alcohol and the brain. Brit. J. Psychiat. 156 (1990) 635 – 644

Liskow, B. I., D. W. Goodwin: Pharmacological treatment of alcohol intoxication, withdrawal and dependence. J. Stud. Alcohol 48 (1987) 356 – 370

Litman, G. K., K. Eiser, J. R. Rawson, A. N. Oppenheim: Towards a typology of relapse: a preliminary report. Drug Alcohol Depend. 2 (1977) 157 – 162

Litman, G. K., A. Topham: Outcome studies on techniques in alcoholism treatment. In: Galanter, M. (ed.): Recent Developments in Alcoholism, vol. I. Plenum, New York 1983 a (p. 167 – 194)

Litman, G. K., J. Stapleton, A. N. Oppenheim, M. Peleg, P. Jackson: Situations related to alcoholism relapse. Brit. J. Addict. 78 (1983 b) 381 – 389

Litt, M. D., T. F. Babor, F. K. Del Boca, R. M. Kadden, N. L. Cooney: Types of alcoholics, II. Application of an empirically derived typology to treatment matching. Arch. gen. Psychiat. 49 (1992) 609 – 614

Litten, R. Z., J. P. Allen: Measuring Alcohol Comsumption. Humana Press, Totowa/N. J. 1992

Littleton, J. M.: Alcohol intoxication and physical dependence: a molecular mystery tour. Brit. J. Addict. 84 (1989) 267 – 276

Littleton, J. M.: Calcium channel acitvity in alcohol dependency and withdrawal seizures. In: Poter, R. J., R. H. Mattson, J. A. Cramer, I. Diamond (eds.): Alcohol and Seizures: Basic Mechanisms and Clinical Concepts. Davis, Philadelphia (1990) 51 – 67

Löcherbach, P.: Kosten einer ambulanten Behandlung Alkoholabhängiger. Suchtgefahren 32 (1986) 350 – 359

Löser, H.: Alkoholembryopathie und Alkoholeffekte. Fischer, Stuttgart 1995

Loosen, P. T.: The THR-induced TSH response in psychiatric patients: a possible neuroendocrine marker. Psychoneuroendocrinology 10 (1985) 237 – 260

Lotze, J.: Veränderungen im Abhängigkeitsverhalten im Alter. In: Niedersächsisches Sozialministerium: Sucht im Alter. Hannover 1991

Lovibond, S. H., G. Caddy. Discriminated aversive control in the moderation of alcoholic drinking behavior. Behav. Res. Ther. 1 (1970) 437

Lucey, J. V., T. G. Dinan: Orofacial dyskinesia and the alcohol dependence syndrome. Psychol. Med. 22 (1992) 79 – 83

Lucey, M. R., T. P. Beresford: Alcoholic liver disease to transplanta or not to transplant? Alcohol and Alcohol. 27 (1992) 103 – 108

Ludwig, A. M., J. Levine, L. Stark, R. Lazar: A clinical study of LSD-treatment in alcoholism. Amer. J. Psychiat. 126 (1969) 59

Ludwig, A. M., A. Wikler: „Craving" and relapse to drink. J. Stud. Alcohol 35 (1974) 108 – 130

Lürßen, E.: Psychoanalytische Theorien über die Suchtstrukturen. Suchtgefahren 20 (1974) 145 – 151

Luthman, S. G., M. Kirschenbaum: Familiensysteme. Pfeiffer, München 1977

MacAndrew, C.: The differentation of male alcoholic outpatients from nonalcoholic psychiatric outpatients by means of the MMPI. Quart. J. Stud. Alcohol 26 (1965) 238

Mäkelä, K., R. Room, E. Single, P. Sulkunen, B. Walsh: Alcohol Society and the State, vol. I. A Comparative Study of Alcohol Control. Addiction Research Foundation, Toronto 1981

Mäulen, B., M. Gottschaldt, K. Damm: Hilfsmöglichkeit für abhängige Ärzte – Unterstützung durch Ärztekammern. Dtsch. Ärztebl. 92 (1995) A3305 – 3306

Mäulen, B.: Die gesundheitliche Situation von Ärzten. Dtsch. Ärztebl. 93 (1996) 1298 – 1300

Maffli, E.: 7 Jahre nach der stationären Behandlung. Abhängigkeiten 2 (1996) 5 – 23

Maier, H., A. Dietz, D. Zielinski, K. H. Jünemann, W. D. Heller: Riskiofaktoren bei Patienten mit Plattenepithelkarzinomen der Mundhöhle, des Oropharynx, des Hypopharynx und des Larynx. Dtsch. med. Wschr. 115 (1992) 843 – 850

Maier, W.: Mechanismen der familiären Übertragung von Alkoholabhängigkeit und Alkoholabusus. In: Watzl, H., B. Rockstroh (Hrsg.): Abhängigkeit und Mißbrauch. Hogrefe, Göttingen 1997 (S. 91 – 110)

Majewski, F.: Alkohol-Embryopathie. In: Teschke, R., C. S. Lieber (Hrsg.): Alkohol und Organschäden. Witzstrock, Baden-Baden 1981

Majewski, F.: Alkohol-Embryopathie. In: Zang, K. D. (Hrsg.): Klinische Genetik des Alkoholismus. Kohlhammer, Stuttgart 1984 (S. 104 – 128)

Majumdar, S. K., G. K. Shaw, A. D. Tomson: Thyroid status in chronic alcoholics. Drug Alcohol Depend. 7 (1991) 81

Malka, R., P. Fouquet, G. Vachorfrance: Alcoologie. Masson, Paris 1983

Mallach, H. J., H. Hartmann, V. Schmidt: Alkoholeinwirkung beim Menschen. Thieme, Stuttgart 1987

Maltzman, I.: Why alcoholism is a disease. J. psychoact. Drugs 26 (1994) 13 – 31

Mann, K., F. Stetter: Keine Entgiftung ohne psychotherapeutische Begleitung. Psycho 17 (1991) 10 – 16

Mann, K.: Alkohol und Gehirn. Springer, Berlin 1992

Mann, K., G. Mundle, G. Längle, D. Petersen: The reversibility of alcohol brain damage is not due to rehydratation: a CT study. Addiction 88 (1993) 649–653

Mann, K., A. Günthner: Neue Aspekte in der Behandlung Alkoholabhängiger. In: Nissen, G. (Hrsg.): Abhängigkeit und Sucht. Huber, Göttingen 1994 (S. 88–96)

Marlatt, G. A.: Alcohol, stress und cognitive control. In: Sarason, I. G., C. D. Spielberger (eds.): Stress and Anxiety. Hemisphere, Washington 1976 (p. 271–296)

Marlatt, G. A., P. E. Nathan: Behavioral Approaches to Alcoholism. New Brunswick, New York 1978

Marlatt, G. A., J. Rohsenow: Cognitive processes in alcohol use: expectancy and the balanced placebo design. In: Mello, N. K. (ed.): Advances in Substance Abuse. JAI Press, Conn. 1980 (p. 159–200)

Marlatt, G. A.: Relapse Prevention: general overview. In: Marlatt, G. A., J. R. Gordon (eds.): Relapse Prevention: Maintenance Strategies in the Treatment of Addictive Behaviors. Guilford, New York 1985 (p. 3–70)

Marlatt, G. A., J. R. Gordon: Relapse Prevention. Maintenance Strategies in the Treatment of Addictive behaviors. Guilford, New York 1985

Marlatt, G. A.: Rückfallprävention: Modell, Ziele und Stadien der Verhaltensänderung. In: Watzl, H., R. Cohen (Hrsg.): Rückfall und Rückfallprophylaxe. Springer, Berlin 1989 (S. 16–28)

Martin, S. E.: The epidemiology of alcohol-related interpersonal violence. Alcohol Hlth and Res. Wld 16 (1992) 220–237

Martin, P. R., B. Adinoff, E. Lane, J. M. Stapleton, G. A. H. Bone, H. Weingartner, M. Linnoila, M. J. Eckhardt: Fluvoxamine treatment of alcoholic amnestic disorder. Europ. Neuropsychopharmacol. 5 (1995) 27–33

Marx, H. G.: Bericht über die in die Suchtkrankenbehandlung in einer Fachklinik für Suchtkranke integrierte Akupunktur. ICAA-Proceedings, Zürich 1978

Mason, B. J., E. C. Ritvo, R. O. Morgan, F. R. Salvato, G. Goldberg, B. Welch, E. Mantero-Atienza: A double-blind placebo-controlled pilot study to evaluate the efficacy and safety of oral nalmefene HCL for alcohol dependence. Alcohol. clin. exp. Res. 18 (1994) 1162–1167

MATCH Research Group: Matching alcoholism treatments to client heterogenity: project MATCH posttreatment drinking outcomes. J. Stud. Alcohol 58 (1997) 7–29

Mayfield, D., G. McLeod, P. Hall: The CAGE-questionnaire: validation of a new alcoholism screening instrument. Amer. J. Psychiat. 131 (1979) 1121–1123

McCord, W., J. McCord: Origins of alcoholism. Stanf. Stud. Soc. I, London 1960

McCown, T. J., G. R. Brees: Multiple withdrawals from chronic ethanol „kindles" inferior collicular seizure activity: Evidence for kindling of seizures associated with alcoholism. Alcohol. clin. exp. Res. 14 (1990) 394–399

McCrady, B. S., S. I. Delaney: Self-help groups. In: Hester, R. K., W. R. Miller (Hrsg.): Alcoholism Treatment Approaches, 2nd ed. Simon & Schuster, Needham Heights/Mass. 1995 (S. 160–175)

McEntee, W. J., R. G. Mair: Memory enhancement in Korsakoff's psychosis by clonidine: further evidence for a noradrenetic deficit. Ann. Neurol. 7 (1980) 466–470

McLellan, A. T., H. Kushner, D. Metzger, R. Peters, I. Smith, G. Grissim, H. Pettinati, M. Argerou: The fifth edition of the addiction severity index. J. Subst. Abuse Treatm. 9 (1992) 199–213

Meeks, E. E., C. Kelly: Family therapy with the families of recovering alcoholics. Quart. J. Stud. Alcohol 31 (1970) 399

Meister, P.: Alkoholbedingte Kardiomyopathien. Schlägt das Münchner Bierherz noch? Münch. med. Wschr. 132 (1990) 22–26

Mendelson, G.: Acupuncture and cholinergic suppression of withdrawal symptoms: a hypothesis. Brit. J. Addict. 73 (1978) 166

Menninger: Man against Himself. Harcourt, New York 1938

Merkle, R., D. Wolf: Ich höre auf, ehrlich! Ein praktisches Handbuch zur Selbsthilfe für Alkoholabhängige und ihre Therapeuten. Rationales Leben, Mannheim 1982

Merry, J., C. M. Reynolds, J. Bailey, A. Coopen: Prophylactic treatment of alcoholism by lithium carbonate. A controlled study. Lancet 1976, 481–482

Meyer, J. G., K. Urban: Electrolyte changes and acid balance after alcohol withdrawal. J. Neurol. 215 (1976) 135–140

Meyer, J. G., R. Forst: A psychometric evaluation of the acute tremulous state. J. Neurol. (Brux.) 215 (1977) 127

Michels, H.-P.: Entwicklungen zum Alkoholmißbrauch von Kindern und Jugendlichen. In: Deutsche Hauptstelle gegen die Suchtgefahren (Hrsg.): Alkohol, Konsum und Mißbrauch – Alkoholismus, Therapie und Hilfe. Lambertus, Freiburg 1996 (S. 61 – 67)

Michels, H.-P.: Zahlen, Daten, Fakten zum Trinkverhalten Jugendlicher. In: Deutsche Hauptstelle gegen die Suchtgefahren (Hrsg.): Alkohol, Konsum und Mißbrauch, Alkoholismus, Therapie und Hilfe. Lambertus, Freiburg 1996

Midanik, L. T., R. Room: The epidemiology of alcohol consumption. Alcohol Hlth and Res. Wld 16 (1992) 183 – 190

Miller, L: Predicting relapse and recovery in alcoholics and addiction: neuropsychology, personality and cognitive style. J. Subst. Abuse Treatm. 8 (1991) 277 – 291

Miller, P. M.: Behavioral Treatment of Alcoholism. Pergamon, New York 1976

Miller, W. R., R. K. Hester: Treating the problem drinker: modern approaches. In: Miller, W. R. (ed.): The Addictive Behaviors. Treatment of Alcoholism, Drug abuse, Smoking and Obesity. Pergamon, New York (1980 a) 11 – 142

Miller, W. R.: Motivation for treatment: a review with special emphasis on alcoholism. Psychol. Bull. 98 (1985) 84 – 107

Miller, W. R., R. K. Hester: Inpatient alcoholism treatment. Amer. Psychol. 41 (1986) 794 – 805

Miller, W. R., S. Rollnik: Motivational Interviewing. Guilford Press, New York 1991

Miller, W. R., V. C. Sanchez: Motivating young adults for treatment and lifestyle change. In: Howard, G. (ed.): Issues in Alcohol Use and Misuse by Young Adults. University of Notre Dame Press, Notre Dame 1993

Miller, W. R., V. S. Westerberg, H. B. Waldron: Evaluating alcohol problems in adults and adolescents. In: Hester, R. K., W. R. Miller (eds.): Handbook of Alcoholism Treatment Approaches, 2nd ed. Allyn & Bacon, Boston 1995 (p. 61 – 88)

Miller, W. R., J. M. Brown, T. L. Simpson, N. S. Handmaker, T. H. Bien, L. F. Luckie, H. A. Montgomery, R. K. Hester, J. S. Tonigan: What works? A methodological analysis of the alcohol treatment outcome literature. In: Hester, R. K., W. R. Miller (eds.): Handbook of Alcoholism Treatment approaches. Effective Alternatives. Allyn & Bacon, Boston 1995 (p. 12 – 44)

Mishara, B. L., R. Kastenbaum: Alcohol and Old Age. Grune & Stratton, New York 1980

Missel, P., U. Zemlin: Individualisierung in der stationären Therapie Abhängigkeitskranker: zur Implementierung eines innovativen Behandlungskonzepts. Suchtgefahren 32 (1986) 234 – 242

Missel, P., W. Braukmann: Burnout in der Suchttherapie. Hogrefe, Göttingen 1995

Missel, P., W. Schüller, M. Altmeier: „Arbeitstherapie – gestern, heute, zukünftig?" – Ein zeitgemäßes Programm zur indikationsgeleiteten beruflichen Reintegration Abhängigkeitskranker. In. Fachverband Sucht (Hrsg.): Sucht und Erwerbsfähigkeit. Neuland, Geesthacht 1996 (S. 237 – 252)

Mörl, M., K. H. Hauenstein: Klinische, humorale und histologische Befunde bei hepatischen Porphyrien. Münch. med. Wschr. 119 (1977) 1457

Monahan, S. C., J. W. Finney: Explaining abstinence rates following treatment for alcohol abstinence rates following treatment for alcohol abuse: a quantitative synthesis of patient, research design, and treatment effects. Addiction 91 (1996) 787 – 805

Moncrieff, I., D. C. Drumond: New drug treatments for alcohol problems: a critical appraisal. Addiction 92 (1997) 939 – 947

Monti, P. M., D. J. Rohsenow, S. M. Colby, D. B. Abrams: Coping and social skills training. In: Hester, R. K., W. R. Miller (eds.): Alcoholism Treatment Approaches, 2nd ed. Simon & Schuster, Needham Heights/Mass. 1995 (p. 221 – 241)

Moore, M. H., D. R. Gerstein: Alcohol and Public Policy: beyond the Shadow of Prohibition. National Academy Press, Washington 1981

Moos, R. H., B. S. Moos (eds.): Life Stressors and Social Resources. Inventory-Adult Form (LISRES-A). Professional Manual. Psychological Assessment Resources, Odessa 1994

Morel, F.: Une forme anatomique particulière de l'alcoolisme chronique. Sclérose corticale laminaire alcoolique. Rev. neurol. 71 (1993) 280

Morey, L. C.: Patient placement criteria linking typologies to managed care. Alcohol Wld 20 (1996) 36 – 40

Morse, R. M., D. K. Flaving: The definition of alcoholism. J. Amer. med. Ass. 268 (1992) 1012 – 1014

Moskowitz, H., M. Burns: Effects of alcohol on driving performance. Alcohol Hlth and Res. Wld 14 (1990) 12 – 14

Moskowitz, J. M.: The primary prevention of alcohol problems: a critical review of the research literature. J. Stud. Alcohol 50 (1989) 54 – 88

Müller, C., E. Strömgren: Psychiatrie der Gegenwart. Springer, Berlin 1987

Müller, K.: Junge straffällige Alkohol- und Mehrfachabhängige in einer Fachklinik der stationären Suchtkrankenhilfe. Bewährungshilfe 43 (1996) 208 – 220

Müller-Fahrnow, W., B. Sakidalski, B. Sommhammer, S. Wittkopf: Die Klassifikation therapeutischer Leistungen (KTL) für den Bereich der medizinischen Rehabilitation – ein systematischer Ansatz zur Dokumentation von Rehabilitationsleistungen. Prax. klin. Verhaltensmed. Rehab. 24 (1993) 254 – 263

Müller-Fahrnow, W., K. Spyra: Qualitätssicherung in der medizinischen Rehabilitation – das Programm der Rentenversicherung und Rahmenbedingungen für den Bereich der Entwöhnungsbehandlung. In: Fachverband Sucht: Qualitätssicherung in der Rehabilitation Abhängigkeitskranker. Neuland, Geesthacht 1995 (S. 65 – 99)

Mundle, G.: Die Alkoholabhängigkeit im Alter. In: Mann, K., G. Buchkremer (Hrsg.): Grundlagen, Diagnostik, Therapie. Fischer, Stuttgart 1996

Mundle, G., H. Wormstall, H., K. Mann: Die Alkoholabhängigkeit im Alter. Sucht 43 (1997) 201 – 206

Murk, B., W. Knauf: Berufsfördernde Maßnahmen in einem integrierten Behandlungsmodell – eine vergleichende Evaluationsstudie bei Alkoholabhängigen. In: Fachverband Sucht (Hrsg.): Sucht und Erwerbsfähigkeit. Neuland, Geesthacht 1996 (S. 218 – 236)

Murphy, G. E., R. D. Wetzel: The lifetime risk suicide in alcoholism. Arch. gen. Psychiat. 47 (1990) 383 – 392

Murphy, G. E., R. D. Wetzel, E. Robins, L. McEvoy: Multiple risk factors predict suicide in alcoholism. Arch. gen. Psychiat. 49 (1992) 459 – 463

Myers, J. K., M. M. Weissmann, G. L. Tischler, C. E. Holzer, P. J. Leaf, H. Orvaschel, J. C. Anthony, J. H. Boyd, J. D. Burke jr., M. Kramer, R. Stoltzman: Six-months prevalence of psychiatric disorders in three communities. Arch. gen. Psychiat. 41 (1984) 959 – 967

Myers, R. D., C. I. Melchior: Alcohol drinking: abnormal intake caused by tetrahydropapaveroline in brain. Science 196 (1977) 554

Myers, R. D.: Tetrahydroisoquinolines in the brain: the basis of an animal model of alcoholism. Alcoholism 2 (1978) 2

Naeije, R., L. Franken, D. Jacobovitz, J. Flament-Durand: Morel's laminar sclerosis. Europ. Neurol. 17 (1978) 155

Nathan, P., E. Lisman: Behavioral and motivational patterns of chronic alcoholics. In: Tarter, R. E., A. A. Sugerman (eds.): Alcoholism: Interdisciplinary Approaches to an Enduring Problem. Addison-Wesley, London 1976

Nedopil, N.: Forensische Psychiatrie. Thieme, Stuttgart 1996

Negrete, J. C.: Do role-model societies exist? (commentary to Edwards, G., et al.: Alcohol policy and the public good. 1994) Addiction 90 (1995) 1443 – 1445

Neimann, J., S. Borg, L. O. Wahlund: Parkinsonism and dyskinesias during ethanol withdrawal. Brit. J. Addict. 83 (1988) 437 – 439

Neundörfer, B., S. Gössinger: Klinische Diagnose und Verlauf der Wernicke-Encephalopathie. Nervenarzt 48 (1977) 500

Niedersächsisches Sozialministerium: Konsum von Tabakwaren, Alkohol, illegalen Drogen und Medikamenten. Jugendstudie 1990 – 91, Berichte zur Suchtkrankenhilfe. o. Jahr

Nigel, R., W. Funke: Soziale Netze in der Praxis. Hogrefe, Göttingen 1995

Niizizuma, H., J. Suzuki, T. Yonemitsu, I. Otsuki: Spontaneous intracerebral hemorrhage and liver dysfunction. Stroke 19 (1988) 852 – 856

Nixon, P. F.: Is there a genetic component to the pathogenesis of the Wernicke-Korsakoff syndrome? Alcohol and Alcohol. 19 (1984) 219 – 221

Noeres, P.: Suchttherapie im Maßregelvollzug (§ 64 StGB). In: Deutsche Hauptstelle gegen die Suchtgefahr (Hrsg.): Alkohol, Konsum und Mißbrauch – Alkoholismus, Therapie und

Hilfe. Lambertus, Freiburg 1996 (S. 321 – 326)

Nordlohne, E., K. Hurrelmann, B. Holler: Schulstreß, Gesundheitsprobleme und Arzneimittelkonsum. Prävention 12 (1989) 47 – 53

Nordlohne, E.: Die Kosten jugendlicher Problembewältigung. Alkohol, Zigaretten- und Arzneimittelkonsum im Jugendalter. Juventa, Weinheim 1992

Nordlohne, R., M. Reißig, K. Hurrelmann: Drogengebrauch in Ost und West. Zur Situation des Drogengebrauchs bei Jugendlichen in den alten und neuen Ländern der Bundesrepublik. Sucht 39 (1993) 10 – 34

Obe, G.: Karzinogene und mutagene Wirkung von Alkohol. In: Zang, K. D. (Hrsg.): Klinische Genetik des Alkoholismus. Kohlhammer, Stuttgart 1984 (S. 148 – 164)

Obert, G.: Motivation zur Behandlung durch sozialtherapeutische Maßnahmen mit Familie. Vortrag auf dem 28. Internationalen Seminar zur Prävention und Therapie des Alkoholismus, München 1982

Observer, M., A. Maxwell: A study of absentism, accident and sickness payments in problem drinkers in one industry. Quart. J. Stud. Alcohol 20 (1959) 302

O'Doherty, F., J. B. Davies: Live events and addiction: a critical review. Brit. J. Addict. 82 (1987) 127 – 137

O'Farrell, T. J.: Sexual functioning of male alcoholics. In: Collins, R. L., K. W. Leonard, J. S. Searles (eds.): Alcohol and the Family. Guilford Press, New York 1990 (p. 244 – 271)

O'Farrell, T. J.: Marital and family therapy. In: Hester, R. K., W. R. Miller (eds.): Handbook of Alcoholism Treatment Approaches. Allyn & Bacon, Boston, 1995 (S. 195 – 220)

Olivetti, L. F.: Neurogenic osteoarthropathies due to chronic alcoholism. Clin. Orthop. 26 (1975/1976) 263

Ollat, H., H. Parvez, S. Parvez: Alcohol and central neurotransmission. Neurochem. int. 13 (1988) 275 – 300

O'Malley, S. S, A. J. Jaffe, R. S. Chang Schottenfeld, R. E. Meyer, B. J. Rounsaville: Naltrexone and coping skills therapy for alcohol dependence: a controlled study. Arch. gen. Psychiat. 49 (1992) 881 – 887

Orford, I., G. Edwards: Alcoholism. Oxford University Press, London 1977

Osgood, N. J., H. E. Wood, I. A. Parham: Alcoholism and aging – annotated bibliography and review. Greenwood, Westpoint/USA 1995

Osterhold, G., H. Molter: Systemische Suchttherapie. Asanger, Heidelberg 1992

Paolino, T. J., B McCrady, S. Diamond, R. Langabough: Psychological distrubances in spouses of alcoholics. J. Stud. Alcohol 37 (1976) 1600

Paolino, T. J., B. W. McCrady: The Alcoholic Marriage: Alternative Perspectives. Grune & Stratton, New York 1977

Park, P., P. C. Whitehead: Developmental sequence and dimensions of alcoholism. Quart. J. Stud. Alcohol 34 (1973) 887

Paronetto, F.: Alkohol und Immunsystem. In: Seitz, H. K., C. S. Lieber, U. A. Simanowski (Hrsg.): Handbuch Alkohol, Alkoholismus, alkoholbedingte Organschäden. Barth, Leipzig 1995 (S. 381 – 405)

Parson, O., S. Nixon: Die neuropsychologische Diagnostik des Alkoholismus: gegenwärtiger Stand und künftige Perspektiven. In: Mann, K., G. Buchkremer (Hrsg.): Sucht – Grundlagen – Diagnostik – Therapie. Fischer, Stuttgart 1996 (S. 121 – 134)

Parsons, O.: Intellectual impairment in alcoholics: persistent issues. Acta med. scand., Suppl. 717 (1987) 33 – 46

Parsons, T.: The Social System. Free Press, Chicago 1951

Partanen, J., K. Bruun, T. Markkannen: Inheritance of drinking behavior: a study on intelligence, personality, and use of alcohol of adult twins. Finnish Foundation for Alcohol Studies, Helsinki 1966

Peachey, J. E., H. M. Annis, E. R. Bornstein, K. Sykora, S. M. Maglana, S. Shamai: Calcium carbamide in alcoholism treatment. Part 1: a placebo-controlled, double-blind clinical trial of short-term efficacy. Brit. J. Addict. 84 (1989 a) 877 – 887

Peachey, J. E., H. M. Annis, E. R. Bornstein, S. M. Maglana, K. Sykora: Calcium carbamide in alcoholism treatment. Part 2: medical findings of a short-term, placebo-controlled, double-blind clinical trial. Brit. J. Addict. 84 (1989.b) 1359 – 1366

Peachey, J. E., E. Loh: Validity of alcohol and drug assessment. Curr. Opin. Psychiat. 7 (1993) 252

Peiffer, J.: Zur Frage atrophisierender Vorgänge im Gehirn chronischer Alkoholiker. Nervenarzt 56 (1985) 649 – 657

Perls, F.: Grundlagen der Gestalt-Therapie. Pfeiffer, München 1975

Petry, J.: Alkoholismustherapie, Psychologie Verlags Union, Weinheim 1993 a

Petry, J.: Behandlungsmotivation. Psychologie Verlags Union, Weinheim 1993 b

Petzold, H.: Psychodramatische Techniken in der Therapie mit Alkoholikern. Z. prak. Psychol. 8 (1970) 387

Pfeiffer, A., A. Herz: Discrimination of free opiate receptor bindings sites with the use of a computerized curf-fitting technique. Molec. Pharmacol. 21 (1982) 266

Pfeiffer, W., E.-M. Fahrner, W. Feuerlein: Katamnestische Untersuchung von ambulant behandelten Alkoholabhängigen. Suchtgefahren 33 (1987) 309 – 320

Pfeiffer, W., E.-M. Fahrner, W. Feuerlein: Soziale Anpassung und Rückfallanalyse bei ambulant behandelten Alkoholabhängigen. Suchtgefahren 34 (1988) 357 – 368

Phil, R. O., K. R. Bruce: Cognitive impairment in children of alcoholics. Alcohol. Hlth and Res. Wld 19 (1995), 142 – 147

Pittman, D. J.: Gesellschaftliche und kulturelle Faktoren der Struktur des Trinkens, pathologischen und nichtpathologischen Ursprungs. Eine internationale Übersicht. Vortrag 27. In: Deutsche Hauptstelle gegen die Suchtgefahren (Hrsg.): Internationaler Kongreß über Alkohol und Alkoholismus. Neuland, Hamm 1964

Plinius-Major-Society: Guidelines on evaluation of treatment of alcohol dependence. Alcoholism 30, 1994

Podschus, J., F. Krüger, P. Neumann, H. Rommelspacher, S. Schmidt: Erfassung von Craving im Verlauf einer ambulanten Entwöhnungsbehandlung von Alkoholabhängigen. Sucht, Suppl. 1995, 163 – 165

Pohorecky, L. A.: Biphasic action of alcohol. Biobehav. Rev. 1 (1977) 231

Pohorecky, L. A.: Stress and alcohol interaction: an update of human research. Alcohol. clin. exp. Res. 15 (1991) 438 – 459

Polaczek-Kornecki, T., T. Zelazny, Z. Walczak, S. Dendura: Experimentelle Untersuchungen über den Todesmechanismus bei akuter Alkoholvergiftung; die Rolle der Ateminsuffizienz. Anaesthesist 21 (1972) 266

Polich, J, A., D. J. Armor, H. B. Braiker: The course of Alcoholism: Four Years after Treatment. Rand, Santa Monica 1980

Polich, J. A., F. E. Bloom: Event-related brain potentials in individuals at high and low risk for developing alcoholism. Failure to replicate. Alcohol. clin. exp. Res. 12 (1988) 248 – 254

Popham, R. E., W. Schmidt, J. Lint: The effects of legal restraints on drinking. In: Kissin, B., H. Begleiter (eds.): The Biology of Alcoholism. Social Aspects of Alcoholism. Plenum, New York 1976 (S. 579 – 626)

Poppelreuter, S.: Arbeitssucht – integrative Analyse bisheriger Forschungsansätze und Ergebnisse einer empirischen Untersuchung zur Symptomatik. Wehle-Witterschlick, Bonn 1996

Preedy, V. R., C. Moniz: Auswirkungen von Alkohol auf Muskulatur und Knochen. In: Seitz, H. K., C. S. Lieber, U. A Simanowski (Hrsg.): Handbuch Alkohol, Alkoholismus, alkoholbedingte Organschäden. Barth, Leipzig 1995 (S. 449 – 472)

Price, D. P.: The economic cost of alcohol abuse and alcohol dependence: 1990. Alcohol Hlth and Res. Wld 17 (1993) 10 – 11

Pritchard, M. E., J. J. Martin: Factors associated with alcohol use in young adulthood. Subst. Use Misuse 31 (1996) 679 – 689

Prochaska, J. O., C. C. Di Clemente: Stages and processes of self-change of smoking: toward an integrative model of change. J. consult clin. Psychol. 51 (1983) 390 – 395

Radl, I.: Musiktherapeutische Studie bei Alkoholkranken. In: Kryspin-Exner, K. (Hrsg.): Die offene Anstalt für Alkoholkranke in Wien-Kalksburg. Hollinek, Wien 1967

Rado, S.: Die psychischen Wirkungen der Rauschgifte. Psyche 29 (1975) 360

Rae, J. B., A. R. Forbes: Clinical and psychometric characteristics of the wifes of alcoholics. Brit. J. Psychiat. 112 (1966) 197

Rae, J. B.: The influence of the wives on the treatment outcome of alcoholics. Brit. J. Psychiat. 120 (1972) 601

Rasch, W.: Die Unterbringungsvorausset-
zungen nach §64 STGB. Psychiat. Prax.
13 (1986) 81 – 87

Reimer, C., A. Freisfeld: Einstellungen und
emotionale Reaktionen von Ärzten gegenüber Alkoholikern. Therapiewoche
34 (1984) 3514 – 3520

Reiter, L., E. J. Brunner, S. Reiter-Theil: Von
der Familientherapie zur systemischen
Perspektive. Springer, Berlin 1988

Reker, T., B. Eikelmann, H. Folkerts: Prävalenz psychischer Störungen und Verlauf
der sozialen Integration bei wohnungslosen Männern. Gesundheitswesen 59
(1997) 79 – 82

Renfrew, J. W.: Aggression and its Causes.
Oxford University Press, London 1997

Renn, H., H. Feser: Probleme des Alkoholmißbrauchs junger Soldaten im Vergleich zu gleichaltrigen Zivilpersonen.
Wehrpsychol. Unters. 18 (1983) 1 – 180

Renn, H.: Gesellschaftliche Wurzeln der
Sucht. In: Eisenburg, I. (Hrsg.): Sucht.
Ein Massenphänomen als Alarmsignal.
Patmos, Düsseldorf 1988

Rennert, M.: Co-Abhängigkeit: Was Sucht
für die Familie bedeutet, 2. Aufl. Lambertus, Freiburg 1990

Revenstorf, D., H. Metsch: Lerntheoreti-
sche Grundlagen der Sucht. In: Feuerlein, W. (Hrsg.): Theorie der Sucht.
Springer, Berlin 1986 (S. 121 – 149)

Rice, D. P.: Economic Costs of Substance
Abuse. Substance Abuse: Nation's
Number One Health Problem. Robert
Wood Johnson Foundation, Princeton/
N. Y. 1993

Richter, G., P. G. Klemm, M. Zahn: Screen
T9: Ein 9-Item-Screening-Test für die
Unterscheidung von Alkoholabhängigen, Alkoholmißbrauchern und Nor-
maltrinkern. Sucht 3 (1994) 186 – 195

Richter, H. E.: Patient Familie – Entstehung, Struktur und Therapie von Konflikten in Ehe und Familie. rororo Sach-
buch 6772, Rowohlt, Reinbek 1972

Riedel, P., W. Ehninger: Therapiemotivation bei Alkoholikern. Diplomarbeit,
Tübingen 1979

Rogers, C. R.: Therapeut und Klient. Kindler, München 1977

Rieth, E.: Möglichkeiten und Grenzen
analytisch orientierter Psychotherapie
von Abhängigen. In: Beese, F. (Hrsg.):
Stationäre Psychotherapie. Vandenhoeck & Ruprecht, Göttingen 1978

Ringer, C., H. Küfner, K. Antons, W. Feuerlein: The N. C. A. criteria for the diagnosis of alcoholism. An empirical evaluation study. J. Stud. Alcohol 38 (1977)
1259

Rist, F., H. Watzl, R. Cohen: Versuche zur
Erfassung von Rückfallbedingungen bei
Alkoholkranken. In: Watzl, H., R. Cohen
(Hrsg.): Rückfall und Rückfallprophyla-
xe. Springer, Berlin 1989 (S. 126 – 238)

Ritson, B.: Merits of simple intervention.
In: Miller, W. R., N. Heather (eds.):
Treating Addictive Behaviors: Proces-
ses of Change. Plenum, New York 1986
(S. 375 – 387)

Robbins, L. N., W. M. Bates, P. O'Neal:
Adult drinking patterns in former pro-
blem children. In: Pittmann D. J., C. R.
Snyder (Hrsg.): Society, Culture and
Drinking Patterns. Wiley, New York
1962

Robinson, D.: The alcohologist's addiction. Some implications of having lost
control over the disease concept of alcoholism. Quart. J. Stud. Alcohol 33
(1972) 1082

Roebuck, J. B., R. G. Kessler (eds.): The
Etiology of Alcoholism. Thomas,
Springfield 1972

Rösch, C.: Der Mißbrauch geistiger Getränke in pathologischer, therapeutischer, medizinisch-polizeilicher und
gerichtlicher Hinsicht. Tübingen 1829

Rogers, C. R.: Therapeut und Klient. Kindler, München 1977

Rohsenow, D. J., M. R. O'Leary: Locus of
control research on alcoholic populations: a review I. Int. J. Addict. 13
(1978a) 55

Rohsenow, D. J., M. R. O'Leary: Locus of
control research on alcoholic populations: a review II. Relationship to other
measures. Int. J. Addict. 13 (1978b) 213

Rollnick, S., N. Heather. R. Gold, W. Hall:
Development of a short "readiness to
change" questionnaire for use in brief,
opportunistic interventions among ex-
cessive drinkers. Brit. J. Addict. 87
(1992) 743 – 754

Roman, P. M., H. M. Trice: Alcohol abuse
and work organizations. In: Kissin, B.,
H. Begleiter (eds.): Social Aspects of Alcoholism. Plenum, New York 1976 (p.
445 – 518)

Rommelspacher, H., L. G. Schmidt, H.
Helmchen: Pathobiochemie und Pharmakotherapie des Alkoholentzugssyn-

droms. Nervenarzt 62 (1991a) 649–657

Rommelspacher, H., L. G. Schmidt, T. May: Plasma norharman (ß-carboline) levels are elevated in chronic alcoholics. Alcohol. clin. exp. Res. 15 (1991 b) 553–559

Rommelspacher, H.: Das mesolimbische dopaminerge System als Schaltstelle der Entwicklung auf Aufrechterhaltung süchtigen Verhaltens. Sucht 38 (1992) 91–92

Rommelspacher, H.: Welche neurobiologischen Mechanismen erklären Aspekte süchtigen Verhaltens? In: Mann, K., G. Buchkremer (Hrsg.): Sucht. Grundlagen, Diagnostik, Therapie. Fischer, Stuttgart 1996 (S. 41–52)

Room, R., S. Bondy, J. Ferris: Drinking and risk of alcohol-related harm in a 1989 Canadian National Sample. Working Paper Toronto. Addiction Research Foundation 1994. In: Edwards, G. (Hrsg.): Alkoholkonsum und Gemeinwohl. Enke, Stuttgart 1997

Rose, G.: Strategy of prevention: lessons from cardiovascular diseases. Brit. med. J. 282 (1981) 1847–1851

Rose, R. M., J. Barret: Alcoholism-origins and outcome. Raven, New York 1988

Rose, S. D.: Group Therapy: a behavioral Approach. Prentice-Hall, Englewood Cliffs/N. J. 1977

Rost, W.-D.: Psychoanalyse des Alkoholismus. Klett, Stuttgart 1987

Rost, W.-D.: Der psychoanalytische Ansatz: die Therapie der Grundstörung. In: Scheiblich, W. (Hrsg.): Sucht aus der Sicht psychotherapeutischer Schulen. Lambertus, Freiburg 1994

Roth, J.: Entwicklung eines mehrdimensionalen Fragebogens zur psychometrischen Klassifikation des Trinkverhaltens (FTA). In: Drummer, U., J. Stoiber: Ergebnisse der 5. Arbeitstagung für Verhaltenstherapie, Berlin 1984

Rothenbacher, H., L. Truöl: Ein differentielles Behandlungsprogramm für Suchtkranke im stationären Bereich. In: Knischewski, E. (Hrsg.): Alkoholismus-Therapie. Vermittlung von Erfahrungsfeldern im stationären Bereich. Nicol, Kassel 1981

Rounsaville, B. J., K. Bryant, T. Babor, H. Kranzler, R. Kadden: Cross system agreement for substance use disorders: DSM-III-R, DSM-IV. Addiction 88 (1993) 337–348

Rubenstein, A. E., S. F. Wineapel: Acute hypokalemic myopathy in alcoholism. Arch. Neurol. 34 (1977) 553–555

Rubes, J.: Einfaches Orientierungsschema der Kurabilität des Alkoholismus. Psychiat. Neurol. med. Psychol. 19 (1969) 395

Rubin, E., A. P. Thomas: Effects of alcohol on the heart and cardiovascular system. In: Mendelson, J. M., N. K. Mello (eds.): Medical Diagnosis and Treatment of Alcoholism. McGraw-Hill, New York 1992 (263–287)

Ruf. G., F. Andritsch: Die Versorgung psycho-organisch beeinträchtigter und sonstiger sogenannter therapieresistenter Alkoholiker im Psychiatrischen Landeskrankenhaus Weinsberg. Suchtgefahren 32 (1986) 210–214

Rumpf, K. W., T. Henze, H. Kein, U. Spaar, U. Soballa, H. V. Henning, F. Scheler: Rhabdomyolyse als Komplikation des chronischen Alkoholismus. Dtsch. med. Wschr. 111 (1986) 379–382

Rumpf, U., U. Hapke, A. Erfurth, U. John: Development of a screening questionnaire for the general hospital. Medizinische Universität zu Lübeck, Klinik für Psychiatrie 1995

Ryback, R. S.: Alcohol amnesia: observations in seven drinking inpatient alcoholics. Quart. J. Stud. Alcohol 37 (1970) 40–45

Saffer, H.: Alcohol advertising bans and alcohol abuse: an international perspective. J. Hlth Econ. 10 (1991) 65–79

Salger, H. K.: Die Bedeutung des Tatzeit-Blutalkoholwertes für die Beurteilung der erheblich verminderten Schuldfähigkeit. In: von Gramm, O. F., P. Raisch, K. Tiedemann (Hrsg.): Festschrift für G. Pfeiffer. Strafrecht, Unternehmensrecht, Anwaltsrecht. Heymanns, Köln 1988 (S. 379–395)

Sanchez-Craig, M., H. M. Annis: Gamma-glutamyl transpeptidase and high density lipoproteins cholesterol in male problem drinkers: advantages of a composite index for predicting alcohol consumption. Alcoholism 5 (1981) 540

Sands, P. M., P. G. Hanson, R. B. Sheldon: Recurring themes in group psychotherapy with alcoholics. Psychiat. Quart. 41 (1967) 474

Saß, U., H.-U. Wittchen, M. Zaudig: DSM-IV. Hogrefe, Göttingen 1996

Saß, H., M. Soyka, K. Mann, W. Zieglgänsberger: Relapse prevention by acamprosate: resulte from a placebo-controlled study on alcohol dependence. Arch. gen. Psychiat. 53 (1996) 673–680

Satel, S. L., T. R. Kosten, M. A. Schuckit, M. W. Fischman: Should protracted withdrawal from drugs be included in DSM-IV? Amer. J. Psychiat. 695–704

Satir, V. M.: Conjoint Family Therapy. Science and Behavior Books, Palo Alto 1970

Satir, V.: Selbstwert und Kommunikation – Familientherapie für Berater zur Selbsthilfe. Pfeiffer, München 1975

Saunders, J. B., O. G. Aasland, T. F. Babor, J. R. de la Fuente, M. Grant: Development of the Alcohol Use Disorders Identification Test (AUDIT): WHO collaborative project on early detection of persons with harmful alcohol consumption – II. Addiction 88 (1993) 791–804

Saville, P. D.: Alcohol-related skeletal disorders. Ann. N. Y. Acad. Sci. 252 (1975) 287

Schatzkin, A., D. Y. Jones, R. N. Hoover: Alcohol consumption and breast cancer in the epidemiologic follow-up study of the first national health and nutrition examination survey. New Engl. J. Med. 316 (1987) 1169–1173

Scheller, R., W. Keller, J. Funke, M. Klein: Trierer Alkoholismus-Inventar (TAI). Suchtgefahren 30 (1984) 12–14

Scheller, R., P. Lemke, Streßbewältigungsstrategien, Kontroll- und Kompetenzüberzeugungen von Alkoholikern. Sucht 4 (1994) 232–243

Schettler, G.: Alkohol und Fettstoffwechsel. In: Seitz, H. K., C. S. Lieber, U. A. Simanowski (Hrsg.): Handbuch Alkohol, Alkoholismus, alkoholbedingte Organschäden. Barth, Leipzig 1995 (S. 149–166)

Schlüter-Dupont, L.: Alkoholismustherapie – pathogenetische, psychodynamische, klinische und therapeutische Grundlagen. Schattauer, Stuttgart 1990

Schmidt, D.: Rückfälle von als suchtkrank diagnostizierten Patienten aus systemischer Sicht. In: Körkel, J.(Hrsg.): Der Rückfall des Suchtkranken: Flucht in die Sucht? Springer, Berlin 1988 (S. 173–213)

Schmidt, H. G.: Jahrbuch 1983 zur Frage der Suchtgefahren. Neuland, Hamburg 1983

Schmidt, L. G.: Therapie Alkoholkranker in der ärztlichen Praxis. Rehabilitation 23 (1970) H.4

Schmidt, L. G., B. Müller-Oerlinghausen, M. Schlünder, M. Seidel, W. E. Platz: Benzodiazepine und Barbiturate bei chronischen Alkoholikern und Opiatabhängigen. Dtsch. med. Wschr. 11 112 (1987) 1849–1854

Schmdit, L. G.: Diagnostische Aufgaben bei Alkoholmißbrauch und -abhängigkeit. Z. klin. Psychol. 24 (1995) 98–106

Schmitz-Moormann, K.: Alkoholgebrauch und Alkoholismusgefährdung bei alten Menschen. Neuland, Hamburg 1992

Schneider, R.: Stationäre Behandlung von Alkoholabhängigen. Röttger, München 1982

Schoknecht, G., B. Kophamel-Röder, K. Fleck: Vorschlag zur Realisierung einer beweissicheren Atemalkoholmessung. Blutalkohol 28 (1991) 210–223

Scholz, E., H. C. Diener, J. Dichgans, H. D. Langohr, W. Schied, A. Schupmann: Incidence of peripheral neuropathy and cerebellar ataxia in chronic alcoholics. J. Neurol. 233 (1986) 212–217

Scholz, E., C. H. Diener: Alkoholschäden an peripheren Nerven und Kleinhirn. In: Schied, H. W., H. Heimann, K. Mayer (Hrsg.): Der chronische Alkoholismus. Fischer, Stuttgart 1989 (S. 141–154)

Scholz, H.: Das Ausfallsyndrom nach Unterbrechung der Alkoholabhängkeit. Fortschr. Neurol. Psychiat. 50 (1980) 279

Scholz, H:: Syndrombezogene Alkoholismus-Therapie. Hogrefe, Göttingen 1996

Schrappe, O.: Gewöhnung und Süchte. Nervenarzt 39 (1968) 337

Schuckit, M. A.: Drug and Alcohol Abuse. A Clinical Guide to Diagnosis and Treatment. Plenum, New York 1979

Schuckit, M. A., M. Irwin, H. I. M. Mahler: Tridimensional personality questionnaires scores of sons of alcoholic and nonalcoholic fathers. Amer. J. Psychiat. 147 (1990) 481–487

Schuckit, M. A.: Advances in understanding the vulnerability to alcoholism. In: O'Brien, C. P., J. H. Jaffe (eds.): Addictive States. Raven, New York 1992 (S. 93–108)

Schuckit, M. A.: Low level of response to alcohol as a predictor of future alcoholism. Amer. J. Psychiat. 151 (1994) 184–189

Schuckit, M. A., V. Hesselbrock, J. Tipp, R. Anthenelli, K. Bucholz, S. Radziminski: A comparison of DSM II-R, DSM IV and ICD 10 substance use disorders diagnoses in 1992 men and women subjects in the COGA study. Addiction 89 (1994) 1629–1638

Schuckit, M. A., J. E. Tipp, T. L. Smith, E. Shapiro, V. M. Hesselbrock, K. K. Bucholz, T. Reich, J. I. Nurnberger: An evaluation of type A and type B alcoholics. Addiction 90 (1995) 1189–1203

Schütz, H.: Alkohol im Blut, 2. Aufl. VCH, Weinheim 1994

von Schuler, W.: Die stationäre Versorgung Suchtkranker in Deutschland. In: Deutsche Hauptstelle gegen die Suchtgefahren (Hrsg.): Jahrbuch Sucht 91. Neuland, Hamburg 1990 (S. 149–156)

Schulteis, G., G. Koob: Dark site of drug dependence. Nature 371 (1994) 108–109

Schulz, V., K.-H. Schnabel, W. Erdmann: Die Alkoholintoxikation. Erkennung und Abgrenzung gegenüber anderen Vergiftungen. In: Frey, R. (Hrsg.): Die Alkoholvergiftung. Springer, Berlin 1976

Schulz, W.: Ansatz einer Theorie sozialen Trinkens. In: Antons, K., W. Schulz (Hrsg.): Normales Trinken und Suchtentwicklung. Hogrefe, Göttingen 1976 (S. 158–166)

Schulz, W.: Theorien zum Alkoholtrinken. In: Antons, K., W. Schulz (Hrsg.): Normales Trinken und Suchtentwicklung. Hogrefe, Göttingen 1976 (S. 38–48)

Schulz, W.: Therapeut-Patient-Beziehung. In: Linden, M., M. Hautzinger (Hrsg.): Verhaltenstherapie. Springer, Berlin 1993 (S. 15–20)

Schuntermann, F.: Zum Begriff der Rehabilitationswissenschaften und den sich hieraus ergebenden Forschungsfeldern. Kongreßbericht zum Bundeskongreß für Rehabilitation „Rehabilitation – Zukunft 2000 ", Düsseldorf 1991

Schwabe, C.: Regulative Musiktherapie, Thieme, Leipzig 1987

Schwarzer, R., A. Leppin: Sozialer Rückhalt, Krankheit und Gesundheitsverhalten. In: Schwarzer, R. (Hrsg.): Gesundheitsphychologie. Hogrefe, Göttingen 1990

Schweizerische Fachstelle für Alkohol- und andere Drogenprobleme: Zahlen und Fakten zu Alkohol- und Drogenproblemen. Lausanne 1985/86

Schwoon, D. R., G. Saake: Female alcoholism: approaches towards a differential diagnosis. Europ. Addict. Res. 3 (1997) 11–21

Schwoon, D. R.: Motivationsbehandlung bei Alkoholkranken. In: Schwoon, D. R., M. Krausz (Hrsg.): Suchtkranke: die ungeliebten Kinder der Psychiatrie. Enke, Stuttgart 1990 (S. 166–181)

Searles, J. S.: Verhaltensgenetische Forschungen zum Risikofaktor Alkoholismus bei Kindern von Alkoholabhängigen. In: Appel, C. (Hrsg.): Kinder alkoholabhängiger Eltern. Ergebnisse der Suchtforschung. Lambertus, Freiburg 1994 (S. 180–121)

Seitz, H. K., C. S. Lieber, U. A. Simanowski: Handbuch Alkohol, Alkoholismus, alkoholbedingte Organschäden. Barth, Leipzig 1995

Sellers, E. M., H. Kalant: Alcohol intoxication and withdrawal. New Engl. J. Med. 294 (1976) 757–762

Selzer, M. L.: Michigan Alcoholism Screening Test (MAST): preliminary report. Univ. Mich. med. Center J. 33 (1967) 58–63

Selzer, M. L.: The Michigan Alcoholism Screening Test: the quest for a new diagnostic instrument. Amer. J. Psychiat. 127 (1971) 1653–1658

Seppä, K., R. Mäkelä: Heavy drinking in hospital patients. Addiction 88 (1993) 1377–1382

Shandling, M., P. L. Carlen, A. E. Lang: Parkinsonism in alcohol withdrawal: a follow-up study. Mov. Disord. 5 (1990) 36–39

Shaw, J. M., G. S. Kolesar, E. M. Sellers, H. L. Kaplan, P. Sandor: Development of optimal treatment tactics for alcohol withdrawal. Clin. Pharmacol. Ther. (1981) 822–826

Sher, K. J.: Stress response dampening. In: Blane, H. T., K. E. Leonard (Hrsg.): Psychological Theories of Drinking and Alcoholism. Guilford Press, New York 1987 (p. 227–264)

Sher, K. J., K. S. Walitzer, P. K. Wood, E. E. Brent: Characteristics of children of alcoholics: substance use and abuse and psychopathology. J. abnorm. Psychol. 100 (1991) 427–448

Shields, J.: Genetics and alcoholism. In: Edwards, G., M. Grant (eds.): Alcoholism. Croom Helm, London 1977 (p. 117 – 135)

Shiffman, W., T. A. Wills (eds.): Coping and Substance Use. Academic Press, New York 1985

Shippenberg, T. S., A. Herz: Motivational effects of opioids II: involvement of the mesolimbic dopamine system. Naunyn-Schmiedeberg's Arch. Pharmacol., Suppl. 341 (1990) 367

Sieber, M.: Drogenkonsum: Einstieg und Konsequenzen. Huber, Bern 1993

Siggins, G. R.: Cyclic nucleotides in the development of alcohol tolerance and dependence: a commentary. Drug Alcohol Depend. 4 (1979) 307

Silbereisen, R. K., K. Eyferth: Der Berliner Jugendlängsschnitt. Projekt „Jugendentwicklung und Drogen", Dritter Fortsetzungsantrag an die Deutsche Forschungsgemeinschaft. In: Silbereisen, R. K., H. Eyferth (Hrsg.): Berichte aus der Arbeitsgruppe Tudrop Jugendforschung, 50/85. Technische Universität, Berlin 1985

Silbereisen, R. K., P. Kastner: Entwicklungstheoretische Perspektiven für die Prävention des Drogengebrauchs Jugendlicher. In: Brandstätter, J., H. Gräser (Hrsg.): Entwicklungsberatung unter dem Aspekt der Lebensspanne. Hogrefe, Göttingen 1985 (S. 83 – 102)

Silverstein, S. J., P. E. Nathan, U. A. Taylor: Blood alcohol level estimation and controlled drinking by chronic alcoholics. Behav. Res. Ther. 5 (1974) 1

Simon, L., H. Michel, F. Blotman: Osteonécrese, éthylisme et stéatose hépatique. Rev. Rhum. 42 (1975) 103

Simon, R., C. Lehnitzk-Keiler: Jahresstatistik der professionellen Suchtkrankenhilfe (Daten aus EBIS und SEDOS 1994). In: Deutsche Hauptstelle gegen die Suchtgefahren: Jahrbuch Sucht '96. Neuland, Geesthacht 1995

Simon, R., M. Tauscher, A. Gessler: Suchtbericht Deutschland 1997. Schneider, Baltmannsweiler 1997 (S. 233 – 244)

Singer, M. V.: Pankreas und Alkohol. Schweiz. med. Wschr. 115 (1985) 973

Skinner, H. A., S. Holt, B. A. Allen, H. Haakonson: Correlation between medical and behavioral data in the assessment of alcoholism. Alcohol. clin. exp. Res. 4 (1980), 371 – 377

Skinner, H. A., S. Holt, W. J. Sheu, Y. Israel: Clinical vs. laboratory detection of alcohol abuse: the alcohol clinical index. Brit. med. J. 292 (1986) 1703 – 1708

Slavson, S. R.: Analytische Gruppenpsychotherapie. Theorie und praktische Anwendung. Fischer, Frankfurt 1977

Sobell, L. C., M. B. Sobell: Self-report issues in alcohol abuse: state of the art and future directions. Behav. Assessm. 12 (1990) 91 – 106

Sobell, L. C., M. B. Sobell. Timeline followback: a technique for assessing self-reported alcohol consumption. In: Litten, R. Z., J. P. Allen (eds.): Measuring Alcohol Consumption. Humana Press, Totowa/N. J. 1992 (S. 41 – 72)

Sobell, M. B., L. C. Sobell: Controlled drinking after 25 years: How important was the great debate? Addiction 90 (1995) 1149 – 1153

Soeder, M.: Abhängigkeit und Sucht. In: Platt, D. (Hrsg.): Handbuch der Gerontologie, Bd. V. Neurologie und Psychiatrie. Stuttgart 1995

Soyka, M., W. Lutz, G. Kauert, A. Schwarz: Epileptic seizures and alcohol withdrawal: significance of additional use (and misuse) of drugs and electroencephalographic findings. J. Epilepsy 2 (1989) 109 – 113, 163 – 174

Soyka, M.: Sucht und Schizophrenie. Nosologische, klinische und therapeutische Fragestellungen. 1. Alkoholismus und Schizophrenie. Fortschr. Neurol. Psychiat. 62 (1994) 71 – 87

Soyka, M.: Wirksamkeit von Acamprosat in der Rückfallprophylaxe der Alkoholabhängigkeit. Nervenheilkunde 14 (1995 a) 83 – 86

Soyka, M.: Die Alkoholkrankheit – Diagnostik und Therapie. Chapman & Hall, Weinheim 1995 b

Soyka, M.: Die Alkoholhalluzinose – Pathophysiologie, Klinik und Therapie, Nervenarzt 67 (1996) 891 – 895

Soyka, M., M. Hollweg, D. Naber: Alkohol und Depression. Nervenarzt 67 (1996) 891 – 895

Soyka, M., G. Kotter, U. Preuß, C. Schütz: Pharmakotherapie der Alkoholabhängigkeit. Med. Mschr. Pharm. 12 (1996) 359 – 364

Soyka, M.: Alkoholismus – eine Krankheit und ihre Therapie. Wissenschaftliche Verlagsgesellschaft, Stuttgart 1997 a

Soyka, M.: Anti-craving drugs in substance abuse: recent advances and future possibilities. CNS Drugs (in press)

Soyka, M.: Psychopharmaka bei Alkoholabhängigkeit. In: Soyka, M., H. J. Möller (Hrsg.): Alkoholismus als psychische Störung. Springer, Berlin (1997b)

Soyka, M., C. Kirchmayer, G. Kotter, C. John, E. Löhnert, H.-J. Möller: Neue Möglichkeiten der Therapie und Rehabilitation alkoholabhängiger Patienten. Fortschr. Neurol. Psychiat. 65 (1997) 407–412

Spanagel, R., W. Zieglgänsberger: Alkohol und neuronale Plastizität: Interaktion von Alkohol mit opioidergen und glutamatergen Systemen. In: Mann, K., G. Buchkremer (Hrsg.): Sucht. Grundlagen, Diagnostik, Therapie. Fischer, Stuttgart, 1996 (S. 53–66)

Speckens, A. E., T. J. Heeren, H. G. Rooijmans: Alcohol abuse among elderly patients in a general hospital as identified by the Munich Alcoholism Test. Acta psychiat. scand. 83 (1991) 460–462

Spitzer, R. L., J. B. W. Williams, M. Gibbon: Structured Clinical Interview for DSM-III-R Interview and Manual. New York State Psychiatric Institute, Biometrics Research, New York 1987. Deutsche Ausgabe: Wittchen, H. U., M. Zaudig, E. Schramm, P. Spengler, W. Mombour, J. Klug, R. Horn: Strukturiertes Klinisches Interview für DSM-III-R-Interviewheft. Beltz, Weinheim 1990

Spode, H.: Die Macht der Trunkenheit. Lerke & Büdrich, Opladen 1993

Stamm, D., E. Hansert, W. Feuerlein: Detection and exclusion of alcoholism in men on the basis of clinical chemical findings. J. clin. Chem. clin. Biochem. 22 (1984) 79–96

Statistisches Bundesamt: Statistisches Jahrbuch für die Bundesrepublik Deutschland. Kohlhammer, Stuttgart 1993

Steiner, C. M.: Games Alcoholics Play. Ballantine, New York 1971

Steingass, H.-P.: Kognitive Funktionen Alkoholabhängiger. Neuland, Geesthacht 1994

Steinglass, P.: Family therapy in alcoholism. In: Kissin, B., H. Begleiter (Hrsg.): The Biology of Alcoholism, vol. V. Plenum, New York 1977 (p. 259)

Steinglass, P.: The role of alcohol in family system. In: Oxford, J., J. Harwin (eds.): Alcohol and the family. Croom Helm, London 1982 (p. 127)

Steinglass, P.: Ein lebensgeschichtliches Modell der Alkoholismusfamilie. Familiendynamik 8 (1983a) 69–91

Steinglass, P.: Familientherapie mit Alkoholabhängigen: ein Überblick. In: Kaufman, E., P. N. Kaufman (Hrsg.): Familientherapie bei Alkohol- und Drogenabhängigkeit. Lambertus, Freiburg 1983b (S. 165)

Stephan, E.: Leistungsmindernde Suchtstoffe im Straßenverkehr. In: Deutsche Hauptstelle gegen die Suchtgefahren (Hrsg.): Jahrbuch Sucht 1991. Neuland, Hamburg 1990 (S. 103–114)

Stephan, E.: Leistungsmindernde Suchtstoffe im Straßenverkehr. In: Jahrbuch Sucht 1991. Neuland, Geesthacht 1991 (S. 103–114)

Stetter, F., P. Kühnel, S. Zähres, B. Kapp, K. Mann: Therapiemotivation ist ein erreichbares Ziel qualifizierter Entzugsbehandlung Alkoholkranker. Bewertungen des Therapieprogramms durch die Patienten und Ergebnisse einer Katamnese nach sechs Monaten. In: Fleischmann, H., H. E. Klein (Hrsg.): Behandlungsmotivation – Motivationsbehandlung. Lambertus, Freiburg 1995 (S. 17–28)

Stibler, H.: Carbohydrate, deficient transferrin (CDT) in serum: a new marker of potentially harmful consumption reviewed. Clin. Chem. 37 (1991) 2029–2037

Stierlin, H.: Von der Psychoanalyse zur Familientherapie. Klett, Stuttgart 1975

Stimmer, F.: Jugendalkoholismus. Duncker & Humblot, Berlin 1978

Stimmer, F.: Familiensoziologische Aspekte der Alkoholismusgenese bei Jugendlichen. In: Stimmer, F. (Hrsg.): Alkoholabhängigkeit. Soziologenkorrespondenz, Bd. VI. Sozialforschungsinstitut München, München 1979

Stinson, F., S. F. De Bakey: Alcohol-related mortality in the United States 1979–1988. Brit. J. Addict. 87 (1992) 777–783

Stockwell, T., R. Hodgson, G. Edwards, C. Taylor, H. Rankin: The development of a questionnaire to measure severity of alcohol dependence. Brit. J. Addict. 74 (1979) 79

Stone, A. A., S. Lennox, J. M. Neale: Daily coping and alcohol use in a sample of community adults. In: Shiffman, S., T. Ashby Wills: Coping and Substance Use. Academic Press, Orlando 1985 (pp. 199–220)

Strasser, R. H., B. Rauch, W. Kübler: Alkohol und kardiovaskuläres System. In: Seitz, H. K., C. S. Lieber, U. A. Simanowski (Hrsg.): Handbuch Alkohol, Alkoholismus, alkoholbedingte Organschäden. Barth, Leipzig 1995 (S. 407–426)

Süß, H.-M.: Evaluation von Alkoholismustherapie. Huber, Bern 1988

Süß, H.-M.: Zur Wirksamkeit der Therapie bei Alkoholabhängigen: Ergebnisse einer Meta-Analyse. Psychol. Rdsch. 46 (1995) 248–266

Sullivan, J. T., K. Sykora, J. Schneiderman, C. A. Naranjo, E. M. Sellers: Assessment of alcohol withdrawal: the revised clinical institute withdrawal assessment for alcohol scale (CIWA-Ar). Brit. J. Addict. 84 (1989) 1353–1357

Suter, P. M.: Alkohol-Toxizität und Ernährung. In: Seitz, H. K., C. S. Lieber, U. A. Simanowski (Hrsg.): Handbuch Alkohol, Alkoholismus, alkoholbedingte Organschäden. Barth, Leipzig 1995 (325–348)

Szasz, T. S.: Bad habits are not diseases. A refutation of the claim that alcoholism is a disease. Lancet 1972/II, 83

Tabakoff, B.: Neurobiological theories of alcoholism. Addiction Research Foundation 1983 (p. 2–66)

Tallaksen, C. M. E., T. Bohmer, H. Bell: Blood and serum thiamin and thiamin phosphate esters concentrations in patients with alcohol dependence syndrome before and after thiamin treatment. Alcohol. clin. exp. Res. 16 (1992) 320–325

Tarter, R. E., H. McBride, R. N. Nancy, D. Bounparte, U. Schneider: Differentiation of alcoholics. Arch. gen. Psychiat. 34 (1977) 761–768

Tarter, R. E., K. L. Edwards: Vulnerability to alcohol and drug abuse: a behavoir-genetic view. J. Drug Issues 17 (1987) 67–81

Tasseit, S.: Ambulante Suchttherapie. Neuland, Geesthacht 1992

Tauscher, M., R. Simon, I. Helas, B. Hüllinghorst, B. Schmidtobreick, G. Bühringer: Erweiterte Jahresstatistik 1994 der ambulanten Beratungs- und Behandlungsstellen für Suchtkranke in der Bundesrepublik Deutschland. EBIS-Berichte 1995, EBIS, Hamm 1995

Tauscher, M., R. Simon, R. Hüllinghorst, G. Bühringer, I. Helas, B. Schmidtobreick: Erweiterte Jahresstatistik 1995 der ambulanten Beratungs- und Behandlungsstellen für Suchtkranke in der Bundesrepublik Deutschland (Tabellenband). EBIS, Hamm 1996

Temple, M. T., E. V. Leino: Long-term outcomes of drinking: a 20-year longitudinal study of men. Brit. J. Addict. 84 (1989) 889–899

Temple, M. T., K. M. Fillmore, E. Hartka, B. M. Johnstone, E. Leino, M. Motoyoshi: A meta-analysis of marital and employment status as predictors of alcohol consumption on a typical occasion. Brit. J. Addict. 86 (1991) 1269–1281

Teschke, R., C. S. Lieber: Alkohol und Organschäden. Witzstrock, Baden-Baden 1981

Teyssen, S., M. V. Singer: Wirkung von Alkohol und alkoholischen Getränken auf den Magen und das Pankreas. Klinikarzt 7/8 (1996) 209–215

Thaler, H.: Voraussetzungen für den alkoholischen Leberschaden. Therapiewoche 27 (1977) 6580

von Thiel, D. H., J. S. Gavaler, J. M. Little, R. Lester: Alcohol: its effect on the kidney. In: Gross, M. M. (ed.): Advances in Experimental Medicine and Biology, vol. IIIa. Plenum, New York 1977 (p. 449–458)

Topel, H.: Endogene Opioide und Alkoholismus. In: Schied, H. W., H. Heimann, K. Mayer (Hrsg.): Der chronische Alkoholismus. Fischer, Stuttgart 1989 (S. 185–202)

Topel, H.: Perspektiven der Alkoholismusforschung der 90er Jahre. Suchtgefahren 36 (1990) 91–96

Torvik, A., C. F. Lindboe, S. Rodge: Brain lesions in alcoholics. A neuropathological study with clinical correlations. J. neurol. Sci. 56 (1982) 233–248

Tretter, F., H. Küfner: Netzwerke der Sucht. Psycho 18 (1992) Suppl.

Trotter, T.: Über die Trunkenheit und deren Einfluß auf den menschlichen Körper (deutsch von J. E. Hofbauer)., o. Jahr

Tsai, G., D. R. Gastfriend, J. T. Coyle: The glutamateric basic of human alcoholism. Amer. J. Psychiat. 152 (1995) 332–340

Tsuang, M. T., M. R. Irving, T. L. Smith, M. A. Schuckit: Characteristics of men with alcohol hallucinosis. Addiction 89 (1994) 73–78

Turner, C.: How much is a "standard drink"? Analysis of 125 studies. Brit. J. Addict. 189 (1990) 1171 – 1175

Uhl, A., A. Springer: Studie über den Konsum von Alkohol und psychoaktiven Stoffen in Österreich unter Berücksichtigung problematischer Gebrauchsmuster. Bundesministerium für Gesundheit und Konsumentenschutz, Wien 1996

Ullrich-De Muynck, R., R. Ullrich: Der Unsicherheitsfragebogen. Pfeiffer, München 1977

Umbricht-Schneider, A., P. Santora, R. D. Moore: Alcohol abuse: comparison of two methods for assessing its prevalence and associated morbidity in hospitalized patients. Amer. J. Med. 91 (1991) 110 – 118

Vaillant, G. E.: The Natural History of Alcoholism. Harvard University Press, Cambridge/Mass. 1983

Vaillant, G. E.: Was können wir aus Langzeitstudien über Rückfall und Rückfallprophylaxe bei Drogen- und Alkoholabhängigen lernen? In: Watzl, H., R. Cohen (Hrsg.): Rückfall und Rückfallprophylaxe. Springer, Berlin 1989 (S. 29 – 52)

Vaillant, G. E.: A long-term-follow-up of male alcohol abuse. Arch. gen. Psychiat. 53 (1996) 243 – 249

Velleman, R.: Counselling for Alcohol Problems. Sage Publications, London 1992 a

Velleman, R.: Intergenerational effects – a review of environmentally oriented studies concerning the relationship between parental alcohol problems and family disharmony in the genesis of alcohol and other problems. II: The intergenerational effects of family disharmony. Int. J. Addict. 27 (1992 b), 367 – 389

Veltrup, C.: Stationäre Motivationstherapie bei Alkoholabhängigen. Therapiewoche 24 (1993) 1424 – 1425

Veltrup, C., M. Driessen: Erweiterte Entzugsbehandlung für alkoholabhängige Patienten in einer psychiatrischen Klinik. Sucht 39 (1993) 168 – 171

Veltrup, C.: Erfassung des „Craving" bei Alkoholabhängigen mit Hilfe eines neuen Fragebogens (Lübecker Craving-Risiko-Rückfall-Fragebogen). Wien. klin. Wschr. 106 (1994) 75 – 79

Veltrup, C.: Strukturierte Motivationstherapie bei Alkoholabhängigen: Das Lübecker Behandlungsmodell. In: Fleischmann, H., H. E. Klein (Hrsg.): Behandlungsmotivation, Motivationsbehandlung – Suchtkranke im Psychiatrischen Krankenhaus. Lambertus, Freiburg 1995 (S. 29 – 42)

Veltrup, C., T. Wetterling: Die psychometrische Erfassung des Craving bei entzugsbehandelten Alkoholabhängigen. In: Mann, K., G. Buchkremer (Hrsg.): Sucht – Grundlagen, Diagnostik, Therapie. Fischer, Stuttgart 1996 (S. 195 – 202)

Verstege, R.: Aktuelle Rahmenbedingungen adapitver Maßnahmen und deren Auswirkungen. In: Fachverband Sucht (Hrsg.): Sucht und Erwerbsfähigkeit. Neuland, Geesthacht 1996 (S. 181 – 190)

Victor, M., R. D. Adams: The effect of alcohol upon the nervous system. Res. Publ. Ass. nerv. ment. Dis. 32 (1953) 526 – 573

Victor, M., R. D. Adams, G. H. Collins: The Wernicke-Korsakoff-Syndrome. A Clinical and Pathological Study of 245 Patients with Postmortem Examination. Davis, Philadelphia 1971

Victor, M.: The effects of alcohol on the nervous system. In: Mendelson, J. H., N. K. Mello (eds.) Medical Diagnosis and Treatment of Alcoholism. McGraw-Hill, New York (pp. 201 – 262)

von Villiez, T.: Sucht und Familie. Springer, Berlin 1986

Vogler, R. E., S. E. Lunde, G. R. Johnson, P. L. Martin: Electrical aversion conditioning with chronic alcoholics. J. consult clin. Psychol. 34 (1970) 302

Vogt, I.: Alkoholikerinnen – eine qualitative Interviewstudie. Lambertus, Freiburg 1986

Volk, B.: Klinisch neuropathologische Befunde und experimentelle Untersuchungen zur Alkoholembryopathie. In: F. Majewski: Die Alkoholembryopathie. Umwelt & Medizin, Frankfurt 1987 (S. 89 – 101)

Volkow, N. D., R. Hitzemann, A. P. Wolf, J. Logan, J. S. Fowler, D. Christmann, S. L. Dewey, D. Schleger, G. W. Burr, S. Skun, J. Hirschowitz: Acute effects of ethanol on regional brain glucose metabolism and transport. Psychiat. Res. Neuroimag. 35 (1990) 39 – 48

Volpicelli, J. R., A. L. Alterman, M. Hayashida, C. P. O'Brian: Naltrexone in the treatment of alcohol dependence. Arch. Neurol. 19 (1992) 603 – 617

Wagner, H.-B.: Internationale Erfahrungen mit tagesklinischer Suchtbehandlung. In: Wagner, H.-B., M. Krausz, D. R. Schwoon: Tagesklinik für Suchtkranke. Lambertus, Freiburg 1996

Wagner, H.-B., M. Krausz, D. R. Schwoon: Tagesklinik für Suchtkranke. Lambertus, Freiburg 1996

Wagner, K., H. J. Wagner: Mißbrauch und Sucht im Hinblick auf den Verkehr. In: Laubenthal, F. (Hrsg.): Sucht und Mißbrauch. Thieme, Stuttgart 1975

Wallgren, H., H. Barry: Actions of Alcohol, vol. I: Biochemical, Physiological and Psychological Aspects. Elsevier, Amsterdam 1970 a

Walter, E., H. E. Blum, P. Meier, M. Huonker, M. Schmid, K. P. Maier, W. B. Offensperger, S. Offensperger, W. Gerok: Hepatocellular carcinoma in alcoholic liver disease: no evidence for a pathogenetic role of hepatitis B virus infection. Hepatology 8 (1988) 745 – 748

Walton, G.: Smoking and alcoholism. A brief report. Amer. J. Psychiat. 128 (1972) 1455 – 1459

Wanberg, K. W., J. L. Horn, F. M. Foster: A differential assessment model for alcoholism. The scales of the alcohol use inventory. J. Stud. Alcohol 38 (1977) 512

Wanke, K.: Zur Psychologie der Sucht. In: Kisker, K. P., H. Lauter, I.-E. Meyer, C. Wanke, K., K.-L. Täschner: Rauschmittel. Enke, Stuttgart 1985

Wanke, K., K.-L. Täschner: Rauschmittel – Drogen – Medikamente – Alkohol. Enke, Stuttgart 1985

Wanke, K.: Zur Psychologie der Sucht. In: Kisker, K. P., H. Lauter, I.-E. Meyer, C. Müller, E. Strömgren (Hrsg.): Psychiatrie der Gegenwart, Bd. III. Springer, Berlin 1987

Watson, C. G., M. Hancock, P. Maloyrg, L. P. Gearhart, M. Raden: A 48-week natural history follow-up of alcoholics who do and do not engage in limited drinking after treatment. J. nerv. med. Dis. 184 (1996) 623 – 725

Watson, R. R.: Ethanol, immunomodulation and cancer. Progr. Food Nutr. Sci. 12 (1988) 189 – 209

Watzl, H.: Die Vorhersage des Behandlungserfolges bei alkoholkranken Frauen – eine empirische Untersuchung. Röttger, München 1986

Watzl, H., F. Rist: Vorher und Nachher: Behandlungskomponenten aus der Sicht alkoholkranker Frauen. Suchtgefahren 33 (1987) 177 – 186

Watzl, H., R. Cohen: Rückfall und Rückfallprophylaxe. Springer, Berlin 1989

Watzl, H.: Präventive Ansätze zur Verhinderung von Alkoholmißbrauch. Gesundheitswesen 58 (1996) 63 – 67

Way, E. L., A. Herz: Biochemie des Morphins und morphinähnliche Substanzen. In: W. Steinbrecher, H. Solms (Hrsg.): Sucht und Mißbrauch, 2. Aufl. Thieme, Stuttgart 1975

Weber, A.: Laufen als Behandlungsmethode – eine experimentelle Untersuchung an Alkoholabhängigen in der Klinik. Suchtgefahren 4 (1984) 160 – 233

Weber, A., M. Keßler: Zur Struktur und Entwicklung des Verbrauchs alkoholischer Getränke in Deutschland von 1850 bis 1984. AID Verbraucherdienst 32 (1987) 95 – 103

Weber, I.: Dringliche Gesundheitsprobleme der Bevölkerung in der Bundesrepublik Deutschland. Nomos, Baden-Baden 1990

Wegmann, T., W. Geiser: Dupuytrensche Kontraktur der Hand als internistisches Problem. Untersuchung zur Ätiologie. Helv. med. Acta 1 (1964) 27

Wegscheider, S.: Es gibt doch eine Chance. Hoffnung und Heilung für die Alkoholikerfamilie. Wildberg 1988

Weiner, H.: Treating the alcoholic with psychodrama. Group Psychother. 18 (1965) 27

Weisberg, L. A.: Alcoholic intracerebral hemorrhage. Stroke 19 (1988) 1565 – 1569

Weiss, R. L.: Strategic behavioral marital therapy: toward a model for assessment and intervention. In: Vincent, J. P. (ed.): Advances in Family Intervention, Assessment and Theory, vol. I. JAI Press, Greenwich 1980 (p. 229)

Wessel, K.: Symptomatologie der Alkoholfolgekrankheiten. In: Schied, H. W., H. Heimann, K. Mayer (Hrsg.): Der chronische Alkoholismus. Fischer, Stuttgart 1989 (S. 95 – 102)

West, M. O., R. J. Prinz: Parental alcoholism and childhood psychopathology. Psychol. Bull. 102 (1987) 204 – 218

Wetterling, T.: Delir – der Stand der Forschung. Fortschr. Neurol. Psychiat. 62 (1994) 280 – 289

Whang, R., M. Ryan, J. K. Aikawa: Delirium tremens, a clinical example of cation pump failure? Amer. J. clin. Nutr. 27 (1974) 447

Whitworth, A. B., F. Fischer, O. M. Lesch, A. Nimmerrichter, H. Oberbauer, T. Platz, A. Potgieter, H. Walter, W. W. Fleischhacker: Comparison of acamprosate and placebo in long-term treatment of alcohol dependence. Lancet 347 (1996) 1438 – 1442

Wiedehage, P., R. Goepper, L. Klein, J. Lee-Kalisch: Das alte China. Katalog zur Ausstellung. Kulturstiftung, Köln 1994

Wienberg, G.: Die vergessene Mehrheit. Psychiatrie-Verlag, Bonn 1992

Wienberg, G.: Struktur und Dynamik der Suchtkrankenversorgung. In: Wienberg, G. (Hrsg.): Die vergessene Mehrheit. Zur Realität der Versorgung alkohol- und medikamentenabhängiger Menschen. Psychiatrie-Verlag, Bonn 1992

Wiesbeck, G., J. Böning: Dopaminerge Aktivität und verhaltensbiologische Persönlichkeitsmerkmale Alkoholabhängiger im „drug challenge"-Paradigma. In: Mann, K., G. Buchkremer (Hrsg.): Sucht, Grundlagen, Diagnostik, Therapie. Fischer, Stuttgart 1996

Wieser, S.: Die Persönlichkeit des Alkoholtäters. Kriminalbiologische Gegenwartsfragen. Vortrag XII. Tagung der Kriminalbiologischen Gesellschaft, Heidelberg 1963

Wieser, S.: Familienstruktur und Rollendynamik von Alkoholikern. In: Kisker, K. P., J. E. Meyer, M. Müller, E. Strömgren (Hrsg.): Psychiatrie der Gegenwart, Bd. II/2. Springer, Berlin 1972a

Wieser, S.: Das Trinkverhalten der Deutschen. Eine medizinsoziologische Untersuchung. Nicolai, Herford 1972b

Wieser, S., W. Feuerlein: Über die Prävalenz des Alkoholismus (Alkoholmißbrauch und Alkoholabhängigkeit) im Bundesland Bremen. Fortschr. Neurol. Psychiat. 44 (1976a) 447 – 461

Wiesner, G.: Alkoholassoziierte Mortalität. Robert-Koch-Institut, Berlin 1995 (S. 355 – 384)

Willi, J.: Therapie der Zweierbeziehung. Rowohlt, Reinbek 1978

Wilson, C., J. Orford: Children of alcoholics; report of a preliminary study and comments on the literature. J. Stud. Alcohol 39 (1978) 121

Wilson, J. R., C. T. Nagoshi: Adult children of alcoholics: cognitive and psychomotor characteristics. Brit. J. Addict. 83 (1978) 809 – 820

Winick, C.: Rollentheorie, Zugang und Einstellung gegenüber Drogen. In: Lettieri, D. J., R. Welz (Hrsg.): Drogenabhängigkeit. Beltz, Weinheim 1983 (S. 246 – 255)

Winokur, G.: Genetic findings and methodological considerations in manic-depressive disease. Brit. J. Psychiat. 117 (1970) 267 – 274

Winokur, G., T. Reich, J. Rimmer, F. N. Pitts: Alcoholism III: diagnosis and familial psychiatric illness in 259 alcoholic probands. Arch. gen. Psychiat. 23 (1970) 104

Winslow, W., K. Hayes, L. Prentice, W. E. Powles, W. Seeman, W. D. Ross: Some economic estimates of job disruption. Arch. environ. Hlth 13 (1966) 213

Winton, M., N. Heather, I. Robertson: Effects of unemployment on drinking behavior: a review of the relevant evidence. Int. J. Addict. 21 (1986) 1261 – 1283

Witter, H.: Die Beurteilung Erwachsener im Strafrecht. In: Göppinger, H., H. Witter (Hrsg.): Handbuch der forensischen Psychiatrie, Bd. II. Springer, Berlin 1972

Wöhrle, W.: Gruppenpsychotherapie, Soziometrie und Psychodrama nach J. L. Moreno in der Arbeit mit Suchtkranken. In: Sucht aus der Sicht psychotherapeutischer Schulen. Lambertus, Freiburg 1994 (S. 65 – 87)

Wohlfarth, R.: Das 4-Schritte-Verfahren der stationären Bearbeitung von Alkoholrückfällen: praktische Anwendung, Probleme und Perspektiven (J. Körkel, M. Wernado, R. Wohlfahrt): Neuland, Geesthacht 1995

Wolf, P. A., P. Odell, E. J. Belanger, D. Holges, W. B. Kannel: Alcohol consumption as a risk factor for stroke. The Framingham Study. Ann. Neurol. 24 (1988) 177

Wolffgramm, J., A. Heyne: Kontrollierte Substanzeinnahme versus Abhängigkeit: Die Entwicklung einer Sucht im Tiermodell. Sucht 38 (1992) 93 – 96

Wolffgramm, J.: Die Bedeutung der Grundlagenforschung für die Behandlung von Abhängigen. In: Mann, K., G. Buchkremer (Hrsg.): Sucht, Grundlagen, Diagnostik, Therapie. Fischer, Stuttgart 1996 (S. 3 – 18)

Wolpe, J.: Psychotherapy by reciprocal inhibition. Stanford University Press, 1958

Wolpe, J.: Some methods of behavior therapy. In: Camarillo State Hospital Mimeograph Report: Behavior Therapy and Theory in 1966. Camarillo State Hospital, Camarillo 1966

Wood, H. P., E. L. Duffy: Psychological factors in alcoholic women. Amer. J. Psychiat. 123 (1966) 431

World Health Organization: WHO Expert Committee on dependence-producing drugs. WHO techn. Rep. Ser. 48. WHO, Genf 1952

World Health Organization: WHO Expert Committee on dependence-producing drugs. WHO techn. Rep. Ser. 312. WHO, Genf 1965

World Health Organization: Techn. Rep. EURO 5428 I. WHO, Copenhagen 1973

World Health Organization: Composite International Diagnostik Interview (CIDI). Genf 1990

Worner, T. M., B. Zeller, H. Schwarz, F. Zwas, D. Lyon: A puncture fails to improve treatment outcome in alcoholics. Drug Alcohol Depend. 30 (1992) 169–173

Wünschmann, B.: Alkohol. In: Deutsche Hauptstelle gegen die Suchtgefahren (Hrsg.): Jahrbuch Sucht '91. Neuland, Geesthacht 1990 (S. 19–29)

Wüthrich, P.: Zur Soziogenese des chronischen Alkoholismus. In: Ritzel, G. (Hrsg.): Sozialmedizinische und pädagogische Jugendkunde. Karger, Basel 1974

Wurmser, L.: Drug abuse: nemesis of psychiatry. Int. J. Psychiat. 10 (1972) 94

Yalom, I.: Gruppenpsychotherapie. Kindler, München 1974

Zähres, S., F. Stetter, K. Mann: Behandlungskomponenten einer Entgiftungs- und Motivationstherapie aus der Sicht der Alkoholkranken. Sucht 5 (1993) 332–342

Zeisel, B.: Die Behandlung hirnorganisch abgebauter krankheitsuneinsichtiger Alkoholiker. Psychiat. Prax. 4 (1977) 108

Zemlin, U.: Indikationskriterien für ambulante und/oder stationäre Therapie. In: Fachverband Sucht (Hrsg.): Ambulante und stationäre Suchttherapie. Neuland, Geesthacht 1993

Zemlin, U., F. Herder: Ergebnisse der summativen und differentiellen Evaluation eines individualisierten stationären Behandlungsprogrammes für Alkohol- und Medikamentenabhängige. Prax. klin. Verhaltensmed. Rehab. 7 (1994) 128–200

Zerbin-Rüdin, E.: Genetik und pränatale Einflüsse. In: Feuerlein W. (Hrsg.): Theorie der Sucht. Springer, Berlin 1986 (S. 193–204)

Ziegler, B., S. Grub-Seyer, G. Huber: Schlafstörungen bei Alkoholabhängigen. Polysomnographische und computertomographische Untersuchungen. Nervenheilkunde 11 (1992) 298–305

Ziegler, H.: Treatment facilities in Germany. Number and type of services, organisations and funding. In: Bühringer, G., J. J. Platt (eds.): Drug Addiction Treatment Research. German and American Perspectives. Krieger, Malbar 1992 (p. 115–126)

Zieglgänsberger, W., M. Zeise: Calcium-diacetyl-homotaurinate which prevents relapse in weaned alcoholics decreases the action of excitatory amino acids in neocortical neurons of the rat in vitro. In: Naranjo, C. A., E. M. Seller (eds.): Novel Pharmacological Interventions for alcoholism. Springer, Berlin 1992 (p. 337–342)

Zieglgänsberger, W., H. U. Dodt, R. A. Deisz, H. Pawelzik: Peptides as neuronal signaling molecules. In: Emrich, H. M., M. Wiegand (eds.): Integration Biological Psychiatry. Springer, Berlin 1992 (p. 93–104)

Zieglgänsberger, W., C. Hauser, C. Wetzel: Actions of acamprosate on neurons of the central nervous system. In: Soyka, M. (ed.): Acamprosate in relapse prevention of alcoholism. Springer, Berlin 1996

Zielke, M.: Basisdokumentation in der stationären Psychosomatik. In: Zielke, M., J. Sturm (Hrsg.): Handbuch stationärer Verhaltenstherapie. Psychologie Verlags Union, Weinheim 1994 (S. 995–1007)

Zimberg, S.: Psychotherapy in the treatment of alcoholism. In: Pattison, E. M., E. Kaufman (eds.): Encyclopedic Handbook of Alcoholism. Gardner, New York 1982

Zimmer, D.: Texte zur klinischen Psychologie. Die therapeutische Beziehung. Edition Psychologie, Basel 1983

Zucker, R. A.: Parental influences on the drinking patterns of their children. In: Greenblatt, M., M. A. Schuckit (eds.): Alcoholism Problems in Women and Children. Grune & Stratton, New York 1976 (p. 211 – 238)

Zucker, R. A.: The four alcoholisms: a developmental account of the etiological process. In: Rivers, P. C. (ed.): Alcohol and Addictive Behavior. Nebraska Symposium on Motivation, vol. 34. University of Nebraska Press, Lincoln 1986 (p. 27 – 83)

Zucker, R. A., D. A. Ellis, C. R. Bingham, H. E. Fitzgerald: the development of alcoholic subtypes. Alcohol Wld 20 (1996) 46 – 54

Sachverzeichnis